全国普通高等医学院校五年制临床和预防医学专业"十三五"规划教材

（供五年制临床医学、预防医学、医学检验等相关专业用）

医学寄生虫学

主　审　高兴政
主　编　柳建发　王中全
副主编　沈际佳　崔　晶　李朝品　李艳文　杨胜辉　陈　佳
编　者　（以姓氏笔画为序）

马笑雪（中国医科大学）　　　　　　王中全（郑州大学医学院）

王书伟（河南高等医学专科学校）　　王雪梅（蚌埠医学院）

方会龙（湘南学院基础医学院）　　　丛　华（山东大学医学院）

刘　淼（安徽医科大学）　　　　　　刘若丹（郑州大学医学院）

安春丽（中国医科大学）　　　　　　杨胜辉（湖南中医药大学）

杨毅梅（大理大学医学院）　　　　　李　辉（吉首大学医学院）

李英辉（第四军医大学）　　　　　　李艳文（广西医科大学）

李朝品（皖南医学院）　　　　　　　郗玉艳（承德医学院）

吴　伟（北京大学医学部）　　　　　张　玺（郑州大学医学院）

张玲敏（暨南大学医学院）　　　　　张紫芳（郑州大学医学院）

汪世平（中南大学湘雅医学院）　　　沈际佳（安徽医科大学）

沈继龙（安徽医科大学）　　　　　　陈　佳（宁波大学医学院）

陈建平（四川大学华西医学中心）　　陈晓宁（承德医学院）

陈晓芹（首都医科大学燕京医学院）　周必英（遵义医学院）

柳建发（宁波大学医学院）　　　　　姜　鹏（郑州大学医学院）

贾默稚（北京大学医学部）　　　　　夏　惠（蚌埠医学院）

常雪莲（蚌埠医学院）　　　　　　　崔　晶（郑州大学医学院）

靳　静（河南高等医学专科学校）　　程　洋（江南大学无锡医学院）

湛孝东（皖南医学院）　　　　　　　雷家慧（华中科技大学同济医学院）

廖　奇（宁波大学医学院）

中国医药科技出版社

内容提要

本教材为全国普通高等医学院校五年制临床医学专业和预防医学专业"十三五"规划教材,与《医学寄生虫学》教学大纲的基本要求和课程特点相一致。内容分为四篇二十章,总纲包括医学原虫学、医学蠕虫学、医学节肢动物学和寄生虫病诊断技术;涵盖了寄生虫学与寄生虫病的简史、形态、生活史、致病、诊断、治疗、最新技术和流行病学等内容,能反映学科的新进展。本教材紧扣教学基本要求,遵循"三基"原则,力求体现系统性和科学性;同时,突出与临床实践的结合,拓宽现代医学生的视野,注重对医学生进行临床思维的培养,以纸质教材配套数字课程形式出版。

本教材供全国普通高等医学院校临床医学、预防医学、医学检验等相关专业用,也可作为临床医务人员及科研人员的参考书。

图书在版编目(CIP)数据

医学寄生虫学/柳建发,王中全主编.—北京:中国医药科技出版社,2017.8
ISBN 978 – 7 – 5067 – 9410 – 7

Ⅰ.①医… Ⅱ.①柳… ②王… Ⅲ.①医学 – 寄生虫学 – 医学院校 – 教材 Ⅳ.①R38

中国版本图书馆 CIP 数据核字(2017)第 162751 号

美术编辑 陈君杞
版式设计 张 璐

出版 中国医药科技出版社
地址 北京市海淀区文慧园北路甲 22 号
邮编 100082
电话 发行:010 – 62227427 邮购:010 – 62236938
网址 www. cmstp. com
规格 889 × 1194mm $\frac{1}{16}$
印张 22 $\frac{3}{4}$
字数 587 千字
版次 2017 年 8 月第 1 版
印次 2020 年 12 月第 3 次印刷
印刷 北京市密东印刷有限公司
经销 全国各地新华书店
书号 ISBN 978 – 7 – 5067 – 9410 – 7
定价 **59.00 元**

前　言
PREFACE

　　《医学寄生虫学》是临床医学专业、预防医学专业和医学检验专业的一门重要医学基础课。随着社会文明的发展和国际交往的频繁，寄生虫病的流行谱发生了深刻的变化，流行谱的新特点给寄生虫学教学工作提出了新的目标和任务。在教学实践中，如何保持与学科发展同步，如何保持教学内容的前沿性，如何将教育改革与发展的新理念落实于教材编写的具体实践中，是教育工作者面临的新课题。

　　本教材秉承"三基"（基本理论、基本知识、基本技能）"五性"（思想性、科学性、先进性、启发性、适应性）的基本原则，同时遵循《医学寄生虫学》教学大纲的基本要求和课程特点，以基础理论达到"必需""够用""实用"为原则，同时，又尽可能体现教材系统性的编写思路进行编写。本教材共分四篇二十章，总纲包括医学原虫学、医学蠕虫学、医学节肢动物学和寄生虫病实验诊断技术。各论中每一个虫体的编写内容涵盖了：简史、形态、生活史、致病、诊断（病原学诊断、免疫学诊断、分子生物学诊断和临床诊断）、流行和防治等内容。本教材定位明确，使用对象主要是全国普通高等医学院校临床医学、预防医学、医学检验等相关专业的学生。

　　简史内容的增加是本教材的一大特色，不仅体现了本教材编写的系统性，而且有助于提高广大使用者对寄生虫学发展过程的认识，更有利于培养学生对人体寄生虫学的兴趣和创新性思维。另外，本教材各论中，既保持经典的生物学基本理论和概念，又反映前沿学术成果，特别是在诊断、新抗原使用方法及流行概况上提出了创新内容，既适应学科交叉，又拓宽学生视野。

　　教材建设是教育发展的基础工作，是人才培养战略的关键环节之一。此次编写，共邀请了全国 27 所高校的近 40 位工作在教学一线、具有丰富教学经验的中青年骨干教师参与撰写。我们衷心感谢各位参编者为本教材的编写所付出的努力和贡献。

　　在此，我们要特别感谢高兴政教授、沈继龙教授和汪世平教授对全稿提出的宝贵意见；感谢宁波大学医学院院长周文华教授鼎力赞襄；感谢湛孝东老师、吴伟老师和邴玉艳老师的仔细勘定；感谢陈晓芹、廖奇、靳静、沉思宏、张柯和吴尽怡六位老师的鼎力贡献。再次感谢各位编委的无私付出。

　　由于水平有限，疏漏和不尽如人意之处在所难免，恳请使用者批评指正，便于日后修订和完善。

编　者

2017 年 3 月

目录

CONTENTS

第三篇　医学蠕虫学

第四篇　医学节肢动物学

第一篇

总　论

第一章 寄生虫的生物学

第一节 寄 生 关 系

一、共生现象

人类对寄生虫感染和流行的研究有着悠久的历史。人类对寄生虫病症状的认识可以追溯到公元前 3000 年的文字记载。早在古希腊、古罗马和古代阿拉伯等国家，就有文字记载了人类对蠕虫的认识。在中国，成书于西汉时期的《黄帝内经》也有关于蛔虫病症状的记载。而更早对寄生虫病的认识是在 4000 多年前，当时人们已经认识到疟疾是一种人类疾病。在古希腊，希波克拉底（Hippoc rates）就将（疟疾）发热分成三种类型。公元前 1500 年，埃伯斯（Ebers）纸草文中记载着埃及肠虫病和血吸虫病。应用现代科学技术研究发现，在埃及的两个木乃伊肾里存在埃及血吸虫卵，估计木乃伊的年代为公元前 1250 - 1000 年，距今已有 3000 余年。

在自然界中，伴随漫长的生物共进化过程，生物与生物之间形成了复杂多样的相互关系。两种生物生活在一起的生物学现象称为"共生（symbiosis）"。根据共生生活中的两种生物之间相互依赖的程度和利害关系，可将共生现象分为下列三种类型。

1. 片利共生（commensalism）　亦称共栖，指两种生物生活在一起，仅形成空间上的依附关系，其中一方受益，另一方既不受益，也不受害。例如，钟形虫（Vorticella）附着在蚊幼虫或水蚤的体表，随着它们的游动从水中获取所需的氧，对钟形虫有利，但无损于蚊幼虫或水蚤。再如，结肠内阿米巴生存于人结肠腔内获得营养和生长、繁殖的条件，但对人不致病。

2. 互利共生（mutualism）　指两种生物生活在一起，双方互相依赖和受益。例如，牛、马等食草动物的胃为纤毛虫提供生长、繁殖所需的条件；而纤毛虫则能帮助分解摄入植物的纤维，有助于牛、马对食物的消化。

3. 寄生（parasitism）　指两种生物生活在一起，其中一方受益，另一方受害。例如，人似蚓蛔线虫寄生在人体小肠内，以半消化的食物为营养，获得生长、发育的条件；同时对人体造成损害，引起似蚓蛔线虫感染或蛔虫病。得益方（似蚓蛔线虫）是寄生虫（parasite），受害方（人）为宿主（host）。

片利共生、互利共生和寄生三种类型之间有时无明显界限，或在特定情况下可能发生相互转化。如在某些特定情况下，原来不致病的寄生虫可能变为致病的病原体，从而使原来与宿主（人）处于片利共生或互利共生的关系转变为寄生关系。

二、寄生虫对宿主的适应性

寄生虫与宿主之间稳定的寄生关系是两者在长期共进化过程中，二者经历进化选择的压力而形成的相互适应的结果。为适应在宿主体内的生存，寄生虫在形态结构、生理功能、繁殖能力、侵袭力以及抗宿主免疫攻击等方面均可发生一系列适应性变化。

1. 形态结构变化　寄生生活非必需的器官逐渐退化、消失，如绦虫无消化器官，靠体表吸收营养；大多数吸虫和绦虫具有雌雄同体（hermaphrodite）特征，以自体受精（self - fertilization）或异体受精（cross - fertilization）的方式进行繁殖，并具高度发达的生殖系统，以增加生殖机会。

有些寄生虫还演化出特殊的附着器官，如吸虫和绦虫的吸盘及钩虫口囊中的钩齿，均有助于固着在宿主体内的寄生部位。这些结构上的进化，有助于寄生虫适应复杂的生活史过程。

2. 生理功能的适应 某些生理功能的增强，有助于寄生虫适应其复杂的寄生生活。肠道寄生虫（如似蚓蛔线虫）适应低氧环境，以糖酵解方式获取能量。寄生虫为繁衍后代，维系其种群延续，需要极强的繁殖能力，赋予它有利的进化选择。如原虫的主要繁殖方式为简单、快捷、高效的二分裂或多分裂方式的无性生殖。有的原虫由无性生殖世代和有性生殖世代交替进行，称世代交替（alternation of generations），伴宿主的转换，以保证高繁殖力的需求。不具世代交替的蠕虫通常具极高的产卵能力，如每条雌似蚓蛔线虫每天可产卵 24 万个。繁殖能力的增强和繁殖方式的多样化均是寄生虫对复杂的生活史过程所致个体数大量损失的一种适应性表现。

3. 侵袭能力的增强 寄生虫在从自生生活阶段向寄生生活转变过程中，形成了特有的侵入宿主的机制。如溶组织内阿米巴原虫可借助自身合成的阿米巴穿孔素（amoebapores）溶解和破坏宿主组织；而片利共生的结肠内阿米巴原虫不具有此类因子，则不具侵袭肠黏膜的能力。刚地弓形虫的棒状体能分泌一种穿透增强因子（penetration-enhancing factor，PEF），增强其对宿主细胞的侵袭力。

4. 免疫逃避功能的形成 寄生虫在与宿主长期相互适应的过程中，形成了逃避宿主免疫攻击的能力。如非洲锥虫在宿主体内经常更换表被糖蛋白，产生新的表面抗原，从而逃避宿主的免疫识别和攻击；曼氏血吸虫肺期童虫表面可结合宿主血型抗原和主要组织相容性复合物抗原，以抗原伪装形式逃避宿主的免疫攻击。

第二节 寄生虫生活史

寄生虫生活史（life cycle）是指寄生虫完成一代生长、发育、繁殖的整个过程，包括寄生虫侵入宿主的方式和途径、感染阶段（对人具有感染性的阶段或感染期，infective stage）、虫体在宿主体内移行途径与定居部位、离开宿主的方式、所需的宿主种类或传播媒介，以及内外环境条件等。了解和掌握寄生虫生活史，不仅可以认识人是如何感染某种寄生虫及人体感染后寄生虫是如何对人体造成危害的，而且还可针对寄生虫生活史的某个发育期，做出病原学诊断和采取有效的防御措施。因此，寄生虫的生活史与寄生虫的感染及致病、寄生虫病的诊断、流行与防治等方面密切相关。

一、生活史类型

寄生虫生活史具有多样化的特点，按是否需要中间宿主分为直接型生活史和间接型生活史。

1. 直接型生活史 又称为简单型生活史，即在完成生活史过程中只需要 1 个宿主。原虫中的阴道毛滴虫、溶组织内阿米巴、蓝氏贾第鞭毛虫等只需要 1 个宿主。肠道寄生蠕虫如似蚓蛔线虫、钩虫、毛首鞭形线虫等也属此类型，它们的虫卵与幼虫在外界土壤中可直接发育至感染期，经空气、接触皮肤、污染的食物或饮水等方式而感染人体，在流行病学上也将具有此种类型生活史的蠕虫称为土源性蠕虫（geohelminth）。

2. 间接型生活史 又称为复杂型生活史，有些寄生虫完成生活史需要在中间宿主或吸血节肢动物体内发育至感染期后，再经节肢动物媒介或中间宿主感染人体。如杜氏利什曼原虫需吸血昆虫白蛉作为宿主，日本血吸虫幼虫需在中间宿主钉螺体内发育，它们完成生活史均需 1 个以上的宿主。在流行病学上将具间接型生活史的蠕虫（如血吸虫、带绦虫、丝虫等）称为生物源性蠕虫（biohelminth）。

二、寄生虫的营养与代谢

寄生虫在宿主体内或在外界环境中生活，并完成其生活史。以不同的方式从宿主或外界环境获取营养。

1. 营养 各种寄生虫所需的营养成分基本相同，如水、无机盐、糖类、蛋白质、脂肪、维生素和微量元素等。但寄生虫因其种类及生活史阶段不同，所需营养物质的种类与数量、营养方式和来源各有差异。

寄生虫营养吸收的途径因虫而异。原虫从细胞外获取营养的方式包括简单扩散（simple diffusion）、易化扩散（facilitated diffusion）、主动转运（active transport）和胞吞作用（endocytosis）。有胞口的结肠小袋纤毛虫，从胞口获取营养；有伪足的阿米巴原虫，吞噬食物后在胞质内形成食物泡，再消化吸收。有的蠕虫有消化道，有的无，如线虫从消化道摄取和吸收营养物质；而绦虫因无消化道，主要依靠具有微毛（microthrix）的皮层（tegument）吸收营养物质。

2. 代谢 寄生虫的代谢主要是能量代谢和合成代谢。大多数寄生虫的能量来源主要是糖类，通过糖酵解产生 ATP 而获得能量，尤其是处于无氧或低氧环境中的消化道寄生虫。寄生虫也可通过蛋白质代谢获得能量。寄生虫所需的脂质主要来源于宿主，其脂肪酸代谢产生的能量可补充糖氧化功能的不足。虽然有氧代谢不是寄生虫的主要能量来源，但在一些物质（如卵壳）的合成中，氧起着重要作用。

第三节 寄生虫与宿主的类型

一、寄生虫的类型

寄生虫种类繁多，根据其与宿主的相互关系，可分为以下几种类型。

1. 按寄生虫对宿主的选择性 分为专性寄生虫（obligatory parasite）和兼性寄生虫（facultative parasite）。大部分寄生虫为专性寄生虫。

（1）专性寄生虫 这类寄生虫生活史中各个发育期（developmental phase）或某个阶段发育期必须营寄生生活。例如，营寄生生活的疟原虫各个发育期均必须在人体和按蚊体内，否则不能完成其生活史；钩虫的幼虫可在土壤等外界环境中营自生生活，但发育到丝状蚴阶段后，必须侵入人体内营寄生生活，才能发育为成虫。

（2）兼性寄生虫 是指一般情况下营自生生活，偶然进入人体内可营寄生生活的寄生虫。例如，粪类圆线虫主要在土壤内营自生生活，但也可侵入人体，寄生于肠道营寄生生活；自生生活阿米巴（棘阿米巴）和自生生活鞭毛虫（福氏耐格里阿米巴）原虫一般情况下营自生生活，也可偶然侵入人体营寄生生活，并引起严重疾病，甚至致死。

2. 按寄生虫在人体的寄生部位 分为体内寄生虫（endoparasite）和体外寄生虫（ectoparasite）。

（1）体内寄生虫 是指寄生在宿主体内组织、器官或细胞内的寄生虫，如旋毛形线虫幼虫寄生于横纹肌、班氏吴策线虫和马来布鲁线虫寄生于淋巴系统、卫氏并殖吸虫寄生于肺、疟原虫寄生于人体肝细胞和红细胞内等。

（2）体外寄生虫 是指寄生在宿主体表或暂时侵犯表皮组织的寄生虫。主要为一些吸血或组织液的节肢动物，如蚊、白蛉、虱、臭虫、蜱类等。它们刺吸血液时与宿主体表接触，吸血后便离开。

3. 按寄生时间 分为永久性寄生虫和暂时性寄生虫。

（1）永久性寄生虫（permanent parasite） 寄生在宿主体内或体表，其成虫期必须营寄生生活的寄生虫，如寄生于人或脊椎动物体内的血吸虫和淋巴丝虫。

（2）暂时性寄生虫（temporary parasite） 只在吸食宿主体液时才接触宿主，饱食后即离开的寄生虫，如蚊、臭虫等。

4. 偶然寄生虫（accidental parasite）　是指生活史中感染阶段偶然进入或附着于非适宜宿主体内或体表，但不能在此宿主中长期寄生的寄生虫，如某些蝇蛆可偶然进入人肠腔寄生。

5. 机会性致病寄生虫（opportunistic parasite）　有些寄生虫在宿主免疫功能正常时处于隐性感染状态。当宿主免疫功能缺损或低下时，虫体大量繁殖，致病力增强，导致宿主出现临床症状，此类寄生虫称为机会性致病寄生虫，如刚地弓形虫、微小隐孢子虫、粪类圆线虫等。

二、宿主的类型

不同类型的寄生虫完成其生活史所需的宿主数目不尽相同，有的仅需 1 个宿主，有的需要 2 个或 2 个以上宿主。根据宿主在寄生虫生活史中所起的作用，可将宿主分为以下几种类型。

1. 终宿主（difinitive host 或 final host）　是指寄生虫成虫或有性生殖阶段所寄生的宿主。例如，日本血吸虫成虫寄生在人门静脉系统内，故人为日本血吸虫的终宿主；刚地弓形虫的有性生殖阶段寄生在猫科动物体内，则猫科动物为刚地弓形虫的终宿主。

2. 中间宿主（intermediate host）　是指寄生虫幼虫或无性生殖阶段所寄生的宿主。例如，日本血吸虫的幼虫寄生在钉螺体内，钉螺则为该虫的中间宿主。有的寄生虫有 2 个中间宿主，依发育的先后顺序分别称为第一中间宿主和第二中间宿主。例如，华支睾吸虫幼虫阶段先后寄生在某些种类淡水螺（如豆螺、沼螺）和淡水鱼、淡水虾体内，因此，前者为第一中间宿主，后者为第二中间宿主。

3. 保虫宿主（储存宿主，reservoir host）　有些寄生虫既可寄生于人，又可寄生于某些脊椎动物，后者体内的寄生虫在一定条件下可传播给人。在流行病学上，这些动物起到保存寄生虫的作用，因此称为保虫宿主，如牛、猪等是日本血吸虫的保虫宿主。

4. 转续宿主（paratenic host 或 transport host）　某些蠕虫的幼虫侵入非正常宿主，虽能存活，但不能发育为成虫，长期维持幼虫状态，只有当该幼虫有机会侵入其正常宿主体内，才能发育为成虫，这种非正常宿主称为转续宿主。例如卫氏并殖吸虫的正常宿主是人和犬等动物，野猪是其非正常宿主，卫氏并殖吸虫进入野猪体内后，长期保持幼虫阶段，当人或犬食入含有幼虫的野猪肉时，幼虫（童虫）即可在人、犬体内发育为成虫，因此，野猪为该虫的转续宿主。转续宿主在某些寄生虫的传播和侵入终宿主方面具有特殊的作用。

第四节　寄生虫的分类及命名

寄生虫分类的目的是认识虫种并反映各种寄生虫之间的亲缘关系，追溯各种寄生虫演化的线索，比较全面而准确地认识各个虫群和虫种，并了解寄生虫与人类之间的相互关系。我国对寄生虫的分类，原生动物一直沿用 30 年前的分类系统，蠕形动物的分类则更久远。传统的寄生虫分类主要以形态为依据，如核、运动细胞器类型和生殖方式，由于这种分类有很大的片面性和局限性，不可能反映一个种群的真正面貌，很难解释种群间的亲缘关系。随着生物科技的发展，基于对低等动物的生物化学和分子生物学认识的进展，而提出新的分类学意见。目前的分类已超出形态学范围，进入生态学、遗传学、地理学与分子生物学领域。

人体寄生虫被分类在 3 个真核生物界，即原生动物界（Protozoa）、色混界（Chromista）和动物界（Animalia）。原生动物界和色混界动物是单细胞动物，而动物界动物是多细胞动物。

医学上一般称原生动物为原虫，扁形动物、线形动物和棘头动物合称为蠕虫。门下的阶元是纲、目、科、属、种。在有些种下还有亚种、变种、株等存在。种下分类强调空间关系，种上分类强调时间关系。根据国际动物命名法则，寄生虫的命名也采用二名制（binomial system，双命名法），使用拉丁文或拉丁化文字，属名（genus name）在前，种名（species name）在后，有的种名后还有亚种名（subspecies name）。种名或亚种名之后是命名者的姓与命名年份。如日本血吸虫

(*Schistosoma japonicum* Katsurada, 1904), 表示 Katsurada 于 1904 年为该虫命名;恶性疟原虫 [*Plasmodium falciparum*(Welch, 1897) Schaudinn, 1902],表示 1897 年 Welch 为该虫命名, Schaudinn 于 1902 年又确定该虫学名。

医学寄生虫分类（Classfication of Medical Parasites）

界（Kingdom）	门（Phylum）	属（Genus）
原生动物界 (Protozoa)	阿米巴门（阿米巴） Amoebozoa（amebae）	棘阿米巴 *Acanthamoeba*,巴氏阿米巴 *Balamuthia*,内阿米巴 *Entamoeba*
	眼虫门（鞭毛虫） Euglenozoa（flagellates）	利什曼原虫 *Leishmania*,锥虫 *Trypanosoma*
	后滴虫门（鞭毛虫） Metamonada（flagellates）	贾第虫 *Giardia*,唇鞭毛虫 *Chilomastix*
	副基体门（鞭毛虫） Parabasala（flagellates）	毛滴虫 *Trichomonas*,双核阿米巴 *Dientamoeba*
	透色动物门（鞭毛虫） Percolozoa（flagellates）	耐格里阿米巴 *Naegleria*
	孢子虫门（孢子虫） Sporozoa（sporozoans）	疟原虫 *Plasmodium*,弓形虫 *Toxoplasma*,隐孢子虫 *Cryptosporidium*,肉孢子虫 *Sarcocystis*,等孢球虫 *Isospora*,圆孢子虫 *Cyclospora*,巴西贝虫 *Babesia*
	纤毛虫门（纤毛虫） Ciliophora（ciliates）	小袋纤毛虫 *Balantidium*
色混界 (Chromista)	双环门 Bigyra	人芽囊原虫 *Blastocystis hominis*
动物界 (Animalia)	线形动物门（线虫） Nemathelminthes（nematodes）	蛔线虫 *Ascaris*,弓首线虫 *Toxocara*,鞭虫 *Trichuris*,钩口线虫 *Ancylostoma*,板口线虫 *Necator*,住肠线虫 *Enterobius*,粪圆线虫 *Strongyloides*,吴策线虫 *Wuchereria*,布鲁线虫 *Brugia*,盘尾线虫 *Onchocerca*,罗阿线虫 *Loa*,毛形线虫 *Trichinella*,管圆线虫 *Angiostrongylus*,吸吮线虫 *Thelazia*,毛细线虫 *Capillaria*,筒线虫 *Gongylonema*,异尖线虫 *Anisakis*,颚口线虫 *Gnathostoma*,龙线虫 *Dracunculus*
	扁形动物门（吸虫、绦虫） Platyhelminthes（trematodes, cestodes）	吸虫（trematodes）:支睾吸虫 *Clonorchis*,姜片吸虫 *Fasciolopsis*,并殖吸虫 *Paragonimus*,裂体吸虫 *Schistosoma*,毛毕吸虫 *Trichobilharzia*,东毕吸虫 *Orientobilharzia*,片形吸虫 *Fasciola*,异形吸虫 *Heterophyes*,棘口吸虫 *Echinostoma* 绦虫（cestodes）:迭宫绦虫 *Spirometra*,带绦虫 *Taenia*,棘球绦虫 *Echinococcus*,膜壳绦虫 *Hymenolepis*,裂头绦虫 *Diphyllobothrium*,复孔绦虫 *Dipylidium*
	棘颚门（棘头虫） Acanthognatha（acanthocephalan）	巨吻棘头虫 *Macracanthorhynchus*,念珠棘头虫 *Moniliformis*
	节肢动物门（昆虫、螯肢动物、甲壳类动物） Arthropoda（insects, chelicerates, crustaceans）	昆虫（insects）:按蚊 *Anopheles*,库蚊 *Culex*,伊蚊 *Aedes*,舍蝇 *Musca*,绿蝇 *Lucilia*,金蝇 *Chrysomyia*,黑麻蝇 *Helicophagella*,丽蝇 *Aldrichina*,螯蝇 *Stomoxys*,白蛉 *Phlebotomus*,库蠓 *Culicoides*,蚋 *Simulium*,斑虻 *Chrysops*,客蚤 *Xenopsylla*,虱 *Pediculus*,臭虫 *Cimex*,小蠊 *Blattla* 螯肢动物（chelicerates）:硬蜱 *Ixodes*,钝缘蜱 *Ornithodoros*,禽刺螨 *Ornithonyssus*,纤恙螨 *Leptotrombidium*,蠕形螨 *Demodex*,疥螨 *Sarcoptes*,尘螨 *Dermatophagoides*,粉螨 *Acarus* 甲壳类动物（crustaceans）:剑水蚤 *Cyclops*,溪蟹 *Potamon*,蝲蛄 *Cambaroides*

（陈晓芹　柳建发）

第二章 寄生虫与宿主的相互关系

寄生虫发育到感染期后，可通过各种途径和方式进入宿主，但能否到达寄生部位、能否在宿主体内生存和发育，这取决于宿主和寄生虫之间的相互作用及外界环境对两者的影响。在寄生虫一方表现为对宿主的致病作用，在宿主一方则表现为对寄生虫的防御作用，即产生不同程度的免疫力。当寄生虫的致病力强于宿主的防御力时，宿主可以发生局部或全身的病理变化；当宿主的防御力强于寄生虫的侵袭力和适应力时，则寄生虫的生理功能可被抑制或者虫体被包围、杀灭或被排出体外；当宿主的防御力和寄生虫的侵袭力及适应力处于相对平衡状态时，寄生虫可在宿主的体内生存，但宿主则无明显的临床症状和体征。上述 3 种情况都不是稳定不变的，可以相互转化，这主要取决于宿主的生理状态、寄生虫的生理状态及外界环境的影响。

寄生虫在宿主体内的寄生部位及发育和繁殖方式的不同，常影响寄生虫和宿主之间的相互关系。一般说来，血液或组织内寄生虫的致病作用强于腔道寄生虫；寄生虫发育过程中有血液或组织移行阶段的，宿主对这一阶段的反应比较明显。

一、寄生虫对宿主的作用

寄生虫侵入人体之后，对人体都能产生影响，造成局部或全身性损害，主要有以下 4 个方面。

1. 夺取营养 寄生虫的生长、发育和繁殖需要从宿主夺取大量营养物质，如寄生在人小肠内的似蚓蛔线虫大量吸收消化或半消化的食物，可引起宿主营养不良；阔节裂头绦虫吸收小肠内的维生素 B_{12}，引起巨细胞性贫血；钩虫寄生在小肠黏膜上吸取血液，使人体丧失蛋白质和铁质而引起缺铁性贫血。

2. 机械性损伤 寄生虫侵入人体后，可引起机械刺激性损伤、压迫或堵塞组织和器官、破坏细胞。如似蚓蛔线虫和钩虫幼虫在人体内移行时可引起肺毛细血管机械性损伤而导致出血；钩虫用口囊内的钩齿咬附小肠黏膜及布氏姜片吸虫用吸盘吸附小肠黏膜时，均可引起肠黏膜损伤；小肠内有大量似蚓蛔线虫寄生时，扭结成团，堵塞肠腔而引起机械性肠梗阻，似蚓蛔线虫窜入胆道堵塞胆管时可引起胆道蛔虫病；链状带绦虫囊尾蚴寄生在人脑部时可压迫脑组织而发生癫痫，寄生在人眼内时可致视力下降甚至失明等。此外，疟原虫在肝细胞和红细胞内繁殖可破坏被寄生的细胞等，均具有机械性损伤的作用。

3. 化学性作用 寄生虫的分泌物、排泄物、代谢产物及死亡虫体崩解产物，对宿主都是有害的化学物质。例如，溶组织内阿米巴侵入肠壁和肝脏时分泌的溶组织酶，可溶解组织细胞而引起宿主肠壁溃疡和肝脓肿。又如钩虫可分泌抗凝素，使肠壁伤口不易凝血而有利于钩虫吸血，进而增加宿主的失血量。还有血吸虫尾蚴分泌的透明质酸酶和胶原纤维酶，可破坏宿主的皮肤而有利于尾蚴侵入。

4. 免疫病理作用 寄生虫的分泌物、排泄物、代谢产物及死亡虫体崩解产物，除了其本身是有害的化学物质外，还都具有抗原性，可引起宿主局部的或全身的超敏反应。例如，似蚓蛔线虫和钩虫幼虫经肺移行时，除可引起机械性损伤外，其代谢产物和死亡虫体的分解产物还可引起宿主局部或全身的超敏反应，严重感染可引起蛔虫性和钩虫性肺炎或哮喘等。又如丝虫、疟原虫的抗原物质与宿主的相应抗体结合形成抗原抗体复合物，沉积在肾小球毛细血管基底膜上，在补体参与下引起肾小球肾炎。此外，棘球蚴破裂，大量囊液进入组织或腹腔，可引起强烈的超敏反应，甚至诱发过敏性休克而死亡。

二、宿主对寄生虫的应答

宿主对寄生虫的侵入可产生各种反应，其中有些反应是防御性的，如有时胃肠道加强蠕动可将有些寄生虫及其代谢产物排出体外。又如宿主的胃酸可杀死进入胃内的某些寄生虫，而有些防御性反应则表现为将组织内的虫体局限、包围以致将其消灭。宿主对寄生虫的作用主要表现为产生非特异性和特异性的免疫应答。通过免疫应答，宿主对寄生虫产生不同程度的抵抗作用。

三、寄生虫与宿主相互作用的结果

寄生虫与宿主相互作用，可有3种不同结果：①宿主将寄生虫全部清除，并具有完全抵御再感染的能力；②宿主清除部分寄生虫，并具有部分抵抗再感染的能力，大多数的寄生虫与宿主关系属于此类型；③宿主不能有效控制寄生虫，寄生虫在宿主体内发育、大量繁殖，引起寄生虫病，甚至可致宿主死亡。

寄生虫与宿主相互作用出现何种结果，与宿主遗传因素、营养状态、免疫功能及寄生虫种类、数量等因素有关，这些因素是综合起作用的。

（崔　晶）

第三章 寄生虫感染的免疫

寄生虫对宿主（包括人体）来说是外源性的感染性生物病原，虫体及其代谢产物具有抗原性，感染后可诱导宿主产生免疫应答，产生一系列细胞及体液的免疫应答反应。对宿主来说，该免疫反应有一定的保护作用，也将产生对宿主的免疫病理性损伤。寄生虫感染免疫与其他病原生物感染免疫有共性表现，也有一定的特殊性。

第一节 寄生虫抗原及免疫应答

一、寄生虫抗原

寄生虫抗原指来源于寄生虫虫体及其代谢产物。这些物质可以诱导宿主产生免疫反应，其化学成分可以是蛋白质、多肽、糖蛋白、糖脂或多糖类。

1. 寄生虫抗原复杂性 无论是蠕虫还是原虫，由于其生活史和组织细胞学的复杂性，以及这些寄生虫为适应寄生环境的变化导致其产生遗传变异等多种原因，寄生虫抗原较细菌和病毒抗原更为复杂。由于抗原是诱导免疫反应的重要始动因素，同时又是维持和调控该反应不可或缺的物质，寄生虫抗原在寄生虫感染的免疫学诊断、致病机制以及疫苗等研究中具有的重要作用不言而喻，因而对寄生虫抗原的鉴定、纯化以及验证抗原的功能和作用等研究一直是寄生虫感染免疫学研究的重要课题之一。也正因为寄生虫抗原的复杂性，使得寄生虫疫苗，特别是蠕虫疫苗的研制极为困难。由于单克隆抗体技术、DNA 重组技术、生物信息学分析技术以及高通量测序技术等技术的应用，推动了寄生虫抗原的研究。

2. 寄生虫抗原分类 按分类学划分，寄生虫抗原分类可分为属、种和期的特异性抗原，不同属、种和发育时期的寄生虫之间既具有共同抗原（交叉抗原），又具有各自的特异性抗原。这种特点常见于同一种寄生虫生活史中的不同发育阶段，即期特异性抗原。按发育期分类，可分为不同的期抗原，如虫卵抗原、童虫抗原或成虫抗原等。按虫体结构可分为体抗原（somatic antigens）、表膜抗原（surface antigens）、代谢抗原（metabolic antigens），后者包括排泄分泌抗原、虫体蜕皮液、囊液等。按化学成分可分为蛋白、糖蛋白、脂蛋白、糖脂蛋白和多糖等；按功能可分为诊断抗原、保护性抗原、致病性抗原等。上述抗原中，表膜抗原和代谢抗原因与宿主直接接触致使免疫细胞产生超敏作用，诱发宿主免疫应答产生，可表现为一定的免疫保护作用，亦可引起组织的免疫病理改变，还可作为免疫诊断的检测靶标，这类抗原在寄生虫感染免疫的研究中倍受重视。

二、寄生虫免疫应答

免疫应答（immune response）是指宿主对寄生虫抗原产生的免疫反应过程，包括抗原的处理与呈递，T、B 细胞的激活和淋巴因子的产生，以及发生的体液免疫和细胞免疫效应。

健康的机体可通过生理屏障结构抵御寄生虫的侵入，如皮肤、黏膜、胎盘等，或通过血液及组织中的吞噬细胞、嗜酸性粒细胞、自然杀伤（NK）淋巴细胞等，这些成分介导的防御机制称为固有免疫（innate immunity）或非特异性免疫（non‐specific immunity），该免疫没有特定指向。而另一类防御机制针对特定的某种寄生虫抗原表位，再次接触或不断接触某种特定的表位，宿主所产生的对特定寄生虫的应答强度则有所增强且仅针对该寄生虫（交叉反应除外），这种机制被称为适应性免疫（adaptive immunity）或特异性免疫（specific immunity）。

特异性免疫反应的防御功能是通过许多不同类型的细胞和分子相互协调发挥作用。特异性免疫具有"记忆"功能，对再次感染将产生更为强烈的免疫应答，称为免疫记忆（immunologic memory）。免疫记忆是研究寄生虫保护性疫苗的重要基础。

1. 抗原的处理与呈递 寄生虫抗原可以多种形式结合于巨噬细胞、树突状细胞、B 细胞等抗原呈递细胞（APC）表面，如通过抗体的 Fc 受体、补体 C3b 受体及 B 细胞表面的膜免疫球蛋白（Ig）等。再通过 APC 的吞噬作用被摄入到细胞内，可溶性抗原亦可通过胞饮方式被摄入。寄生虫蛋白抗原在 APC 胞内经过加工后的肽段与 MHC 分子（人类白细胞抗原，HLA）联结形成多肽 - MHC 复合物，呈递在 APC 表面，淋巴细胞接受该抗原信息刺激后活化。

寄生虫非蛋白类抗原，如多糖、糖脂和核酸等，不能形成抗原肽 - MHC 分子被呈递，但有些可诱导 B 细胞表面上的细胞膜免疫球蛋白（Ig）最大程度的交联，引起无须 T 细胞辅助的 B 细胞活化，直接产生体液免疫效应。由于许多寄生虫抗原为多糖性质，因此体液免疫反应是寄生虫感染后的明显表现。

2. B 细胞的活化 根据诱导抗原类型的不同，B 细胞可呈现不同的活化方式。

（1）T 细胞依赖性抗原（TD - Ag）诱导的活化 自然情况下，多数抗原是 TD - Ag，所以 B 细胞活化多需 Th 细胞的辅助。B 细胞吞噬能力较弱，但其表面存在高亲和力的抗原受体，因此可通过受体介导的细胞内摄作用捕获与处理抗原。这个过程需要 SIg 邻近分子 Ig - α 和 Ig - β 的帮助才能传递抗原信号。抗原刺激构成了 B 细胞活化的第一信号，可使 B 细胞初步活化，开始表达黏附分子、MHC Ⅱ 类分子等，以便向 Th 呈递抗原和接受 Th 细胞的帮助。

B 细胞的完全活化产生在抗原呈递的过程中。当 Th 与 B 细胞密切接触时，一些对应的协同蛋白可以表现协同刺激作用，例如 B7 和 CD28 分子。B 细胞表面还有一个特殊的分子 CD40，可与 Th 细胞上的配体 CD40L 相互作用，所产生的信号足以使 B 细胞完全活化。

B 细胞还可通过表面受体（IL - R，FcR，CR 等）接受多种因子的作用而促进活化，例如 ILs、IgG、C3b 和丝裂原等；但是抗原抗体复合物却抑制 B 细胞的活化。

（2）T 细胞非依赖性抗原（TI - Ag）诱导的活化 TI - Ag 诱导的 B 细胞活化与 TD - Ag 不同，TI - Ag 与 B 细胞上的膜 Ig 结合时，可通过其大量重复排列的相同表位使 B 细胞完全活化。但是这种抗原直接的活化作用只能诱导 IgM 类抗体的产生，而且不能形成记忆细胞，即使多次抗原刺激也不产生再次免疫应答。

（3）B 细胞的分化与抗体产生 B 细胞完全活化后迅速分化增殖，其中一部分细胞分化为浆细胞。浆细胞是 B 细胞的终末成熟形式之一，不能继续增殖。但是浆细胞产生抗体的能力特别强。其产生抗体类型的不同，血中持续时间存在明显差异。

一个增殖克隆的多数 B 细胞可返回到静止态变成记忆性 B 细胞。记忆性 B 细胞定居于淋巴滤泡内，能存活数年；再被激活时，可重复以前的变化，一部分分化为效应细胞，一部分仍为记忆细胞。数次活化后的子代细胞仍保持原代 B 细胞的特异性，但中间可能会发生重链的类转换或点突变。高亲和性突变的细胞有增殖、生长的优先权，而低亲和性突变的细胞则选择性死亡。这一现象称为亲和性成熟（affinity maturation），通过这种机制保持在后继应答中，产生高亲和性抗体。

3. T 细胞活化及细胞因子的产生 T 细胞对抗原肽 - MHC 的应答称为 T 细胞活化。抗原肽 - MHC 复合物与 T 细胞受体（TCR）的结合可产生细胞内信号的传导。

T 细胞活化以及天然免疫状态均可诱导细胞因子的产生。细胞因子（cytokine）是一类免疫细胞产生的，具有广泛生物学活性的小分子多肽，包括淋巴因子、单核因子和白细胞介素等，在免疫细胞的激活、发育分化以及免疫应答过程中具有重要的调节作用。除了免疫细胞外，其他细胞如小胶质细胞、成纤维细胞、内皮细胞、肿瘤细胞等也可以产生细胞因子。

细胞因子可分为白细胞介素（interleukin）、集落刺激因子（CSF）、干扰素（interferon，IFN）、肿瘤坏死因子（TNF）、转化生长因子 - β 家族（TGF - β family）、趋化因子家族（chemokine family）等。其特性主要为以下内容。

细胞因子大多为分子量小于 80KD 的单体糖蛋白，少数是二聚体形状，如 IL - 5、IL - 12、TGF - β 等。细胞因子大多在固有免疫和适应性免疫的效应期产生，介导和调节免疫应答及炎症反应，有些对免疫细胞发育和激活某些细胞的过程中有重要作用。

一种细胞因子可由多种不同类型细胞产生，如 IL - 1 可由单核巨噬细胞产生。此外，B 细胞、NK 细胞、内皮细胞、表皮细胞等在某些条件下也可产生和分泌 IL - 1。

细胞因子半衰期一般较短，在某种因素作用下细胞因子基因转录功能被激活，如寄生虫特异抗原刺激淋巴细胞，活化后才能合成和释放细胞因子。

一种细胞因子一般都具有多种生物学活性，即多重调节作用（multiple regulatory action）。不同的细胞因子也具有相同或相似的生物学活性，即重叠的调节作用（overlapping regulatory action）。一种细胞因子通常可诱导或抑制另一种或数种细胞因子的产生，如 IL - 1 可促进 TGF - β、IL - 2 的产生，并抑制 IFN - α 的产生。在病理生理过程中，细胞因子以网络形式发挥作用，或相互拮抗，或相互协同，发挥整体的调节作用。

细胞因子的生物活性很强，一般在 pmol/L 水平时就可产生明显的生物学活性。细胞因子必须与细胞表面相应的特异性受体结合，才能引起细胞发生变化。

4. 细胞免疫和体液免疫的效应

（1）细胞免疫效应 在细胞免疫反应中，抗原特异性 T 细胞可直接发挥效应功能，如细胞毒 T 细胞（CTL）可直接裂解靶细胞。此外，抗原活化的 T 细胞可通过分泌细胞因子进一步作用于其他细胞群体，如 TNF 和白三烯可活化中性粒细胞和血管内皮细胞、IL - 5 活化嗜酸性粒细胞、IFN - γ 活化单核巨噬细胞、IL - 2 活化 NK 细胞等。通过细胞因子，T 细胞刺激和集中了固有免疫非特异性效应细胞的功能与活性，从而将这些细胞转化成特异性免疫因素。细胞免疫在消除生活在 APC 内的寄生虫有重要作用。在蠕虫感染时，抗原活化 CD4$^+$Th2 细胞，分泌细胞因子，活化肥大细胞，募集和活化嗜碱性粒细胞和嗜酸性粒细胞。同时，CD4$^+$Th1、CD4$^+$Th17 和 CD4$^+$Treg 等细胞亚群也发挥各自的功能且相互影响。

（2）体液免疫效应 主要阐述抗原与抗体结合及抗体的功能。寄生虫抗原可以由几十、几百或数千个氨基酸组成，结构复杂。连续氨基酸序列（蛋白质一级结构）组成或由不连续的蛋白质三维结构组成，决定抗原性的特殊化学基团，称为抗原决定簇（antigen determinant）或表位（epitope）。大分子抗原可含有多个抗原决定簇，每个均可与 1 个特异抗体分子结合。寄生虫的磷脂或多糖类抗原，抗原决定簇经非共价结构与抗体结合，然而对于核酸或蛋白质来说，抗原决定簇由抗原分子折叠形成，可与相应抗体结合。

特异性抗体的主要作用包括：①直接作用于细胞内寄生原虫，或直接杀灭，或激活补体途径溶解细胞，或起中和作用，阻止其对宿主细胞的选择性黏附。如恶性疟原虫裂殖子入侵红细胞是受体介导的过程，抗裂殖子的单抗或受体结合蛋白的抗体均能阻止裂殖子入侵红细胞。②一些抗体如 IgG 具有调理作用，可介导吞噬细胞吞噬作用的增强。单核巨噬细胞和中性粒细胞表面表达 IgG 的 Fc 受体，结合抗原的 IgG 能与之结合，可促进吞噬细胞对寄生虫抗原的吞噬作用。抗体还可介导巨噬细胞对某些寄生虫的吞噬作用。③抗体介导的细胞毒作用（ADCC），IgG、IgE 和 IgM 均可介导抗体依赖性细胞介导的细胞毒反应。对多细胞蠕虫如血吸虫，其特异性抗体可参与抗体依赖的细胞毒作用。嗜酸粒细胞对蠕虫的 ADCC 作用由 IgE 和 IgA 所介导。④抗体的其他作用：IgA 介导的黏膜免疫在体液免疫中较为重要。分泌型 IgA（sIgA）对抗原可发挥中和作用。sIgA 可分泌至乳汁中发挥其功能。不同的抗体类型还可介导不同类型的超敏反应。

5. 寄生虫感染免疫的特点

（1）寄生虫感染免疫常见结局　寄生虫感染诱导的宿主特异性免疫与许多细菌和病毒感染诱导免疫的结局不同，大多不能产生终身免疫。宿主对寄生虫感染产生的特异性免疫应答可分为消除性免疫（sterilizing immunity）和非消除性免疫（non-sterilizing immunity）。前者指宿主在清除体内寄生虫后，对再感染产生完全的抵抗力。例如热带利什曼原虫引起的东方疖，这是寄生虫感染中极少见的一种免疫状态。常见的大多是非消除性免疫，寄生虫感染后虽可诱导宿主对再感染产生一定的免疫力，但对体内已有的寄生虫不能完全清除，维持在低虫荷水平，且不能抵抗再感染，如疟疾的"带虫免疫"（premunition）和血吸虫诱导的"伴随免疫"（concomitant immunity）均属于此类非消除性免疫。如果用药物将虫体完全清除后，宿主的免疫力随之消失，仍然可以再次甚至反复感染同一虫种。

（2）寄生虫免疫与卫生假说　根据一项新的研究，来自美国纽约大学医学院斯格堡尔研究所基梅尔生物医学中心等机构的研究人员发现，寄生虫感染能够导致肠道中的微生物组发生有益的变化，这可能能够用来治疗炎症性肠病（IBD）。就IBD而言，这些研究结果支持一种卫生假说：在太过清洁的现代生活空间中，寄生虫暴露的缺乏让一些人的肠道免疫系统过于敏感，容易患上炎症性疾病。在人类进化中，肠道寄生虫有助训练和平衡宿主免疫系统，但是如今在发达国家，这种平衡的免疫系统正在发生某种变化，而与此同时，发达国家的克罗恩病和溃疡性结肠发病率也是最高的。近年也有不少利用各种虫源性分子预防或治疗与免疫相关疾病的文献发表。

（3）免疫逃避机制　寄生虫侵入免疫功能正常的宿主体内后，大多能逃避宿主的免疫效应，不仅能生存，且能进一步发育成熟直至繁殖，这种现象称为免疫逃避（immune evasion）。寄生虫普遍易感以及反复感染的现象与这种免疫逃避密切相关。有如下免疫逃避机制。

1）组织学隔离：寄生虫一般都具有较固定的寄生部位。有些寄生在组织、细胞中或腔道中，特殊的生理屏障使之与免疫系统隔离，如寄生在细胞中的利什曼原虫和刚地弓形虫，虫体在细胞内形成纳虫空泡（parasitophorous vacuole），使其不易与宿主的免疫系统直接接触。有些寄生虫在宿主体内形成保护层，如囊壁或包囊，棘球蚴虽然其囊液具有很强的抗原性，但由于其厚厚的囊壁使之在宿主体内存活。腔道内寄生虫，由于分泌型IgA的杀伤能力有限，又难以与其他免疫效应细胞接触，致使感染维持时间较长。

2）表膜抗原的改变：表膜抗原的改变可有如下表现：①抗原变异。寄生虫的不同发育阶段，一般都具有期特异抗原，即使在同一发育阶段，有些虫种抗原亦可产生变化。如布氏锥虫虫体表面的糖蛋白膜抗原有顺序地更新，所谓新变异体（variant）不断产生，与宿主特异抗体合成形成时间差。②分子模拟与伪装。有些寄生虫体表能表达与宿主组织抗原相似的成分，称为分子模拟（molecular mimicry）。有些寄生虫能将宿主的抗原分子镶嵌在虫体体表，或用宿主抗原包被，称为抗原伪装（antigen disguise）。如曼氏血吸虫童虫，在皮肤型童虫表面不含有宿主抗原，但肺期童虫表面被宿主血型抗原（A、B和H）和组织相容性抗原（MHC）包被，细胞不能识别这些"自身"抗原。③表膜脱落与更新。蠕虫虫体表膜不断脱落与更新，与表膜结合的抗体随之脱落。

3）抑制宿主的免疫应答：寄生虫抗原有些可直接诱导宿主的免疫抑制。表现为：①特异性B细胞克隆的耗竭。一些寄生虫感染往往诱发宿主产生高Ig血症，大量抗体产生，但却无明显的保护作用。至感染晚期，虽有抗原刺激，B细胞亦不能分泌抗体，说明多克隆B细胞的激活导致能与抗原反应的特异性B细胞的耗竭，抑制宿主的免疫应答，甚至出现继发性免疫缺陷。②抑制性T细胞（Ts）。寄生虫抗原可激活专职免疫调节性细胞，包括CD8+抑制性细胞、分类和功能存在重叠的Th3、Tr1细胞以及CD4+CD25+调节性T细胞等。这类细胞通过与靶细胞直接接触或分泌IL-10和TGF-β等抑制性细胞因子产生免疫抑制作用。③虫源性淋巴细胞毒性因子。有些寄生虫的分泌排泄物中某种成分具有直接的淋巴细胞毒性作用，可抑制淋巴细胞激活，如肝片形吸虫的ES可使淋巴细胞凝集被杀伤。克氏锥虫ES中分离出30kD和100kD蛋白质可抑制宿主外周血淋巴细胞增殖和 IL-2 的表达，曼氏血吸虫存在 0.1~0.5kD 热稳定糖蛋白，可直接抑制 ADCC 杀虫效应。

4）封闭抗体的产生：有些寄生虫抗原诱导的抗体可结合在虫体表面，不仅对宿主不产生保护作用，反而阻断保护性抗体与之结合，这类抗体称为封闭抗体，已证实在曼氏血吸虫、丝虫和旋毛形线虫感染宿主中存在封闭抗体，这可部分解释曼氏血吸虫感染流行区人群中，尤其是低龄儿童虽有高效价抗体水平，但对再感染却无保护能力。

5）其他免疫逃避机制：①产生破坏补体的物质，如链状带绦虫能分泌一种带绦虫素（taeniaestatin）使补体失去活性，并有抑制淋巴细胞分化的作用。克氏锥虫分泌的蛋白酶可直接分解附着于虫体表面的抗体，使 Fc 端脱落，无法激活补体。②不断更换寄生部位，如钩虫经常更换其咬附吸血部位，以逃避局部形成的免疫效应。③对抗和破坏宿主的效应分子，如旋毛形线虫和曼氏血吸虫成虫具有高水平的氧化剂清除物，能对抗过氧化氢的杀伤作用；刚地弓形虫可促进所寄生的巨噬细胞凋亡，以达到免疫逃避的作用等。

第二节　寄生虫与免疫病理

寄生虫的个体大、生活史多样、抗原复杂以及在演化过程中对宿主免疫的逃避等，均构成了它的免疫特点。研究这种免疫特点对于了解寄生虫病病理发生及其康复，以及提高诊断与防治技术等具有重要意义。

宿主机体对感染寄生虫的识别和排斥等一系列复杂的生物学反应即免疫应答，具有保护机体的作用。但是，寄生虫感染后，除虫体及其产物对宿主的直接损伤外，宿主的许多免疫应答本身也具有免疫病理效应，可产生病理损害，损伤宿主组织。免疫病理反应称超敏反应（hypersensitivity），又称变态反应（allergy）。如血吸虫性肝损害是由虫卵肉芽肿引起的，本质上是一种迟发型超敏反应。超敏反应是特异性免疫应答的超常形式，可引起炎症反应、组织损伤和功能紊乱等免疫病理反应。众多寄生虫病均与超敏反应有关。

寄生虫感染往往可诱导宿主产生超敏反应。超敏反应一般分为 4 型，即 I、II、III 和 IV 型。前三型为抗体介导，IV 型主要为 T 细胞或巨噬细胞所介导。

1. I 型超敏反应（速发型）　有些寄生虫抗原，如粉尘螨，棘球蚴囊液等刺激某些个体产生 IgE，IgE 可与肥大细胞或嗜碱性粒细胞表面 IgE 的 Fc 受体结合，该抗原对宿主产生致敏作用。当宿主再次接触同种抗原时，该抗原可与已结合在肥大细胞或嗜碱性粒细胞表面的 IgE 结合，发生桥联反应，导致上述细胞脱颗粒，大量各类炎症介质释放，毛细血管扩张，毛细血管通透性增强，气管等内脏平滑肌收缩和局部炎症反应，严重者出现过敏性休克，甚至死亡。此反应再次接触抗原后数秒钟至数分钟即可迅速发生，故称为速发型超敏反应。I 型超敏反应具有明显的个体差异与遗传倾向，发生迅速，消退亦快。引起 I 型超敏反应的抗体主要是 IgE。此外，某些 IgG 的亚类也能固定在肥大细胞表面，导致 I 型超敏反应的发生。血吸虫尾蚴性皮炎、粉尘螨过敏性鼻炎和肺炎、棘球蚴囊破裂导致的全身性超敏反应甚至休克等均属该型反应。

2. II 型超敏反应（细胞毒型）　II 型超敏反应又称细胞溶解型（cytolytic type）或细胞毒型（cytotoxic type）。II 型超敏反应的主要靶细胞为红细胞、白细胞和血小板，靶细胞表面抗原与 IgG 或 IgM 结合，导致补体活化，或通过 NK 细胞、巨噬细胞等结合靶细胞上 IgG 的 Fc 段，以 ADCC 作用损伤靶细胞。在黑热病和疟疾患者中，虫体抗原吸附于红细胞表面，引起 II 型超敏反应，出现红细胞溶解，这是导致患者贫血的重要原因之一。

3. III 型超敏反应（免疫复合型）　III 型超敏反应又称免疫复合物型（immune complex type）。其特征为抗原与抗体在血液循环中形成免疫复合物（IC），可沉积于肾小球基底膜、血管壁等处，激活补体，产生充血、水肿，局部坏死和中性粒细胞浸润的炎症反应和组织损伤。

IC 的形成和在组织中的沉积是Ⅲ型超敏反应发生的关键环节，抗原的持续存在是形成大量 IC 的先决条件。如血吸虫和疟原虫寄生在宿主体内，不断释放虫源性抗原至循环中。IC 的大小决定其被清除的速率，只有抗原略过剩时，可形成中等大小的可溶性 IC，可在循环中长期存在，也可在组织中沉积。抗原表位数量与形成 IC 的大小也有关系，多价抗原可结合多个抗体分子，易形成被清除的大分子 IC，而单价和双价抗原形成的则是较难被清除的中小分子 IC。IC 形成的大小除了和抗原有关，与抗体同样有关，IgM 形成的 IC 分子量明显大于同种抗原与 IgG 形成的 IC。高亲和力抗体可形成大分子 IC，而低亲和力抗体则形成小分子 IC，这些不能被机体及时清除的 IC 将沉积在局部组织。

IC 在组织中沉积，可导致炎症产生。这是 IC 结合补体，产生过敏毒素 C3a 和 C5a，引起肥大细胞和嗜碱性粒细胞脱颗粒，释放血管活性胺等生物活性介质。巨噬细胞受刺激后可释放细胞因子 TNF-α 和 IL-1，在炎症反应中起重要作用。IC 也可通过 Fc 受体介导直接作用于嗜碱性粒细胞和血小板，诱导其释放血管活性胺。上述物质可引起血管内皮组织收缩，毛细血管通透性增强，加速免疫复合物的沉积。

IC 造成的宿主损害可表现为全身性和（或）局部性。全身性的表现为发热、荨麻疹、淋巴结肿大、关节肿痛等。急性血吸虫感染发病有时会出现类血清病的Ⅲ型超敏反应。局部发病如免疫复合物性肾炎，患者表现为水肿、蛋白尿、血尿、高血压、尿量减少或无尿、肾功能正常或下降。疟原虫、杜氏利什曼原虫和血吸虫等感染中形成的 IC 沉积在肾小球基底膜上引起的肾小球肾炎为此种类型。

4. Ⅳ型超敏反应（迟发型） Ⅳ型超敏反应又称迟发型超敏反应（delayed type hypersensitivity）。此型超敏反应是细胞介导的免疫反应，此型反应在再次接触抗原 24~48 小时后才出现高峰反应，故称迟发型超敏反应。宿主初次接触寄生虫抗原后，T 细胞转化为致敏淋巴细胞，使机体处于致敏状态。当该同种抗原再次进入宿主，致敏 T 细胞识别抗原，并分化、增殖和迁移，释放多种淋巴因子和趋化因子，吸引、聚集大量淋巴细胞、单核/巨噬细胞、中性粒细胞和嗜酸性粒细胞等，引起以这些细胞浸润为主要特征的炎症反应，可引起宿主组织的变性坏死。已经证明血吸虫虫卵肉芽肿的形成是 T 细胞介导的迟发型超敏反应。

在寄生虫感染中，有的寄生虫病可存在多种类型的超敏反应，如血吸虫病，可引起速发型、免疫复合物型和迟发型超敏反应，主要是由于不同发育期的抗原引起，如尾蚴引起的速发型超敏反应，虫卵引起的迟发型超敏反应。

（沈际佳）

第四章　寄生虫感染的特点

寄生虫的生活史比较复杂，有不同的发育阶段，其中能侵入人体的阶段称感染阶段（infective stage）。寄生虫的感染阶段通过一定途径和方式侵入人体，其在入侵、发育和寄生过程中均可对人体造成不同程度的损害。其损害的程度取决于寄生虫和宿主二者的相互关系是否处于适应性平衡，而寄生虫的毒力和寄生数量是造成二者关系失衡的关键要素。一般认为，寄生虫寄生数量少或毒力低，寄生时间越久，与宿主的关系就越趋平衡，且对宿主的危害就越小，临床症状越轻。相反，寄生虫寄生数量大或致病力强，寄生时间越短，对宿主损害就越重，临床症状越明显。寄生虫侵入人体后可诱导人体产生一定的免疫保护力，可增强感染者对再感染或虫体繁殖的抵抗能力，直接影响寄生虫的数量和致病性。基于寄生虫和宿主的关系，使得寄生虫感染的特点表现为如下几方面。

一、寄生虫感染的特征

（一）带虫者、慢性感染及隐性感染

1. 带虫者和隐性感染　两者类型的共同特点是感染者均不出现明显的临床症状和体征。两者的区别是：带虫者（carrier）用常规方法可检测出病原体，多具有传染源的作用，因此在流行病学方面意义重大，如阿米巴包囊带囊者，似蚓蛔线虫带虫者等。隐性感染（later infection, inapparent infection）一般用病原学常规检查方法不易检获病原体，是一种机会致病性寄生虫感染，仅在宿主免疫受到损害的条件下，虫体的繁殖力和致病力大大增强进而引发疾病，如隐孢子虫、刚地弓形虫和粪类圆线虫的感染。

2. 慢性感染和急性感染　此二者类型的感染者均处于患病状态，但在感染程度和临床表现上有差别。

（1）慢性感染（chronic infection）　是多数寄生虫感染引起的一种普遍现象或特点。患者主要表现为局部症状或体征，如胸肺型、脑型或皮肤包块型肺吸虫病。同时，在慢性感染期，人体往往伴有组织损伤和修复，如血吸虫病流行区大多数患者属慢性感染，这些患者体内既有虫卵肉芽肿的形成，也伴有纤维化的过程。其发生原因：一是感染寄生虫数量较少或仅有少量多次感染过程，逐渐转入慢性状态，或对急性感染者治疗不彻底所致；二是与宿主对大多数寄生虫不能产生完全免疫有关，以致不少寄生虫在人体内可长期存活，所以寄生虫病的潜伏期长，发病呈慢性状态，例如包虫病的发生往往是年幼时感染，成年时发病。

（2）急性感染（acute infection）　患者可表现有全身症状，如发热，甚至出现高热。其发病机制是一次感染寄生虫数量多，导致人体组织或细胞广泛性受损，如急性肺吸虫病、急性旋毛虫病等。此外，大量寄生虫的异性蛋白（抗原）进入人体，诱导人体产生的Ⅲ型超敏反应，可表现出急性症状，如急性血吸虫病。引起急性感染的病原多属组织内或细胞内寄生虫。

（二）重复感染和多重感染

1. 重复感染　指绝大多数寄生虫感染人体后，无论有无临床症状或是否接受过治疗，只要有再次接触同一种寄生虫的机会就可获得再次感染。出现反复感染的现象，与寄生虫感染后诱导人体产生抵抗再感染的保护性免疫差或不完全有关。反复感染可以使病情进一步加重，使疾病进入

晚期。如晚期血吸虫病发生的部分原因就是因反复感染而致。

2. 多重感染 指人体内同时存在两种或两种以上寄生虫感染的现象，且比较常见。如似蚓蛔线虫、毛首鞭形线虫和（或）钩虫合并感染经常发生在流行区人群中。不同虫种生活在同一宿主体内可以相互促进，也可能相互制约，增加或减少它们的致病作用，从而影响临床表现。如溶组织内阿米巴带囊者，当合并日本血吸虫感染时，就可诱发阿米巴致病，因血吸虫致病导致肠壁损伤，局部微环境的改变则有利于阿米巴滋养体的繁殖而致病。而似蚓蛔线虫与钩虫同时存在时，对蓝氏贾第鞭毛虫的生长繁殖则起抑制作用。又如旋毛形线虫的感染可诱导抵抗血吸虫感染的部分免疫力。

（三）幼虫移行症及异位寄生

1. 幼虫移行症 指某些寄生虫的幼虫侵入非正常宿主后，不能发育为成虫，但可在非正常宿主体内长期存活并移行，造成局部或全身的病理损害。如犬弓首线虫（*Toxocara canis*）是犬肠道内常见的寄生虫。犬因吞食了该虫的感染性虫卵而感染，幼虫在小肠内孵出，经过血液循环后，回到小肠内发育为成虫。但是，如人或鼠误食了其感染性虫卵，幼虫在肠道内孵出，进入血液循环后，由于人不是其适宜宿主，幼虫不能回到小肠发育为成虫，但可在体内移行，侵犯组织器官，从而引起幼虫移行症。

根据幼虫侵犯部位不同，幼虫移行症可分为内脏幼虫移行症（visceral larva migrans）和皮肤幼虫移行症（cutaneous larva migrans）两种类型。

（1）皮肤幼虫移行症 以损害皮肤为主。如皮肤出现线状红疹，或者皮肤深部出现游走性的结节或肿块。最常见的是线虫和吸虫，如巴西钩口线虫（*Ancylostoma brasiliense*）和犬钩虫（*Ancylostoma caninum*）引起的匍行疹（creeping eruption）；又如禽类和牲畜的血吸虫引起人的尾蚴性皮炎，斯氏并殖吸虫童虫引起的游走性皮下结节或包块。

（2）内脏幼虫移行症 以损害内脏器官为主。如犬弓首线虫引起眼、脑等器官的病变，广州管圆线虫的幼虫侵犯中枢神经系统引起嗜酸性粒细胞增多性脑膜炎或脑膜脑炎。

有的寄生虫既可引起皮肤幼虫移行症又可引起内脏幼虫移行症，如斯氏并殖吸虫。此种虫体对人体危害较大，应引起足够重视。无论是皮肤的还是内脏的幼虫移行症，在临床上均可出现持续的症状和体征，并且伴有明显的全身反应，如嗜酸性粒细胞增多及丙种球蛋白和 IgE 水平升高等。

2. 异位寄生 指某些寄生虫在常见寄生部位以外的组织或器官内寄生的现象，并引起异位损害（ectopic lesion）。如卫氏并殖吸虫通常寄生在肺，但也可在脑等器官内出现异位寄生和损害；又如血吸虫虫卵主要沉积在肝、肠，但也可出现在肺、皮肤等部位引起异位损害。

寄生蠕虫的幼虫移行症及异位寄生是寄生虫引起多器官或多部位损害的主要原因，认识其特性，对疾病的诊断和鉴别诊断至关重要。

（四）合并感染与机会性致病

1. 合并感染 主要指机会性致病寄生虫感染的患者合并其他病原微生物的感染，如人类免疫缺陷病毒（艾滋病病毒）的感染。合并感染的患者不仅病情加重，而且预后很差，致死率高，其致死因子主要是机会性致病寄生虫。

2. 机会致病性感染 由机会性致病寄生虫引起。当处于隐性感染状态时，一般不引发疾病；但在宿主免疫力低下时，虫体繁殖能力和致病力明显增强，甚至出现全身播散性感染。如在发病初期未能及时发现并得到有效治疗，疾病会迅速发展，难以治愈，死亡率极高。此类寄生虫主要是原虫，如刚地弓形虫、隐孢子虫，少数为蠕虫，如粪类圆线虫和短膜壳绦虫等。

（五）播散性感染与多器官损害

1. 播散性感染 某些寄生虫具有增殖作用和播散能力，尤以机会性致病寄生虫感染最为突出，其在宿主体内可随血流扩散或主动侵入全身各部位，造成多器官组织损害，使得病情不断加重，如未得到及时诊断和治疗，则可危及生命。不少机会性致病寄生虫往往成为艾滋病患者致死的原因。

2. 多器官损害   是由组织内寄生虫感染、寄生虫异位寄生以及机会性致病寄生虫感染所引起。例如，卫氏并殖吸虫、链状带绦虫囊尾蚴、细粒棘球绦虫棘球蚴和曼氏迭宫绦虫裂头蚴等是常见的组织内蠕虫，在临床上既可见到在一个脏器或部位寄生引起损害，也可出现多个部位或多器官的寄生与损害。寄生于肠道的似蚓蛔线虫可异位寄生于肝、心、肺、脑等部位；寄生于血管系统的血吸虫可异位寄生于肺、脑等多个部位，并以虫卵造成的异位损害为主；有些原虫通过血流播散可侵犯多个器官，如溶组织内阿米巴、利什曼原虫、刚地弓形虫等；某些寄生虫引起的内脏幼虫移行症。寄生虫引起的多器官损害给临床诊断增加了困难，特别是在原发部位临床表现不突出的时候，往往容易出现误诊和误治，故应引起高度重视。

二、寄生虫病的临床表现

寄生虫侵入人体，经历移行、发育、繁殖和定居的过程，均可对宿主造成局部和（或）全身的不同程度损害，故其临床表现既可体现在受损组织或器官的局部，也可致全身反应。其症状和体征则依寄生虫的虫种、侵犯部位及其致病特性而定。

（一）局部受损的临床表现

主要为寄生虫入侵和定居的组织器官产生的病理损害和功能失调而表现的相应症状和体征。例如，经消化道感染和（或）寄生于消化系统的虫体可致腹泻、腹痛或腹部不适及消化不良等症状。经皮肤感染或寄生于皮下肌肉的虫体可致皮炎、形成肿块或结节等表现。侵入实质器官（肝、肺、脑等）的虫体可致炎症或水肿、脓肿、占位性病变等而出现相应的临床表现。依据寄生虫侵犯人体的常见部位以消化道、肝、脑为主，因此主要临床表现主要阐释以下 3 方面。

1. 腹泻   腹泻主要由寄生虫直接损伤肠壁或间接作用于消化道而引起。多种因素可直接致肠壁损伤：并殖吸虫活囊蚴被吞食后，其幼虫脱囊而出穿过肠壁；蓝氏贾第鞭毛虫吸器与肠黏膜紧密接触；蠕虫体表结构（顶突、小钩、钩齿和板齿、吸盘）可导致肠壁机械性损伤进而引发炎症，甚至发生溃疡；溶组织内阿米巴分泌穿孔素直接溶解肠黏膜组织；日本血吸虫卵分泌的可溶性抗原诱导形成虫卵肉芽肿，使肠壁发生溃疡。间接作用于消化道引起腹泻的因素有：肝胆管内寄生虫或有肝胆损伤的寄生虫病患者，可因胆汁分泌受到影响及胆汁流入肠道而致人体出现消化不良性腹泻。总之，寄生虫引起腹泻的原因可以是单因素，也可以是多因素的综合结果。腹泻的类型因虫种而异，蓝氏贾第鞭毛虫患者出现恶臭水泻；溶组织内阿米巴痢疾患者粪中带有脓血，且出现里急后重；日本血吸虫患者出现间歇性或持续性腹泻；隐孢子虫病患者出现水样泻且往往较顽固。而并殖吸虫、似蚓蛔线虫等移行过程中穿过肠壁引起的腹泻较轻微且次数也少。

2. 肝脾大   有些寄生虫病患者出现肝脾大体征，其原因主要是由寄生虫直接引起，如细粒棘球绦虫棘球蚴、曼氏迭宫绦虫裂头蚴、并殖吸虫童虫。由继发因素引起的主要有：日本血吸虫卵沉积于肝内门静脉中，形成虫卵肉芽肿，继而发生纤维化，致门脉血流动力学发生改变而引起肝脾大；疟原虫、杜氏利什曼原虫寄生于血细胞，大量红细胞、巨噬细胞被破坏引起肝充血、脾功能亢进、组织增生、导致肝脾大；阿米巴肝脓肿、胆道蛔虫症继发感染，华支睾吸虫感染继发胆道细菌感染、胆道结石、肝硬化等，也可引起肝或脾大。

3. 占位性病变   寄生虫寄生于人体内某些重要脏器，如脑、肺、肝、眼等，当体积过大时，可因这些器官发生占位性病变而表现出相应的症状和体征，如细粒棘球绦虫棘球蚴、曼氏迭宫绦虫裂头蚴、并殖吸虫、溶组织内阿米巴等寄生于脑部而出现意识、感觉、运动障碍。寄生虫的占位性病变与肿瘤的症状相似，需通过 CT、磁共振、B 超等检查方法并结合免疫学检测进行鉴别。

（二）全身反应性的临床表现

全身反应性的临床表现主要有发热、营养不良、贫血、过敏、精神异常及外周血中嗜酸性粒细胞增多和IgE水平升高等。

1. 发热 较常见，程度也有高低。其中高热是寄生虫感染引起的一种急性症状之一，低热是某些寄生虫慢性感染的表现。而在免疫低下或虫荷较少时，寄生虫感染引起的发热往往不明显。导致发热的主要原因：寄生虫进入人体后，其分泌物、排泄产物、虫体死亡崩解产物及人体受损组织器官坏死释放出致热原，影响体温调节中枢，使调定点上移，体温升高。由于虫种、虫负荷、宿主免疫情况的差异致发热程度、持续时间和间歇时间也呈现不同的结果。如疟疾发热可高达40～41℃，持续2～6小时，且规律性发作；日本血吸虫感染者发热有低热也有高热，热型有间歇热、弛张热、稽留热等；黑热病常出现长期不规则发热。寄生虫感染在发热的同时常伴有其他症状。

2. 营养不良 包括三方面原因，一是寄生虫寄居体内生长、发育、繁殖所需营养均来源于宿主，其所需营养素也是人体所必需，包括糖、蛋白质、脂肪、维生素、无机物及微量元素等；二是寄生虫分泌的毒素也会影响人体的消化和吸收功能；三是某些肠道寄生虫虫体覆盖于人体肠黏膜，影响人体对营养的消化和吸收。营养不良的严重程度与寄生的虫数和人体的营养状态相关，同时也影响后续疾病的转归。

3. 贫血 很多寄生虫侵入人体后会导致患者贫血，其贫血的类型及程度因感染的虫种和虫荷而异。原因：虫体大量吞噬红细胞，如钩虫、日本血吸虫等，导致红细胞减少；被寄生的红细胞被大量破坏，如疟原虫；虫体毒素可引起Ⅱ型超敏反应，导致红细胞溶解；有些寄生虫（杜氏利什曼原虫、疟原虫、日本血吸虫等）还可以引起脾大，出现脾功能亢进，加强对血细胞破坏；此外，寄生虫从宿主摄取的营养成分如蛋白质、维生素等为造血所必需，人体因缺乏这些营养物质而引起贫血。

4. 嗜酸性粒细胞增多与 IgE 水平升高 许多寄生虫感染引起的一种常见临床表现，尤其在蠕虫感染时更明显，主要反映在外周血及局部组织内嗜酸性粒细胞增多，特别是以组织、血液内的寄生蠕虫，如血吸虫、卫氏并殖吸虫、班氏吴策线虫和马来布鲁线虫、旋毛形线虫及引起内脏幼虫移行症的寄生虫较为明显。其机制主要是寄生虫长期与宿主组织接触，不断释放出的抗原物质引起肥大细胞、T淋巴细胞、补体反应以及寄生虫的嗜酸性粒细胞趋化因子所致。同时，嗜酸性粒细胞对侵入的寄生虫也起到杀伤和损害作用，并参与肉芽肿的形成，以局限来自寄生虫的毒性物质。IgE水平升高是由于虫体变应原刺激B细胞产生的。总之，嗜酸性粒细胞的增加和IgE水平的升高对宿主起双重作用，既能杀伤和辅助攻击寄生虫、参与调节免疫，又能使宿主组织损伤并引起超敏反应。

（陈晓芹　柳建发）

第五章 寄生虫病流行与防治

一、寄生虫病的危害

寄生虫病是由寄生虫感染引起的人类常见病和多发病，在人类传染病中占有重要位置。寄生虫对人类的危害包括对人类健康和对社会经济发展的影响。

1. 寄生虫病对人类健康的影响 由寄生虫感染引起的寄生虫病对人类健康造成严重威胁。据文献报道，能寄生人体的蠕虫有 250 余种、原虫有四十余种。在世界范围内，疟疾（malaria）、血吸虫病（schistosomiasis）、淋巴丝虫病（lymphatic filariasis）、盘尾丝虫病（onchocerciasis）、利什曼病（leishmaniasis）、非洲锥虫病（African trypanosomiasis）和土源性蠕虫病（soli - transmitted helminthiasis）等仍广泛流行，受到感染威胁的人口众多，也是造成发展中国家儿童死亡和严重疾病负担的主要原因之一，是全球性普遍存在的重要公共卫生问题。据最新的世界卫生组织（WHO）资料显示，疟疾在 99 个国家广泛流行，受威胁人口数达 33 亿，2012 年全球报告疟疾患者近 2.07 亿人，死亡约 10.5 万人，其中非洲地区死亡人数占 97.7%；血吸虫病目前仍流行于世界 52 个国家，受威胁人口达 2.6 亿；淋巴丝虫病流行于世界 80 个国家，受威胁人口达 12.4 亿；盘尾丝虫病流行于世界 29 个国家，受威胁人口达 1.3 亿；内脏利什曼病流行于世界 81 个国家，2013 年报告新发病例超过 19 万；皮肤利什曼病流行于世界 89 个国家，2013 年报告新发病例约 3.96 万；非洲锥虫病流行于非洲 29 个国家，受威胁人口达 0.7 亿，2013 年报告病例 2 万人；美洲锥虫病主要在南美洲流行，但近年来其威胁已扩大到美国；土源性蠕虫病在 123 个国家广泛流行，需要接受防护的人数为 3.1 亿。

在发达国家，寄生虫病的流行不像发展中国家那样严重，但由于人口流动频繁、生活习惯或行为方式的差异，以及 HIV 感染、器官移植及免疫抑制剂的应用，寄生虫病也是一个不容忽视的公共卫生问题。例如，在美国和英国，阴道毛滴虫（Trichomonas vaginalis）感染比较常见；近年来，在美国多地还发生由卡耶塔圆孢子虫（Cyclospora cayetanensis）引起的腹泻病暴发流行，美洲锥虫病患者也呈逐年增加的趋势；贾第鞭毛虫病、隐孢子虫病属水传播寄生虫病，也称"旅游者腹泻"，在俄罗斯、东欧及美国也经常发生。一些机会性致病寄生虫，如刚地弓形虫和隐孢子虫，引起的感染也常是艾滋病患者重要的合并症及死亡的主要原因。此外，长期使用免疫抑制剂、癌症化疗患者、长期的慢性病患者及激素使用者也常发生机会致病寄生虫病。

2. 寄生虫病对社会经济发展的影响 寄生虫病不仅给患者的健康水平、生存质量造成严重影响，同时也减少了家庭经济收入，而且给社会经济带来巨大损失，如劳动力的丧失、工作效率的降低、额外的治疗费用及预防费用等。据 Wright 估计，每年因血吸虫病使劳动者丧失部分或全部劳动力而造成的损失，全球（未含中国）达 6.42 亿美元，其中以非洲最为严重，损失为 4.47 亿美元。同时，非洲国家因疟疾造成的经济损失占国民生产总值的 1%～5%，近 10 年，疟疾在非洲造成的经济损失已达数十亿美元。据 WHO 资料报道，仅 2011 年用于资助疟疾防治的国际资金就高达 20 亿美元。另外，寄生虫的感染还可影响优生优育及人口素质，如孕妇感染刚地弓形虫后会造成流产或胎儿畸形。寄生虫病的存在增加了整个社会经济及健康的压力，进一步加重了贫穷国家的负担。许多寄生虫病是人畜共患病，如旋毛虫病、包虫病、囊虫病、弓形虫病和肉孢子虫病等，不但使人致病，也常使畜牧业遭受重大损失，阻碍牲畜业国家和地区的经济发展。

二、寄生虫病的流行环节

（一）传染源

人体寄生虫病的传染源是指感染了寄生虫的人和动物，包括患者、带虫者和保虫宿主。作为传染源必须具备两个条件：①人体体内/体表感染寄生虫；②生活史的某一虫期能通过直接或间接的方式排出，并且能进入另一宿主体内和（或）体表继续发育。如猪带绦虫病的传染源可以是感染了囊尾蚴的猪，以及野猪、猫、犬、野（家）兔和羊等。

（二）传播途径

传播途径指寄生虫从传染源排出，在外界或中间宿主体内发育至感染期后，借助于某些途径进入另一宿主的全过程。不同的寄生虫病有不同的传播途径，可以是某种单一的因素，也可以是由多因素构成，如阴道毛滴虫通过直接接触就能传播，而有些寄生虫在离开传染源后，需在中间宿主体内发育至感染期后再感染另一宿主。

1. 人体寄生虫病常见的传播途径

（1）经水传播　包括经饮用水传播和接触疫水传播两种方式。水源如被某些寄生虫的感染期虫卵、包囊或幼虫污染，人可因饮水或接触疫水而感染，如饮用被蓝氏贾第鞭毛虫包囊污染的水可感染蓝氏贾第鞭毛虫，人体接触了含血吸虫尾蚴的疫水可感染血吸虫。经饮水传播的寄生虫病具有病例分布与供水范围一致，不同年龄、性别、职业者均可发病等特点。经接触疫水传播的寄生虫病则患者均具有疫水接触史，急性发病有地区性和季节性的特点，同时有职业上的区别。

（2）经食物传播　包括摄入被感染期虫体污染的食物和摄入本身含有感染期虫体的食物两种方式。我国不少地区的耕作以人粪直接作为肥料，粪便中如含有感染期虫卵，则蔬菜和水果易受到污染，因此生食蔬菜或未洗净的水果常成为某些寄生虫病传播的重要方式。还有一些寄生虫是在鱼、蟹、哺乳动物体内或水生植物上发育为感染期，生食或半生食这些食品也是导致某些寄生虫病传播的重要途径，如生食或半生食含囊蚴的鱼虾可感染华支睾吸虫；生食或半生食含感染期幼虫的猪肉可感染旋毛形线虫、链状带绦虫。流行病学上把因生食或半生食本身含有感染期寄生虫的食物而感染的寄生虫病，称为食源性寄生虫病（food – borne parasitic disease）。经食物传播的寄生虫病具有患者共同享用某一食物，而未进该食物者不发病的特点。

（3）经土壤传播　一些寄生虫卵需在土壤中发育为感染期卵（如似蚓蛔线虫、毛首鞭形线虫卵）或感染期幼虫（钩虫丝状蚴），人因接触土壤而经口或皮肤感染。土壤作为传播途径的意义取决于粪便污染土壤的机会、程度和寄生虫在土壤中的存活力，以及人们与土壤的接触机会和个人卫生习惯。

（4）经空气（飞沫）传播　有些寄生虫的感染期卵可借助空气中的尘埃或飞沫传播，如蠕形住肠线虫卵和尘螨可飘浮于空气中，并经呼吸进入人体而引起感染。

（5）经节肢动物传播　有些寄生虫需通过媒介节肢动物进行传播，包括机械性传播和生物性传播两种方式。蝇、蜚蠊等常通过接触方式将感染期虫卵或包囊污染食物或餐具，造成某些寄生虫病的传播。蚊、白蛉等吸血节肢动物通过叮咬宿主可传播疟疾、丝虫病和黑热病等。经节肢动物传播的寄生虫病具有一定的地区性、季节性和病例分布，与媒介昆虫分布一致等特点。

（6）经人体直接传播　有些寄生虫可通过人与人之间的直接或间接接触传播，如阴道毛滴虫可通过性生活或共用浴巾而传播，疥螨可由直接接触患者皮肤或间接接触患者衣物而传播。

2. 寄生虫侵入人体的常见感染途径

（1）经口感染　原虫的包囊或卵囊，蠕虫的感染期虫卵或幼虫，可通过食物、饮水、污染的玩具或手指等经口进入人体。如溶组织内阿米巴包囊、似蚓蛔线虫感染期虫卵、链状带绦虫囊尾蚴等。

（2）**经皮肤感染** 钩虫和血吸虫的感染期幼虫能主动经皮肤侵入人体；疟原虫、利什曼原虫和丝虫通过吸血节肢动物的叮咬而经皮肤侵入人体。

（3）**经胎盘感染** 有些寄生虫可随母血，通过胎盘而使胎儿感染，如刚地弓形虫、十二指肠钩虫等。

（4）**经呼吸道吸入感染** 蠕形住肠线虫卵、尘螨等可随尘埃、飞沫悬浮于空气中，并随人的呼吸进入人体。

（5）**经输血感染** 疟原虫、刚地弓形虫和美洲锥虫寄生于血液内，可经输血由感染该寄生虫的供血者传播给受血者。

（三）易感者

易感人群是指对某种（些）寄生虫缺乏免疫力或因自身免疫力低下而处于易感状态的人群。人群对人体寄生虫病普遍易感，但感染程度存在个体差异。寄生虫感染能诱导机体产生带虫免疫、伴随免疫，对再感染具有一定的免疫力。易感性还与个体的免疫力、年龄等因素有关，在流行区，儿童的免疫力一般低于成年人，非流行区的人进入流行区后也会成为易感者。

三、寄生虫病的流行特点

寄生虫的流行特点包括地方性、季节性和自然疫源性。

1. 地方性 某些疾病在某一地区经常发生，无需自外地输入，这种情况称为地方性。多数寄生虫病的流行具有明显的地方性，这与当地的气候条件、中间宿主或媒介节肢动物的地理分布、人群的生活习惯和生产方式等因素密切相关。如钩虫病广泛流行于我国淮河及黄河以南的温暖、潮湿地区，而在气候干寒的西北地区，该病很少见；血吸虫病的流行区与钉螺的地理分布相一致；有些食源性寄生虫病，如华支睾吸虫病、旋毛虫病等的流行，则与当地居民的饮食习惯密切相关；在我国西北牲畜地区流行的包虫病则与当地的生产环境和生产方式有关。

2. 季节性 寄生虫及其中间宿主和媒介节肢动物种群数量的消长均与温度、湿度、雨量、光照等气候条件关系密切，因此，大多数寄生虫病的流行呈现出明显的季节性。例如，温暖、潮湿的条件有利于钩虫卵及钩蚴在外界环境中的发育，因此钩虫感染多见于春、夏季节；疟疾和黑热病的传播需要按蚊和白蛉作为媒介，因此疟疾和黑热病的传播和感染季节与其媒介节肢动物出现的季节一致；人群的生产和生活活动也受季节的影响而造成寄生虫感染的季节性，如夏季接触疫水频繁，因此，急性血吸虫病往往多发生于夏季。

3. 自然疫源性 有些人体寄生虫病可以在人和动物之间自然传播，这些寄生虫病称为人兽共患寄生虫病（parasitic zoonosis）。在人迹罕见的原始森林或荒漠地区，这些寄生虫病可在脊椎动物之间相互传播。当人进入该地区后，此类寄生虫病则可从脊椎动物传播给人，这种现象称为自然疫源性，而这种地区则称为自然疫源地。例如，在新疆和内蒙古的某些荒漠地区，黑热病主要在野生动物间传播，人因开垦或从事其他活动而进入该地区即可能发生感染。

寄生虫病的自然疫源性，不仅反映了寄生于人类的寄生虫绝大多数是由动物寄生虫进化而来，同时也说明某些寄生虫病在流行病学和防治方面的复杂性。在涉及野外活动，如探险、地质勘探、或开发新的旅游区时，了解当地寄生虫病的自然疫源性是有必要的。此外，建立自然保护区时，也可能形成新的自然疫源地，因此对其进行风险评估非常重要。

四、寄生虫病的防治原则

寄生虫病的防治主要针对构成寄生虫病流行的三个基本环节，采取综合性防治原则，同时根据某种寄生虫病的流行特点采取针对性的防治措施。

1. 控制传染源 在寄生虫病传播过程中，传染源是主要环节。在流行区，普查、普治患者和带虫者以及保虫宿主是控制传染源的重要措施。在非流行区，监测和控制来自流行区的流动人口是防止传染源输入和扩散的必要手段。

2. 切断传播途径　不同的寄生虫病其传播途径不尽相同。加强粪便和水源管理，注意环境和个人卫生，控制和杀灭媒介节肢动物和中间宿主是切断寄生虫病传播途径的重要手段。

3. 保护易感人群　人类对各种人体寄生虫的感染大多缺乏固有免疫力，因此对人群采取必要的保护措施是防止寄生虫感染的最直接方法。关键在于加强健康教育，改变不良的饮食习惯和行为方式，提高群众的自我保护意识。必要时可预防服药和在皮肤涂抹驱避剂。积极研发抗寄生虫病疫苗是保护易感人群的重要研究方向。

由于大多数人体寄生虫的生活史比较复杂，同时影响寄生虫病流行的因素较多，因此采取单一的防治措施往往难以奏效。目前我国对寄生虫病控制多采取综合性防治措施，即根据流行区的实际情况、流行规律和防治目标，将控制传染源、切断传播途径和保护易感人群三者进行有机结合，突出重点，最大限度地阻断或降低三个环节间的联系，以实现有效的防治目标。实践证明，综合防治措施对控制我国寄生虫病的流行是切实有效的。

（陈晓芹　柳建发）

第六章 新现和再现寄生虫病

近年来，陆续出现了以往不认识的新现疾病。其中有些疾病至今未被认知，将来有可能成为重要的公共卫生问题。随着社会发展、科学技术的进步，一方面使人们对病原体的认知水平不断提高；另一方面，随着机体免疫功能低下人群的不断增加，一些新的机会致病疾病不断被发现。控制新现或再现感染性疾病（emerging or re-emerging infectious diseases），应当引起相关部门的高度重视。加强医务工作者和研究人员的培训，发展检测和监测新技术，并监测导致这些疾病的影响因素，以便及时有效地控制疾病的流行。

关于新现和再现感染的定义：新现寄生虫病（neoemerging parasitic diseases）指新近和先前未知的可能造成公共卫生问题的寄生虫病；再现寄生虫病（reemerging parasitic diseases）：指已经沉默一段时间之后再次大规模流行的寄生虫病，如疟疾、血吸虫病、囊尾蚴病、棘阿米巴病、内脏利什曼病、弓形虫病、贾第虫病。据不完全统计，自20世纪70年代以来，世界范围内新发现和再现的寄生虫感染病原体以及与媒介传播有关的虫媒有近30种。随着当代高新技术的应用，人类与病魔的斗争处于上风，这种轻敌思想导致人们对传染病的控制过于乐观。另一方面，因为经济快速发展，生活水平提高，原与贫穷相关联的寄生虫病（如土源性寄生虫感染）得到有效控制，多数人认为寄生虫病已不再是当今卫生工作的重点问题。

美国生物学和遗传学家、诺贝尔生理与医学奖获得者 Lederberg 博士敏锐地洞察到新的和重新肆虐的感染性疾病正悄悄向人类走来，认为人类获得性免疫缺陷综合征（AIDS）流行的灾难性结果让世界震惊，我们又面临同样的灾难，我们有太多的错觉，认为完全有能力主宰致命的病原，它们仍将是我们的竞争者。随着人类认识的不断深入，还会有新现和再现寄生虫病被发现和鉴定出来。

一、新现寄生虫病

自1975年以来已发现6种新现寄生虫（表6-1）。

表6-1 新现寄生虫病种类

疾　病	病原体	发现时间
诺氏疟	诺氏疟原虫（*Plasmodium knowlesi*）	2004 年
次睾吸虫病	结合次睾吸虫（*Melorchis conjunctus*）	1996 年
肺部症状	蠊缨滴虫（*Lophomonas blattarum*）	1993 年
拟裸茎吸虫病	徐氏拟裸茎吸虫（*Gymnophalloides seoi*）	1993 年
持续慢性腹泻	卡耶塔圆孢子虫（*Cyclospora cayetanensis*）	1986 年
腹泻	隐孢子虫（*Cryptosporidium* spp.）	1976 年

上海交通大学农业与生物学院人畜共患病与比较医学团队与美国耶鲁大学、加拿大不列颠哥伦比亚大学等相关团队合作，研究人员首次从伴有发热、肌肉酸痛、血尿等症状的不明原因患者红细胞内分离、鉴定出 *Colpodella* 寄生虫新种。证实原先只感染海藻及其他海洋原生动物的 *Colpodella* 寄生虫也能感染人类，研究证明 *Colpodella* 是一种新发现的高致病性人类红细胞内寄生虫。

临床表现与感染巴贝西虫的患者类似，通过扩增保守核糖体基因、显微染色、透射电镜、血清免疫荧光、小亚基核糖体核酸基因种系发生关系分析鉴定为新型寄生虫，其分离虫株命名为 *Colpodellid* strain（HFP）。

"*Colpodella* 与其他孢子虫门寄生虫（包括人类红细胞内寄生疟原虫及巴贝西虫）具有较近的进化关系，主要寄生在海洋原生动物中。"由于 *Colpodella* 与其他孢子虫门红细胞内寄生虫拥有相同的类锥体结构，使其具有潜在感染红细胞的能力。

近几年，陆续在人体呼吸系统发现蠊缨滴虫（*Lophomomas blattarum*），一些自生生活的阿米巴所致病例的报道也日渐增多。WHO 于 2007 年 4 月 13 日发表公报说，美洲锥虫病原主要在拉丁美洲的农村地区传播，但近年来，由于拉美地区大规模移民等因素，这种病传到了美国、西班牙及欧洲其他一些国家，WHO 将美洲锥虫病升级为"全球性问题"，宣布将加大根除这种寄生虫病的力度。最近，在印度还发现一例伊氏锥虫（*T. evansi*）人体感染病例（Vanhollebeke 等，2006年），是该种虫体首次发现于人体。随着人类认识的不断深入，还会有新现/再现寄生虫病被发现和鉴定出来。

二、再现寄生虫病

再现寄生虫病大多数发生在原流行区人群，如疟疾、血吸虫病、囊尾蚴病、棘阿米巴病、内脏利什曼病、弓形虫病、贾第虫病和包虫病。也有发生在原来的非流行区人群。WHO（2002 年）报告，与自然界呃尔尼诺相伴发生的疟疾，世界各地发病人数迅速增加，每年发病人数高达 5 亿（表 6-2）。

表 6-2　再现寄生虫病和虫媒病种类

病原体	所致疾病
蓝氏贾第鞭毛虫（*Giardia lamblia*）	贾第虫病
囊尾蚴（cysticercus）	囊尾蚴病
棘球蚴（echinococcus）	包虫病
恙螨（chigger mite）	恙虫病
血吸虫（*Schistosome*）	血吸虫病*
刚地弓形虫（*Toxoplasma gondii*）	弓形虫病*
疟原虫（*Plasmodium*）	疟疾*
利什曼原虫（*Leishmania*）	利什曼病
阿米巴原虫（amiba protozoa）	阿米巴病
广州管圆线虫（*Angiostrongylus cantonensis*）	广州管圆线虫病*

注：* 我国近年报道的再现部分寄生虫病。

（一）食源性寄生虫

1. 并殖吸虫　感染及流行特点发生改变，城市居民因生食、半生食感染并殖吸虫的中间宿主（如溪蟹）的人数增加而造成患者增多，导致并殖吸虫病常被误诊，多因临床医生对该病的认识不足。此外，对于中华绒螯蟹的传病作用应高度重视，值得进一步研究。

2. 广州管圆线虫　居民食生或半生含感染期幼虫的螺肉、蛞蝓而感染广州管圆线虫。该病在东南亚地区呈地方性流行。1997 年浙江省温州市发生一起因集体半生吃福寿螺引起的广州管圆线虫病暴发。此后，福建省长乐市也有集体感染的报道。

3. 裸茎吸虫　1993 年韩国报道，食用生或半生牡蛎、蛤类等导致人体感染复殖纲鸮形目裸茎属吸虫。第一中间宿主不清楚，第二中间宿主是蚌类，终宿主是人、迁徙鸟类以及鼠和猫等。古北区食蛎鹬鸟是主要的保虫宿主，此外，几种珩科鸟可被实验感染。成虫寄生部位在小肠，主要引起消化道症状。韩国西南沿海农村呈地方性流行，人群感染率为 49%，感染度为 106~26 373 条/人。我国有些地区人群也有生食牡蛎习惯，是否存在地方性流行或自然疫源地，有待调查。

（二）机会性致病寄生虫

健康人不易感染、而机体免疫功能低下人群易感染的病原体，称机会性感染。导致免疫功能低下的原因有：HIV 感染、肿瘤及抗肿瘤治疗、器官组织移植、严重慢性疾病、集中时间使用大剂量激素治疗等。

1985 年我国发现外籍人员 HIV 首例感染者，1995 年以后进入广泛流行期。据预测我国目前 HIV 感染人数近百万。根据 HIV 感染的自然进程，20 世纪 90 年代中期以后的感染者已经或即将进入发病期，即发生机会性感染，成为感染性疾病中的重要问题，应引起各级卫生部门领导及专业人员的高度重视。引起机会性感染的寄生虫常见种类如下。

1. 刚地弓形虫（*Toxoplasma gondii*） 国内调查，河南省肿瘤患者、普通患者和健康人群刚地弓形虫感染率分别为 63.5%、24.1% 和 9.5%。江西省肿瘤患者感染率为 15.9%，健康人感染率为 6.6%。肿瘤患者养猫户刚地弓形虫感染率（45.78%）高于未养猫户（26.31%）；说明养猫是肿瘤患者感染刚地弓形虫的机会条件。肿瘤患者体内抗弓形虫抗体阳性率高达 63%。HIV/AIDS 人群抗弓形虫抗体阳性率分别为 44.8% 和 95.0%。免疫功能低下患者感染刚地弓形虫均有可能发展为弓形虫病，是最常见的机会性寄生虫病。

2. 隐孢子虫（*Cryptosporodium* spp.） 人隐孢子虫病（cryptosporidiosis）是由隐孢子虫引起水样腹泻，健康人感染通常表现为自限性过程。与圆孢子虫感染相比较，在儿童中两种病原体感染率接近，但圆孢子虫更易感染家养宠物的儿童，而隐孢子虫通常感染一些家中无卫生间设施的儿童。免疫功能低下者感染隐孢子虫可引起慢性严重腹泻并导致虚脱，1976 年首次报道人体感染。在发达国家其感染率为 1%～3%，发展中国家为 10%；腹泻患者隐孢子虫感染率，健康人群为 2.2%，免疫功能低下人群为 6.1%；儿童感染率，发达国家和发展中国家分别为 7% 和 12%；AIDS 患者感染率为 14%～24%。免疫功能低下者感染隐孢子虫，还会发生肠外隐孢子虫病。

4. 粪类圆线虫（*Strongyloides stercoralis*） 粪类圆线虫生活史中有寄生世代和自生生活世代。即使感染人体也呈良性结果，限于胃肠道的自限性感染。粪类圆线虫可以在人体内生存数十年或更长时间，这种生物学行为决定了该虫在免疫功能低下宿主发生全身性感染或超感染（super infection），感染突破胃肠道屏障，虫体侵袭肺、肝以及中枢神经系统。国外专家提议，在流行区肿瘤患者化疗、接受器官移植和激素治疗前应先检查是否有粪类圆线虫的感染。

（三）未定种类寄生虫感染

疑似绦虫 1 例 AIDS 患者因腹部肿块进行性肿大而死亡，尸检发现肿块呈分叶状，中央坏死，且呈多囊结构。光镜下见囊内有小囊，囊腔内有特殊形状、未知来源的细胞。对肿块进行组织学和各种病原学检查无法定虫种，经分子生物学鉴定，认为与绦虫近缘。

近年实验室检查肾移植后持续高热患者，痰液查见棘状伪足阿米巴至今未鉴定虫种。

三、新现和再现寄生虫病的原因

导致新现或再现感染性疾病的原因非常复杂。如世界人口不断增加，工业化、城市化进程加快，砍伐森林及无规划的再造森林，自然环境及生态环境遭到破坏，导致全球气候变暖；微生物、寄生虫及媒介对药物产生抗药性；人们饮食习惯改变导致动物源性食源性寄生虫病流行。贫穷，卫生设施严重不足；人口流动导致虫媒病流行增加，如疟疾、丝虫病、利什曼病和其他虫媒病毒、细菌和立克次体病等。以上情况对公共卫生体系提出了严峻挑战。

人口膨胀势必加速垦荒和城市化进程，侵蚀动物领地，促进动物源性疾病向人类转移。实验室人员感染食蟹猴疟原虫（*P. cynomolgi*），东南亚和非洲多次报道灵长类疟原虫自然感染人类，如诺氏疟原虫感染人体，其临床表现类似间日疟，有些晚期滋养体形态似三日疟原虫，而红内期原虫有双核和重复感染同一红细胞的早期滋养体。该形态特征至今仍无定论，在我国境内多次报道的间日疟原虫"多核亚种"。"间日疟"患者（发病前曾去缅甸伐木）外周血涂片，其疟原虫环状体的"环"较恶性疟原虫略粗，且大多数是双核和重复感染。因此，应进一步探索我国的间日疟原虫"多核亚种"与灵长类动物（猴或猿）疟原虫的关系。

城市人群密度增加可导致登革热和鼠疫的流行，再造森林增加动物种群，使得动物间传染病传至人类（如莱姆病）。SARS暴发流行证明，一种新现感染不仅是局部地区的问题也可能是全球的灾难。成功控制此类疾病最根本的要求是需要兽医和人医的共同努力。

以往对病原体"动物种"和非病原体的界定已经进一步发生变化，有些病原体本来有严格的宿主特异性，但其中有些种类随着环境变化、基因突变或其他未知因素的改变，或为偶然感染并逐渐适应新宿主，建立了寄生关系。又如，致病性自生生活阿米巴、粪类圆线虫具有自生生活和寄生生活双重潜能；一种营自生生活的节肢动物跳虫可在糖尿病患者皮下寄生并致皮肤感染；在腹痛或腹泻患者粪便中查见寄生于低等脊椎动物鱼类和无脊椎动物、属于丝孢子亚纲（Cnidosporidia）的一种碘泡虫（*Myxobolus* sp.），其致病性尚难定论。

四、新现与再现寄生虫病防治的展望

这些年来，发展了许多感染性病原的检测与鉴定技术，并得到广泛应用，包括宿主疾病症状分析、动植物感染与分析、抗体检测、培养基培养、可见生物的显微镜鉴定分型、化学和原子的分光镜分析等，但这些方法存在着处理过程缓慢、缺乏特异性、需要样本量大、试剂用量大、费用高、过多人员操作存在系统误差等问题。

发展和建立快速和准确的新现、再现寄生虫病诊断方法和鉴定技术，是生物学、医学及临床工作中迫切需要解决的问题。现今对于病原生物的检测有两项重要的技术，一是对可疑病原体核苷酸（DNA或RNA）序列进行自动化、快速的分析；二是用特异性抗体标记技术进行荧光检测。目前，为解决检测中的问题，正在通过生物化学（特别是荧光标记技术）的进步，用微电子的、机械的、流体的和微光学的技术将化学与其相关步骤进行整合，以达到快速、简便、准确的检测，为流行病学调查、定期监测、发现疾病流行以及对流行迅速做出反应提供技术支撑。

美国疾病预防控制中心早在1998年就提出21世纪防治新发感染性疾病（emerging infectious diseases，EID）的策略，为应对新现和再现感染性疾病提出了目标。从提高认识水平、开展应用研究、监测及快速反应、设备和人员培训以及预防控制措施等方面提出要求，尤其在药物抗性、食源性或水源性感染、虫媒和动物源性疾病、经输血或血制品传播疾病、慢性感染、发展疫苗、机会性感染、孕妇和新生儿感染以及旅游、移民和难民感染等领域加强了预防和控制措施的研究。这些领域大多与寄生虫学有关。同时提出要完善继续教育体系，提供感染性疾病流行病学和诊断的培训机会。最终目的是及时有效地应对突发公共卫生问题，保障人民健康。

（陈晓宁）

第七章　寄生虫学的研究及其发展方向

随着科学技术不断进步，细胞生物学、生物化学与分子生物学、分子遗传学、免疫学、生态学等学科迅速发展，生命科学的整体研究水平日益提高，越来越多的寄生虫基因组序列被解析，为寄生虫虫种鉴定、发现新抗原分子和代谢途径、寄生虫免疫逃避机制、寄生虫抗药性产生机制和新的抗寄生虫药物的筛选等提供了前所未有的机遇。因此，日益积累的现代科学技术知识促进了医学寄生虫学整个学科领域的快速发展，寄生虫学也从传统寄生虫学逐步进入了现代寄生虫学的新阶段。然而，医学节肢动物（medical arthropods）、新现虫媒病（neoemerging vector – borne diseases）、食源性寄生虫病（food – borne parasitosis）、机会性寄生虫病（opportunistic parasitic infections）、新现寄生虫病（neoemerging parasitic diseases）和再现寄生虫病（reemerging parasitic diseases）在全球范围内仍肆虐，严重危害了人类健康，导致一系列公共卫生问题，阻碍了全球经济发展。在我国，某些寄生虫的分布及其流行规律仍不完全清楚，且缺乏相应的、特异快速的检测方法；某些重要的寄生虫病（如疟疾和血吸虫病）疫情仍不稳定，亟需更多的特效药物和"虫苗"。因此，今后寄生虫学的研究与发展方向涉及诸多领域，如研究新环境下寄生虫病的流行病学、构建寄生虫病综合防治策略，特别是研究新现/再现寄生虫病现场控制技术的应用等仍然是不可忽视的重要研究领域；研究防治医学节肢动物的新技术，创新传染性疾病的控制模式，尤其是对突发公共卫生事件进行风险评估、预警机制及防控措施的研究依然显得非常急迫；研究准确特异的诊断制剂与建立特异快速的诊断技术，对于进一步探讨寄生虫产生的抗药性机制和研制有效防治寄生虫病的疫苗和新药有其重要的应用价值；继续开展寄生虫的分子生物学、分子病理学、分子药理学、分子免疫学、基因组学与蛋白质组学、生物信息学的研究，对于促进本学科新的分支学科，如分子寄生虫学（molecular parasitology）和免疫寄生虫学（immunoparasitology）的发展有其重要意义；利用互联网等信息技术促进科研人员的技术交流和寄生虫病防治知识的普及等仍是当前乃至今后相当长一段时间的重要任务。

寄生虫病的防控涉及面广，既与医学科学的进步有关，又与经济发展、政府投入、卫生宣教、民众认知水平、人与自然和谐程度等诸多因素有密切关系，因此，寄生虫病的防控任务任重而道远。

（李朝品）

第二篇

医学原虫学

第八章　医学原虫概述

原虫又称原生动物（protozoa），隶属于原生生物界中的原生动物亚界（Subkingdom Protozoa），是以单细胞形式生活的真核生物。原虫是现有各类动物中最简单、最原始的动物代表，反映了动物界最早祖先类型的特点。原虫仅由一个细胞构成，但能执行生命活动中如摄食、代谢、呼吸、运动、排泄及生殖等全部功能。

自然界中原虫的种类繁多，广泛分布于地球表面的各类生态环境中，从南极到北极的海洋、土壤、水体或腐败物之中都可以找到原虫。已发现近 65 000 余种原虫，其中多数营自生或腐生生活，少数营共生或寄生生活，后者寄生于动植物体内或体表。医学原虫（medical protozoa）共四十余种，指寄生在人或动物的管腔、体液、组织或细胞中的非致病性和致病性原虫，其中一些致病性原虫不仅对人类健康造成严重危害，同时给畜牧业生产带来巨大经济损失。另外，一些机会致病性原虫，如刚地弓形虫、微小隐孢子虫和圆孢子虫等，也日益受到公众和医疗卫生界的重视。

一、形态

原虫体积微小，结构简单，不同虫种形态差别大，即使同一虫种在其生活史的不同发育阶段，形态也可发生很大变化，大多数呈球形或叶状，少部分呈梭形或不规则形。原虫大小介于几微米到几百微米之间，肉眼无法辨识。

原虫由外至内由细胞膜、细胞质和细胞核三部分组成。

1. 细胞膜　亦称表膜（pellicle）或质膜（plasmalemma），包被于虫体表面。在电镜下观察，原虫的细胞膜与其他生物膜一样，由一层或一层以上单位膜构成，是一种具有可塑性、流动性、不对称性并嵌有蛋白质的脂质双层分子结构，其分子结构可用液态镶嵌模型（fluid mosaic model）解释。细胞膜外层的一些膜蛋白和脂质分子常与多糖分子结合形成较厚的细胞被或称糖萼。表膜上众多的受体、配体、各种酶和其他抗原成分，是与宿主细胞及寄生环境直接接触的部位，能刺激宿主产生较强的免疫反应。表膜参与原虫的营养、排泄、运动、感觉以及逃避宿主免疫效应等多种生物学功能，了解细胞膜的结构和功能对研究原虫与宿主之间的相互关系具有重要意义。

2. 细胞质（胞质）　由基质、细胞器和内含物组成。原虫的代谢活动和营养储存均在胞质内进行。

（1）基质　基质的主要成分是蛋白质，具有一定黏质性和稳定性。基质内由许多由肌动蛋白组成的微丝和由管蛋白组成的微管，共同组成了细胞骨架，能维持原虫的形状并在原虫的运动中起作用。有些原虫的胞质分为外质和内质：外质（ectoplasm）透明，呈凝胶状，与原虫的运动、感觉、摄食、排泄、呼吸和保护等生理功能有关；内质（endoplasm）呈溶胶状，其内含细胞器、细胞核和各种内含物。有些原虫的胞质是均匀一致的，没有内、外质之分。

（2）细胞器　细胞器具有复杂的生理功能，主要包括运动细胞器、膜质细胞器和营养细胞器。

①运动细胞器：包括伪足（pseudopodium）、鞭毛（flagellum）、纤毛（cilium）和波动膜（undulating membrane）等。伪足是外质暂时性突出部分，呈舌状或叶状；鞭毛为细长丝状，数目较

少，位于虫体前端、侧面或后部；与鞭毛相比，纤毛短而密，常均匀分布于虫体表面，两者结构基本相似，由微丝或微管构成；波动膜由细胞膜特化而成，如阴道毛滴虫，虫体依赖鞭毛与波动膜的协同作用来运动。运动细胞器是原虫分类的重要依据。

②膜质细胞器：主要由细胞膜分化而来，包括线粒体、高尔基体、内质网、溶酶体和核蛋白体等；某些原虫具有动基体，如锥虫、利什曼原虫，其结构与线粒体相似，常被看作是一种特殊类型的线粒体。

③营养细胞器：包括胞口（cytosome）、胞咽（cytopharynx）、胞肛（cytopyge）等，其主要功能是摄食和排泄废物。另外，寄生性纤毛虫胞质中含有伸缩泡，是一种呈周期性收缩和舒张的泡状结构，具有调节细胞内外水分的功能。

（3）内含物　包括食物泡（food vacuole）、糖原泡（glycogen vacuole）、拟染色体（chromatoid body）等营养储存小体。还有一些原虫的胞质内含有原虫代谢产物，如疟原虫的疟色素或共生物，如病毒。

3. 细胞核　原虫属于真核生物，其胞核由核膜、核质、核仁和染色质构成，是维持原虫生存和繁殖的重要结构。核仁内富含 RNA、染色质含 DNA、蛋白质。核型分为泡状核（vesicular nucleus）和实质核（compact nucleus）两种。泡状核染色质稀少呈颗粒状，分布在核质或核膜内缘，具有 1 个核仁；实质核的核大而不规则，染色质丰富，具有一个以上的核仁。多数寄生性原虫的胞核为泡状核，少数原虫为实质核，如纤毛虫。

二、生活史

医学原虫的生活史包括了原虫的生长、发育和繁殖等各个阶段，和虫体从一个宿主传播到另一个宿主的全过程。这一过程也是原虫导致疾病的全过程，在流行病学上具有重要意义。

通常把处于运动、摄食、增殖阶段的原虫称为滋养体（trophozoite），滋养体是原虫的主要致病阶段；而把具有保护性囊壁，处于静止状态的原虫称为包囊（cyst），包囊是原虫的感染阶段。当遇到不良条件时，滋养体团缩转化为包囊，与不良的外界环境隔开，同时降低新陈代谢水平，处于休眠状态。一旦遇到适宜的环境，就重新变回滋养体，恢复正常的代谢及其增殖、致病能力。

根据医学原虫传播方式的不同，将其生活史分为如下 3 种类型：人际传播型、循环传播型和虫媒传播型。

1. 人际传播型（transmission among humans/person to person transfer）　该类原虫生活史简单，完成生活史只需要 1 个宿主，通过直接、间接接触或经中间媒介的携带而传播。大多数肠道阿米巴原虫、鞭毛虫和纤毛虫等，以及阴道毛滴虫属于此种类型。

2. 循环传播型（transmission between human and animals/circulation transfer）　这类原虫完成生活史需要 1 种以上的脊椎动物作为终宿主和中间宿主，分别进行有性和无性生殖。如刚地弓形虫在终宿主猫和中间宿主人、鼠或猪等动物之间相互传播。

3. 虫媒传播型（transmitted by insect vectors/vector transfer）　此类原虫完成生活史需要在吸血昆虫体内进行无性或有性繁殖，再通过虫媒的叮咬传播给人体或其他动物。如利什曼原虫在白蛉体内由无鞭毛体发育为前鞭毛体，再通过白蛉叮咬感染人；疟原虫在雌按蚊体内进行有性生殖，发育为感染阶段子孢子，然后通过媒介蚊吸血感染人体。

三、生理

医学原虫的生理过程包括运动、摄食、代谢和繁殖等方面。

1. 运动　原虫通过运动细胞器来完成其运动，其运动方式取决于所拥有运动细胞器的类型。①伪足运动：伪足具有运动和摄食功能，溶组织内阿米巴原虫滋养体即是借助伪足进行运动。

②鞭毛运动：如蓝氏贾第鞭毛虫和阴道毛滴虫借助鞭毛分别进行翻滚运动和向前运动。③纤毛运动：结肠小袋纤毛虫借助体表又多又密的纤毛的协调性摆动做快速旋转运动。④其他运动方式：疟原虫在蚊子体内形成动合子，动合子以螺旋式运动方式穿入蚊肠上皮细胞内进行发育。另外，原虫还能以扭转、滑动或弯曲等方式进行运动。

2. 摄食　原虫可以通过表膜渗透和多种扩散方式吸收周围养分，也可借助细胞器摄取大分子营养物质。有以下几种主要方式。

（1）**渗透**　指可溶性营养物质以被动扩散或是主动转运的形式，从细胞外通过细胞膜进入细胞内的过程。

（2）**胞饮**　指原虫通过表膜摄取液体食物的方式。

（3）**吞噬**　是原虫摄取固体食物的方式。疟原虫滋养体可通过营养细胞器中的胞口吞噬红细胞内的血红蛋白；溶组织内阿米巴通过表膜内陷吞噬细菌。被摄入的食物在细胞质内形成食物泡，与溶酶体结合，经各种水解酶作用将养料消化、吸收。

3. 代谢　大多数原虫营兼性厌氧生活。肠腔内寄生的溶组织内阿米巴和蓝氏贾第鞭毛虫，在几乎无氧的环境里依靠糖的无氧酵解来获取能量。寄生在组织中的锥虫和寄生在血液中的疟原虫借助三羧酸循环系统、氧化葡萄糖或其他单糖来获取能量。另外，原虫在生长、发育和繁殖过程中还需要充足的蛋白质和氨基酸，疟原虫能分解红细胞内75%以上的血红蛋白成为氨基酸以合成自身蛋白质。

4. 生殖　包括无性生殖和有性生殖。

（1）**无性生殖**（asexual reproduction）　包括①二分裂：细胞核先分裂为二，细胞质再分裂，最后形成2个子体。二分裂是原虫最常见的增殖方式，如阿米巴原虫滋养体的繁殖。②多分裂：细胞核先分裂为多个，细胞质再分裂并包绕每个已分裂的胞核，形成多个子代，如红内期疟原虫的裂体增殖即属于此种方式。③出芽生殖：母体细胞经过不均等分裂产生1个或多个芽体，分化发育为新个体，如弓形虫滋养体的内出芽方式增殖。

（2）**有性生殖**（sexual reproduction）　是原虫的重要生殖方式。包括①配子生殖（gametogony）：就是雌、雄配子融合在一起形成合子的过程，如疟原虫在蚊体内的发育；②接合生殖（conjugation）：两虫体首先在胞口处相互接合，互相交换核质后，近似均等地分配到子核中，最后分裂成2个子细胞，纤毛虫纲的结肠小袋纤毛虫以此方式繁殖。

四、致病

寄生性原虫及少数自由生活原虫对人体的致病作用与虫种、株系、数量、寄生部位及宿主免疫状态有关。致病特点可包括下面三个方面。

1. 增殖作用　原虫的体积微小，单个或数量很少的虫体不足以引起宿主组织器官的损伤乃至全身的病理变化，只有当其在生活史的某一阶段增殖到相当数量时，才能使宿主组织器官出现明显的损害而导致出现相应的临床症状。如疟原虫在红细胞内进行裂体增殖，虫体增殖达一定数量时造成红细胞周期性破裂，可导致患者出现贫血、脾大等症状。有学者统计，寄生于小肠内的蓝氏贾第鞭毛虫，以其吸盘吸附在小肠上皮细胞表面并破坏肠绒毛，当虫体在每平方厘米黏膜面积增殖的数量达100万时，即可对黏膜起到遮盖作用，从而影响小肠的吸收功能而导致消化不良性腹泻。

2. 播散作用　当原虫增殖到一定数量时，即具备了向邻近或远方组织器官播散的潜能，从而侵犯更多的组织和器官。如寄生于结肠的溶组织内阿米巴滋养体，可从结肠壁的溃疡病灶侵入血管，随血流到达肝、肺等器官而引起病变。原虫的播散作用，往往累及多个脏器，如被巨噬细胞吞噬的利什曼原虫，因有抗溶酶体作用而能在巨噬细胞内生存，随血流被带到全身各个组织器官，引发黑热病，出现发热、脾、肝、淋巴结肿大、贫血、白细胞及血小板减少等全身症状。

3. 毒性作用 原虫的致病作用与其毒性密切相关。原虫的分泌物（多种酶类）、代谢物、死亡虫体的分解物均对人体具有毒性作用。如溶组织内阿米巴分泌的半乳糖/乙酰氨半乳糖凝集素、阿米巴穿孔素、半胱氨酸蛋白酶具有溶解破坏宿主肠黏膜组织的作用；阴道毛滴虫分泌的毒性蛋白对阴道黏膜上皮细胞具有黏附和杀伤作用，其分泌的细胞离散因子可导致细胞离散和脱落；肉孢子虫能产生肉孢毒素，作用于人的神经系统、心脏、肾上腺和小肠等器官，导致免疫病理损害。

4. 机会性致病 有些原虫在感染免疫功能正常的个体后，宿主并不出现明显的临床症状，暂时处于隐性感染（suppressed infection）状态；但当某些原因导致机体抵抗力下降或免疫功能不全时，如重度营养不良、艾滋病、长期接受免疫抑制剂治疗或肿瘤晚期等，原虫的繁殖能力和致病力显著增强，导致患者出现明显的临床症状，甚至危及生命。此类原虫即被称为机会性致病原虫（opportunistic protozoa）。常见的机会性致病原虫有弓形虫、隐孢子虫等，如艾滋病患者合并弓形虫感染可发展为致命的弓形虫脑病。另有学者认为贾第虫也属此类原虫。

五、医学原虫分类

在生物分类学上，医学原虫隶属于原生动物界（Kingdom Protozoa）和色混界（Kingdom Chromista）。原生动物界分为 13 个门，其中 7 个门与医学有关，即阿米巴门（Amoebozoa）、眼虫门（Euglenozoa）、后滴门（Metamonada）、副基体门（Parabasala）、透色动物门（Percolozoa）、孢子虫门（Sporozoa）和纤毛虫门（Ciliophora）。色混界、色物亚界（subkingdom Chromista）的双环门（phylam Bigyra）。常见医学原虫及其分类见表 8－1。

表 8－1　常见医学原虫的分类
(Classification of common medical protozoa)

门 Phylum	纲 Class	目 Order	科 Family	种 Species
阿米巴门 Amoebozoa	内阿米巴纲 Entamoebidea	内阿米巴目 Entamoebida	内阿米巴科 Entamoebidae	溶组织内阿米巴 *Entamoeba histolytica*
				结肠内阿米巴 *Entamoeba coli*
				哈门氏内阿米巴 *Entamoeba hartmanni*
				布氏嗜碘阿米巴 *Iodamoeba butschlii*
				微小内蜓阿米巴 *Endolimax nana*
				齿龈内阿米巴 *Entamoeba gingivalis*
				迪斯帕内阿米巴 *Entamoeba dispar*
				波列基内阿米巴 *Entamoeba polecki*
				莫西科夫斯基内阿米巴 *Entamoebamoshikovskii*
	阿米巴纲 Amoebaea	棘足目 Acanthopodida	棘阿米巴科 Acanthamoebidea	棘阿米巴 *Acanthamoebaspp*

（续　表）

门 Phylum	纲 Class	目 Order	科 Family	种 Species
眼虫门 Euglenozoa	动基体纲 Kinetoplastea	锥体目 Trypanosomatida	锥体科 Trypanosomatidae	杜氏利什曼原虫 *Leishmania donovani*
				热带利什曼原虫 *Leishmania tropica*
				巴西利什曼原虫 *Leishmania braziliensis*
				硕大利什曼原虫 *Leishmania major*
				布氏冈比亚锥虫 *Trypanosoma brucei gambiense*
				布氏罗得西亚锥虫 *Trypanosoma brucei rhodesiense*
				克氏锥虫 *Trypanosomacruzi*
后滴门 Metamonada	双滴纲 Trepomonadea	双滴目 Diplomonadida	六鞭毛科 Hexamitidae	蓝氏贾第鞭毛虫 *Giardia lamblia*
副基体门 Parabasala	毛滴纲 Trichomonadea	毛滴虫目 Trichomonadida	毛滴虫科 Trichomonadidae	阴道毛滴虫 *Trichomonas vaginalis*
				口腔毛滴虫 *Trichomonas tenax*
				人毛滴虫 *Pentatrichomonas hominis*
				脆弱双核阿米巴 *Dientamoeba fragilis*
	动鞭毛纲 Zoomastigophorea	超鞭毛目 Hypermastigida	缨滴虫科 Lophomonadae	蠊缨滴虫 *Lophomomas blattarum*
透色动物门 Percolozoa	异叶足纲 Heterolobosea	裂核目 Schizopyrenida	瓦氏科 Vahlkamphidae	福氏耐格里阿米巴 *Naegleria fowleri*

（续 表）

门 Phylum	纲 Class	目 Order	科 Family	种 Species
孢子虫门 Sporozoa	球虫纲 Coccidea	血孢目 Haemosporida	疟原虫科 Plasmodiidae	间日疟原虫 *Plasmodium vivax*
				三日疟原虫 *Plasmodium malariae*
				恶性疟原虫 *Plasmodium falciparum*
				卵形疟原虫 *Plasmodium ovale*
		艾美目 Eimeriida	艾美科 Eimeriidae	刚地弓形虫 *Toxoplasma gondii*
				肉孢子虫 *Sarcocystisspp.*
				等孢子虫 *Isosporaspp.*
				微小隐孢子虫 *Cryptosporidiumspp.*
				圆孢子虫 *Cyclospora*
		梨形目 Piroplasmida	巴贝科 Babesiidae	巴贝西虫 *Babesiaspp.*
纤毛虫门 Ciliophora	直口纲 Litostomatea	胞口目 Vestibulifera	肠袋科 Balantidiidae	结肠小袋纤毛虫 *Balantidium coli*
双环门 phylam Bigyra	芽囊纲 Blastocystea	芽囊目 Blastocystida	芽囊科 Blastocystidae	人芽囊原虫 *Blastocystis hominis*

（马笑雪）

第九章 叶 足 虫

第一节 溶组织内阿米巴

溶组织内阿米巴（*Entamoeba histolytica* Schaudinn, 1903）属于阿米巴门（Amoebazoa）的内阿米巴纲（Entamoebidea）、内阿米巴目（Entamoebida）、内阿米巴科（Entamoebidae）。古代医书《内经素问》《伤寒论》等记有"下痢""赤痢"等有关论载。经历了百余年的研究历史，最终证明溶组织内阿米巴是内阿米巴属中唯一可引起人类疾病的虫种。

一、简史

溶组织阿米巴最早由苏联外科医生 Fedor Losch 在 1875 年从腹泻患者粪便中发现并命名为大肠阿米巴（*Amoeba coli*）。1891 年 Councilman 和 Lafleur 在无菌性肝脓肿的脓液中发现了该原虫，提出其病原性，称其为痢疾阿米巴（*A. dysenteriae*）。1903 年 Fritz Schaudinn 初步描述了该原虫的生活史和形态，最终命名为溶组织内阿米巴（*Entamoeba histolytica*）。

有关阿米巴的感染途径及致病性的研究历史漫长而复杂，其中具有里程碑的研究结果是在 1913 年，Walker 和 Sellardo 给志愿者吞食从患者体内分离到的虫体，其中有些志愿者出现阿米巴痢疾的症状，但大多数人则无症状，仅在粪便中检出虫体。1929 年 Brumpt 提出了两种虫种学说，提示溶组织内阿米巴有着形态相似、生活史相同的两种：一种为迪斯帕内阿米巴（*Entamoeba dispar*），无致病性，在温带地区多见，导致无症状感染，并具相当高的流行优势；另一种即真正的溶组织内阿米巴（*E. histolytica*）则具致病性，可引起人类侵入性阿米巴病，但在当时并未受到重视。直至 1961 年无菌培养溶组织内阿米巴成功，使许多有意义的研究成为可能。此后，Sargeaunt 等对溶组织内阿米巴分离株进行了同工酶分析，认为非致病性阿米巴可能与迪斯帕内阿米巴为同一虫株；Tannich 等用 DNA 及核型分析分别证实了两种阿米巴虽形态相同，但抗原性和小亚基核糖体 RNA 基因完全不同。1993 年，正式将引起侵入性阿米巴病的虫种命名为 *E. histolytica* Schaudinn, 1903，而肠腔同栖的阿米巴虫种命名为 *E. dispar* Brumpt, 1925。溶组织内阿米巴的基因组计划已经于 2004 年完成。

二、形态

溶组织内阿米巴形态包括滋养体和包囊两个发育阶段。

1. 滋养体（trophozoite） 根据寄生部位及致病性的不同，可将滋养体分为组织型和肠腔型两种。组织型滋养体或称为大滋养体具侵袭性，可在阿米巴痢疾患者新鲜黏液血便或阿米巴肝脓肿穿刺液中发现，可吞噬红细胞；运动活泼，运动时虫体的外质首先向外伸出形成透明的伪足，而后内质缓慢覆盖进入伪足，直径 12 ~ 60μm，其内、外质界限分明，外质透明，内质富含颗粒，具一个球形的泡状核，直径 4 ~ 7μm；纤薄的核膜边缘有单层均匀分布、大小一致的核周染色质粒；核仁小，大小为 0.5μm，常居中。生活在肠腔内、非痢疾患者粪便中或有菌培养基中的滋养体即肠腔型滋养体，大小为 10 ~ 30μm，不含红细胞，可含有吞噬的细菌（图 9 - 1）。

2. 包囊（cyst） 包囊圆形，直径 10 ~ 20μm，包囊壁光滑，核结构与滋养体相似。滋养体在肠腔内形成包囊，滋养体首先在肠腔内下移并逐渐缩小，停止吞噬和活动变成近似球形的包囊前期，最后形成 1 核包囊，进行二分裂增殖，形成 2 核包囊，此为未成熟包囊，胞质内有糖原泡（glycogen vacuole）和呈短棒状的营养储存结构即拟染色体（chromatoid body）；2 核包囊继续分裂为 4 核，即成熟包囊，胞质中糖原泡和拟染色体往往已消失。4 核的成熟包囊为溶组织内阿米巴的感染阶段（图 9 - 2）。

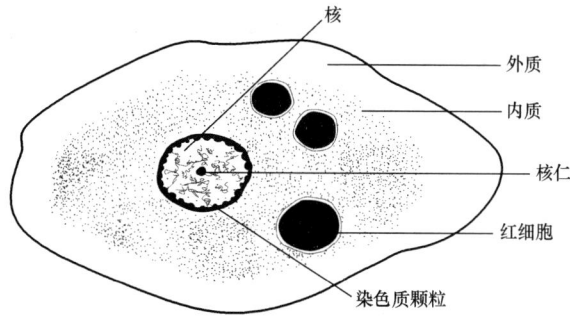

图 9 - 1　溶组织阿米巴滋养体

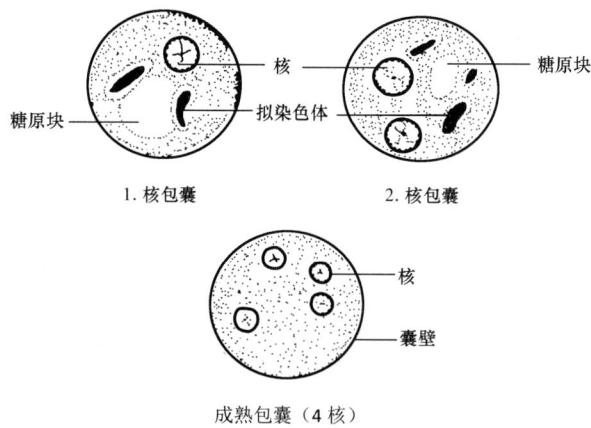

图 9 - 2　溶组织阿米巴包囊

三、生活史

人为溶组织内阿米巴的适宜宿主，猴、猫、狗和猪等动物也偶可感染。溶组织内阿米巴生活史包括包囊和滋养体期（图 9 - 3）。

1. 基本型或共生型　成熟包囊随被污染的食品、饮水经口摄入，经胃和小肠，在回肠末端或结肠中性或碱性环境中，由于包囊内的虫体运动和肠道内酶的作用，虫体脱囊而出。4 核的虫体经 3 次胞质分裂和 1 次核分裂发展成 8 个滋养体，随即寄生于结肠上端的黏膜表面，摄食细菌为营养，不断地进行二分裂增殖，此期称为肠腔型滋养体。当肠腔型滋养体落入肠腔，随着肠内容物下移的过程中，在肠内容物的脱水作用和环境变化等因素的刺激下，虫体逐渐变圆形成包囊前期，分泌成囊物质形成包囊，随粪便排出。成熟和未成熟的包囊均可随粪便排出体外，未成熟包囊到外界可以继续发育成熟。包囊在外界潮湿环境中可存活并保持感染性数日至 1 个月，但在干燥环境中易死亡。

2. 侵入型或致病型　在局部或全身免疫力低下等情况下，寄生于结肠黏膜表面的肠腔型滋养体也可侵入肠黏膜，吞噬红细胞，体积增大，发育为组织型滋养体，在组织内继续进行二分裂增殖，溶解破坏肠黏膜及肠壁组织，引起肠壁溃疡，滋养体可随坏死组织脱落入肠腔，通过肠蠕动随粪便排出体外，滋养体在外界自然环境中只能短时间存活，即使被宿主吞食也会在通过上消化道时被消化液所杀灭。组织内的滋养体可侵入血管随血流播散到其他器官，如肝、肺、脑等，引起肠外阿米巴病。

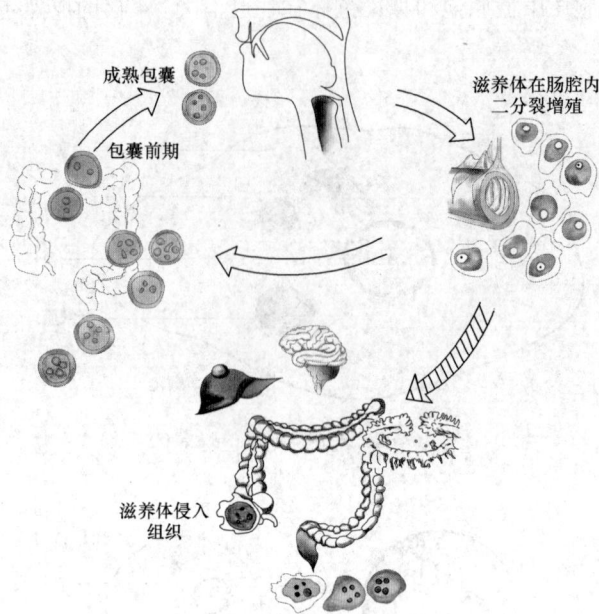

图 9-3　溶组织内阿米巴生活史

四、致病

溶组织内阿米巴在人体肠腔内的基本型或共生型发育过程不表现致病性。滋养体侵入宿主组织或器官后，适应宿主的免疫反应并表达其致病性。滋养体侵犯宿主细胞的过程基本概括为 3 个步骤：滋养体黏附于宿主细胞、宿主细胞膜出现孔状破坏和宿主细胞溶解。当滋养体接触到细胞时，滋养体借助其表面的半乳糖/乙酰氨基半乳糖凝集素，与宿主结肠上皮细胞表面黏蛋白中的半乳糖/乙酰氨基半乳糖残基发生多价结合而附着在结肠上皮细胞表面；接着分泌阿米巴穿孔素，使靶细胞形成离子通道，导致宿主细胞溶解。早期侵袭性阿米巴病的特点主要为肠道的炎症反应，滋养体不断侵犯溶解邻近细胞组织，使病灶不断扩大。此外，虫体致病性还受到其他因素的影响，其中宿主肠道共生菌群、宿主的先天性免疫和获得性免疫力起着重要作用。

五、临床表现

溶组织内阿米巴感染所致的阿米巴病的潜伏期为 2~26 天，以 2 周多见。起病突然或隐匿，呈暴发性或迁延性，可分成肠阿米巴病、肠外阿米巴病。

1. 肠阿米巴病（intestinal amoebiasis）　有极少数溶组织内阿米巴感染者的肠腔内有滋养体生长但不出现症状，成为包囊携带者，可经常从粪便排出包囊，每天有可能排出上万个包囊，是阿米巴病的重要传染源。据报道，携带有溶组织内阿米巴包囊的感染者往往在一年内出现肠阿米巴病症状。

肠阿米巴病多发于盲肠或阑尾，往往累及乙状结肠和升结肠，偶及回肠。典型的病损是口小基底大的烧瓶样溃疡，一般仅累及黏膜层。溃疡间的黏膜正常或稍有充血水肿，除重症外原发病灶仅局限于黏膜层。镜下可见组织坏死伴少量的炎症细胞，以淋巴细胞和浆细胞浸润为主，由于滋养体可溶解中性粒细胞，故中性粒细胞极少见。急性病例滋养体可突破黏膜肌层，引起液化坏死灶，形成溃疡可深及肌层，并可与邻近的溃疡融合，引起大片黏膜脱落。阿米巴肿是结肠黏膜对阿米巴刺激的增生反应，主要是组织肉芽肿伴慢性炎症和纤维化，一般位于盲肠和直肠乙状结肠，需重视与其他的肿瘤进行鉴别诊断。

临床上肠阿米巴病主要表现有阿米巴结肠炎和急性暴发性痢疾及其导致的并发症。

（1）阿米巴性结肠炎　可分急性和慢性两种临床形式。急性阿米巴病的临床症状从轻度、间歇性腹泻到暴发性、致死性痢疾不等。典型的阿米巴痢疾常有局限性腹痛、不适、胃肠胀气、排便次数增多，每日数次至 10 次，常伴有里急后重、厌食、恶心、呕吐等。腹泻粪便往往含血性黏液，甚至呈果酱状，时有黏液便或黏液血便；有些轻症患者仅有间歇性腹泻。检体主要是右下腹包括盲肠、升结肠部位有压痛，伴有发热和血中性粒细胞增多。慢性阿米巴病则长期表现为间歇性腹泻、腹痛、胃肠胀气和体重下降，可持续 1 年以上，甚至 5 年之久，病程迁延或反复发作者可能出现贫血和慢性消耗症状。

（2）急性暴发性痢疾　是严重和致命性的肠阿米巴病，常为儿科疾病，也见于免疫力低下者或营养不良者。往往是因感染严重、机体抵抗力差或者合并细菌感染，患者从急性型阿米巴结肠炎可突然发展成急性暴发型。患者有大量的黏液血便、发热、低血压、广泛性腹痛、强烈而持续的里急后重、恶心、呕吐和腹水，查体患者全腹弥漫性压痛，如果不及时治疗，可能会在短期内死亡。60% 的患者可发展成肠穿孔，亦可发展成肠外阿米巴病。

（3）并发症　阿米巴性结肠炎最严重的并发症是肠穿孔和继发细菌性腹膜炎，呈急性或亚急性过程。肠穿孔往往是由于严重的溃疡病变累及浆膜层所致，一般多发生在盲肠、升结肠和阑尾的多处穿孔，需要急症手术。

2. 肠外阿米巴病（Extraintestinal amoebiasis）　溶组织内阿米巴滋养体侵入肠壁的血管或淋巴管，进入血流播散到肠外的各个器官引起肠外阿米巴病，例如肝脏、肺脏、胸膜、脑等组织引起相应器官组织的脓肿。其中以阿米巴性肝脓肿（amebic liver abscess）最常见。阿米巴性肝脓肿经常继发于肠道阿米巴病，约 10% 肠阿米巴病患者伴发肝脓肿。播散途径主要是滋养体侵入门静脉系统，由于滋养体有抵抗补体的溶解作用，到达肝脏的滋养体侵入肝内小血管引起栓塞开始，继而出现急性炎症反应，病灶扩大，形成脓肿，脓肿的中央液化，脓液由坏死变性的肝细胞、红细胞、胆汁、脂肪滴、组织残渣组成，滋养体则主要在脓肿边缘。患者以青年人多见，男女比例约为 6∶1。因为阿米巴肠道病变多发于升结肠，而该处血流汇入肝脏右叶，所以脓肿往往累及肝右叶。脓肿大小不一，有的似小儿头颅大小，多为单个，偶有多发性的脓肿。临床症状有右上腹痛，向右肩放射，深呼吸和体位改变会加剧疼痛；发热、寒战、盗汗、厌食和体重下降；肝穿刺可见"巧克力酱"状脓液，可检出滋养体。肝脓肿最常见的并发症是脓肿破裂，破裂入胸腔最常见。肝脓肿穿破支气管造成胸膜–肺–支气管瘘；破入腹腔可引起腹膜阿米巴病；少数情况下破入心包，往往是致死性的。

肠外阿米巴病多呈无菌性、液化性坏死，周围以淋巴细胞浸润为主，几乎极少伴有中性粒细胞。除肝脓肿外，其他组织亦可出现脓肿，例如肺、腹腔、心包、脑、生殖器官，病理特征亦以无菌性、液化性坏死为主。

肺、胸膜阿米巴脓肿可经过直接蔓延、淋巴或体循环途径所致。患者有胸痛、咳嗽和呼吸困难。出现浆液性积液、脓肿、脓胸或肝支气管瘘。脓肿破裂入胸腔引起脓胸而致突发的呼吸道受累甚至死亡。

中枢神经系统的溶组织内阿米巴性脓肿相当少见，往往继发于肝、肠或肺的阿米巴病。其症状依脓肿的大小和部位而异，包括头痛、呕吐、眩晕、癫痫发作或者出现神经精神症状。少数脑脓肿患者可发展成脑膜脑炎。阿米巴病患者出现神经精神症状应怀疑阿米巴滋养体侵袭了中枢神经系统。而皮肤阿米巴病病例非常少见，常由直肠病灶播散到会阴部引起，会阴部损害则会散布到阴茎、阴道甚至子宫，亦可发生在胸腹部瘘管周围，或胸腹部由于穿刺亦可出现局部皮肤阿米巴病。一般病变边缘清楚，易出血，溃疡内可检出滋养体。

六、诊断

主要包括病原学诊断、血清学诊断和影像诊断。我国在 2008 年制定了细菌性和阿米巴性痢疾诊断标准（WS287-2008），标准化阿米巴性结肠炎的诊断。关于阿米巴肠外病变的诊断标准正在制定中。

1. 病原学诊断

（1）生理盐水涂片法　对肠阿米巴病而言，粪检仍为最有效的手段。一般在稀便或带有脓血的便中可以检出活动的滋养体，伴有粘集成团的红细胞和少量白细胞。滋养体内可见被摄入的红细胞。但由于虫体在受到尿液、水等作用后会迅速死亡，故应注意快速检测、保持25～30℃以上的温度和防止尿液等污染，并要注意某些抗生素、致泻药、收敛药、灌肠液等的应用均可影响虫体生存和活动，影响检出率。对脓肿穿刺液等亦可行涂片检查，但应注意虫体多在脓肿壁上，故穿刺和检查时应予以注意。

（2）碘液涂片法　对慢性腹泻患者以检查包囊为主，可作碘液染色，以显示包囊的胞核，同时与其他阿米巴进行鉴别诊断。用甲醛乙醚法沉淀包囊可以提高检出率40%～50%。另外，对于一些慢性患者，粪检应持续1~3周，多次检查，以防漏诊。

（3）体外培养　培养法在诊断和保存虫种方面有重要意义，且比涂片法敏感。培养物常为粪便或脓肿抽出物。用Robinson培养基，对亚急性或慢性病例检出率比较高。在粪便检查和体外培养中，溶组织内阿米巴必须与其他肠道原虫相区别，尤其是结肠内阿米巴（*E. coli*）和哈门氏内阿米巴（*E. hartmani*）。

（4）活体组织检查　以内镜直接观察肠黏膜溃疡病灶，从溃疡边缘取材；对肝脓肿患者，做肝穿刺，从脓肿壁边缘取材。两种材料均可做生理盐水涂片或病理切片，观察滋养体。

（5）核酸诊断　这是近十年来发展较快且十分敏感和特异的诊断方法。可分离脓液、穿刺液、粪便培养物、活检的肠组织、皮肤溃疡分泌物、脓血便甚至成形粪便中虫体的DNA，以特异引物进行聚合酶链反应。通过对扩增产物进行电泳分析，可以区别溶组织内阿米巴和其他阿米巴原虫。

2. 血清学诊断　自从溶组织内阿米巴无菌培养成功后，血清学诊断发展很快。大约90%的患者可用ELISA方法从血清检查到相应的特异性抗体。1997年，WHO专门委员会建议，显微镜下检获的包囊应鉴定为溶组织内阿米巴/迪斯帕内阿米巴；粪中检测出含红细胞的滋养体应高度怀疑为溶组织内阿米巴感染；血清学检查结果高效价强阳性，应怀疑为溶组织内阿米巴感染；阿米巴病仅由溶组织内阿米巴引起。

3. 影像学诊断　对肠外阿米巴病，例如肝脓肿可应用超声检查、计算机断层扫描（CT），肺部病变则以X线检测为主。影像学诊断应结合血清学试验、DNA扩增分析和临床症状等资料综合分析。

4. 鉴别诊断　肠阿米巴病应与细菌性痢疾相鉴别，后者起病急，发热，全身状态不良，粪便中白细胞多见，抗菌药治疗有效，阿米巴滋养体阴性。阿米巴性肝脓肿则应主要与细菌性肝脓肿相鉴别，后者往往发生在50岁以上的人群，全身情况较差，伴发热、疼痛，既往有胃肠道疾病史，阿米巴滋养体检查阴性。同时阿米巴肝脓肿亦应与肝癌、肝炎或其他脓肿相鉴别。

七、流行

溶组织内阿米巴引起的阿米巴病呈世界性分布，在热带、亚热带最常见，临床症状从无症状包囊携带者到结肠炎或肠外脓肿不等。在发达国家阿米巴病暴发流行是由于水源污染所致，而在发展中国家则以"粪-口"播散为主，例如在印度、印度尼西亚、撒哈拉沙漠周边国家、热带非洲和中南美洲。其他因素如高糖饮食、酒精中毒、宿主遗传特性、肠道细菌感染或结肠黏膜局部损伤等也易导致阿米巴感染。肠道阿米巴病无性别差异，而阿米巴肝脓肿患者男性较女性多。近年来，阿米巴感染率在男性同性恋中特别高，欧美、日本为20%～30%，故被列为性传播疾病（sexually transmitted disease，STD）。我国安徽、河南等地HIV/AIDS患者，北京和天津的同性恋者血清抗溶组织内阿米巴抗体阳性率分别达到12.1%和41.1%，应引起高度重视。阿米巴病在某些特殊人群中流行情况尤为严重，例如有感染患者的家族、男性同性恋者、入院的精神病患者、弱智者、囚犯和孤儿院儿童等；高危人群还包括旅游者、流动人群、孕妇、哺乳期妇女、免疫力低下者、营养不良者以及恶性肿瘤和长期应用肾上腺皮质激素的患者。本病也是艾滋病的常见合并症。

阿米巴病的传染源主要为粪便中持续带包囊者。溶组织内阿米巴除可感染人外，犬、猫、猪、猴、猩猩等均可自然或实验感染。包囊对外界的抵抗力较强，通过蝇或蟑螂的消化道后仍具感染性，但对干燥、高温的抵抗力不强。本病的食源性暴发流行是由于不卫生的用餐习惯或食用由包囊携带者制备的食品而引起。蝇或蟑螂携带的包囊也可造成传播。

八、防治

1. 治疗

（1）包囊携带者　包囊携带者是重要传染源。因此，需要使用药物对无症状的包囊携带者进行治疗，如巴龙霉素、二氯尼特（糠酰胺）、双碘羟喹等。

（2）阿米巴病患者　针对阿米巴病的药物治疗，可以分成肠阿米巴病和肠外阿米巴病。甲硝唑（metronidazole）是目前治疗急性或慢性侵入性肠阿米巴病首选药物，其口服几乎100%吸收。另外替硝唑、奥硝唑和塞克硝唑似有相同作用。另外，由于有报道显示甲硝唑有致畸作用，所以在早孕和哺乳期应该慎重。

2. 预防　阿米巴病仍是一个世界范围内的公共卫生问题，人们在治疗该病的同时，还要采取综合措施预防感染，对粪便进行无害化发酵处理，杀灭包囊，保护水源、食物，并不断提高文化素养、搞好环境卫生和消灭苍蝇、蟑螂等有害昆虫。

（安春丽）

第二节　棘阿米巴属阿米巴

一、简史

早在1958年，Culbertson在培养脊髓灰质炎病毒的猴肾组织中分离到一种阿米巴，将该类阿米巴注射入小鼠或糖皮质激素处理的猴体内可引起实验动物死亡，并推测其对人体同样具有致病性，随后将该类阿米巴命名为棘阿米巴（*Acanthamoeba* spp.）。在免疫受累或免疫抑制的个体中，常发生由棘阿米巴引起的机会性感染。此外，棘阿米巴亦可在健康人群中引起阿米巴性角膜炎。棘阿米巴属中已知的有17种，其中7种与人类感染有关，分别是卡氏棘阿米巴（*Acanthamoeba Castellani*）、多嗜棘阿米巴（*Acanthamoeba polyphaga*）、柯氏棘阿米巴（*Acanthamoeba culbertsoni*）、巴勒斯坦棘阿米巴（*Acanthamoeba palestinensis*）、星刺棘阿米巴（*Acanthamoeba astronyxis*）、哈嗜棘阿米巴（*Acanthamoeba hatchetti*）、皱棘阿米巴（*Acanthamoeba rhysodes*），主要致病的虫种为卡氏棘阿米巴，其侵入人体可致肉芽肿性阿米巴脑炎、阿米巴性角膜炎和阿米巴性皮肤损害等疾病。

二、形态

棘阿米巴生活史中包括滋养体和包囊两个阶段。

滋养体为多变的长椭圆形，直径20~40μm，无鞭毛。有叶状伪足和在体表不断形成与消失的丝状或棘刺状伪足，可作无定向缓慢运动。胞质内含小颗粒及食物泡。核直径约6μm，核中央为一致密而大的球形核仁，核膜与核仁之间有明显的晕圈，核仁有时呈多态形，或内含空泡。包囊呈圆球形，直径9~27μm。两层囊壁，外壁有特殊皱纹，内壁光滑形状多变（如球形、星状、六角形、多角形等多面体）。不同种棘阿米巴的包囊大小形态各异。胞质内布满细小颗粒，核仅有一个，常位于包囊中央（图9-4）。

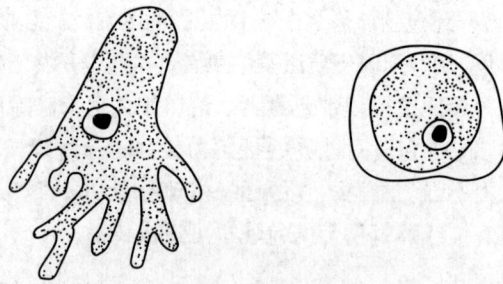

图9-4　棘阿米巴滋养体和包囊

三、生活史

棘阿米巴属阿米巴多存在于被粪便污染的泥土和水中，通过吞噬细菌、酵母及其他微生物而生长繁殖（图9-5）。滋养体可经受损的皮肤、黏膜、角膜、呼吸道及生殖系统等侵入人体，寄生于皮肤、眼等部位，多经血行播散至中枢神经系统。成熟包囊在外界环境适宜时，形成滋养体；滋养体在遭遇脱水或其他不利情况时，可形成包囊，对寒冷、干燥、自来水和各种抗菌药物都具有很强的耐受性，加之虫体轻，可飘浮在空气与灰尘中。棘阿米巴可存在于牙科治疗台、暖气、通风和空调组件中，也可存在于人类的鼻腔、咽喉或者人和动物的脑、皮肤和肺组织中。

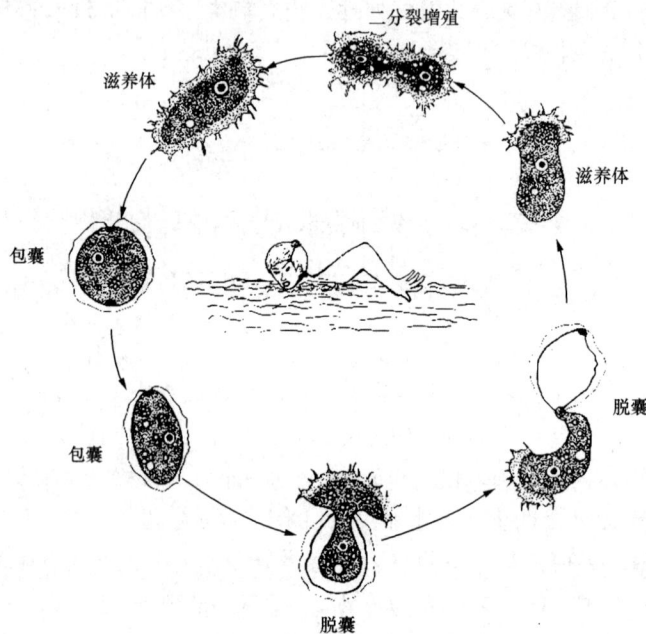

图9-5　棘阿米巴生活史示意图

四、致病

卡氏棘阿米巴感染多见于虚弱、营养不良、慢性病、应用免疫抑制剂或获得性免疫缺陷综合征（AIDS）等人群，可引起肉芽肿性阿米巴性脑炎、棘阿米巴性角膜炎和阿米巴性皮肤损害。

1. 肉芽肿性阿米巴脑炎（granulomatous amoebic encephalitis，GAE）　GAE常发生于免疫功能低下的人群，是一种多灶、出血性、坏死性脑炎，该病少见且常致命。滋养体或包囊经破损的皮肤、损伤的角膜、眼结膜、呼吸道及泌尿生殖系统等部位侵入人体，可经血行播散至颅内引起中枢神经系统疾病。本病潜伏期较长，病程相对长，为1~2个月。临床多呈占位性病变，早期出现头痛症状，偶有低热，大多有颈项强直、恶心、呕吐及昏睡现象。临床表现与细菌性脑膜炎、结核性脑膜炎或视网膜炎相似。脑脊液中以淋巴细胞为主。GAE患者最终多死于支气管肺炎。病理表现以肉芽组织和胶质细胞增生为特点，故称肉芽肿性阿米巴性脑炎。脑膜病变不重，脑实质病变多位于深部。病灶中滋养体和包囊可同时存在。肉芽肿病变除存在于中枢神经系统外，还见于肾上腺、肾脏、肺、肝等器官，受累器官有时出现坏死或出血。

2.　棘阿米巴性角膜炎（amoebic keratitis，AK）　AK 是一种疼痛性角膜感染，可发生于健康人，尤其以佩戴隐形眼镜（角膜接触镜）者为主。该病少见，可导致视力损害或致盲。潜伏期不易确定，可能数周至数月。临床表现为慢性（或亚急性）进行性角膜炎症和溃疡，并有时轻时重的反复倾向。患者眼部有异物感、视物模糊、流泪、畏光等；而最常见症状为剧烈眼痛，眼痛与炎症的程度不成正比为特征。感染的初期病变为表浅性角膜炎，呈慢性或亚急性进行性病变，病变可深入至角膜基质层，基质层破坏，并伴有以中性粒细胞和巨噬细胞为主的炎性浸润。溃疡周围的基质层常见弧形或环形白色浸润。虽然角膜病变明显，但角膜的新生血管缺如，而结膜充血十分明显。临床上常误诊为单纯疱疹性角膜炎或细菌及真菌性角膜炎。如不及时治疗，可致角膜穿孔，并发青光眼、失明等。近年来，随着隐形眼镜的使用，棘阿米巴性角膜炎的发病率逐年增多。由于棘阿米巴包囊耐干燥，可存在于空气的浮尘中，亦可污染隐形眼镜或冲洗液中。曾有在冲洗液中分离出棘阿米巴的报道。在上呼吸道感染、视神经炎和视斑病的患者以及健康人血清中，有时可发现抗棘阿米巴抗体，提示可能在自然界存在许多不明显的棘阿米巴感染。

3. 阿米巴性皮肤损害　在 AIDS 患者中多见，75% 的 AIDS 患者有此并发症，主要表现为慢性溃疡等，少数与中枢神经系统损害并存。

五、诊断

1. 阿米巴性脑膜脑炎　对棘阿米巴性脑炎还应询问外伤史或是否伴有其他免疫功能减退疾病。病原检查主要采用脑脊液穿刺检查。

2. 棘阿米巴性角膜炎　了解患者是否有接触池水、外伤及戴隐形眼镜史。由于棘阿米巴包囊对自来水中的次氯酸钠具有很强的抵抗力，因此用自制生理盐水冲洗隐形眼镜者，其 AK 的发病率明显高于医用生理盐水者。曾有在自制的清洗液中检测到棘阿米巴的报道。病原检查方法有：①角膜标本和冲洗液镜检法；②棘阿米巴培养法，检出率较高；③扫描共聚焦显微镜检查，串联的扫描共聚焦显微镜直接检查患者的角膜，此法对患者无伤害，一般可在溃疡处发现角膜基质浅层和前弹力膜有大而透明囊体，并伴有中等程度的中性粒细胞浸润。但此技术要求较精确的焦距，需要患者的高度配合，不适用于少儿。用 PCR 技术检测眼分泌物中的棘阿米巴 DNA，具有很高的敏感性和实用性，尤其对角膜标本检测的敏感性高于培养法。用泪液作 PCR 检查也可作为一种有用的补充试验，若与角膜标本联合检测，则可进一步提高检出率。

六、流行

棘阿米巴广泛存在于土壤、淡水及灰尘中。近年，随着隐形眼镜佩戴者的人数增加，AK 的发病率也逐渐升高。据美国 CDC 对 208 例 AK 患者的调查显示，有 97% 患者至少有以下一种 AK 致病因素：17% 患者有角膜外伤史，25% 患者有污水接触史，85% 有佩戴隐形眼镜史。

七、防治

对于 GAE 感染后的诊断较为困难，目前几乎无特效治疗方法，患者死亡率极高（接近100%）。治疗棘阿米巴性角膜炎的药物主要是抗阿米巴及抗真菌药，常见的有氯己定（洗必泰）、聚六甲基双胍（PHMB）和苯咪丙醚等，其中以氯己定杀灭滋养体和包囊的作用最强，苯咪丙醚次之。上述药物可单独应用，也可联合应用，或与抗生素和抗真菌药联合应用。若药物治疗无效，可进行角膜成形术或角膜移植等。皮肤阿米巴病患者应保持皮肤清洁，同时给予喷他脒静脉治疗。

GAE 应以预防为主，提高易感人群的居住及生存环境，定期检查与供水相关的设施等。对婴幼儿和免疫力低下或 AIDS 患者应加强防范，尤应防止或及时治疗皮肤、眼、泌尿生殖系统的棘阿米巴感染，同时也可避免由这些感染继发的肉芽肿性阿米巴性脑炎。另外隐形眼镜佩戴者须加强自我防护意识，不戴隐形眼镜游泳、淋浴或矿泉浴，防止污水溅入眼内；严格清洗、消毒镜片，据报道热消毒镜片优于化学消毒，可有效地灭活包囊。

（张紫芳）

第三节　非致病性阿米巴

寄生于人体消化道内的阿米巴除溶组织内阿米巴外，还有多种非致病性的共栖原虫。主要有迪斯帕内阿米巴（*E. dispar* Brumpt，1925）、结肠内阿米巴（*E. coli* Grassi，1879）、哈门氏内阿米巴（*E. hartmani* von Prowazek，1912）、微小内蜒阿米巴（*Endolimax nana* Wenyon & O'Connor，1917）、布氏嗜碘阿米巴（*Iodamoeba butschlii* von Prowazek，1912）和齿龈内阿米巴（*E. gingivalis* Gros，1849）。这些共栖阿米巴一般不侵入人体组织，但在重度感染或宿主防御功能减弱时也可产生不同程度的黏膜浅表炎症，在合并细菌感染时可引起腹泻或肠功能紊乱。

一、简史

迪斯帕内阿米巴在1928年，由Brumpt提出了两种虫种学说，提示溶组织内阿米巴有着形态相似、生活史相同的两种，其中之一被称为迪斯帕内阿米巴，无致病性，在温带地区多见，并具相当高的流行优势。Sargeaunt与多位研究者合作进行了同工酶分析，认为非致病性阿米巴可能与迪斯帕内阿米巴是同一虫株。1993年正式确立迪斯帕内阿米巴为独立种。结肠内阿米巴是Grassi于1879年发现，Cas和Barb在1895年重新命名。德国人Schaudinn于1903年确定了结肠内阿米巴在形态和致病性上与溶组织内阿米巴的不同。哈门氏内阿米巴是1912年被Von Prowazek发现并命名，其形态上较溶组织内阿米巴小，故曾被称为小宗溶组织内阿米巴。Brumpt等提出了有力证据，说明人消化道中有哈门氏内阿米巴的存在，其与溶组织内阿米巴形态相似，但致病性明显不同。微小内蜒阿米巴于1917年由Wenyon和O'Connor两人首先描述，Brug于1918年重命名。布氏嗜碘阿米巴是Von Prowazek于1912年报告，Dobell于1919年重命名。齿龈内阿米巴被Gros于1849年从牙垢中分离出，这是在人体发现的第一种阿米巴。1904年Von Prowazek做了详尽的描述，Brumpt于1913年重命名。

二、形态

除齿龈内阿米巴仅有滋养体期外，其余消化道常见的非致病性阿米巴均有滋养体和包囊两个阶段（图9-6）。

迪斯帕内阿米巴形态和溶组织内阿米巴相似，形态上难以鉴别。其滋养体胞质内可见细菌，一般不含有红细胞。

结肠内阿米巴滋养体直径15~50μm。核仁大、常偏位，核周染色质粒排列不齐。胞质呈颗粒状，食物泡内可见细菌、真菌等。包囊圆形或卵圆形，直径10~35μm。核与滋养体相似，成熟包囊含有8个核，未成熟包囊含糖原泡和草束状的拟染色体。

哈门氏内阿米巴滋养体直径4~12μm，胞质内可见吞噬的细菌，一般无吞噬的红细胞；包囊直径4~10μm，圆球形，糖原泡不明显，成熟包囊含有4个核。

布氏嗜碘阿米巴滋养体直径8~20μm，核仁大而明显，核膜间有一层颗粒，无核周染色质粒，伪足钝性，行动迟缓。包囊呈卵圆形或圆形，直径5~10μm。含有大且边缘清晰的糖原泡，常把核推向一边，拟染色体少见，核仅有一个。

微小内蜒阿米巴滋养体直径6~12μm，有一粗大的核仁但无核周染色质粒，行动迟缓。包囊圆形或卵圆形，直径5~10μm，糖原泡不明显，拟染色体少见，成熟包囊有核4个。

齿龈内阿米巴滋养体直径10~20μm，胞质内可见细菌、白细胞，偶可见红细胞。核仁明显，常居中或略偏位，有核周染色质粒。

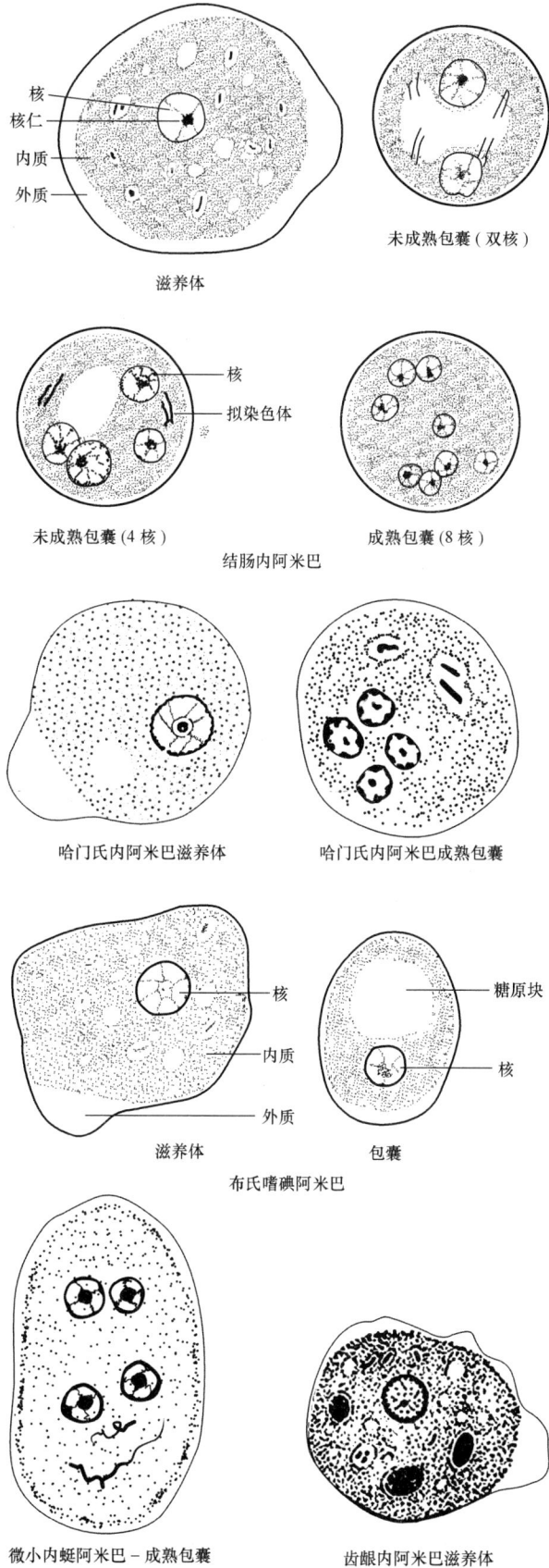

核
核仁
内质
外质

滋养体

未成熟包囊（双核）

核
拟染色体

未成熟包囊（4核）　　　成熟包囊（8核）

结肠内阿米巴

哈门氏内阿米巴滋养体　　哈门氏内阿米巴成熟包囊

核
内质
外质

滋养体

糖原块
核

包囊

布氏嗜碘阿米巴

微小内蜒阿米巴-成熟包囊　　齿龈内阿米巴滋养体

图9-6　消化道内非致病性阿米巴模式图

三、生活史

齿龈内阿米巴因无包囊期，以直接接触感染为主，或由飞沫传播，行二分裂法繁殖。其余非致病性阿米巴的生活史与溶组织内阿米巴相似，当包囊被人类宿主吞食后，在小肠内脱囊，经数次胞质分裂后形成滋养体，滋养体移行到结肠以二分裂法繁殖。

四、致病

非致病性阿米巴一般不侵入人体组织，不引起临床症状。但在重度感染或宿主防御功能减弱时也可产生不同程度的黏膜浅表炎症，在合并细菌感染时可引起腹泻或肠功能紊乱。

齿龈内阿米巴偶有子宫内感染的报道。主要在置有宫内节育器和细菌感染时发生。在口腔疾患患者或正常人口腔中均可检获，以前者寄生率高。在牙周病、牙周炎患者口腔中检出率达50%以上，但病理切片中不曾发现虫体侵入组织。虽然认为齿龈内阿米巴为非致病性，但在人类免疫缺陷病毒感染者中寄生率亦高，不过与免疫缺陷的程度无关。

五、诊断

寄生于肠道的非致病性阿米巴可采用生理盐水涂片法检查滋养体及碘液染色法检查包囊，具体形态鉴别要点见前述。因与溶组织内阿米巴形态相似，故粪检有时难以鉴别，此时可应用血清学或DNA扩增分析作为辅助诊断。齿龈内阿米巴可采集牙垢、龈间隙组织涂片检查，亦可染色检查。

六、流行

非致病性阿米巴包囊存在于水中提示水源的粪便污染。在意大利精神病院的一项调查中发现这类原虫的存在与异食癖、食土癖、食粪癖等心理失常显著有关，提示不正常的饮食习惯是引起非致病性阿米巴感染的原因。

迪斯帕内阿米巴的流行区域与溶组织内阿米巴相似，但人群感染率比溶组织内阿米巴高9倍，常在粪检中被检出，需与溶组织内阿米巴相鉴别。

结肠内阿米巴呈世界性分布，以温暖地方多见。有报告，驻扎在埃及的美国军队中感染率5%；罗马尼亚弱智儿童中感染率4%；加拿大儿童医院中感染率达16%；阿根廷儿童感染率27%等，可见具有较高感染率。据1988－1992年调查，我国平均感染率为3.193%。

哈门氏内阿米巴亦呈世界性分布，据1988－1992年的调查，我国平均感染率为1.484%。巴西5个农场的感染率为2.7%，埃及感染率5%。感染与食用或饮入了含包囊粪便污染的食物或水有关。

微小内蜓阿米巴呈世界性分布，与结肠内阿米巴相似或稍少。我国平均感染率为1.579%。但据报道巴西农民的感染率达到14%、加拿大儿童医院的流行率达4%。

布氏嗜碘阿米巴分布广泛，但在粪便中检出率偏低，在巴西农村为2.3%，阿根廷儿童中为0.5%。我国平均感染率为0.559%。

齿龈内阿米巴呈世界性分布。我国平均感染率为47.247%，其中健康人平均感染率为38.88%，口腔门诊患者平均感染率为56.9%。

七、防治

非致病性阿米巴感染一般无须治疗。但有研究发现迪斯帕内阿米巴表面凝集素可刺激HIV病毒增殖，故HIV感染者如查出感染迪斯帕内阿米巴，则必须予以治疗。治疗药物同溶组织内阿米巴。

（安春丽）

第十章 鞭 毛 虫

第一节 杜氏利什曼原虫

利什曼原虫属于锥体目（Trypanosomatida）、锥体科（Trypanasomatidae）、利什曼属（Leishmania）。引起人类利什曼病的虫种主要有杜氏利什曼原虫［*Leishmania donovani*（Laveran & Mesnil，1903）Ross，1903］、巴西利什曼原虫（*L. braziliensis* Vianna，1911）、热带利什曼原虫［*L. tropica*（wright，1903），Luhe，1906］和墨西哥利什曼原虫［*L. mexicana*（biagi，1953），Garnham，1962］。热带利什曼原虫又可分为硕大利什曼原虫（*L. major*）与热带利什曼原虫（*L. tropica*），这两个亚种在形态上、临床表现及流行病学上各有特点。杜氏利什曼原虫为内脏利什曼病（visceral leishmaniasis，VL）或黑热病（kala - azar）的病原体。杜氏利什曼原虫通过感染的雌性白蛉的叮咬进行传播，是一种重要的虫媒寄生虫病。其临床特征主要表现为长期不规则发热、脾脏肿大、贫血、消瘦、全血细胞减少和高球蛋白血症等。患者若得不到正确治疗，大都在发病后 1～2 年内因并发症而死亡，病死率可高达 90% 以上。

杜氏利什曼原虫是一个复杂的种团（*L. donovani* complex），各亚种形态学尚难于区分，但临床表现和流行病学却大不相同。目前一般认为 *L. donovani* 种团内应包括杜氏利什曼原虫、婴儿利什曼原虫（*L. infantum*）和恰氏利什曼原虫（*L. chagasi*）。

一、简史

1900 年，Leishman 从一名印度士兵尸体的脾脏内查见一种"小体"。1903 年，Donavan 又从印度一发热者尸体内查见同样"小体"。患者皮肤常有暗的色素沉着，并有发热，故称 kala - azar 即黑热病，至 1903 年 Ross 检查 Donovan 的标本后确定是一个新的原虫属，并按林奈双名命名法分别以两位发现者的名字作为属名和种名，将其定名为 *Leishmania donovani*，即杜氏利什曼原虫。我国的第一例黑热病患者是 1900 年义和团运动时八国联军入侵中国的一名德国士兵在北京感染的。该患者于 1901 年由青岛返回德国，1902 年死于圣约瑟医院，尸检后在其肝脾及骨髓组织切片中发现大量的病原小体，但当时德国学者 Marchand 及 Ledingham 误认为是一种退化的包涵体，1904 年确认其实为杜氏利什曼原虫。此后陆续有病例发现。1923 年经调查分析发现黑热病在我国流行相当广泛，在陕西西安、甘肃兰州及辽宁营口和辽阳等处也有黑热病发生。由于我国在广大黑热病流行区采取查治患者、杀灭病犬和消灭传播媒介白蛉的综合措施，1958 年已基本消灭了黑热病，患者人数已由 50 年代的 53 万例降至目前每年新发 250～500 例，目前我国黑热病主要发生在新疆、甘肃和四川，每年报道病例占全国报道病例 90% 以上，陕西、山西和内蒙古有零星病例报道。目前，我国黑热病发生大规模流行所需的自然因素和社会因素仍然存在。

二、形态

1. 无鞭毛体（amastigote）　无鞭毛体也称利杜体（Leishman - Donavan，LD body），寄生于黑热病患者或感染动物的单核 - 巨噬细胞内。虫体为卵圆形，大小（2.9～5.7）μm ×（1.8～4.0）μm，平均为 4.4 μm × 2.8 μm。瑞氏或吉氏染液染色后，无鞭毛体细胞质呈淡蓝或淡红色。内有一个较大的核，近圆形，呈红色或紫色。动基体（kinetoplast）位于核旁，着色较深，近深紫色，细小、杆状。在染色好的片上，有时还可见到一个红色粒状的基体（basal body）和由此伸出的根丝体（rhizoplast）（图 10 - 1）。

　　无鞭毛体的超微结构显示虫体由内外两层表膜包被。在内层表膜下有排列整齐的管状纤维，称为膜下微管。虫体前端的表膜向内凹陷，形成一袋状腔，称为鞭毛袋。内有一根很短的鞭毛。鞭毛的外膜为鞭毛鞘，由虫体表膜延续而成。鞭毛鞘内包有轴线，鞭毛鞘与轴线间充有一些纤丝，称为辅助纤丝。基体为中空圆形。动基体为腊肠状，其内有一束与长轴平行的纤丝，该纤丝由 DNA 组成。类脂体圆形或卵圆形。内质网不发达，呈管状或泡状。核一个，卵圆形，大小约 $1.5\mu m \times 1.0\mu m$。核膜两层，可见核孔。核仁 1~2 个（图 10-2）。膜下微管的数目、直径、间距等在种、株鉴定方面有一定参考价值。

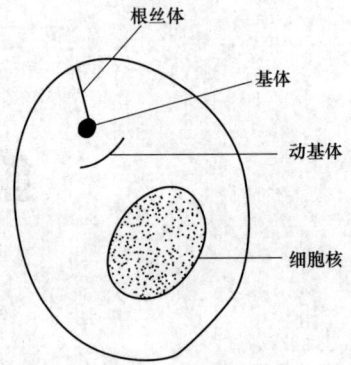

图 10-1　杜氏利什曼原虫
结构图

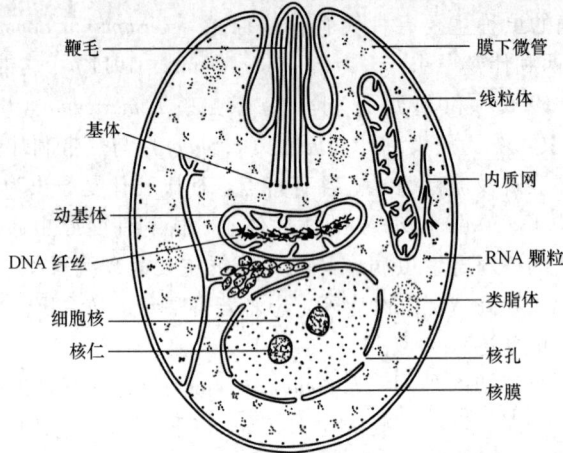

图 10-2　杜氏利什曼原虫无鞭毛体超微结构模式图

　　2. 前鞭毛体（promastigote）　成熟的前鞭毛体呈梭形，前端有一根伸出体外的鞭毛。体表有表膜包被，体形较无鞭毛体大，大小为（14.3~20）μm ×（1.5~1.8）μm。核位于虫体中部，动基体在前部。基体在动基体之前，鞭毛即由此发出（图 10-3）。前鞭毛体有时可聚集成团，以其体前端向着中心，排成菊花状。

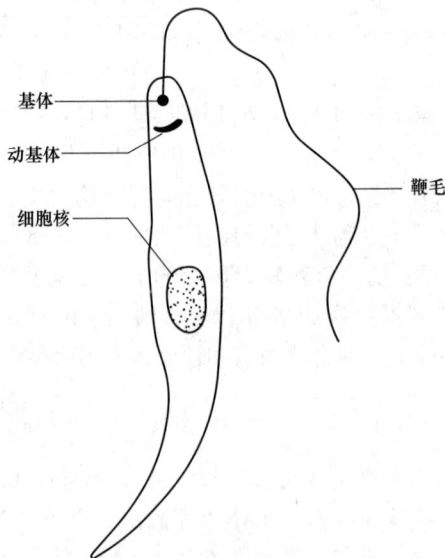

图 10-3　杜氏利什曼原虫前鞭毛体结构图

三、生活史

杜氏利什曼原虫生活史包括在人或其他哺乳动物宿主和在白蛉体内时期。

1. 在人或其他哺乳动物体内时期 当感染有前鞭毛体的雌性白蛉叮咬人体或其他哺乳动物吸血时，集聚在白蛉口腔和喙的前鞭毛体即可随其唾液进入人体或其他哺乳动物的皮下组织。一部分前鞭毛体可被多核白细胞吞噬消灭，一部分则被巨噬细胞吞噬。原虫进入巨噬细胞后，逐渐变圆，失去鞭毛的体外部分。同时巨噬细胞形成纳虫空泡，无鞭毛体在巨噬细胞的纳虫空泡内不但可以存活，且进行分裂繁殖。巨噬细胞形态上除纳虫空泡增多之外，电镜下也未见明显改变，巨噬细胞仍可照常进行有丝分裂。在巨噬细胞内无鞭毛体以二分裂法进行繁殖，虫数不断增加，可含数十到百余个无鞭毛体。巨噬细胞可因虫数过多而破裂。逸出的无鞭毛体又可被其他的巨噬细胞吞噬，继续繁殖下去。虫体的大量增加，破坏大量巨噬细胞，刺激巨噬细胞增生，引起内脏的严重病变。期间患者如被白蛉叮刺，无鞭毛体又可进入白蛉胃内，重复其在白蛉体内的发育繁殖。

2. 在白蛉体内时期 当雌性白蛉叮刺患者或受感染的动物宿主时，含无鞭毛体的巨噬细胞随血液被吸入白蛉胃内，经24小时，无鞭毛体发育为早期前鞭毛体。此时虫体呈卵圆形，鞭毛也已开始伸出体外。至第3、4天出现大量成熟前鞭毛体，梭形，活动力明显加强，并以纵二分裂法繁殖。在数量剧增的同时，虫体逐渐向白蛉前胃、食道和咽部移动。一周后，具感染力的前鞭毛体大量聚集在口腔及喙。当白蛉叮刺人时，前鞭毛体即随白蛉唾液进入人体（图10-4）。

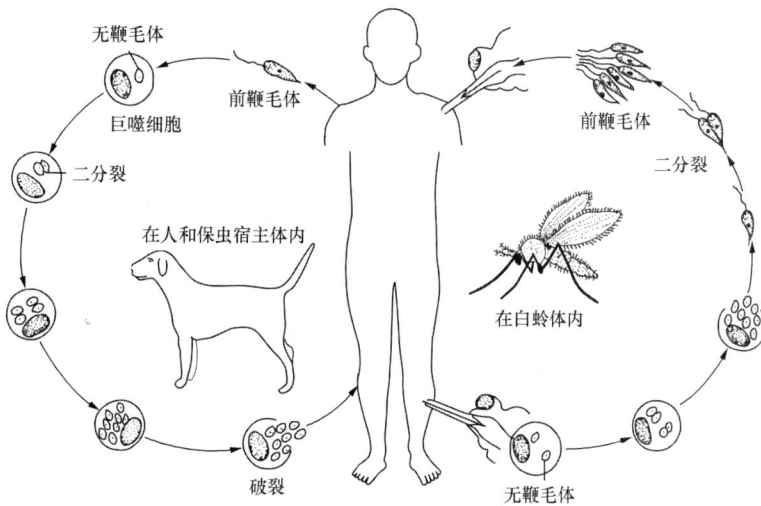

图 10 - 4　杜氏利什曼原虫生活史

前鞭毛体并非主动侵入巨噬细胞，其进入巨噬细胞的过程经历了黏附与吞噬两步。黏附的途径大体可分为两种：一种为配体 - 受体结合途径，另一种为前鞭毛体黏附的抗体和补体与巨噬细胞表面的 Fc 或 C3b 受体结合途径。还有实验表明，原虫质膜中的分子量为 63kDa 糖蛋白（GP63）能与巨噬细胞表面结合，通过受体介导的细胞内吞作用使前鞭毛体进入巨噬细胞。前鞭毛体附着巨噬细胞后，随巨噬细胞的吞噬活动而进入细胞。

四、致病

1. 内脏利什曼病（visceral leishmaniasis，VL） 内脏利什曼病（黑热病）三大症状：长期不规则发热，脾、肝、淋巴结肿大和全血细胞减少性贫血。患者若不加以适当治疗，大都在发病后 1～2 年内病情恶化而死亡。

人感染杜氏利什曼原虫后，经 3～5 个月或更长的潜伏期，方出现全身性症状及体征。脾肿大是黑热病最主要的体征。无鞭毛体在巨噬细胞内繁殖，使巨噬细胞大量破坏并刺激巨噬细胞增生。巨噬细胞增生主要见于脾、肝、淋巴结、骨髓等器官。浆细胞也大量增生。细胞增生是脾、肝、淋巴结肿大的根本原因，其中脾肿大最为常见，出现率在95％以上。后期则因网状纤维组织增生而变硬。

贫血是黑热病重要症状之一，常出现红细胞、白细胞及血小板都减少，即全血象减少。这是由于脾肿大导致脾功能亢进，血细胞在脾内遭到大量破坏所致。白细胞的减少一般比红细胞早，严重贫血常说明病情已发展至危险期。若患者脾肿大严重，常同时伴有血细胞的显著减少，脾切除后血象可迅速好转。此外，免疫溶血也是产生贫血的重要原因。实验表明，患者的红细胞表面附有利什曼原虫抗原，此外杜氏利什曼原虫的代谢产物中有1～2种抗原与人红细胞抗原相同，因而机体产生的抗利什曼原虫抗体可直接与红细胞膜结合，在补体参与下破坏红细胞造成贫血。由于血小板减少，患者常发生鼻出血、牙龈出血和皮下出血等症状。

患者血清中球蛋白增加，白蛋白减少，出现白蛋白与球蛋白的比例倒置，IgG效价升高。白蛋白的减少可能与肝脏受损致使合成减少以及肾脏受损白蛋白由尿液排出有关，球蛋白增高与浆细胞的大量增生有关。尿蛋白及血尿的出现可能与患者发生肾小球淀粉样变性及肾小球内有免疫复合物的沉积有关。黑热病患者病程中易发生并发症，是引起死亡的主要原因，常见并发症有走马疳、肺炎和肺结核，儿童患者多见。对感染HIV的患者，利什曼原虫可作为一种机会性致病寄生虫，归入AIDS有关的疾病范围。

在我国黑热病有下列特殊临床表现。

（1）皮肤型黑热病　大多数分布于平原地区。皮肤损害与内脏病变并发者占58.0％；32.3％的患者皮肤损害发生在内脏病变消失多年后，称为黑热病后皮肤利什曼疹；9.7％的皮肤损害者既无内脏感染的表现，又无黑热病患病史。皮肤损害少数为褪色型，多数为结节型。结节型呈大小不等的肉芽肿或丘疹状，常见于面部及颈部，在结节内可查到无鞭毛体。皮肤型黑热病易与瘤型麻风混淆。此型黑热病更常见于印度与苏丹。

（2）淋巴结型黑热病　此型患者大多无黑热病史，临床表现为局部淋巴结肿大，大小不一，较表浅，无压痛，无红肿，嗜酸性粒细胞增多。淋巴结活检可在类上皮细胞内查见无鞭毛体。

2. 皮肤利什曼病（cutaneous leishmaniasis，CL）　皮肤利什曼病常发生皮肤溃疡，溃疡中常有脓液流出。溃疡发生在肘、膝及手腕关节部位，可丧失劳动力；若发生继发感染，则可并发淋巴管炎，面部的皮肤溃疡，愈合后可残留瘢痕。在克拉玛依，皮肤利什曼病患者有的可出现结节性痒疹样皮肤损害，皮损部位奇痒难忍，搔破后又极易发生感染。患者以青壮年为主，媒介为硕大白蛉吴氏亚种，其病原体为婴儿利什曼原虫（*L. infantun*）或称杜氏利什曼原虫婴儿亚种（*L. donovani infantun*）。

五、诊断

查到杜氏利什曼原虫是确诊黑热病最可靠的依据，但并非所有患者都可查见原虫，常需配合血清学、分子生物学技术进行诊断。

1. 病原学诊断　应注意与播散型组织胞浆菌病鉴别。

（1）穿刺检查　①涂片法：可进行骨髓、淋巴结或脾脏穿刺，以穿刺物涂片，染色，镜检。骨髓穿刺最常用，原虫检出率为80％～90％。淋巴结穿刺应选取表浅、肿大的淋巴结，如腹股沟、肱骨上滑车、颈淋巴结等，检出率为46％～87％。也可做淋巴结活检。脾脏穿刺检出率虽较高，达90.6％～99.3％，但不安全，一般少用。②培养法：用无菌方法将上述穿刺物接种于NNN培养基中，置22～25℃温箱内。约1周后在培养物中若查见运动活泼的前鞭毛体，则判为阳性结果。③动物接种法：把穿刺物接种于易感染动物（如黄金地鼠、BALB/c小鼠等），1～2个月后取肝、脾作印片或涂片染色镜检。

（2）皮肤活组织检查　在皮肤结节处用消毒针头取少许组织液，或用手术刀刮取少许组织作涂片染色镜检。

2. 血清学诊断

（1）检测血清抗体 可采用酶联免疫吸附试验（ELISA）、间接血凝试验（IHA）、对流免疫电泳（CIE）、间接荧光试验（IF）、直接凝集试验（DA）等，阳性检出率高，但假阳性时有发生。因抗体短期内不会消失，故不宜用于疗效考核。

（2）检测循环抗原 单克隆抗体-抗原斑点试验（McAb-AST）检测血清循环抗原方法来诊断黑热病，阳性率高，敏感性、特异性、重复性均较好，还可用于疗效评价。

3. 分子生物学方法 利用利什曼原虫动基体 kDNA 微环序列设计的引物作 PCR 及 DNA 探针诊断黑热病取得了较好的效果，具有敏感性高、特异性强的特点，还具有确定虫种的优点。近年来用分子生物学方法获得纯抗原，例如利什曼原虫动基体基因编码 39 氨基酸的重组片段产物，即重组 k39（rk39）。将 rk39 应用于 Disp-stick 纸条法，快速诊断内脏利什曼病，具有操作简便，敏感性高的特点。

诊断黑热病应综合考虑以下几个方面：①曾于白蛉活动季节（5~9月）到过黑热病流行区。②起病缓慢，反复不规则发热，肝、脾肿大。③实验室检查：全血细胞减少，免疫学试验抗体阳性或检查出抗原，或 DNA 检测阳性。

六、流行

黑热病在世界上分布很广。在亚洲主要流行于印度、中国、孟加拉和尼泊尔等国家。东非、北非、欧洲的地中海沿岸地区和国家，前苏联的中亚地区，中、南美洲的部分国家也有此病流行。1949 年以前，我国黑热病流行广泛，疫区范围有 16 个省、市、自治区。1951 年调查估计全国共有 53 万黑热病患者，之后开展了大规模防治工作，取得了显著的效果。近年来，黑热病主要发生在新疆、内蒙古、甘肃、四川、陕西、山西等 6 个省、自治区。新疆和内蒙古都有黑热病自然疫源地存在。四川省黑热病散发于川北的汶川、九寨沟、茂县、理县、北川和黑水 6 县（市）。在甘肃以陇南市的文县、武都和舟曲的患者为多。上述地区犬的感染率都很高，是主要传染源。新疆目前有 33 个县（市）仍陆续出现新发患者，27 个县呈散发。2005-2010 年全国上报黑热病病例 2450 例，平均每年发病人数为 408 例左右，其中以新疆、甘肃和四川的患者最多。

根据传染源不同，黑热病在流行病学上可大致分为 3 种不同的类型，即人源型、犬源型和自然疫源型。

（1）人源型 又称为平原型，多见于平原地区，分布在黄淮地区的苏北、皖北、鲁南、陕西关中和新疆南部的喀什等地。主要在人群中分布，患者以青少年为主，婴儿少，犬很少感染。患者为主要传染源。传播媒介为家栖型中华白蛉和新疆长管白蛉。

（2）犬源型 又称为山丘型，多见于山丘地区，分布于甘肃、青海、宁夏、川北、陕北等地。患者散在，绝大多数患者为儿童，婴儿的感染率较高，成人很少得病。犬为主要传染源，感染率较高。传播媒介为近野栖型中华白蛉。这类地区为我国目前黑热病主要流行区。

（3）自然疫源型 又称为荒漠型，多分布新疆和内蒙古的某些荒漠地区。患者主要见于婴幼儿，2 岁以下患者占 90% 以上。进入这类地区的外地成人常患淋巴结型黑热病，病例散发，传染源可能是野生动物。传播媒介为野栖蛉种，主要是吴氏白蛉，其次为亚历山大白蛉。动物宿主尚需要进一步证实。

七、防治

1. 治疗 首选药物为五价锑化物，对利什曼原虫有很强的杀伤作用。包括葡萄糖酸锑钠（斯锑黑克）和葡糖胺锑（甲基葡胺锑），葡萄糖酸锑钠高效低毒，疗效较好。近年来报道，应用脂肪微粒结合五价锑剂治疗黑热病获极好效果。对抗锑患者治疗可用喷他脒（戊烷脒）、司替巴脒（二脒替）等。该药效果较好，但毒性大，疗程长。

2. 预防 在流行区采取查治患者、杀灭病犬和消灭白蛉的综合措施，可有效预防黑热病。对患者做到早发现、早诊断、早治疗。捕杀和控制病犬，以及杀灭中华白蛉是犬源型疫区阻断传播途径、降低发病率的重要措施。

（陈建平）

第二节　锥　虫

锥虫（trypanosome）属于眼虫门（Euglenozoa）、动基体纲（Kinetoplastea）、锥体目（Trypano-somatida）、锥体科（Trypanosomatidae）、锥虫属（*Trypanosoma* Gruby, 1843），是寄生在鱼类、两栖类、爬行类、鸟类、哺乳类以及人的血液或组织细胞内的鞭毛虫。鞭毛自虫体后端的基体发出，沿虫体前缘向前，与虫体表面有波动膜相连，可在虫体前缘游离。寄生于哺乳动物的锥虫可分为粪便传播组和唾液传播组，前者有 3 个亚属，后者有 4 个。与人体寄生有关的虫种有布氏锥虫（*T. brucei*）、克氏锥虫（*T. cruzi*）和蓝氏锥虫（*T. rangeli*），后者被认为对人体不具有致病性。布氏锥虫被认为有 3 个亚种，即布氏布氏锥虫［*T.*（*T.*）*b. brucei*］、罗得西亚布氏锥虫［*T.*（*T.*）*b. rhodesiense*］、冈比亚布氏锥虫［*T.*（*T.*）*b. gambiense*］，构成布氏锥虫复合体。后二者可感染人体，而布氏布氏锥虫一般仅感染动物宿主，寄生于牛、羊引起动物非洲锥虫病，但有实验表明经过在动物宿主传代后，也可对人体形成感染性。

一、简史

1. 冈比亚布氏锥虫和罗得西亚布氏锥虫 冈比亚布氏锥虫和罗得西亚布氏锥虫是人体非洲锥虫病的病原体，分别引起西非睡眠病和东非睡眠病，均由吸血昆虫舌蝇（*Glossina*）传播。分布于非洲撒哈拉以南的 36 个国家，约有 200 个灶性流行区，其中冈比亚布氏锥虫分布于西非和中非，罗得西亚布氏锥虫则分布于东非和南非。在过去的一个多世纪里，非洲锥虫病出现过数次暴发，如 19 世纪末至 20 世纪初，20 世纪 20 年代、30 年代、80 年代和 90 年代。需要指出的是，这些疾病暴发时间点都与社会动荡、政坛变换的发生相关。

2. 克氏锥虫 克氏锥虫（*T. cruzi* Chagas, 1909）是美洲锥虫病即恰加斯病（Chagas disease）的病原体，由吸血昆虫锥蝽传播。1909 年巴西医学家 Carlos Chagas 在锥蝽粪便内发现一种鞭毛虫，并从暴露于感染昆虫的狨的血液中检出虫体；以后又陆续发现人体感染和哺乳动物如犰狳的自然感染。数年后在拉丁美洲其他国家发现该病广泛分布，其公共卫生重要性才逐渐被认识。根据寄生物考古学的发现，在人类木乃伊体内发现克氏锥虫的 DNA，表明早在 9000 年前人类已罹患恰加斯病。近期的分子生物学证据表明，克氏锥虫系由蝙蝠锥虫进化而来即蝙蝠起源假说，依据的事实是与克氏锥虫遗传上最近缘的 *T. marinkellei* 源自南美蝙蝠，二者的分化发生于 650 万～850 万年前，可被认为是亚种。近年在莫桑比克蝙蝠体内发现的 *T. c. cruzi* 和 *T. c. marinkellei* 以及从旧大陆/新大陆蝙蝠体内发现的虫种 *T. dionisii* 也与克氏锥虫近缘，基于以上事实，可以推定克氏锥虫近缘种的共同祖先源自蝙蝠。可以假设，感染锥虫的蝙蝠在 700 万～1000 万年前经过北美迁移至南美，各自独立的锥虫发育系从蝙蝠转换宿主至陆生哺乳类（Steverding, 2014）。

二、形态和生活史

冈比亚布氏锥虫和罗得西亚布氏锥虫以锥鞭毛体的形式在人体血液、淋巴液和脑脊液内寄生，在血液中，锥鞭毛体具有多形性的特点，可分为细长型、中间型和粗短型。细长型长 20～40μm，游离鞭毛可长达 6μm，动基体位虫体近末端，腊肠形，含 DNA；粗短型长 15～25μm，宽 3.5μm，游离鞭毛不足 1μm 或不游离，动基体位虫体后端。鞭毛从虫体后端发出沿边缘向前，虫体结构和其他真核细胞相似。细胞膜为典型的单位膜结构，表面为表被覆盖，含变异表面糖蛋白；核居中，可见核周染色质和核仁。

冈比亚布氏锥虫和罗得西亚布氏锥虫的生活史过程包括在舌蝇体内和在脊椎动物体内的发育。锥鞭毛体在病程的早期存在于血液、淋巴液内，晚期可侵入脑脊液。在高原虫血症时，锥鞭毛体以细长型为主，血中虫数因宿主的免疫反应而下降时，则以粗短型居多。细长型以二分裂法增殖，而粗短型不增殖。粗短型对舌蝇具感染性。

当雌性或雄性舌蝇叮咬已受感染的脊椎动物宿主，锥鞭毛体随血餐进入舌蝇食道，经前胃到达中肠，随之细长型虫体死亡，粗短型转变为前循环期，同时其膜表面变异糖蛋白（VSG）脱落并进行分裂增殖，之后虫体穿过围食膜进入胃部，停止分裂，线粒体体积开始缩小，成中循环期，最终到达舌蝇唾液腺，在唾液腺内先发育为上鞭毛体（epimastigotes），其动基体在核之前，虫体分裂增殖，形成循环后期锥鞭毛体（metacyclic trypomastigotes）（图10-5），又分为前循环后期、初生循环后期和成熟循环后期3个阶段。成熟循环后期锥鞭毛体小而短粗，高度活跃，具有位于端部的动基体但无游离鞭毛。循环期锥鞭毛体成熟后从唾液腺细胞游离，合成表被，为脊椎动物宿主的感染期，无游离鞭毛。从舌蝇经血餐摄入锥虫到成熟循环后期锥鞭毛体形成再具感染性需3~4周。依外界环境条件和温度、湿度以及舌蝇的龄期、性别和其他因素而有较大差异。

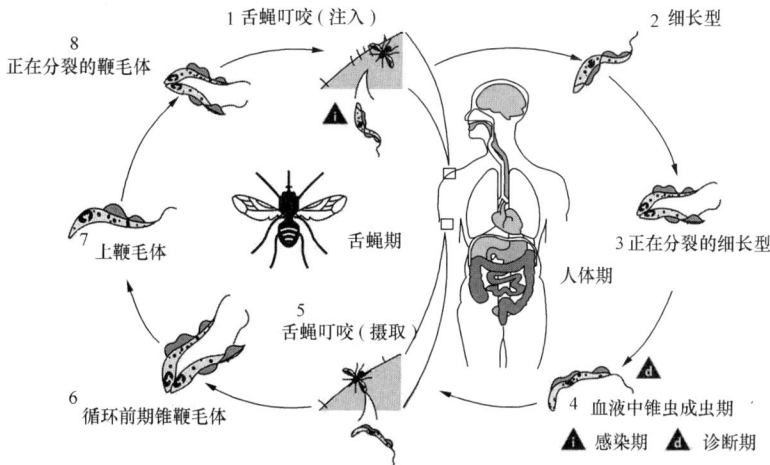

图10-5 锥虫的生活史

克氏锥虫生活史复杂，包括在昆虫媒介锥蝽体内和人或脊椎动物体内的若干发育阶段。昆虫媒介似乎并不受克氏锥虫感染的影响，非复制型的血流内的锥鞭毛体和复制型的细胞内的无鞭毛体是在哺乳动物宿主体内寄生的典型形式，而复制型的上鞭毛体和循环后期锥鞭毛体感染锥蝽媒介。主要有3种不同的发育时期，即无鞭毛体、上鞭毛体和锥鞭毛体。鞭毛体存在于血液或锥蝽的后肠内（循环后期锥鞭毛体），具一核，动基体独立可见，含核外DNA。自人体分离的虫体经测量长11.7~30.4μm，宽0.7~5.9μm。无鞭毛体见于细胞内，球形或卵圆形，大小为2.4~6.5μm，具核和动基体，无鞭毛或有很短的鞭毛。无鞭毛体在细胞内行二分裂增殖。上鞭毛体纺锤形，长20~40μm，动基体在核的前方，游离鞭毛从核的前方发出。该期在锥蝽消化道内行二分裂增殖。

克氏锥虫在人体内的发育包括无鞭毛体和锥鞭毛体两个发育阶段。循环后期锥鞭毛体从局部侵入人体后，进入吞噬细胞或非吞噬细胞，转变为无鞭毛体，开始二分裂增殖，形成假囊或假包囊，约5天后假囊内可达约500个无鞭毛体，继之转变为小而活动的锥鞭毛体，呈"C"形，动基体位后部，不分裂。锥鞭毛体释入周围组织，可侵入其他细胞或进入血循环。在血液内锥鞭毛体不增殖；在巨噬细胞和其他组织细胞，以及肌细胞，尤其是心肌细胞内，锥鞭毛体约经3小时转变为无鞭毛体，经35小时静止期后行二分裂增殖，破坏细胞，再转变为锥鞭毛体，从而维持感染。在巨噬细胞内，锥鞭毛体可穿过吞噬泡的膜进入胞浆，从而逃避溶酶体的作用。释出的锥鞭毛体有两种类型，即细长型和粗短型。前者虫体细长高度活跃，如同发现于锥蝽粪便内的感染阶段的循环后期锥鞭毛体；后者较短略宽不甚活跃。推测细长型是侵入细胞再行增殖的形式，而粗短型则是待媒介血餐时进入昆虫体内的形式。当锥蝽叮咬吸血时，血循环中的锥鞭毛体随血餐进入昆虫体内，在其消化道内发育。

四、致病

布氏锥虫的致病与免疫病理反应密切相关。锥虫感染所诱导产生的免疫反应并不形成宿主保护性，且参与免疫病理过程。其变异表面糖蛋白与虫体的免疫逃避、细胞因子网络功能失常和自身抗体产生有关。变异表面抗原与抗体形成的可溶性免疫复合物沉积于血管壁和局部组织内，引起炎症反应致组织损伤，构成非洲锥虫病的基本病理基础。在实验动物和人体病例均可见高免疫球蛋白血症，血中和中枢神经系统有大量免疫复合物；以及高水平的激肽，伴有凝血酶原活性、纤维蛋白及纤维蛋白原，补体水平和细胞因子的变化，并可能伴有激素水平的异常。

布氏锥虫侵入人体后的基本过程包括虫体在局部增殖所致的局部初发反应，在体内播散的血淋巴期以及侵入中枢神经系统的脑膜脑炎期。初期，锥虫在局部形成红肿的锥虫下疳，继之侵入血液和淋巴液，随病程进展淋巴结和脾脏均肿大，脑组织水肿，脑脊液中蛋白和白细胞均增高，心脏和脑组织出现血管周围淋巴细胞、浆细胞和单核细胞浸润，并可有水肿和出血；可有心肌炎、心外膜炎及心包积液、神经元变性、胶质细胞增生；因免疫复合物与红细胞结合致溶血性贫血，可有红细胞数和血红蛋白量降低及血小板减少。

冈比亚布氏锥虫和罗得西亚布氏锥虫病在临床表现方面具有许多共性，但也存在显著差异；其潜伏期也依致病虫种而异，冈比亚布氏锥虫病为数月至数年，而罗得西亚布氏锥虫病则为数日至数周。病程可大致分为3个阶段，即锥虫下疳期、全身系统症状期和中枢神经系统受累期。罗得西亚布氏锥虫病患者中枢神经系统受累的症状出现较早，病情迅速恶化，常在数周至数月内死亡，故病程的区分常不确切；冈比亚布氏锥虫病患者随病程进展逐渐衰竭，因中枢神经系统受累、循环衰竭或并发症而死亡。

当克氏锥虫侵入形成恰加斯肿（chagoma）和 Romana 征时，局部有以淋巴细胞和单核细胞为主的细胞浸润；在心脏对未破裂的假囊无炎性反应，而对破裂者则随即有淋巴细胞、单核细胞等细胞浸润。在先天性恰加斯病，无鞭毛体可相当广泛地播散，但最常见于心肌和骨骼肌细胞及巨噬细胞。伴有脑膜脑炎者原虫可见于血管周围间隙或胶质细胞及神经元细胞，有典型的急性脑膜脑炎的病理改变。经过急性期而存活的患者其心脏的炎性反应渐消退。

慢性患者的神经源性病变多见于心脏传导系统，有神经节细胞尤其是副交感神经系统的神经节细胞减少。右束支最常受累，而左侧传导系统较少累及。慢性恰加斯病的肌源性病变见于部分患者，呈进行性心肌炎，病变弥漫，伴慢性心功能减退而较少猝死，心脏有淋巴细胞和巨噬细胞浸润，心肌纤维被间质纤维化所取代。在恰加斯病患者，因食管累及可致吞咽变慢，吞咽容量减少，食管近端的收缩反应较正常个体延迟。

病程早期常缺乏特征征象，其临床经过可分为四期。

潜伏期：可短至 7～14 天，经输血感染者则可长达数月，可能是由于血液中粗短型锥鞭毛体侵入细胞的能力较细长型弱。

急性期：可出现局部的恰加斯肿，呈结节性炎性肿胀。若锥虫经结膜侵入，可致无痛性炎性单侧眼周水肿和结膜炎，即 Romana 征，可伴有邻近淋巴结肿大。该期一般临床表现包括发热、肝脾肿大、全身淋巴结肿大、颜面部或全身水肿、皮疹、呕吐、腹泻及厌食。患者以儿童多见，约10%的患儿在急性期死亡。脑膜脑炎主要见于婴幼儿，愈后极差。在因艾滋病而致恰加斯病复发的患者，原虫可通过血脑屏障引起致死性的脑膜脑炎。一部分血清阳性的孕妇，原虫可经胎盘引致流产或早产。先天性感染的患儿肝脾肿大常见，可有发热、水肿、转移性恰加斯肿及神经系统症状如惊厥、震颤、反射减弱和呼吸暂停，心脏累及的指征少见。

隐匿期：经过急性期的患者进入隐匿期，患者无症状体征，但体内仍有原虫存活。

慢性期：原发感染 10～20 年后，约有30%的患者发展至慢性期，以心脏病变最为常见，可有心律失常、心悸、胸痛、水肿、眩晕、晕厥及呼吸困难。与各种非恰加斯病心脏病相比较，从猝死的病例数、循环衰竭等方面分析，恰加斯病心脏病的临床进程更差。

慢性恰加斯病最常见的消化道累及部位是食管和结肠，可形成巨食管和巨结肠，前者更为常见，其形成认为与相关的副交感神经丛的神经节损害有关；二者可见于同一患者且常伴有恰加斯心脏病。在急性感染阶段食管和结肠平滑肌可有中度或严重的炎性反应，出见于肠肌丛即 Auerbach 神经丛。因蠕动减少，食物反流淤积，患者吞咽困难并出现严重便秘，致食管和结肠进行性扩张。这类患者见于特定的地理区域，可能与不同地理株致病性的差异有关。

五、诊断

流行病学史和临床症状是重要的诊断线索，确切的诊断依据有赖于病原学和免疫学检查。

1. 病原学检查 在病程早中期血液中和其他体液中虫体数量较少，检测困难。薄血膜和厚血膜吉氏染色检查法仍是较好的诊断技术，每日重复检查可提高检出率。应用浓集检查方法可使锥虫检出的敏感性提高数倍，如血细胞比容管离心结合显微镜检查。一种改良的血细胞比容管离心法即 QBC 法，显示具有快速、敏感的检测效果。也可从脑脊液离心沉淀镜检锥虫。

2. 免疫学检查 检测方法包括免疫荧光试验、补体结合试验、卡式凝集试验等。检测抗原采用变异型虫体悬液并基于较大范围内人群中出现的抗原变异频度对凝集试验加以改进，可提高检测效果。敏感的抗原检测方法除用于现症感染的诊断，对疗效判断尤其是评价是否达到病原治愈具有实用价值。

3. 其他检测 基于 DNA 杂交试验的分子探针和 PCR 技术已应用于媒介和人群的流行病学研究。

六、流行

非洲锥虫分布于非洲撒哈拉以南的 36 个国家，约有 200 个灶性流行区，其中冈比亚布氏锥虫分布于西非和中非，罗得西亚布氏锥虫则分布于东非和南非。在一些国家如扎伊尔和乌干达，二者有重叠分布。据 WHO 估计，共有约 6000 万人受感染威胁，每年新增病例仅 10% 得到诊断治疗。布氏锥虫引起的动物锥虫病还导致肉类、乳类及肥料和使役牲畜缺乏。因而锥虫病构成严重的公共卫生问题，成为流行区社会与经济发展显著的阻滞因素。据 WHO 报道，在流行区对非洲锥虫病持续的控制努力减少了急性病例的发生，2009 年报道的病例数在 50 年间第一次降到 10000 例以下，2014 年记录的病例数为 3796 例。冈比亚布氏锥虫病的主要传染源包括动物和人。与家居及野生环境的舌蝇接触者易感染，渔民、狩猎警察和其他进入舌蝇孳生地者尤易感。

克氏锥虫分布于中美洲及南美洲。贫困和恶劣的居住条件是导致流行的主要经济因素。据估计目前有 700 万~800 万人感染克氏锥虫，病例绝大多数在拉丁美洲，逾 2500 万人有感染风险；仅 2008 年一年即报道了 10000 余恰加斯病死亡病例。恰加斯病最初局限于南美和中美洲贫困的农村地区；过去 20 年在拉丁美洲由于多次防治运动，以及强制性的血库血源筛选，使恰加斯病的新发病例和疾病负担显著下降。

恰加斯病已成为全球性公共卫生问题。来自克氏锥虫流行国家的感染者移民至北美、欧洲和西太平洋地区，据估计拉丁美洲以外的克氏锥虫感染者逾 40 万人，其中美国受影响最大，占这部分患者总数的 3/4。仅在欧洲，发展至慢性恰加斯心脏病的患者据估计达 54000 例。

七、防治

早期治疗可缩短疗程，提高治愈率并降低死亡率，因而尽早确立病原诊断，及时化疗具有重要意义。本病的主要病原治疗药物有苏拉明、戊烷脒（羟乙基磺酸戊双脒）和硫砷嘧胺。近期研究表明口服抗疟药他非诺奎显示对布氏锥虫的杀灭活性

苏拉明钠（suramin sodium）是治疗该病应用最广泛的药物，为非金属有机化合物，对冈比亚布氏锥虫和罗得西亚布氏锥虫均有效，因不能通过血-脑屏障，用于病程早中期中枢神经系统受累之前。戊烷脒也不能通过血脑屏障，仅用于早期清除血液中原虫。硫砷嘧胺属有机砷剂，体外实验表明可抑制锥虫的多种酶和生物功能，可通过血脑屏障。

二氟甲基鸟氨酸（difluoromethylornithine，DFMO）是一种鸟氨酸脱羧酶抑制剂，锥虫暴露于

DFMO 可很快导致腐胺耗竭和精脒水平降低。该药可致细长型锥鞭毛体向粗短型转变，因而可抑制锥虫增殖。对于以硫砷嘧胺治疗反应不佳的患者较有价值。

治疗布氏锥虫常用治疗药物为合成硝基呋喃类的硝呋替莫（nifurtimox）和硝基咪唑类的苄硝唑（benznidazole），在急性感染阶段抑制虫血症可减低死亡率，而慢性期经化疗后仍有达半数的患者维持感染状态，因而慢性期较少进行病原治疗。别嘌醇（allopurinol）对动物实验感染显示较好疗效，且价廉无毒性，逐步成为化疗替代药物。巨结肠和巨食管症需予手术治疗。

锥虫病的预防与控制宜采取综合措施，包括媒介控制、人群治疗和持之以恒地进行媒介和动物、人群感染的监测。媒介控制措施主要包括杀虫剂应用和物理捕杀。预防感染的措施包括加强个人防护、穿长袖衣裤、使用驱避剂等。对可能暴露于舌蝇、锥蝽者，包括当地居民和外来人员如旅游者和短期工作人员，应进行必要的健康教育。预防用药可肌注戊烷脒，给予羟乙磺酸戊烷脒 50mg，每 6 个月 1 次。目前尚无可用疫苗。

（程　洋）

第三节　蓝氏贾第鞭毛虫

蓝氏贾第鞭毛虫（*Giardia lamblia* Stile，1915）亦称小肠贾第鞭毛虫（*G. intestinalis*）或十二指肠贾第鞭毛虫（*G. duodenalis*），简称贾第虫，属于双滴纲（Trepomonadea）、双滴目（Diplomonadida）、六鞭毛科（Hexamitidae）。该虫寄生于人的小肠，引起以腹泻及营养不良等症状为主的贾第虫病（giardiasis），是一种常见的人体肠道寄生虫病。因贾第虫病曾在国际旅游者中流行，故又称"旅游者腹泻"（traveler's diarrhea，backpackers' disease）。自 20 世纪 70 年代以来，贾第虫病在世界各地发生流行或暴发流行，已被列为危害人类健康的 10 种主要寄生虫病之一。近年来，贾第虫已被认为是一种机会致病性原虫，在艾滋病患者中常发现有贾第虫的合并感染，在同性恋人群中亦可互相传播，故本病的重要性已引起重视。饮用水被污染是造成该病流行和暴发的重要因素，故贾第虫病是一种水源性疾病（waterborne disease）。贾第虫可感染人和多种野生动物及家养动物，列入人兽共患寄生虫病。

一、简史

1681 年，荷兰学者 van Leeuwenhoek 首先在自己的粪便内发现贾第虫滋养体。1859 年，Lambl 从一例腹泻儿童的粪便中又发现此虫，并命名为 *Lamblia intestinalis*。1879 年，Grassi 发现贾第虫的包囊。Kunstler 于 1882 - 1883 年多次在蝌蚪体内发现该生物，并命名为 Giardia，第一次将贾第虫归类为一个属。1915 年，Stiles 为了纪念 Giard 和 Lambl 的发现，将此虫命名为蓝氏贾第鞭毛虫（*Giardia lamblia*）。1921 年，Faust 和 Wassell 在我国首次报道湖北武昌某医院 359 例患者贾第虫的感染率为 3.0%。1924 年，Kessel 等在我国首次报道了北京的贾第虫病患者。在新中国成立前，通过零星的流行病学调查，在我国的 14 个省（区、市）发现有贾第虫的感染。

二、形态

贾第虫生活史中有滋养体和包囊两个发育阶段。

1. 滋养体　如同纵切的半个倒置梨形（图 10-6），长 9 ~ 21μm，宽 5 ~ 15μm，厚 2 ~ 4μm。两侧对称，前端钝圆，后端尖细，腹面扁平，背面隆起。腹面前半部向内凹陷形成左右 2 个吸盘，1 对卵圆形的泡状细胞核位于吸盘底部，不含核仁。滋养体借吸盘吸附于肠黏膜上。虫体有 4 对鞭毛，均由位于两核间靠前端的基体（basal body）发出。活虫体借助鞭毛的摆动而作活泼运动。1 对尾鞭毛向虫体后方伸展，2 对侧鞭毛分别位于虫体两侧，1 对腹鞭毛位于虫体腹面。虫体有轴柱 1 对，纵贯虫体中部，将虫体分为均等的两半，不伸出体外。在轴柱的中部可见 2 个半月形的中体（median body）。无胞口，胞质内亦无食物泡，以渗透方式从体表吸收营养物质。

2. 包囊 椭圆形，长 8 ~ 14μm，宽 7 ~ 10μm，囊壁较厚，与虫体间有明显的间隙。碘液染色后呈棕黄色，未成熟包囊内含 2 个细胞核，成熟包囊有 4 个核，多偏于一端。囊内可见到鞭毛、丝状物及轴柱等（图 10 - 6）。

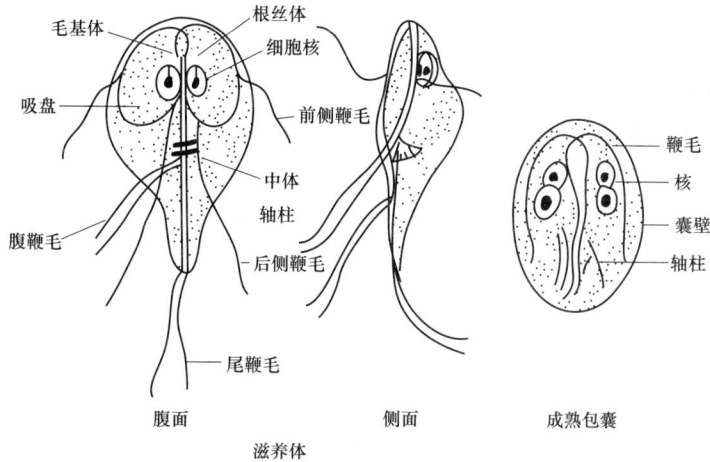

图 10 - 6　贾第虫滋养体与包囊

三、生活史

滋养体为营养繁殖阶段，成熟的四核包囊为传播阶段。人或动物摄入被包囊污染的食物或饮水而被感染。包囊在十二指肠内脱囊形成 2 个滋养体，后者寄生于小肠，主要是在十二指肠，借助吸盘吸附于小肠绒毛表面，通过体表摄取营养物质，以纵二分裂法进行繁殖。如果滋养体落入肠腔而随食物到达回肠下段或结肠腔后，滋养体则分泌囊壁形成包囊并随粪便排出体外。仓鼠实验感染后 3 周粪便中的包囊排出量达高峰。包囊在水中或凉爽环境中可存活数天甚至数月之久。一般在正常成形粪便中只能查到包囊，腹泻者的粪便中则可发现滋养体。据估计，在一次腹泻粪便中滋养体可超过 140 亿个，一次正常粪便中可有包囊 9 亿个。滋养体在外界环境中不能存活。

四、致病

人吞食 10 ~ 25 个贾第虫四核包囊即可引起感染。贾第虫滋养体通过吸盘吸附于小肠黏膜上，造成机械性刺激，至一定程度时可使肠道活动功能失常。

1. 致病机制 贾第虫滋养体对小肠黏膜的吸附作用主要通过两个机制：①机械性吸附：由 α - 、β - 贾第虫素等骨架结构蛋白构成腹吸盘周围的带状结构，其互为连接形成交联桥和微管，并与吸盘边缘的收缩蛋白组成可伸缩的器官，协助两根腹鞭毛摆动，使滋养体呈螺旋状运动并紧贴于空肠黏膜表面；在实验感染的小鼠空肠黏膜表面，凡有贾第虫寄生处均可见圆饼状的印记。②凝集素作用：贾第虫凝集素常以凝集素前体的形式存在于滋养体细胞内，当滋养体寄生于空肠黏膜表面时，滋养体表达的凝集素转运至其表面，在宿主小肠中蛋白酶的加工修饰下转变为具有生理功能的凝集素，通过与小肠黏膜表面可能存在的凝集素受体结合而加以吸附。由于大量虫体的覆盖和滋养体的分泌代谢产物对肠绒毛的化学性损伤，破坏了肠黏膜的吸收功能，使得维生素 B_{12} 吸收减少。

人体感染贾第虫后的临床表现多种多样，有些人仅为无症状的带虫者，而有些人则出现临床症状，甚至表现为严重的吸收不良综合征。小肠黏膜的病理组织学改变亦不相同，其原因尚不清楚。

2. 致病因素 贾第虫的致病性与虫株致病力、宿主的营养状况及免疫力等因素有关。

（1）虫株致病力 宿主感染贾第虫后的严重程度与虫株的毒力强弱密切相关，而毒力的强弱则与虫株的基因型有关。来源不同的虫株具有明显不同的致病力，如接受 ISR 株的 5 名志愿者无一人感染，而接受 GS 株的 10 名志愿者均获得感染，且其中 50% 感染者出现了临床症状。

（2）低丙球蛋白血症　在先天或后天低丙球蛋白血症者，由于免疫球蛋白水平下降，不仅对贾第虫易感，而且感染后可出现慢性腹泻和吸收不良等临床表现。IgA 缺乏是导致贾第虫病的主要因素，人群中约有 10% 的人缺乏 IgA，这些人对贾第虫易感染。胃肠道分泌型 IgA 可能与宿主清除体内的贾第虫有关。贾第虫滋养体能分泌降解 IgA 的蛋白酶，虫体因此可逃避宿主的免疫反应，从而在宿主小肠内寄生和繁殖。此外，胃酸缺乏患者对贾第虫也易感。免疫功能低下或艾滋病患者可发生贾第虫的严重感染。

（3）二糖酶缺乏　动物实验表明，在二糖酶水平降低时，贾第虫滋养体可直接损伤小鼠的肠黏膜细胞，导致小肠微绒毛变短、变平。在贾第虫病患者和动物模型体内，二糖酶均有不同程度的缺乏和活性降低，从而影响糖的吸收而引起高渗性腹泻。因此，二糖酶水平降低是导致宿主腹泻的主要原因之一。

3. 临床表现　免疫功能正常的健康人感染贾第虫后一般不出现临床症状，可仅有轻微的腹泻而成为带虫者。成人感染贾第虫后约有 13%（儿童约为 17%）成为带虫者。本病的潜伏期一般为 2 周左右，但长者可达 45 天。临床表现在感染后的不同时期有所不同，病程可分为以下 2 期。

（1）急性期　发病初期可有低热、寒战、头痛、厌食、上腹部及全身不适等症状，继之出现本病的典型症状。表现为暴发性大量恶臭水样泻，常见于清晨，伴有胃肠胀气、恶心、呕吐、中上腹部痉挛性疼痛，粪便内偶见黏液，但无脓血。部分患者急性期历时 3~4 天可自行消退，转变为无症状的带虫者。但儿童患者的病程可持续数月，表现为吸取不良、脂肪痢、体质虚弱和体重减轻等。

急性期需与急性阿米巴痢疾、细菌性痢疾、急性病毒性肠炎、食物中毒及由肠毒性大肠杆菌引起的"旅游者腹泻"相鉴别。当患者出现恶臭水样稀便、腹胀而粪内无黏液脓血等时，则提示可能为贾第虫病，应做进一步检查。

（2）慢性期　部分未得到及时治疗的患者可转变为慢性期，典型表现为周期性短时间排带黄色泡沫的恶臭稀便，泡沫漂在粪水中。可伴有消化不良、腹胀、腹痛、恶心、厌食、嗳气、返酸、体重减轻、便秘、神经衰弱、过敏性皮肤病等。

五、诊断

1. 病原学检查

（1）粪便检查　为最常用的检查方法，包括粪便直接涂片法和浓集法。在患者的不同病期，粪便内含有滋养体或包囊。通常在水样稀便中查找滋养体，在成形粪便中检查包囊。采集粪便标本时粪便应新鲜。

急性期粪便检查时，粪便呈水样或糊样，内含极易死亡而趋崩解的滋养体，取水样稀便进行生理盐水直接涂片，镜下可查到左右翻滚的梨形滋养体，但检查时应注意需用新鲜粪便，及时检查，冬季标本尚需注意保温。慢性期粪便检查一般用 2% 碘液直接涂片检查包囊，但为了提高包囊的检出率，常选用醛-醚沉淀法或 33% 硫酸锌漂浮法等浓集法检查包囊。由于感染者粪便中的包囊形成和排出具有间歇性的特点，故检查时以隔天粪检并连续检查 3 次以上为宜。对于进行流行病学调查时的大量标本，可先用 10% 甲醛溶液（福尔马林）或硫柳汞-碘-甲醛溶液固定，然后再进行检查。

虽然粪便涂片后显微镜检查是诊断贾第虫感染的金标准，但常规粪检费时且敏感性低，粪便检查的漏检率达 30%~50%，因此，在一次粪便检查结果阴性时，也不能排除贾第虫感染的可能性，应连续检查 2~3 天。

（2）十二指肠引流液检查　粪便检查多次阴性而临床上又不能完全排除本虫感染的病例可用此法，以提高检出率。

（3）肠内试验法（entero-test）　亦称为肠检胶囊法或拉线检查法，具体做法是让患者禁食后吞下一特制的装有尼龙线的胶囊，将线的游离端固定于口外侧皮肤上，吞下的胶囊在体内溶解后，尼龙线自动松开伸展，经 3~8 小时（或过夜）后到达十二指肠或空肠，含滋养体的肠液即黏附于尼龙线上。将线拉出后用戴胶皮手套的手指将尼龙线上的黏液捋在玻片上，镜检。本法较十二指肠引流液检查简便易行，患者易于接受，尤其是儿童，检出率也高，可替代十二指肠引流液检查。

（4）小肠黏膜活检 用内镜在小肠屈氏（Treitz）韧带附近摘取黏膜组织，可先压片初检，固定后用吉姆萨染色，肠上皮细胞呈粉红色，而贾第虫滋养体着紫色，借此可将二者区别开来。

此外，还有报道从胸腔引流液、腹水、胃镜活检标本中检出贾第虫滋养体。

2. 血清学检查 检测血清中的特异性 IgG 抗体可作为辅助诊断方法，主要有酶联免疫吸附试验、间接荧光抗体试验（IFAT）及对流免疫电泳等方法。IFAT 的血清抗体阳性率可达 81% ~ 97%。以抗贾第虫抗体用 ELISA 检测宿主粪便中的抗原，阳性率为 89.7%，特异性为 100%，从粪便中检测贾第虫抗原比从血清中检测抗体的敏感性和特异性均高，并具有疗效考核价值。

3. 分子生物学方法检查 应用 PCR 可检出 2pg 的贾第虫滋养体基因组 DNA 和低至 100μl 粪便标本中 10 个贾第虫。应用荧光素标记的寡核苷酸探针通过荧光原位杂交试验（FISH），只可检出有活力的贾第虫包囊。

六、流行

贾第虫呈世界性分布，多见于温带和热带地区，据 WHO 估计全世界贾第虫感染率为 1% ~ 20%，但与当地的经济条件和卫生状况密切相关。经济落后、卫生状况差、缺乏清洁饮用水的地区发病率较高，达 10% ~ 20%。在前苏联流行特别严重，在其他发达国家如美国、加拿大及澳大利亚等国也均有流行，发病人数亦有增加趋势。目前，世界上至少已报道了 325 次水源性原虫病的暴发，其中由贾第虫引起的有 132 次，占水源性原虫病暴发次数的 40.6%。

贾第虫在我国呈全国性分布，据 1988 - 1991 年对全国 30 个省市区 726 个县市的调查结果，全国贾第虫的感染率为 2.52%，其中以新疆的感染率最高（9.26%），其次为西藏（8.23%）和河南（7.17%）；估计全国的感染人数为 2 850 万。以涝坝水为饮用水的感染率最高（13.94%）。全国第 2 次人体寄生虫病调查时，上海、河南及新疆调查了人群的贾第虫感染情况，人体感染率分别为 0.24%、2.55% 及 3.94%。

1. 传染源 本病的传染源为粪便中含有贾第虫包囊的带虫者、患者及动物宿主，后者包括野生动物（如河狸、狼、美洲驼等）和家养动物（如猫、犬、牛、马、羊、鹿、猪等）。近年来在我国的犬、牛、绵羊、山羊、啮齿类宠物（仓鼠和毛丝鼠）、兔、貉、猕猴等动物均发现有贾第虫的感染。此外，牡蛎可对水中的隐孢子虫及贾第虫等起过滤作用，将这些病原体聚集在其体内，生食牡蛎有可能导致贾第虫病的暴发。因此，牡蛎等甲壳纲动物可作为贾第虫病间接的传染源。

2. 传播途径 贾第虫主要有以下几种传播方式。

（1）水源传播 饮用水被污染是造成本病流行和暴发的主要因素，故本病是一种水源性疾病。由于包囊能改变其形状，穿过孔径小于虫体直径的滤膜孔，因而在以过滤设备净化饮用水的自来水厂中，如对原水的处理不当，则可造成本病的暴发流行。原水水体可由感染贾第虫的啮齿动物如河狸的粪便所污染，而大量的哺乳动物均可作为本虫的保虫宿主，在温带地区的传播作用更大。

（2）食物传播 食物被食物制作、销售或管理者（带虫者）所污染。此外，生食或半生食蛤、贝类及牡蛎等水产动物也有可能感染贾第虫。

（3）"人－人"接触传播 主要见于小学、托儿所和家庭成员之间，是贾第虫病传播的另一种重要方式。在贫穷落后、人口过度拥挤、用水不足及饮水卫生条件差的地区较为普遍。

（4）性传播 近年来贾第虫病在同性恋者中流行的报告不断增多，同性恋者的肛交方式亦常导致包囊的间接"粪－口"传播，因此贾第虫病在欧美等国家也是一种性传播疾病。

（5）其他传播方式 包囊在蝇的消化道中可存活 24 小时，在蟑螂消化道内经 12 天仍有活力，提示昆虫在某些情况下可能成为传播媒介

3. 易感人群 任何年龄的人群对贾第虫均易感，尤其是儿童、年老体弱者、免疫功能缺陷

者、旅游者、男同性恋者、胃酸缺乏及胃切除的患者对贾第虫更易感染。

七、防治

1. 加强粪便管理，防止水源污染　水源污染是造成贾第虫病暴发流行最主要的原因，在有些地区本病的流行是因自来水管漏水后被下水道内的污水污染所引起的。因此，应加强人和动物宿主的粪便管理，防止污染水源，尤其应特别重视饮用水源的卫生。

2. 做好饮食卫生及个人卫生　饭前便后洗手，不吃生的蔬菜（若生食，应将蔬菜完全冲洗干净）和未洗净的水果。对艾滋病患者进行充分的洗手干预（便后、清洗排便的婴儿后、做饭与进食前及性生活前后充分洗手），可明显降低因贾第虫感染引起的腹泻。贾第虫包囊对外界环境有较强的抵抗力，除了 3% 苯酚和 2% 碘酒对包囊有较强的杀灭作用外，其他常用的消毒剂在标准浓度下对包囊并无杀灭作用；包囊在日用调味品（如酱油、醋）中的存活率也较高。包囊在温度较低的环境中抵抗力更强，在 4℃ 可存活 2 个月以上，在 -4℃ 保存 7 天仍有活性，在 37℃ 最多只能存活 4 天，但在 50℃ 或干燥环境中易死亡，在 64℃ 以上的水中则立即死亡。在粪便中包囊的活力可维持 10 天以上。

不生食或半生食蛤及贝类等水产动物，不喝生水；将水煮沸，可杀死水中可能含有的贾第虫包囊；消灭苍蝇和蟑螂等。对厨师、食品销售和供应人员应定期体检，发现有贾第虫感染者应及时治疗，带虫者不能从事饮食服务工作。托儿所内的玩具及尿布应定期消毒，防止贾第虫病在托儿所内流行。

3. 治疗　治疗本病的常用药物有甲硝唑（灭滴灵）、替硝唑及阿苯哒唑等，均有较好的疗效。甲硝唑为目前治疗本病的首选药物。包囊转阴率达 90% 以上。由于贾第虫是一种机会致病性原虫，艾滋病等免疫功能低下者合并本虫感染后常可危及患者生命，故对这些高危人群应特别重视贾第虫感染的预防性治疗。

（崔　晶　刘若丹）

第四节　阴道毛滴虫

阴道毛滴虫（*Trichomonas vaginalis* Donne，1837）是女性滴虫性阴道炎和尿道炎的病原体。男性泌尿生殖系统也可受染，感染后引起相应部位的炎症病变。由阴道毛滴虫感染引起的疾病多为性传播疾病。阴道鞭毛虫隶属于动鞭纲（Zoomastigophorea）的毛滴虫属（*Trichomonas*）。

一、简史

在 1936 年，Donne（1801 - 1878 年）在女性阴道分泌物和男性泌尿生殖道的分泌物中发现了一种原虫。当时虽然没有描述这种原虫的病理意义，但勾勒出了它的外观和大小，经过与雷恩大学动物学教授 Dujardin 商榷后，他把这种形态像滴虫的原虫命名为"*Trichomonas*"。后来柏林的原生动物学家 Ehrenberg，根据这种原虫在人体主要寄生在阴道的特征，将这种原虫命名为（*Trichomonas vaginalis* Donne，1837）。1916 年被确定为妇女滴虫性阴道炎的病原体。1957 年发现了有效的治疗药物甲硝唑（metronidazole）。1962 年临床首次报道阴道毛滴虫对甲硝唑具抗性，近年来毛滴虫对甲硝唑的抗性呈明显上升的趋势。

阴道毛滴虫所引起的阴道毛滴虫病是常见的性传播疾病之一，在全球各地均有分布，据 WHO 统计，全球每年约 1.8 亿人感染阴道毛滴虫，同时阴道毛滴虫的广泛流行还增加了 HIV 病毒和支原体的感染率。

二、形态与生活史

阴道毛滴虫的发育仅有滋养体期并无包囊期。活体呈无色透明状，有折光性，体态多变，活动力强。固定染色后呈椭圆形或梨形，体长约 30μm，宽 10 ~ 15μm。虫体有 4 根前鞭毛和 1 根后鞭毛。体外侧前 1/2 处有一波动膜，其外缘与向后延伸的后鞭毛相连。虫体借助鞭毛的摆动向前运动，以波动膜的波动作旋转式运动。1 个椭圆形的泡状细胞核位于虫体前端 1/3 处，核上缘有 5 颗排列成环状的基体，5 根鞭毛即由此发出。1 根纤细透明的轴柱由前向后纵贯虫体并于后端伸出体外。胞质内有深染的颗粒状物质，为本虫特有的氢化酶体（图 10 – 7）。

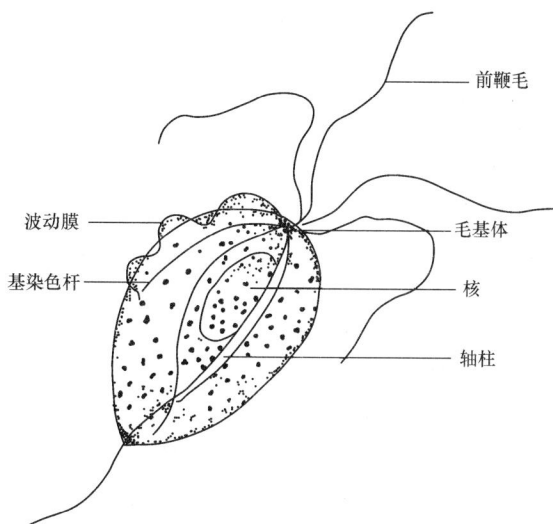

图 10 – 7　阴道毛滴虫

本虫生活史简单，滋养体主要寄生于女性阴道，尤以后穹隆多见，偶可侵入尿道。男性感染者一般寄生于尿道、前列腺，也可侵入睾丸、附睾及包皮下组织。虫体以二分裂法繁殖，滋养体既是繁殖阶段，又是感染和致病阶段。通过直接或间接接触方式在人群中传播。

三、致病

1. 临床表现　大多数女性感染者并无临床表现或症状不明显；有临床症状者，常见白带增多，外阴瘙痒或烧灼感。阴道内镜检查可见分泌物增多，呈灰黄色或乳白色，泡状，有异味。合并细菌感染时，白带呈脓液状或为粉红色黏液状。阴道壁可见弥散性黏膜充血和鲜红色的细胞核点状损害，或仅见片状充血或正常黏膜。多数病例，感染可累及尿道，患者出现尿频、尿急、尿痛等症状。少数病例可见膀胱炎。有学者认为宫颈肿瘤的发生与本虫感染有关。

在阴道式分娩过程中，婴儿可受到感染，感染部位主要见于呼吸道和眼结膜。男性感染者虽常呈无临床表现的带虫状态，但可导致配偶连续重复感染。在感染者尿道分泌物或精液内有时可查见虫体。当感染累及前列腺、储精囊，或高位输尿管时症状往往比较严重，出现尿痛、夜尿、前列腺肿大及触痛和附睾炎等症。尿道的稀薄分泌物内常含虫体。有学者认为阴道毛滴虫可吞噬精子，或因感染者分泌物增多影响精子活力，而导致男性不育症。

2. 致病机制　阴道毛滴虫的致病机制与虫体本身毒力以及宿主的生理状态有关。健康女性阴道内环境，因乳酸杆菌的作用而呈酸性（pH 3.8 ~ 4.4），借此抑制虫体和（或）细菌生长繁殖，此即阴道的自净作用。然而在滴虫寄生时，虫体消耗了阴道内的糖原，妨碍了乳酸杆菌酵解作用，降低了乳酸浓度，使得阴道内 pH 值由原来的酸性转为中性或碱性，从而破坏了"阴道自净作用"，使得滴虫得以大量繁殖并促进继发性细菌感染，造成阴道黏膜发生炎性病变。

体外实验结果表明，本虫对阴道上皮细胞的杀伤作用，系一种接触依赖性细胞病变效应（contact – dependent cytopathic effect）。业已证明，至少有 4 种毛滴虫表面蛋白参与该杀伤方式的细胞黏附过程。此外，虫体的鞭毛还可分泌细胞离散因子（cell – detaching factor），该因子能够促使体外培养的哺乳动物细胞离散。这种现象与临床观察到的阴道黏膜病变上皮细胞脱落相仿。由此认为，离散因子可能是阴道毛滴虫的毒力标志。另有实验研究表明，滴虫性阴道炎的临床症状还受到阴道内雌激素浓度的影响。雌激素浓度越高，临床症状越轻，反之亦然。其原因可能是β-雌二醇降低了细胞离散因子的活性。据国内学者陈文列等报道，本虫具有吞噬阴道上皮细胞的能力。

滴虫性阴道炎的主要病理组织学改变为阴道壁黏膜充血、水肿，上皮细胞变性脱落，白细胞浸润等。轻度感染者的阴道黏膜无异常改变。

四、诊断

取阴道后穹隆分泌物、尿液沉淀物或前列腺液，用生理盐水涂片法或涂片染色法（瑞氏或姬氏染色）镜检，若查得本虫滋养体即可确诊。也可采用培养法，将上述标本用肝浸液培养基或 Diamond 培养基在37℃下培养48小时镜检。

市售检测本虫抗原的免疫学诊断试剂盒，如酶免疫法（EIA）、直接荧光抗体试验（DFAT）和乳胶凝集试验（LA），以及 DNA 探针可用于本虫感染的辅助诊断。

五、流行

阴道毛滴虫呈全球性分布，我国的流行也很广泛，各地区和不同人群感染率不等。在美国，妇女感染者每年有200万~300万。本虫为性传播病原体，性工作者感染率尤高。目前我国卫生管理部门规定，婚前检查的10个项目中包括阴道滴虫的检查。导致流行的因素可有以下诸方面。传染源为滴虫性阴道炎患者和无症状带虫者，或为男性带虫者。传播途径包括直接传播和间接传播两种方式。前者主要通过性交传播，为主要的传播方式；后者系因使用公共浴池、浴具、公用游泳衣裤、马桶等。滋养体在外界环境中可保持较长时间的活力。在半干燥环境可存活14~20小时，在 -10℃ 至少存活7小时，在潮湿的毛巾、衣裤中可存活23小时，在40℃（相当浴池水温）水中存活102小时，2~3℃水中存65小时，普通肥皂水中存活45~150分钟。由此可见人体可通过间接方式获得感染。

六、防治

应及时治疗无症状的带虫者和患者以减少和控制传染源。夫妻或性伴侣即使一方感染，双方均应同时接受治疗才能根治。临床上常用的首选口服药物为甲硝唑（灭滴灵），亦可用替硝唑。局部可用乙酰胂胺（滴维净）或 1:5000 高锰酸钾溶液冲洗。注意个人卫生与经期卫生。不使用公用游泳衣裤和浴具。在公共浴室，提倡使用淋浴。慎用公共马桶。

（靳　静）

第五节　蠊缨滴虫

蠊缨滴虫（*Lophomomas blattarum* Stein，1860）属于副基体门（Parabasala）、动鞭毛纲（Zoomastigophorea）、超鞭毛目（Hypermastigida）、缨滴虫科（Lophomonadae），主要寄生在白蚁及蜚蠊肠道的单细胞原虫，可侵袭人体的呼吸系统，引起肺部及上呼吸道感染。该虫发现时间较短，部分病例报道时未定种，统称为超鞭毛虫（*Hypermastigote*）。蠊缨滴虫所致感染是一种新发的尚未完全认识的机会性感染寄生虫病。

一、简史

蠊缨滴虫在1860年首次被美国科学家 S. Stein 所描述，并从蟑螂的小肠中分离出来。1911年和1926年，Kessel 和 Beams 首次使用光镜识别了它的形态特征；Beams 在 20 世纪 60 年代又进一步通过电镜确认了其超微结构和各种细胞器。我国最早于1992年，陈树鑫等在一例外周血嗜酸粒细胞增高患者的痰液涂片中发现前端长有一簇长纤毛的细胞，且纤毛不停地摆动。根据光镜下观察得到的形态特征，作者将这一活动的细胞确定为"蠊缨滴虫"，将患者确诊为"蠊缨滴虫肺部感染"，并提出"肺蠊缨滴虫"这一病原感染诊断的命名。至今国内累计报道病例数 100 多例，有增多的趋势。

二、形态

在生理盐水涂片中，活虫体多是圆形、椭圆形或梨形，半透明，大小不一，长 10～45μm，宽 12～20μm。细胞核大而明显。一端有成簇鞭毛，鞭毛不停地快速摆动，使虫体沿其纵轴向前旋转或翻滚运动，或左右摆动前进。

涂片标本经瑞氏（姬氏）染色或复合染色后用油镜观察（图 10－8a），可见虫体多为椭圆形或梨形，胞浆呈紫红色，核为紫褐色、泡状，位于虫体靠前位置。虫前端外侧有成簇鞭毛，深紫红色，约 40～80 根，环状排列，长 5～18μm，长度小于虫体直径，若固定染色不当，虫体可缩小变形，增加鉴定难度。

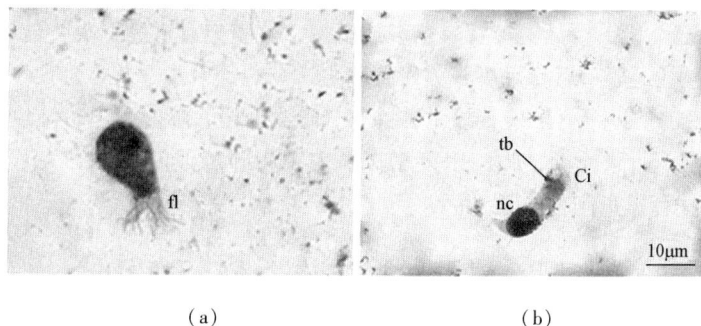

（a）　　　　　　　　　（b）

图 10－8　Giemsa 染色

（a）蠊缨滴虫：虫体前端不规则长鞭毛（fl），核不明显；（b）气道纤毛柱状上皮细胞：细胞游离缘（tb）有整齐的短纤毛（ci），核（nc）近底部

蠊缨滴虫在湿涂片镜下观察时最易与气道纤毛上皮细胞混淆（图 10－8b）。脱落的纤毛上皮细胞在一定时间内仍然能保持一定的活力，细胞顶部的纤毛摆动可推动细胞运动，极易被误诊为蠊缨滴虫。

三、生活史

生活史过程尚未十分明了。原虫以纵二分裂繁殖，可形成包囊。当虫体发育进入囊前期时，轴柱通常被吸收。蠊缨滴虫寄生在蜚蠊或白蚁肠道内，包囊可随宿主消化道的分泌物或排泄物排出，污染食物、衣物及器物等，误食后经咽部进入人体呼吸道或排泄物干燥悬浮于空气粉尘中被吸入呼吸道，也可在咽部、上颌窦、腹腔和泌尿生殖系统寄生。

四、致病

致病机制尚未明确，致病作用与吸入包囊的数量、活力和虫体侵犯部位以及人体免疫力等因素有关。接受器官移植患者、艾滋病患者、患慢性基础疾病老年人等免疫功能低下者为蠊缨滴虫主要的易感人群。长期使用抗生素，导致体内正常菌群失调，也是易感染该虫的重要因素。呼吸系统感染患者多有发热，一般为低热，体温 38～39℃；有胸闷、胸痛、气急、心慌气短等症状，可伴有全身乏力，重者可发生呼吸困难；咳嗽、咳痰，多为白色黏痰或黄脓痰；也可因机体超敏反应导致哮喘；听诊时呼吸音粗，双下肺可闻及大量湿啰音或细湿啰音、哮鸣音，也有呼吸音减弱甚至消失者；X 线胸片提示双肺局限性炎症渗出阴影。上颌窦感染者上颌窦区疼痛，无明显的流涕与鼻塞；窦内充满糊状暗褐色干酪样物、窦壁黏膜肥厚、窦口呈不完全堵塞状。泌尿系感染者有尿道内不适感，偶有赤痒赤痛，无明显尿频尿急。宫腔感染有停经、下腹坠痛及阴道出血。

一般抗生素治疗效果有限，联用或单用甲硝唑或替硝唑行局部或全身用药后起效明显。

五、诊断

1. 病原学检查 经纤维支气管镜刷检及肺泡灌洗液的涂片镜检是简单、有效的确诊方法，但痰液涂片镜检仍是普通基层医院最常用的检查措施。常用检查方法是生理盐水湿涂片或经瑞氏或姬氏染色后，在显微镜下找到蠊缨滴虫即可确诊。取材除痰液和支气管肺泡灌洗液外，咽拭子、支气管镜检查取可疑组织或分泌物、腹水、宫腔内组织或病变部位组织等亦可。目前在患者血液、尿液、粪便中均未发现蠊缨滴虫。干燥后虫体很快死亡，死亡虫体易与纤毛柱状上皮混淆，所以应注意标本及时送检、保温、避光等。

2. 血液检查 多数患者外周血白细胞总数升高，中性粒细胞比例升高，淋巴细胞比例下降，约 1/3 病例外周血嗜酸粒细胞增多，可有总 IgE 水平升高；蠊缨滴虫感染的肾移植患者外周血淋巴细胞计数明显减少。

3. 支气管镜检查 镜下可见支气管口狭窄或阻塞，黏膜充血水肿，炎性改变。在支气管腔内可见成团的黏性分泌物，取材后涂片可查获蠊缨滴虫。

4. 影像学检查 X 线片及 CT 检查显示肺部支气管影增粗、肺泡渗出、肺纹理增强，可有散在的大小不等斑片状影，边缘模糊，肺门密度增高，表现为肺炎或间质性肺炎样改变，或肺脓肿、胸腔积液、中心支气管扩张伴感染等。

六、流行

到目前为止，国内外报道的蠊缨滴虫病病例多在中国。国外近几年有秘鲁、西班牙、土耳其报道了该病，2016 年伊朗报道第一例由蠊缨滴虫感染引起的鼻窦炎。我国自首次报道了人体感染蠊缨滴虫病例后，广东、山东、安徽、浙江、江苏、河北、湖南、新疆、上海、天津和重庆等十余省（自治区、市）陆续有人感染蠊缨滴虫的病例报道，至 2005 年全国共报道 15 例，2006 - 2010 年又报道了 78 例，至今国内累计报道 100 多例，其中呼吸系统感染占总报道例数 90% 以上，但也有鼻窦、泌尿系统及宫腔内感染的报道，呈现增多的趋势。无暴发性流行报道。

蠊缨滴虫通常寄生在蜚蠊和白蚁的肠道内，在目前文献中尚未有感染其他动物的报道，也未见人与人之间互相传播的报道。1980 年，调查从美国纽约中产阶层家庭采集的德国小蠊，蠊缨滴虫感染率达 47.62%；2015 年，武汉市检查了 110 只美洲大蠊，其蠊缨滴虫感染率为 40.0%。我国大部分地区位于亚热带和温带，适于蟑螂、白蚁孳生，因而蠊缨滴虫分布地区较广。目前所报道的病例均为散发，但绝大部分发生在长江以南，应与南方地区温暖潮湿，全年都适宜蟑螂、白蚁生长繁殖，增加了感染机会有关。

七、防治

目前，临床上治疗蠊缨滴虫感染的常用药物为甲硝唑和替硝唑。确诊后症状较轻者可静脉滴注或口服甲硝唑，病情严重者常合并其他病原体的感染，此时单纯甲硝唑用药治疗效果不佳，需灌洗支气管和肺泡，再辅以甲硝唑局部用药治疗，可有效清除虫体及其分泌物。因呼吸衰竭而不能行灌洗者，可加用氯喹。甲硝唑和替硝唑治疗无效病例，可改用吡喹酮进行治疗。本病预后良好，诊治过程要重视结合患者是否所处寄生虫感染流行区域、居住环境条件及生活饮食习惯等综合分析。

蠊缨滴虫的感染方式是通过蟑螂的排泄物污染食物、衣物或器具后经咽进入人体呼吸道或排泄物干燥后悬浮于粉尘中进入呼吸道所致，在清理被蟑螂污染的水槽橱柜等处或接触被蟑螂污染的器物时，要注意做好自身防护，避免因接触了被污染的衣物和粉尘而患病；讲究居住卫生，定期清理，定期灭蟑螂；政府要重视人居环境卫生管理，改善过于潮湿及卫生条件差地区的生活质量，加强对供水系统和食品生产环境卫生的监管。

（李艳文）

第六节 其他毛滴虫

一、人毛滴虫

人毛滴虫［*Trichomonas hominis*（Davaine，1860）Leuchart，1879］亦称人五毛滴虫［*Pentatrichomonas hominis*（Davaine，1860）Wenricht，1931］，分类地位同阴道毛滴虫，为世界性分布，以热带和亚热带地区较为常见。滋养体寄生于人体盲肠和结肠，引起以消化道功能紊乱（腹泻）为主要临床表现的人毛滴虫病。

Davine 于 1854 年首次发现，于 1860 年对其进行了描述并命名人毛滴虫；1968 年 Wenrish 首先提出了人毛滴虫有 5 根前鞭毛；Flick 等在 1978 年通过光镜观察，认为只有 90% 左右虫体是有 5 根前鞭毛；1994 年国内学者杜之鸣等经对人毛滴虫的超微结构的观察，提出前鞭毛是以 "4 + 1" 模式排列的 5 根鞭毛。

人毛滴虫滋养体呈椭圆形或梨形，形似阴道毛滴虫，大小为（5 ~ 14）μm ×（7 ~ 10）μm。具有 5 根前鞭毛和 1 根后鞭毛，鞭毛起源于基体；后鞭毛附着于波动膜的外缘，从前端向后延伸，末端游离于虫体后端；波动膜借助内侧一弯曲、薄杆状的肋与虫体相连，波动膜与肋也起源于基体，与虫体等长。波动膜特点是一个重要的鉴别特征。虫体前端靠近基体处有 1 个细胞核，核内染色质分布不均匀，核仁小，居中。轴柱起源于虫体前端，纵贯虫体，从后端伸出，末端尖。胞质内含有食物泡和细菌。波动膜使虫体旋转运动，前鞭毛作为推动力，致滋养体运动活跃，但无方向性。

生活史中只有滋养体期而无包囊期。滋养体既是致病期也是传播期。滋养体寄生在肠道，多见于盲肠、结肠内，以纵二分裂方式进行繁殖，随粪便排出体外。滋养体在外界有一定抵抗力，室温下能够在粪便中存活 8 天，在土壤中能生存 7 天左右。感染途径为粪 - 口传播，误食被滋养体污染食物、蔬菜瓜果和水均可感染。也可经蝇类机械性传播。保虫宿主有犬、猫、小鼠和其他啮齿类动物。

目前尚无明确的证据表明人毛滴虫对人体有致病作用。但腹泻患者中，该虫感染率明显高于健康人群几倍甚至十多倍，采用抗人毛滴虫的药物治疗有效，提示人毛滴虫与腹泻有一定的关系。有研究显示该虫对幼儿及儿童可能单独致病，而成人多与病原菌协同致病或因机体抵抗力降低而致病。致病机制认为与人毛滴虫活动迅速，其鞭毛、波动膜和轴柱等运动细胞器对肠黏膜机械刺激引起腺体分泌亢进有关。研究中还发现在虫体吞噬过程中，当初级溶酶体与正在形成又尚未完全封闭的食物泡融合时，可将溶酶体酶泄漏到胞外。而当有大量虫体吞噬活动活跃或死亡时，可能漏出大量的溶酶体酶，使宿主肠道黏膜细胞受损，出现肠道炎症、腹痛、腹泻等症状。

人毛滴虫感染主要引起胃肠道症状，最常见临床表现为腹痛、腹泻、糊状便、水样便、黏液便、里急后重和粪便混有少量血液，多数患者排便每日 2 ~ 6 次，也有腹泻便秘交替者，病程长者症状时轻时重，自发缓解与加重交替出现，也可出现发热、食欲差、腹胀、恶心、呕吐、便秘和肠鸣音亢进等症状。少数仅有腹痛，无腹泻，易误诊为其他腹痛性疾病。近年国内陆续报道人毛滴虫除引起感染性腹泻外，还可移行至胆道、肝、膈下、腹腔等，造成严重感染。

对于腹泻患者疑似人毛滴虫感染时，生理盐水涂片法或涂片染色法从粪便中检出滋养体可确诊。粪便要新鲜、及时检查、冬天注意保温。涂片法易漏诊，采用培养法可提高检出率。常用 Boeck 及 Drbahlav 培养基，其他培养溶组织内阿米巴的培养基也可使用。

人毛滴虫呈世界性分布，以热带和亚热带地区常见，尤其是卫生条件较差的国家和地区较多

见。无暴发性流行报道。发病可见于一年四季，无季节流行性。各地感染率不等。我国 1998 ～
1992 年调查结果表明，全国平均感染率为 0.33%，估计全国感染人数为 25 万～49 万。全国共有
14 个省（自治区、市）查到本虫感染，其中青海最高（1.132%），其次是福建（0.498%），新
疆、河北、广西感染率也较高。陈豪等（2002 年）对福州地区 3 116 例腹泻患者的粪便样本检查
结果显示平均感染率为 0.61%，其中，0～5 岁组感染率最高达 2.91%，其次是 5～10 岁组
为 1.96%。

常用治疗药物为甲硝唑、替硝唑以及奥硝唑。另外，卡巴肿、吐根碱、喹碘仿、阿的平及中
药雷丸等也有较好的疗效。

预防人毛滴虫感染主要为注意饮食卫生和个人卫生，不食用不洁食物，不饮生水，勤洗手；
普查普治，控制传染源；加强粪便管理，避免人毛滴虫污染食物及饮水；灭蝇；积极开展医疗卫
生宣传教育，提高医务工作者对本病的认识及人们的防病意识。

二、口腔毛滴虫

口腔毛滴虫 ［*Trichomonas tenax*（Müller，1773）Dobeil，1939］，同种异名有 *Trichomonas buccalis* Goodey，1917，*Trichomonas elongate* Stoinberg，1862，分类地位同阴道毛滴虫。1773 年，
Müller 将取材于牙齿的样品接种在培养基内培养 4 天后首先发现的。口腔毛滴虫寄生人体口腔，
定居于牙垢、龋齿的蛀穴、齿龈脓溢袋和扁桃体隐窝内，常与齿槽化脓同时存在。

生活史中仅有滋养体期，外形与阴道毛滴虫相似，呈梨形，大小为（4～13）μm ×（2～9）μm。
有 4 根前鞭毛，常分为两组，每组有 2 根长度几乎相等的鞭毛，而 2 组间鞭毛长度略有差异；1 根
后鞭毛，附着于波动膜边缘，末端不游离。波动膜长约为虫体大半，稍长于阴道毛滴虫；细胞核
1 个，位于体前中央部，核内染色质粒丰富、深染；轴柱较纤细，从前端向后延伸出虫体外。有
时还可见食物泡颗粒。

口腔毛滴虫在口腔内以食物残渣、上皮细胞和细菌为食，纵二分裂法繁殖。滋养体在外界有
较强抵抗力，室温下可活 3～6 天。接吻是口腔毛滴虫的主要传播方式，也可以通过餐具、饮水、
飞沫等间接传播。

口腔毛滴虫是否有致病力尚无定论。一般认为口腔毛滴虫为口腔共栖原虫。但亦有文献报道，
患牙龈炎、牙周炎、单纯龋齿、冠周炎等疾病者，该虫感染率和感染度均明显高于口腔健康者，
似有一定致病作用。口腔毛滴虫可由口腔咽部侵犯呼吸道蔓延到肺，但仅有少数病例报道，且报
道的病例中同时存在着癌症、慢性肺病、免疫抑制等基础病。口腔毛滴虫可能通过吸入或直接下
行至呼吸道及肺部，当机体免疫功能降低，即使感染少量虫体也能引起繁殖，达到一定数量时，
气管、支气管可能发生黏膜充血、水肿等炎症反应；合并细菌感染时，可使气管、肺部、胸膜损
害更加严重，临床上出现咳嗽、胸痛、高热、呼吸困难等呼吸道症状和体征。

诊断口腔毛滴虫感染可用涂片法和培养法。用消毒探针或刮匙取齿龈沟内分泌物、牙缝间或
龋齿洞内、病灶内及其附近的牙垢或渗出物，作生理盐水涂片，加盖镜检。镜下可见有鞭毛和波
动膜摆动，运动活跃的滋养体，即可诊断，但要注意及时检查和保温。该虫易于培养，检出率高，
培养基可选择 Noguchi 与 Ohira 腹水、Loche 液、LES、洛克氏液琼脂血清 LAS 或者生理盐水。培养
条件要求 pH 6.4 左右，培养温度 35℃ 左右，培养后直接涂片找活动滋养体，观察时间应在 1 小时
内，因为随时间推迟，活动虫体数逐渐减少。

人毛滴虫呈世界性分布。接吻是本虫的直接传播方式，也可借飞沫或污染的食物、餐具间接
传播。尚未对该虫进行全国性流行病学调查，但 10 个省（自治区）的调查资料显示，平均感染
率为 17.4%，其中口腔门诊患者平均感染率为 26.3%。口腔毛滴虫流行与地区、口腔卫生、年龄
等因素有关，口腔卫生良好者感染率要明显低于口腔卫生差者；农村感染率高于城市；在各年龄
组中，30 岁以上组阳性率明显偏高。

常用治疗药物为甲硝唑、替硝唑以及奥硝唑。合并细菌感染者，同时应用抗生素。用甲硝唑
治疗肺口腔毛滴虫病也有良好效果。

本病应重在预防，最有效方法是保持口腔卫生，广泛宣传口腔保健，定期进行超声洁治，清除牙垢、菌斑、牙结石及食物残渣，及时治疗龋齿等疾患，同时也要注意饮食卫生和个人卫生。

三、脆弱双核阿米巴

脆弱双核阿米巴（*Dientamoeba fragilis* Jepps & Dobeel，1918）呈世界分布，为寄生盲肠、结肠的阿米巴型鞭毛虫。迄今只发现无鞭毛的滋养体期，其结构及抗原特性均符合鞭毛虫的特征，与滴虫关系密切，很可能是失去鞭毛的滴虫，故列入毛滴虫科，分类地位同阴道毛滴虫。受染者可表现腹痛、腹泻、粪便带血或黏液，恶心、呕吐等临床症状。

脆弱双核阿米巴在 1909 年首先由 Wenyon 发现，但直至 1918 年才由 Jepps 及 Dobeel 提出并给予详细描述，命名为阿米巴。但后续的种系发生学和形态学研究证实该虫是一种毛滴虫，因此确定为毛滴虫，但按动物命名法规定则需要保留其原名。1958 年以前脆弱双核阿米巴感染国内仅发现数例。原因是在新鲜粪便盐水直接涂片中，该虫极易与白细胞混淆，且对低温敏感，在 4℃ 1 小时，原虫量减少近一半。注意检查时的操作和鉴别能力提高后，检出率随之大大提高。

脆弱双核阿米巴仅见滋养体期（图 10 - 9），包囊是否存在还未确定。滋养体为多形性，呈阿米巴样，直径 3 ~ 18μm，一般 7 ~ 12μm。在新鲜粪便中运动活跃，内质、外质清晰，具有透明叶状伪足，伪足边缘呈锯齿状，可见细胞核。在染色标本中二个核明显可见，无核周染色质粒，核仁比较大，核仁多由 4 ~ 8 颗染色质粒组成，一般为对称排列；在适宜染色标本中两核之间可见核外纺锤体。食物泡中含有吞噬的细菌和酵母，可能分布在整个细胞质中。在排出的新鲜粪便标本内，滋养体运动十分活跃，但遇冷后很快变成圆形。

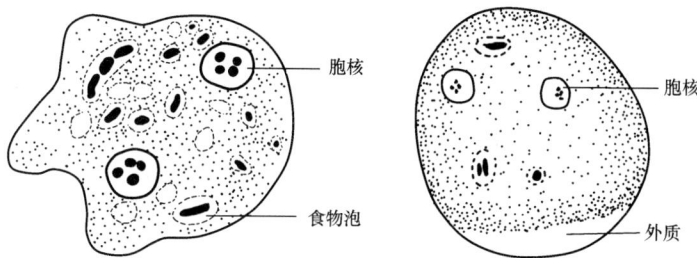

图 10 - 9 脆弱双核阿米巴滋养体

生活史至今尚未完全阐明。滋养体寄居于盲肠和结肠黏膜陷窝内，进行二分裂繁殖。因滋养体不能抵抗宿主上消化道的消化液，故不能直接经口感染。有学者推测此虫可能通过滋养体与其他蠕虫卵（蛲虫、蛔虫等）或幼虫携带而经口感染。近年，Munasingher 等在脆弱双核阿米巴感染的大鼠和小鼠体内查见包囊，认为其生活史可能经粪 - 口途径传播。

至今脆弱双核阿米巴致病性仍存在争议，致病机制亦不明确。大部分为无症状带虫者。15% ~ 27% 受染者出现临床症状，主要有腹痛、腹泻、粪便带血或黏液、恶心、呕吐等，也可有肛门瘙痒、胃肠胀气、食欲缺乏等表现。常以慢性期症状为主，腹泻持续时间久，每日 2 ~ 3 次为多，以半成形糊状便为主，可持续 1 ~ 2 年。Yakoob 等在 3.5% 的肠易激综合征（IBS）患者体内检测到脆弱双核阿米巴，认为该虫感染是 IBS 的致病因子之一。

可采用粪便涂片镜检滋养体确诊，方法有生理盐水涂片法、蒸馏水涂片法、铁苏木素染色法以及培养法等。因滋养体在外界存活时间短，检查时需注意：粪便标本力求新鲜，标本放置过久虫体多不活动，形态发生变化，死亡虫体自行裂解，制片染色也不易辨认；该虫对低温敏感，粪便标本不宜放置冰箱；凡长期腹泻、粪便半成形或糊状，疑为本病者，应多次采新鲜粪便重复镜检或转接培养基进行培养。在粪便标本直接涂片检查时，需注意与其他肠道阿米巴、白细胞、人体酵母菌及人芽囊原虫相鉴别。PCR 等分子生物学方法检查新鲜粪便中的虫体，也是一种快速、敏感、特异的方法。

脆弱双核阿米巴感染呈世界性分布。国外报道的感染率差异很大，为 0.3% ~ 52.2%。国内江苏、浙江、山东、台湾和北京等省（市）有千余病历报道。较差的生活环境会增加感染概率，一些特殊人群，比如智力低下人群以及精神病患者感染率比较高。脆弱双核阿米巴主要宿主是人，灵长类动物如黑猩猩、狒狒等也可是本虫宿主。

通过采用治疗感染者、注意个人饮食卫生和饮水卫生等措施来预防脆弱双核阿米巴感染，治疗可选用双碘喹啉、巴龙霉素或甲硝唑。

（李艳文）

第七节　耐格里属阿米巴

一、简史

1961 年，人类首例阿米巴性脑膜脑炎由澳大利亚报道，后来提出病原体为耐格里属阿米巴。耐格里属阿米巴已报道的有 7 种，对人类致病的仅有福氏耐格里阿米巴（*Naegleria fowleri* Gater，1970）。在免疫功能正常的儿童、青少年和成人中可引起快速恶化和致死性的原发性阿米巴性脑膜脑炎（primary amoebic meningoencephalitis，PAM）。

二、形态

滋养体分为阿米巴型滋养体（amoeboid trophozoite）和鞭毛型滋养体（flagellated trophozoite）两种类型。阿米巴型滋养体虫体细长，呈椭圆形或狭长形，直径 10～35μm，一般约 15μm。虫体一端有一圆形或钝性的伪足，运动活泼，另一端有一指状的伪尾区。染色后，可见滋养体内有一泡状核，直径约为 3μm，正中有一大而致密的核仁，核膜与核仁之间有明显的晕圈。胞质呈颗粒状，内含数个空泡、收缩泡和食物泡，侵入组织的滋养体可见含有吞噬的红细胞（图 10－10）。若将滋养体置 37℃蒸馏水中或在 27～37℃条件下培养，滋养体在 20 小时内可变成梨形的鞭毛型滋养体。鞭毛型滋养体直径为 10～15μm，核位于前端较狭窄部位，一端有 2～9 根鞭毛伸出。此型虫体维持时间短暂，往往在 24 小时后又转变为阿米巴型。鞭毛型滋养体运动活泼，但不取食、不分裂，亦不直接形成包囊。扫描电镜下见滋养体表面不规则，有皱褶，并具多个吸盘状结构。此结构与虫体的毒力、侵袭力和吞噬力有关。鞭毛型与阿米巴型可以互变（双态营养型，trophic dimorphism），但只有阿米巴型直接形成包囊。滋养体在 37℃时增殖快，

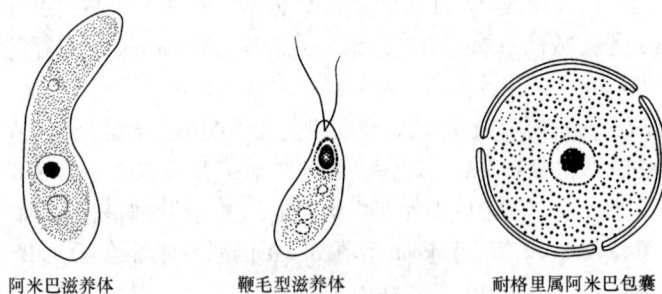

阿米巴滋养体　　鞭毛型滋养体　　耐格里属阿米巴包囊

图 10－10　耐格里属阿米巴滋养体和包囊

以二分裂方式繁殖。包囊呈圆形，直径为 7～10μm，光滑的囊壁上有微孔存在，胞核为单核，核的形态与滋养体的核相似。滋养体在组织内不成囊，多在外界环境中形成。

三、生活史

耐格里属阿米巴滋养体接触到水，就可暂时性地转变为 2～9 根鞭毛的鞭毛型滋养体。在不利环境压力下，滋养体可形成包囊，耐受长期脱水等情况。滋养体可穿入鼻黏膜沿嗅神经迁移入脑

组织，引起病变。在脑组织可以检出滋养体却无包囊（图 10－11）。

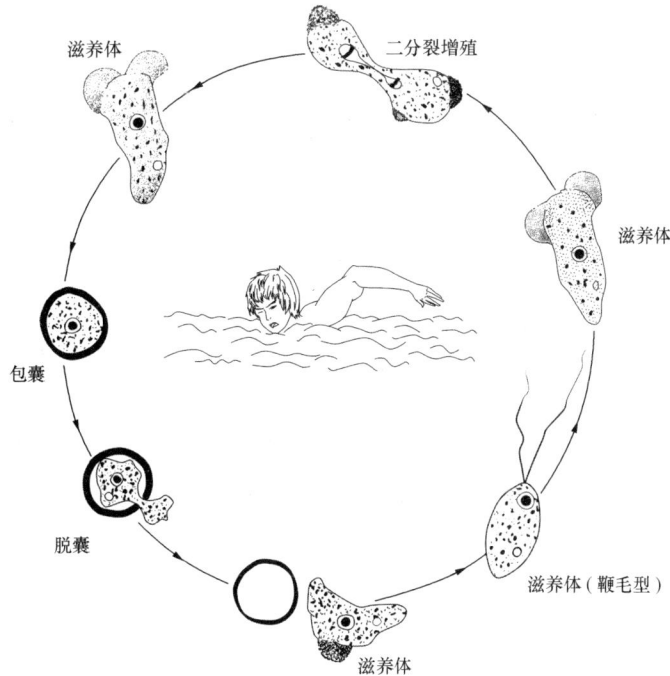

图 10－11　耐格里属阿米巴生活史示意图

四、致病

当人在受污染的水中游泳、嬉戏、洗鼻孔时，水中鞭毛型阿米巴滋养体或包囊均可侵入鼻黏膜，在鼻内增殖后沿嗅神经上行，穿过筛板进入颅内增殖，病变多见于脑皮质表面和基底部，引起脑组织损伤，导致 PAM。PAM 是一种突发的急性中枢神经系统疾病，感染者一般经过 5～8 天的潜伏期后出现症状，病程持续 1～6 天，发病急，迅速恶化。早期可出现味觉和嗅觉异常，突然高热，持续性单颞或双颞疼痛，伴恶心、呕吐等，1～2 天后出现脑水肿征象，迅速转入瘫痪、谵妄、昏迷等症状，伴有脑膜刺激征，后期会出现畏光现象。患者常在 1 周内由于大脑出现严重水肿，导致心搏、呼吸停止而死亡。临床症状与急性细菌性脑膜炎相同，与化脓性脑膜炎相似，但在培养中无细菌生长。病理组织学检查结果显示以急性脑膜炎和浅层坏死出血性脑炎为特征，滋养体周围常有大量炎症细胞浸润，以中性粒细胞为主，少数为嗜酸性粒细胞、单核细胞或淋巴细胞，甚至有小脓肿形成。宿主组织中仅见滋养体而无包囊。PAM 多见于健康儿童与青壮年，有在淡水湖、河流、池塘、游泳池或温泉水中游泳、戏水等既往史。本病是一种急性、迅速致死性疾病，预后差，死亡率高。

五、诊断

1. 询问病史　询问病史对诊断有重要启示。耐格里属阿米巴性脑膜脑炎患者，在神经刺激症状出现前 2～6 天，有在停滞不流动的水池或温泉中游泳、嬉水史。

2. 病原学检查　主要采用脑脊液（CSF）穿刺检查，穿刺液常呈血性，可见活动的阿米巴滋养体；白细胞数早期降低，后期升高，以中性粒细胞为主，但无细菌；蛋白质含量升高而葡萄糖含量正常或降低。也可将低速离心（150～250g）后的脑脊液或尸检后的组织接种在无营养琼脂平板上，加大肠埃希菌菌液，置 37～42℃培养，24 小时后，在倒置显微镜下观察有无滋养体或包囊。也可经组织培养和动物接种查见阿米巴。

3. 辅助诊断　一般而言，用血清学方法无法作出早期诊断，因为大多数患者在检测到抗体前就已死亡。但用间接免疫荧光在组织切片中可检测到滋养体。也可用聚合酶链反应（PCR）技术检测患者分泌物中的阿米巴 DNA 或用 DNA 探针进行诊断。

六、流行

耐格里属阿米巴普遍存在于自然界的水体（淡水湖、池塘、河流、温泉等）、尘埃、土壤及腐败植物中，尤以在淡水中孳生为主。耐格里属阿米巴属于嗜热虫株，在温度高的环境下（40~45℃）滋养体以有丝分裂方式迅速繁殖。夏季为易感染季节，感染人群以儿童和青年人为主。

七、防治

由耐格里属阿米巴引起的 PAM 是一种急性、致命性的脑膜脑炎，死亡率极高，幸存者甚少。对早期确诊的原发性阿米巴脑膜脑炎患者，可选用两性霉素 B 静脉给药，缓解临床症状。一般建议同时使用磺胺嘧啶，也有口服利福平治愈的报道。但总体死亡率仍在 95%~98%。

为预防感染这类致病性自由生活阿米巴，应尽量避免在停滞的、不流动的河水或温泉中游泳、洗浴、嬉水，或应避免鼻腔接触水。应对游泳池等水体进行氯气消毒。对经常游泳的健康青少年应重点监视，发现患者早期诊断和及时治疗。加强宣传教育，尽量注意做到不要到消毒不彻底的场所游泳，避免在炎热的夏季潜入到水中，尽量避免让水溅入鼻腔。

（张紫芳）

第十一章 孢 子 虫

第一节 疟 原 虫

疟原虫（*Plasmodium*）属于球虫纲（Coccidea）、血孢目（Haemosporida）、疟原虫科（Plasmo-diidae），是脊椎动物红细胞内寄生虫。已发现的疟原虫有 200 多种，大多数寄生在人和多种哺乳动物，少数寄生在鸟类和爬行动物。该虫引起的疟疾（malaria）是世界范围内极为重要的虫媒传染病。该病主要因生媒介按蚊叮咬所致，临床上主要表现为疟疾发作、贫血、脾肿大等，可因重症疟疾而致死亡。

因疟原虫有严格的宿主特异性，极少数种类可以同时寄生于近缘宿主。传统上认为寄生人体的疟原虫有 4 种，即间日疟原虫（*P. vivax* Grassi and Feletti，1890）、恶性疟原虫（*P. falciparum* Welch，1897）、三日疟原虫（*P. malariae* Laveran，1881）和卵形疟原虫（*P. ovale* Stephens，1922）。此外，吼猴疟原虫（*P. simium*）、食蟹猴疟原虫（*P. cynomolgi*）、许氏疟原虫（*P. schwetzi*）、猪尾猴疟原虫（*P. inui*）等灵长类疟原虫偶可感染人体。其中比较特殊的诺式疟原虫（*P. knowlesi* Mulligen，1932）是主要在长尾猴和短尾猴中传染的猴疟原虫，但也可以通过按蚊造成猴与人、人与人和人与猴之间的传染，目前已被公认为感染人类的第 5 种疟原虫。

一、简史

疟疾是一种非常古老的疾病。古代医学无法确定传染源，古人大多认为疟疾是通过空气传播的。中国古代医家认为疟疾由感受疟邪引起，以恶寒壮热，发有定时，是多发于夏秋季为特征的一种传染性疾病，其中引起瘴疟的疟邪亦称为瘴毒或瘴气。古罗马人则认为，沼泽湿地中会产生肉眼看不见的微生物，通过口鼻呼吸进入人体，引发疟疾。意大利语中的"污浊空气"即为疟疾（malaria）。古时人们对这种传染疾病束手无策，甚至认为是神降于人类的灾难。苏美尔人就认为疟疾是由瘟疫之神涅伽尔带来的，古印度人则将这种传染性和致死率极高的病称作"疾病之王"。早在公元前二三世纪，古罗马的文学作品中，已经出现了疟疾这种周期性疾病。在我国，现存最早的中医理论著作，成书于先秦时期的《黄帝内经》对疟疾也有详细的记载。

疟疾研究与诺贝尔奖有不解之缘。1880 年外科医生 Laveran 在阿尔及利亚用显微镜观察到恶性疟患者血液中的病原体——疟原虫，他因发现疟原虫及后来对原虫病的研究而获得 1907 年诺贝尔生理或医学奖。英国微生物学家、热带病研究专家 Ross，他曾以军医身份参加第三次缅甸战争，他在 1897 年发现并证实疟疾的传播媒介是按蚊，并阐明了疟原虫在按蚊体内的生活周期，因此获得了 1902 年的诺贝尔生理学与医学奖。此后疟疾与诺贝尔奖的故事仍在继续，奥地利医生 Julius 输注疟疾患者血液引起疟疾发作的高热来治疗晚期神经梅毒患者的麻痹性痴呆，获得 1917 年诺贝尔生理学与医学奖。DDT 杀虫剂的发明让人们期待可以消灭疟疾，从而瑞士化学家 Mueller 获得 1948 年诺贝尔奖，但是后来证实环境污染过于严重，很多国家和地区已经禁止使用。我国中医药学家屠呦呦受中国典籍《肘后备急方》启发，成功提取出的青蒿素，被誉为"拯救 2 亿人口"的发现。2015 年 10 月 8 日，屠呦呦获诺贝尔生理学与医学奖，成为第一个获得诺贝尔自然科学奖的中国人。青蒿素的发现在人类防疟史上具有划时代意义，在全球氯喹普遍耐药的今天，以青蒿素类药物为基础的联合疗法已经成为 WHO 推荐的疟疾标准治疗方案。

二、形态

疟原虫的基本结构包括核、胞质和胞膜。在红细胞内寄生的疟原虫可吞噬红细胞内的血红蛋白，其代谢产物为血红素和珠蛋白，血红素不能被疟原虫利用而存在于疟原虫的细胞质中，即为疟色素（malarial pigment），环状体以后各期均有疟色素存在。血涂片经姬氏或瑞氏染液染色后，核呈紫红色，胞质为天蓝至深蓝色，疟色素呈棕黄色、棕褐色或黑褐色。五种人体疟原虫的基本结构相同，但发育各期的形态又各有不同，除了疟原虫本身的形态特征不同之外，被寄生的红细胞在形态上也可发生变化。总之，疟原虫红细胞内发育各期形态和被寄生红细胞的变化特点，对鉴别疟原虫种类非常重要。

1. 疟原虫在红细胞内发育各期的形态　疟原虫在红细胞内生长、发育、繁殖，形态变化很大。一般分为三个主要发育期。

（1）滋养体（trophozoite）　是疟原虫在红细胞内摄食和发育的阶段。按发育程度不同，分为有早、晚期滋养体之分。早期滋养体又称为环状体（ring form），是疟原虫入侵红细胞后最早的时期。虫体胞质较少，中间有较大空泡，多呈环状，有小而且偏于一侧的细胞核，和镶着宝石的戒指非常相似，环状体正是因此而得名。环状体以后虫体长大，胞核亦增大，胞质增多，有时伸出伪足或者出现空泡，胞质中开始有疟色素出现。晚期滋养体以后被寄生虫的红细胞变化明显，被间日疟原虫和卵形疟原虫寄生的红细胞可以胀大，颜色变浅，常有非常明显的红色薛氏点（Schuffner's dots）；被恶性疟原虫寄生的红细胞一般不胀大，可以见到较为粗大紫褐色茂式点（Maurer's dots）；被三日疟原虫寄生的红细胞偶可见细小淡紫色齐式点（Ziemann's dots）。

（2）裂殖体（schizont）　晚期滋养体发育成熟，虫体变化明显，开始变圆，胞质内空泡消失，核开始分裂后即称为裂殖体。早期裂殖体称为未成熟裂殖体. 此时细胞核开始分裂而细胞质没有分裂。晚期裂殖体称为成熟裂殖体。细胞核经反复分裂，胞质也随之分裂，每一个分裂好的细胞核都被胞质所包裹，成为裂殖子（merozoite），并且疟色素逐渐集中成团分布。

（3）配子体（gametocyte）　系疟原虫有性生殖的起始阶段。疟原虫经过数代裂体增殖后，部分裂殖子侵入红细胞中发育长大，细胞核增大而不再进行分裂，胞质增多而并无伪足，最后发育成为配子体，配子体有雌、雄之分，其形态特点为：圆形、卵圆形或新月形。雌配子体（female gametocyte）又称为大配子体，雄配子体（male gametocyte）又称小配子体。雌（大）配子体虫体较大，胞质致密，疟色素多而粗大，核致密而偏于虫体一侧或居中；雄（小）配子体虫体较小，胞质稀薄，疟色素少而细小，核质疏松、较大、位于虫体中央。四种人体疟原虫的基本结构相同，但各期形态又各有特征，可资鉴别。除了疟原虫本身的形态征不同之外，被寄生的红细胞在形态上也可发生变化，有助于鉴别疟原虫种类。疟原虫生活史中有多个发育阶段，红细胞内寄生阶段是确诊疟疾依据。

2. 四种人体疟原虫红内期的鉴别要点

四种人体疟原虫红内期的鉴别要点见表 11-1，图 11-1。

表 11-1　四种人体疟原虫鉴别要点

	间日疟原虫	恶性疟原虫	三日疟原虫	卵形疟原虫
环状体	约为红细胞直径的1/3；核1个；红细胞内只含1个虫体	约为红细胞直径的1/5或者更小；核12个；红细胞内常见2个以上虫体	约为红细胞直径的1/3；核1个；红细胞内一般含1个虫体	似三日疟原虫，核1个；红细胞内一般含1个虫体

（续 表）

	间日疟原虫	恶性疟原虫	三日疟原虫	卵形疟原虫
晚期滋养体	胞质增多，形状不规则，有伪足伸出，空泡明显；疟色素棕黄色细小杆状，分散	一般不出现在外周血液。中等大小，圆形，胞质深蓝色；疟色素黑褐色颗粒状，集中	带状，空泡不明显；核1个；疟色素粗大、深褐色颗粒状，常分布于虫体边缘	较三日疟原虫大，圆形，空泡不显著；核1个；疟色素似间日疟原虫，较少
裂殖体	大，内含裂殖子12～24个，疟色素粗大、集中	小，内含裂殖子10～36个，大量集中疟色素	小，内含裂殖子6～12个，疟色素粗大、深褐色	中等大小，似三日疟，疟色素粗大
雌配子体	圆形或卵圆形，胞质蓝色；核小致密，深红色，偏向一侧；疟色素分散	新月形，胞质蓝色；核致密，深红色，位于中央；疟色素黑褐色，分布于核周围	似间日疟原虫；胞质深蓝色；核较小致密，深红色，偏于一侧；疟色素多而分散	似间日疟原虫
雄配子体	圆形，胞质暗浅蓝色；核大而疏松，淡红色，位于中央；疟色素分散	圆形，胞质暗浅蓝色；核大而疏松，淡红色，位于中央；疟色素分散	略小，圆形；胞质浅蓝色；核大，疏松，淡红色，位于中央；疟色素分散	似间日疟原虫
感染红细胞变化	环状体以后各期均胀大，色淡；晚期滋养体期开始出现鲜红色、细小的薛氏小点	正常或略小，可见紫红色较粗大的茂氏点	正常或略小；可见淡紫色、微细的齐氏小点	略胀大，色浅淡，卵圆形，边缘有锯齿；环状体期即可出现红色较粗大的薛氏小点

注：诺氏疟原虫的形态类似间日或三日疟原虫，未见独特的形态描述；恶性疟原虫外周血涂片仅见环状体和配子体。

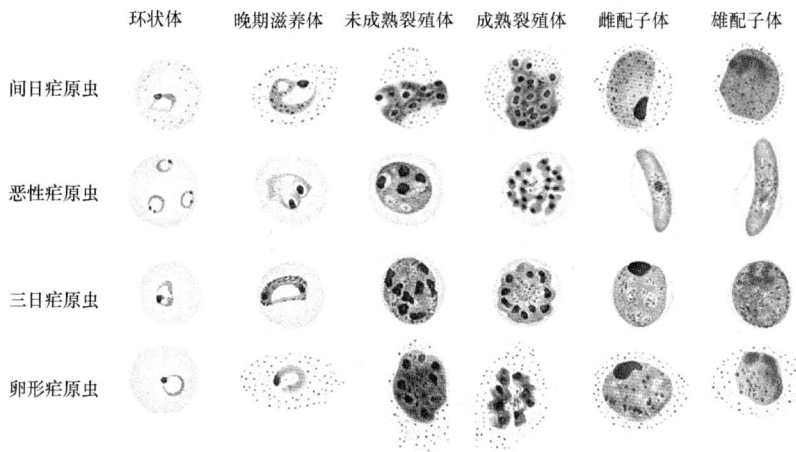

图 11-1　四种人体疟原虫红内期的形态

三、生活史

寄生在人体的疟原虫生活史过程基本相同，需要人和雌性按蚊两种宿主。疟原虫生活史的重要特点是必须在人和雌性按蚊两种宿主间交替进行有性生殖和无性生殖。疟原虫子孢子在人体内先侵入肝细胞，进行裂体增殖（schizogony），再侵入红细胞内继续发育。疟原虫在红细胞内，除进行裂体增殖外，一部分裂殖子形成配子体，此为有性生殖的初级阶段。在蚊体内，依次完成配子生殖（gametogony）和孢子增殖（sporogony）（图11-2）。

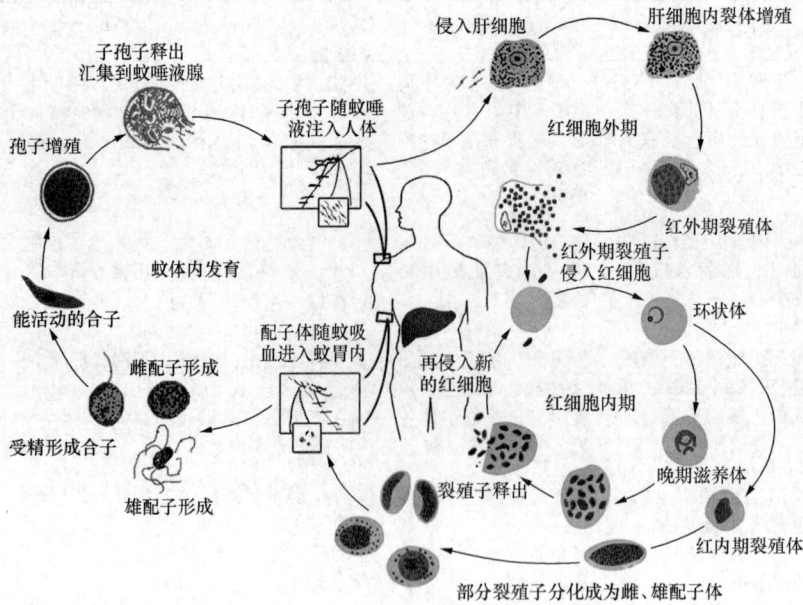

图 11 - 2　疟原虫生活史

1. 在人体内的发育　包括肝细胞内和红细胞内两个发育阶段。

（1）在肝细胞内发育　也称为红细胞外期（exo - erythrocytic cycle，简称红外期），当涎腺中含有疟原虫成熟子孢子（sporozoite）的雌性按蚊刺吸人血时，子孢子随其唾液进入人体，30～40分钟后随血流侵入肝实质细胞，疟原虫子孢子能够特异性入侵肝细胞是由其表面的环子孢子蛋白（CSP）与肝细胞表面的受体结合所介导的。子孢子侵入肝细胞后，以胞饮方式摄取肝细胞内营养，开始核分裂，胞质也随之分裂，分别包绕核，形成红外期裂殖体，成熟红外期裂殖体内含数以万计的裂殖子。如间日疟原虫红外期裂殖体内含有 12000 个裂殖子。肝细胞胀破后裂殖子释出，一部分裂殖子被吞噬细胞吞噬消除，余下的裂殖子侵入红细胞，开始红细胞内期发育。不同种疟原虫完成红外期发育的时间有所不同，间日疟原虫完成红外期发育的时间为 7～8 天，卵形疟原虫为 9 天，恶性疟原虫为 5.5～6 天，三日疟原虫为 11～12 天。

1988 年 Krotoski 等发现间日疟原虫和卵形疟原虫具有遗传学上两种不同的子孢子类型，即速发型子孢子（tachysporozoites，TS）和迟发型子孢子（bradysporozoites，BS）。速发型子孢子侵入肝细胞后，按着上述时间完成红外期发育。而迟发型子孢子侵入肝细胞后，必须经过一段或长或短（数月至年余）的休眠期后，受到某些刺激因素的作用才能继续完成红外期的发育。经历休眠期的子孢子也称为休眠子（hypnozoite），与疟疾复发关系密切。恶性疟原虫和三日疟原虫无休眠子。

（2）在红细胞内发育　也称为红细胞内期（erythrocytic cycle，简称红内期），从肝细胞释出的裂殖子进入外周血液很快侵入红细胞，开始红细胞内期发育。裂殖子入侵红细胞的过程包括以下步骤：①裂殖子通过特异部位识别和黏附于红细胞膜表面受体，而且不同种类的疟原虫需要的红细胞膜表面受体并不相同；②红细胞变化，红细胞膜在环绕裂殖子处凹陷形成纳虫空泡；③裂殖子入侵完成后纳虫空泡封闭，恢复正常状态。在裂殖子入侵过程中，虫体表被（surface coat）脱落于红细胞中。

侵入红细胞的裂殖子先发育为环状体，摄食、生长，经晚期滋养体、未成熟裂殖体，最后形成含有一定数量裂殖子的成熟裂殖体。裂殖体胀破红细胞，裂殖子释出，其中一部分被吞噬细胞吞噬，其余再侵入其他正常红细胞，重复其红内期的裂体增殖过程。恶性疟原虫的早期滋养体在外周血液中经十几小时的发育后，逐渐隐匿于内脏微血管、血窦或其他血流缓慢处，继续发育至晚期滋养体和裂殖体，这两个时期在外周血液中一般不易见到。疟原虫完成一代红细胞内期裂体增殖因虫种不同差别较大：间日疟原虫和卵形疟原虫为 48 小时，恶性疟原虫为 36～48 小时，三日疟原虫为 72 小时。

不同种类疟原虫寄生于红细胞的不同发育期，间日疟原虫和卵形疟原虫主要寄生于网织红细胞，三日疟原虫多寄生于较衰老的红细胞，而恶性疟原虫可寄生于各发育期的红细胞。

疟原虫经数代红细胞内期裂体增殖后，部分裂殖子侵入红细胞后不再进行裂体增殖而是发育成雌、雄配子体，这是疟原虫有性生殖的起始。恶性疟原虫的配子体主要在内脏的血窦或微血管里发育，成熟后才出现于外周血液中，7～10 天才见于外周血液中。配子体的进一步发育需在蚊胃中进行，在周围血液中存活时间比较短，恶性疟原虫的配子体在人体内经 30～60 天即衰老变性而被清除，而间日疟原虫约 3 天即被清除。

2. 在按蚊体内的发育 包括配子生殖和孢子增殖两个发育阶段。当雌性按蚊刺吸患者或带虫者血液时，在红细胞内各期原虫随血液入蚊胃，仅配子体期原虫能在蚊胃内继续发育，其余各期原虫均被消化。在蚊胃内，雄配子体经过 3 次核分裂成 4～8 块，同时，胞质也向外伸出 4～8 条细丝；不久，每一小块胞核进入一条细丝中，细丝脱离母体，在蚊胃中形成 4～8 雄配子（male gamete）。雄配子体在蚊胃中游动，此后，钻进经过 1 次减数分裂的雌配子（female gamete）体内，受精形成合子（zygote）。合子变长，能动，成为能运功的动合子（ookinete）。动合子穿过胃壁上皮细胞或其间隙，在蚊胃基底膜下形成圆球形的卵囊（oocyst）。卵囊长大，囊内的核和胞质反复分裂，进行孢子增殖，从成孢子细胞（sporoblasy）表面芽生子孢子，形成数以万计的子孢子（sporozoite）。这种现象也称为出芽生殖。子孢子随卵囊破裂释出或由囊壁钻出，经血淋巴集中于按蚊的涎腺，发育为成熟子孢子，受染按蚊的涎腺内子孢子数量可达 10 万个或者更多。当受染按蚊再次刺吸人血时，子孢子即可随唾液进入人体，又重新开始在人体内的发育。疟原虫在蚊体内发育受多种因素影响，诸如配子体的感染性（成熟程度）与活性、密度及雌雄配子体的数量比例，蚊体内生化条件与蚊体对入侵疟原虫的免疫反应性，以及外界温、湿度变化对疟原虫蚊期发育的影响。在最适宜条件下，疟原虫在按蚊体内发育成熟所需时间：间日疟原虫为 9～10 天，恶性疟原虫为 10～12 天，三日疟原虫为 25～28 天，卵形疟原虫约为 16 天。

四、致病

疟原虫在人体寄生的阶段中，红外期虽然有肝细胞破裂，裂殖子释出的过程，但是由于受染的肝细胞数量较少，红外期疟原虫致病作用不大。疟原虫的主要致病阶段是红细胞内期的裂体增殖期。疟疾的临床表现、病理改变和致病机制与侵入的疟原虫种、数量和人体免疫状态有关。

1. 潜伏期（incubation period） 指子孢子侵入人体到出现临床症状的间隔时间，其持续时间决定于红细胞外期原虫发育的时间和红细胞内期原虫经几代裂体增殖达到一定数量所需的时间。潜伏期的长短与侵入人体的疟原虫种类、子孢子数量和人体免疫状况密切相关。恶性疟的潜伏期为 7～27 天；三日疟的潜伏期为 18～35 天；卵形疟的潜伏期为 11～16 天；输血感染的疟疾，由于其红外期发育阶段缺失，潜伏期一般比较短。

间日疟兼具有长、短潜伏期两种类型，短者为 11～25 天，长者为 6～12 个月或更长。对我国河南、云南、贵州、广西和湖南等省志愿者进行多次感染间日疟原虫子孢子的实验观察，具有由北向南短潜伏期型逐渐增加的趋势。

2. 周期性寒热发作（periodic paroxysm） 疟疾的典型发作表现为寒战、高热和出汗退热三个连续阶段。畏寒期，持续 15～60 分钟，寒战，面色苍白，头痛。高热期，体温上升至 39～40℃甚至更高，持续 2～6 小时。出汗期，全身大汗淋漓，体温降至正常。发作的周期性和疟原虫红内期裂体增殖的周期性相一致。典型的间日疟和卵形疟隔 1 日发作 1 次；三日疟为隔 2 天发作 1 次；

恶性疟隔36~48小时发作1次。当寄生的疟原虫增殖不同步或者寄生有不同种疟原虫时，发作间隔则无规律，发作也多不典型。疟疾发作次数主要取决于患者适当的治疗与否及机体免疫力增强的程度。多次发作后，机体对疟原虫产生的免疫力逐渐增强，大量原虫被消灭，发作可能自行停止。

疟疾发作的机制：红细胞内期成熟裂殖体胀破红细胞后，大量的裂殖子、原虫代谢产物及红细胞碎片进入血流，其中一部分被巨噬细胞、中性粒细胞吞噬，产生内源性致热源，它和疟原虫的代谢产物共同作用于宿主下丘脑的体温调节中枢，引起发热。血中原虫的密度达到一定数量才能导致发热，该数量即为发热阈值，如间日疟原虫为10~500个/μl血，恶性疟原虫为500~1300个/μl血。

3. 再燃（recrudescence）和复发（relapse） 疟疾初发停止后，若患者无再感染，仅由体内残存的少量红内期疟原虫在一定条件下重新大量增殖引起的疟疾发作，称为疟疾的再燃。再燃与宿主抵抗力、特异性免疫力下降及疟原虫抗原变异有关。疟疾复发是指初发患者红内期疟原虫已被全部消灭，也无蚊媒再感染，经过数周至年余，再次出现疟疾发作。关于复发机制仍未清楚阐明，其中子孢子休眠学说认为由于肝细胞内的休眠的迟发型子孢子在某种刺激因素下再次开始红外期裂体增殖而引起的疟疾发作。恶性疟原虫和三日疟原虫无迟发型子孢子，因而只有再燃而无复发。间日疟原虫和卵形疟原虫既有再燃，又有复发现象。

4. 贫血（anemia） 疟疾发作数次后，可出现贫血，尤以恶性疟为甚。儿童和孕期妇女最常见，流行区的高死亡率与严重贫血有关。

疟原虫在红内期裂体增殖对红细胞的直接破坏是贫血的部分原因，贫血发生还与下列因素有关：①脾功能亢进，吞噬能力大大增强。②免疫病理的损害。疟原虫寄生于红细胞时，红细胞结构改变，隐蔽的自身抗原暴露，刺激机体产生抗体，导致红细胞的破坏。此外宿主对疟原虫产生特异抗体后，附着在红细胞上的抗原抗体复合物可激活补体，引起红细胞溶解或被巨噬细胞吞噬。③疟疾患者骨髓红细胞生成功能受到抑制。

5. 脾肿大 在疟疾流行区，脾肿大作为疟疾流行的标志。恶性疟引起的脾肿大极为明显。主要原因是脾充血和单核－巨噬细胞增生。早期经积极抗疟治疗，脾可恢复正常大小。慢性患者，由于脾包膜增厚，组织高度纤维化，质地变硬，虽经抗疟根治，也不能恢复到正常。在非洲和大洋洲的某些地区，疟疾患者可出现"热带巨脾综合征"，其可能为疟原虫的免疫应答异常所致。患者脾持续肿大，血中IgM水平增高，疟疾特异性抗体异常升高，并且有大量免疫复合物存在。

6. 重症疟疾 其致病机制至今不清楚，多数学者认为，在脑和其他内脏器官，被疟原虫寄生的红细胞和血管内皮细胞发生粘连和聚集，造成微血管阻塞导致局部缺氧。此型疟疾多发生于流行区儿童、无免疫力的旅游者和流动人口。重症疟疾表现相当复杂，常见的有脑型和超高热型，有持续高热、多器官功能衰竭、意识障碍、呼吸窘迫、惊厥、昏迷、肺水肿、异常出血、黄疸和重度贫血等多种表现。重症疟疾若治疗不及时，死亡率非常高。

脑型疟疾（cerebral malaria，CM）导致儿童和无免疫力成人患者死亡和神经系统疾病的重要原因，大多数发生于恶性疟患者，间日疟和三日疟原虫感染也偶可引起。临床上中枢神经系统表现突出，如剧烈头痛、昏迷、谵妄、抽搐、惊厥、体温高达40~41℃，但个别也有不发热者。常因昏迷并发感染而死亡。对于CM发生，越来越多的证据表明是一种多因素参与的免疫病理性疾病，其过程中炎症因子过量释放和免疫细胞聚集在脑型疟发生均起到重要的作用。患者体内TNF－α、IL－12、IL－6和NO等炎症因子，激活内皮细胞表达黏附受体，提高黏附敏感性，趋化感染红细胞黏附至脑部微血管内，导致血管阻塞进而脑局部缺氧而引起相关并发症。

在疟疾的不同流行区，重症疟疾的高发人群和临床表现差异较大。在稳定的高流行区，小婴儿和5岁以下的低龄儿童是重症疟疾的高发人群，临床表现主要是重度贫血。在中流行区，脑型疟疾和代谢性酸中毒在儿童重症疟疾中常见。在低流行区，急性肾衰竭、黄疸和肺水肿是常见的成人临床表现，儿童则更多见贫血、低血糖症和惊厥，脑型疟疾和代谢性酸中毒在儿童和成人都可发生。

7. 并发症

（1）黑尿热（black water fever） 其发病机制是急性血管内溶血，常见于恶性疟，与先天性葡萄糖 - 6 - 磷酸脱氢酶（G - 6 - PD）缺乏相关，诱发因素可能是疟原虫毒素释出、应用抗疟药（如伯氨喹啉）、解热镇痛药等。患者主要表现为急起寒战、高热、黄疸，伴腰痛和酱油色尿（血红蛋白尿）等症状，严重时可出现急性肾衰竭。

（2）疟性肾病（malaria nephritis） 多见于三日疟患者长期未愈者，以非洲儿童患者居多。主要表现为全身性水肿、腹水、蛋白尿和高血压，最后可导致肾衰竭。当转为慢性后，抗疟药治疗也无效。患者主要表现为全身性水肿、腹水、蛋白尿和高血压，最终可发展为肾衰竭。其发病机制属于Ⅲ型超敏反应，患者常有疟疾特异性抗体异常升高和高水平 IgM。

总之，疟疾的临床表现差别很大。从轻微头痛到危急病情都有可能发生，特别是当疟疾的发作规律或周期性不典型时，容易误诊、漏诊，在流行区应该特别警惕。重症疟疾病情凶险，临床表现复杂多样，延误诊治常可危及生命，应引起极大重视。

五、免疫

1. 固有免疫 固有免疫与疟疾感染史无关，而与宿主的种类和遗传有关。如90%以上的西非黑人表现为 Duffy 抗原阴性血型，而间日疟原虫裂殖子在红细胞是需要 Duffy 血型物质作为受体膜上的受体，Duffy 血型阴性者红细胞膜上无此受体，因而间日疟原虫不能入侵 Duffy 血型阴性者的红细胞。此外，非洲患者对恶性疟原虫具有先天免疫力。这是自然选择的典型表现，因为罹患了镰状红细胞贫血症，患者才没有在幼年时被更为严重的疟疾夺去生命。研究固有免疫的相关遗传因素可能有助于抗疟疫苗及抗疟药物的开发。

2. 适应性免疫 随着疟疾发作次数增多，患者的临床症状可能会有一定程度的减轻甚至消失，表明宿主对感染的疟原虫有一定的清除能力，但如果血中原虫被药物等彻底清除，机体的免疫力也就随之丧失。这种免疫现象称为带虫免疫（premunition），是寄生虫免疫中最常见的非消除性免疫类型。大龄儿童和成年人常能够控制原虫率在较低水平而避免重症疟疾的发生。疟原虫免疫过程非常相当复杂，兼具有种、株特异性以及生活史不同时期的特异性。与其他病原体感染过程类似，细胞免疫和体液免疫在疟原虫感染均发挥重要作用。

（1）体液免疫 对红内期原虫而言，抗体的作用非常重要。当原虫血症出现后，血清中 IgG、IgM 和 IgA 的水平明显增高。要注意的是，抗疟原虫子孢子抗体在红外期能够抑制子孢子入侵肝细胞。抗体对红内期疟原虫的清除机制还不十分清楚，可能包括：阻断裂殖子与红细胞的结合；通过特异抗体使感染红细胞或裂殖子聚集，这些聚集物可被网状内皮系统清除；介导抗体依赖的吞噬作用和抗体依赖细胞介导的细胞毒作用（ADCC）。

（2）细胞免疫 近年来，在疟疾保护性免疫中的研究中，细胞免疫受到越来越多的关注，特别是在红外期。感染疟原虫的肝细胞可诱导 CD8$^+$ T 细胞活化，产生细胞毒性 T 淋巴细胞（CTL），并杀灭感染的肝细胞；此外，活化的 CD4$^+$ T 细胞能释放 γ - 干扰素等细胞因子，后者作用肝细胞产生 NO 等物质而杀灭肝细胞内原虫。总之，抗疟疾免疫机制十分复杂，体液与细胞免疫相互调节、相互平衡，互为条件、相互补充，还有很多问题有待深入研究。

3. 疟疾疫苗 宿主虽有产生各种体液免疫和细胞免疫应答的能力，以抑制疟原虫的发育增殖，但疟原虫也有强大的适应能力来对抗宿主的免疫杀伤作用，这种免疫现象称为免疫逃避（immune evasion）。疟原虫免疫逃避的机制比较复杂，相关的因素包括：①在宿主细胞内发育以逃避宿主的免疫监视。②抗原变异和抗原多态性广泛存在。③诱发宿主免疫抑制。免疫逃避现象的存在给疟疾疫苗研发造成了很大困难。

依照疟原虫不同发育阶段的生活史特点，目前主要研究的疟疾疫苗可分为 3 大类：①抗红前期（红外期）疟原虫疫苗，又称抗感染疫苗，疫苗设计主要是抑制子孢子入侵肝细胞。②抗红内期疟原虫疫苗，又称抗病疫苗，疫苗设计主要是抑制红内期裂殖子再次入侵，可降低疟疾的危重程度和死亡率。③配子体疫苗，又称传播阻断疫苗，疫苗设计从阻断疟原虫在蚊体内的生殖、发育和繁殖，以实现阻断疟疾传播的目的。由于疟原虫本身的复杂性及其免疫逃避现象，疟疾疫苗研究面临极大的困难和挑战。WHO 近期宣布，将在撒哈拉以南非洲三个国家推出全球首个疟疾疫苗"RTS，S"试点项目，可在部分程度上防止低龄儿童染疟，疫苗接种将于 2018 年开始。

六、诊断

1. 病原学诊断　采集待检者外周血，从血涂片检出疟原虫是确诊的最可靠依据，是目前最常用的方法，也是 WHO 推荐的疟疾诊断的金标准。具体方法如下：取待检者外周血同时制作厚、薄血膜，经姬氏或瑞氏染液染色后镜检查找疟原虫。薄血膜中红细胞经固定后形态保持完整、疟原虫形态清晰，容易辨识和鉴别虫种，缺点是当疟原虫密度较低时容易漏检。厚血膜由于采血血量较多，原虫数目多也比较集中，容易检获，缺点是但染色过程中红细胞未经固定而成为红细胞碎片，原虫形态亦有所改变，虫种鉴别较困难。因此，最好同一待检者的一张玻片上同时制作厚、薄两种血膜，如果在厚血膜检获原虫而鉴别虫种不明确时，可再检查薄血膜。为避免原虫检出率低，建议待检者在服抗疟药前采血检查。另外，对于恶性疟采集外周血的时间要严格掌握，因为恶性疟原虫自环状体以后会藏匿在内脏微血管或者血窦等处，带到再次裂殖子再次侵入红细胞时候才出现在外周血中，所以建议恶性疟在发作开始时或者在发作后几小时内采血以提高检出率。

2. 免疫学诊断　近年来，由胶体金免疫层析技术建立的疟疾快速诊断试剂发展迅速，其具有不需仪器设备和专业技术、操作简单、快速、肉眼判读结果，灵敏性好和特异性高等诸多优点，在我国疟疾流行区逐步成为疟疾辅助诊断常用手段。常用的检测疟疾抗原主要为恶性疟原虫特有的富组氨酸蛋白 - Ⅱ和疟原虫乳酸脱氢酶。该快速免疫诊断方法可以用于疟疾的流行病学调查、防治效果评估以及献血员筛查等。目前在我国流行区检测疟原虫循环抗原多采用商品化的快速诊断试剂盒，所试验原理采用的方法一般是基于斑点免疫结合试验技术的试纸条（Dip - stick）法。依据国家的相关规定，快速诊断试纸条检测阳性者，必须采集并保留血样备查。

3. 分子生物学诊断　核酸探针杂交技术、PCR 和基因芯片技术以其特异性强、敏感性高的优点应用在疟疾的检测已经非常广泛，但实际应用于临床诊断还很少，主要原因是这些实验对操作技术，实验设备和条件都有一定要求，不适合现场采用。这些分子生物学检查方法对于形态学上较难区分的疟原虫种的鉴别，如三日疟原虫和诺氏疟原虫，或是新发感染需要与疟疾再燃或复发鉴别时，以及基因分型和耐药基因筛查等方面有重要用途。

七、流行

1. 世界疟疾流行概况　疟疾流行于热带和亚热带的近 100 个国家和地区，全球约有 32 亿人面临疟疾风险。WHO 2015 年发布的全球疟疾报告显示，2015 年全球共有 2.14 亿疟疾新病例，大约43.8 万人死于疟疾，其中 30.6 万为 5 岁以下的低龄儿童。

越是贫穷的国家疟疾发病率和死亡率越高，撒哈拉以南的非洲国家占全世界疟疾病例和死亡的大部分（分别为 80% 和 70%）。这些国家大多卫生系统薄弱，阻碍了疟疾控制工作的进展，其中尼日利亚和刚果民主共和国这两个国家占 2015 年全球疟疾死亡人数的 35% 以上。有效的疟疾防控措施使许多国家或地区的疟疾负担大幅降低，自 2000 年以来，WHO 美洲区域疟疾死亡率已下降 72%，西太平洋区域下降 65%，东地中海区域下降 64%。虽然非洲区域的疟疾负担仍然最重，但也已取得令人印象深刻的成果：过去 15 年间，非洲所有年龄段人群疟疾死亡率下降 66%，对该病特别易感的五岁以下儿童群体疟疾死亡率下降 71%。虽然全球疟疾负担已经显著下降，但又有新的挑战出现。在许多国家，按蚊对杀虫剂的抗性快速发展和蔓延，威胁到了已经取得的进展，对抗疟药物的耐药性也可能会威胁到近年来的疟疾控制成果。

2. 我国疟疾流行概况　疟疾也曾经是严重危害我国人民身体健康和影响社会经济发展的重要虫媒传染病。新中国成立之初，全国疟疾流行县（市）多达1829个，占当时全国总县（市）数的70%～80%。经过60多年的综合防治，我国疟疾防治工作取得了显著成效。

疟疾疫情得到有效控制，发病数从20世纪70年代初的2400多万减少到90年代末的数万，到2009年全国报告疟疾病例1.4万例，24个疟疾流行省（直辖市、自治区）中，仅有87个县（市、区）疟疾发病率超过1/10000，这标志着我国的疟疾防治工作已基本具备从控制走向消除的条件。2010年我国制订并启动了消除疟疾行动计划，争取到2020年全国实现消除疟疾目标。近年随着社会经济的发展，国际贸易往来日益频繁，每年我国有大量的劳务人员走出国门赴非洲、东南亚等疟疾流行区务工，境外输入性疟疾的数量呈不断增加趋势。2005－2010年我国疟疾主要以本地感染为主，但境外输入性病例逐年增加，成为我国疟疾病例的主要感染来源。2011年以后，全国境外输入性疟疾病例呈不断增加趋势，至2014年输入性疟疾占疟疾病例的98.1%，而且证实非洲和东南亚地区的国家是主要输入来源地。特别是我国云南省周边一些国家的疟疾疫情仍较严重，随时存在因输入性传染源造成本地传播的潜在威胁。

2006年，原卫生部颁布了《疟疾防治技术方案》和《2006－2015年全国疟疾防治规划》。根据疟疾流行状况，将我国疟区划分为以下三类：①高传播区：包括云南的边境地区、海南的中南部山区，我国以往疟疾流行最严重的地区。除间日疟、恶性疟和三日疟外，卵形疟也偶有报道。恶性疟和混合感染比例均高。传播媒介为微小按蚊和大劣按蚊。②疫情不稳定地区：包括安徽、湖北、河南、江苏和西藏等省（自治区）的部分地区。此类地区仅有间日疟流行，传播媒介主要是嗜人按蚊和中华按蚊。③疫情基本控制地区：除高传播区和疫情不稳定地区外的地区。此类地区经过多年的防治，疟疾流行已基本得到控制。

3. 流行环节　外周血中有配子体的患者和带虫者。间日疟原虫的配子体常在原虫血症2～3天后出现，恶性疟原虫配子体在外周血中出现较晚，要在原虫血症后7～11天才出现，血中带红细胞内期疟原虫的献血者也可通过供血传播疟疾。

（1）传染源：外周血中存在成熟疟原虫配子体的患者或带虫者都是疟疾的传染源。间日疟原虫配子体出现早，在原虫血症2～3天后即可出现，也即间日疟患者在疾病初期就可以蚊媒传播；恶性疟原虫配子体出现稍晚，在原虫血症第7～11天后出现，而恶性疟患者则在疟疾发作几次后才可以蚊媒传播。血液内含有疟原虫献血员也可通过输血传播疟疾。

（2）传播媒介：疟疾的传播媒介是雌性按蚊。主要的三大传播媒介有微小按蚊、中华按蚊和嗜人按蚊。长江流域以南热带和亚热带地区以微小按蚊作为主要传播媒介，长江流域及其与淮河之间的亚热带和暖温带地区以嗜人按蚊为主要传播媒介，淮河以北温带地区以中华按蚊作为主要传播媒介。

（3）易感人群：人群对疟原虫普遍易感，但是人类某些遗传特性可能使人免除疟疾感染或者减轻临床症状。如Duffy血型抗原阴性的西非黑人对间日疟原虫具有先天抵抗力，镰状红细胞贫血症患者感染恶性疟后临床症状大大减轻，更不会因为疟疾而死亡。高疟区婴儿可从母体获得一定的抵抗力。在流行区，成人由于反复感染，呈带虫免疫状态，低龄儿童是主要易感群体；孕妇生理功能特殊，免疫力较低，对疟原虫易感；非疟区的无免疫力人群首次进入疟区，由于缺乏免疫力，可引起疟疾的暴发流行。一般来说人不易感染动物疟原虫，偶有实验室内感染灵长类疟原虫的报到，没有流行病学意义。但是，多年来已经有证实东南亚地区进入森林的人员，自然感染诺氏疟原虫，至2010年再确认为人类第5种疟原虫。

疟疾的流行三个基本环节都与自然因素有直接和间接关系，自然因素中温度和雨量最为重要，温度影响疟原虫在蚊体内发育的起止时间，决定疟疾传播季节的长短。雨量影响按蚊的数量，决定疟疾传播季节高峰出现的早晚。全球气候变暖使得蚊媒的传播季节延长可能对疟疾传播有重要影响。社会因素如生活水平、医疗保健、生活习惯、人口迁移、战争动乱等也会直接或间接地影响着疟疾的传播与流行。

八、防治

1. 抗疟策略　20世纪40年代DDT（双对氯苯基三氯乙烷）杀灭成蚊的试验成功后，杀虫剂室内滞留喷洒的高效防疟措施和有效的抗疟化学合成药物的应用使彻底消灭疟疾成为可能，于是在1955年第8届世界卫生大会上提出了消灭疟疾计划。在实施过程中，由于杀虫剂造成的环境污染以及生态平衡等问题、杀虫剂和抗疟药的出现以及当时的社会经济条件限制使得限期消灭计划未果，在1978年第31届世界卫生大会决定将消灭疟疾调整为疟疾控制。1955年和1978年疟疾防治策略巨大转取决于多方面的现实因素，也反映了人们对疟疾防治问题的认识程度在不断提升。《中国消除疟疾行动计划（2010－2020年）》提出"2015年除云南边境地区外达到消除疟疾，2020年全国消除疟疾"的目标。我国2006－2015年全国疟疾防治规划提出的目标是：到2010年底，除云南边境地区和海南中南部山区的高传播地区外，全国其他流行县（市）均要控制疟疾流行，其中70%的县（市）基本消除疟疾。到2015年底，云南边境地区和海南中南部山区的高传播地区要控制疟疾流行，全国其他流行县（市）均要基本消除疟疾；海南省消除恶性疟。我国现阶段的疟疾防治遵循因地制宜、分类指导、综合治理的原则。在不同类型疟区，采取不同防治策略和针对性的防治措施，严格执行流动人口疟疾管理和监测制度。

2. 抗疟措施

（1）控制传染源：尽早明确诊断，及时治疗。抗疟药使用原则：安全、有效、合理、规范。根据流行区的疟原虫虫种及其对抗疟药的敏感性和患者的临床表现，合理选择药物，严格掌握剂量、疗程和给药途径，在保证疗效的同时尽可能延缓耐药性的产生。常用抗疟药物分类如下：①作用于裂殖子的红内期杀虫药：主要有氯喹、青蒿素及其衍生物等，用于控制疟疾症状发作。目前，WHO推荐以青蒿素类药物为基础的联合疗法（artemisinin－based combination therapy，ACT）。现今，在大湄公河流域和非洲少数地区，青蒿素的抗药性已经产生，人类对抗疟疾依旧任重道远，为保护ACT对于恶性疟疾的有效性，希望全球抗疟工作者认真执行WHO遏制青蒿素抗药性的全球计划。对于重症疟疾患者，在进行抗疟治疗的同时因该积极对症处理，如抽搐者应使用镇静剂，脑水肿者可以使用脱水剂。②作用于配子体和休眠子的杀虫药：伯氨喹，它又被称为根治药物，可杀灭间日疟和卵形疟原虫肝细胞内迟发型子孢子，用作防止疟疾复发，伯氨喹亦可杀配子体，防止疟疾传播。孕妇、1岁以下婴儿、有溶血史或其家属中有溶血史者应慎用伯氨喹或改为低剂量长疗程以避免黑尿热等并发症，缺乏葡萄糖－6－磷酸脱氢酶的人群，建议在医务人员的监护下服用伯氨喹；③作用于子孢子的红外期杀虫药：乙胺嘧啶，其可以作为初次进入疟区人员的病因性预防药物，1次服用预防作用可以维持1周以上，若与磺胺类药物如周效磺胺合用可起到协同效应。

（2）切断传播途径：进行蚊媒防治，包括驱蚊剂、杀虫剂和使用蚊帐。WHO扩大实施三项重要的疟疾控制措施：杀虫剂浸蚊帐、室内残余喷洒和以青蒿素为基础的联合疗法。蚊帐的影响最大，占这些干预措施所避免的病例总数约68%。另外结合新农村建设，开展环境改造和治理，可减少蚊虫孳生。

（3）保护易感者：加强健康教育，大力加强出入境人员疟疾防护的健康教育工作，并且做好境内流动人口的疟疾防控，重点加强来自疟疾流行区的病例监测。在高传播地区居民，应积极使用驱避剂、蚊帐、蚊香、纱门、纱窗等防护措施。在野外作业或露宿的人员，更要注意避免蚊虫叮咬。无免疫力的人群首次进入疟区时，应根据传播季节定期服用预防性抗疟药物，并注意加强个人防护，减少人蚊接触。

（李英辉）

第二节 刚地弓形虫

刚地弓形虫（*Toxoplasma gondii* Nicolle & Manceaux，1908），简称弓形虫，隶属球虫纲（Coccidea）、艾美目（Eimeriida）、艾美科（Eimeriidae），是一种专性细胞内寄生原虫，呈世界性分布。终宿主为猫科动物，中间宿主非常广泛包括昆虫类、爬行类、鱼类、鸟类、哺乳动物和人，引起人兽共患的弓形虫病。

一、简史

刚地弓形虫是法国学者 Nicolle 和 Manceaux 在 1908 年首次在北非刚地梳趾鼠肝、脾细胞内发现，因虫体一侧明显外凸形如弓状而命名为刚地弓形虫。捷克眼科医生 Janku 于 1922 年首次报道了一例 11 个月右眼盲、左眼畸形、脑积水的弓形虫患儿，随后 Wolf 等 1937 年首次在脑炎病婴脑中分离出弓形虫并提出了经胎盘垂直感染的可能；1941 年由 Sabin 等从一例 5 岁急性脑炎死亡的患儿脑中分离出弓形虫（RH 株），成为国际上第一个标准株；1954 年 Weinman 等提出弓形虫可能通过未加工熟的肉传播，1965 年 Hutchison 进一步提出弓形虫可能通过粪便传播，并在猫粪中发现卵囊；Hutchison 和 Frenkel 于 1970 年证实了裂体增殖和配子增殖的存在，终于阐明了弓形虫在中间宿主和终宿主体内的发育过程和形态特征。国内于恩庶 1957 年首先报道在福建兔和猫体内分离出弓形虫；1957 年钟慧澜报道首例弓形虫感染病例，从患者的肝穿刺涂片中发现弓形虫；1964 年谢天华从江西省双目失明患者的眼底渗出液中查到了弓形虫，其母亲弓形虫抗体检测阳性；1977 年吴硕显从上海"无名高热"猪体内分离出弓形虫并诊断为猪的弓形虫感染；徐秉锟等分别于 1979 和 1981 年，从患者淋巴结分离出 2 株弓形虫，分别命名为 ZS1 和 ZS2 虫株。此后，弓形虫病例和分离株的报道逐渐增多。

二、形态

在弓形虫生活史中，中间宿主体内有滋养体（速殖子、缓殖子）、假包囊和包囊；终宿主体内主要有裂殖体、雌配子体、雄配子体、合子和卵囊（图 11 - 3）。

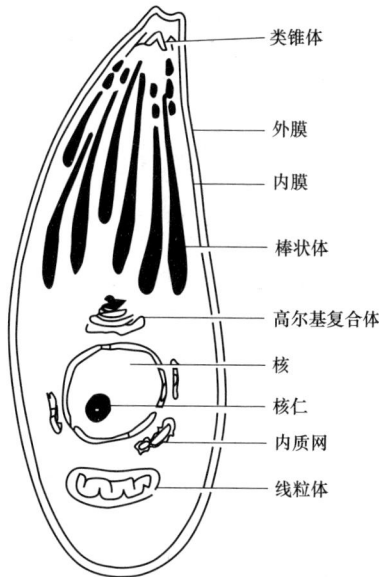

图 11 - 3 刚地弓形虫超微结构

图中标注：类锥体、外膜、内膜、棒状体、高尔基复合体、核、核仁、内质网、线粒体

（1）滋养体（trophozoite）　虫体一端较尖，另一端钝圆，一侧扁平，另一侧较弯曲，呈现新月形或香蕉形。长 4～7μm，最宽处 2～4μm。经姬氏或瑞氏染液染色后，细胞质呈蓝色，核呈红色，位于虫体中央稍偏后，在核与尖端之间有浅红色、颗粒状的副核体。滋养体在有核细胞内寄生并快速增殖，形成由宿主细胞膜包绕的虫体集合体称为假包囊（pseudocyst），内含的滋养体称为速殖子（tachyzoite）（图 11-4）。在急性期，滋养体常在腹腔液或血流中增值，单个或成对排列。游离的虫体运动方式多样，可行滑动、旋转等。

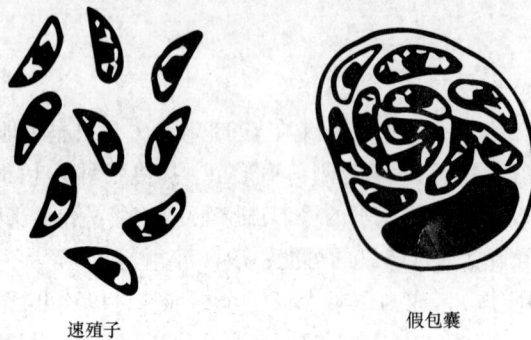

速殖子　　　　　　　假包囊

图 11-4　速殖子和假包囊

（2）包囊（cyst）　椭圆形或圆形，直径 5～100μm，囊内滋养体称为缓殖子（bradyzoite），较速殖子略小，在形态上与速殖子相似，仅核位置稍偏后。包囊内的缓殖子可以反复不断增殖，数量可从数个到数千个，囊体积逐渐增大，直径 5～100μm（图 11-5）。包囊可长期在组织内生存，在一定条件下可破裂，缓殖子重新进入有核细胞内增殖。

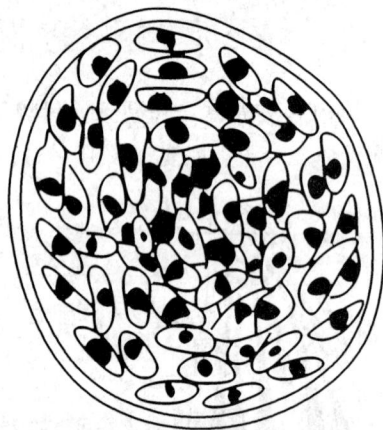

图 11-5　包囊和缓殖子

（3）裂殖体（schizont）　寄生在猫科动物小肠的上皮细胞内，经吉姆萨染色后虫体形态各异。成熟裂殖体的胞浆着色较淡，内含 4～40 个裂殖子，呈扇形排列。裂殖子呈新月状，前尖后钝，大小为（3.5～4.5）μm×1μm。

（4）配子体（gametocyte）　在猫科动物小肠的上皮细胞内。雌配子体为圆形，大小为 10～20μm；核呈深红色，较大，常位于虫体的一侧。雄配子体为卵圆形或椭圆形，其两端尖细，长约 3μm，成熟雄配子体含 12～32 个雄配子，残留体 1～2 个。雌、雄配子受精结合发育为合子，而后发育为卵囊。

（5）卵囊（oocyst）　又称囊合子，随猫粪排出的卵囊是未孢子化，又称为未成熟卵囊，呈圆形或椭圆形，大小约 10μm×12μm，具两层光滑透明囊壁，其内充满均匀小颗粒。在适宜的温度和湿度的外环境条件下，卵囊发育数小时后开始孢子化，两端囊壁形成半月状空隙，形成成熟卵囊，内含2个孢子囊（sporocyst）。每个孢子囊内含有4个新月形的子孢子。

三、生活史

弓形虫生活史复杂，在整个发育过程中，需要两个宿主：中间宿主和终宿主，经历无性生殖和有性生殖两个世代的交替（图11－6）。弓形虫对中间宿主的选择极不严格，无论哺乳类、鸟类和人类都可作为中间宿主，在中间宿主体内弓形虫寄生于肠外组织器官内进行无性生殖；在终末宿主如猫肠上皮细胞内进行无性和有性生殖。有性生殖只限于猫小肠绒毛上皮细胞内，而无性生殖既可在小肠上皮细胞，也可在肠外其他器官组织内进行。因此，猫既是弓形虫的终末宿主又可是其中间宿主。

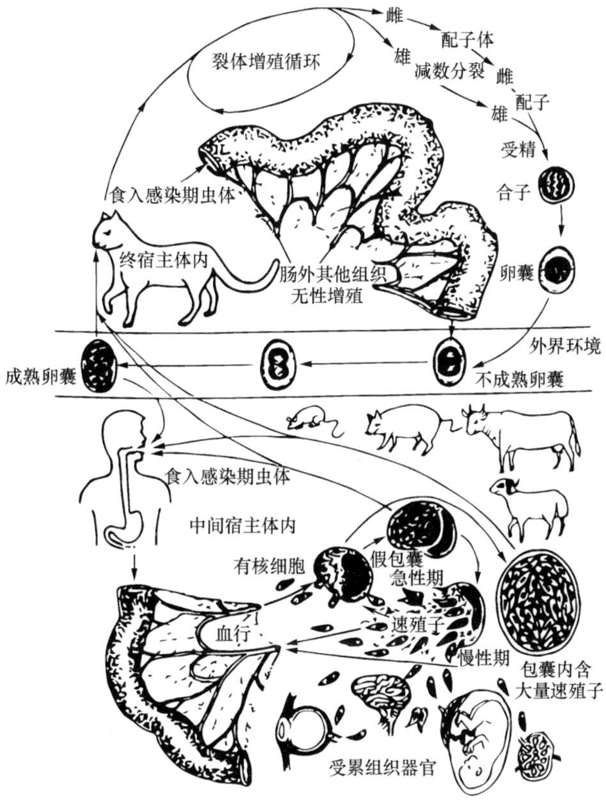

图11－6 弓形虫生活史

1. 在中间宿主体内的发育 当动物肉类中的包囊或假包囊以及猫粪便中的卵囊被中间宿主人、哺乳类动物或鸟类吞食后，在肠内分别逸出缓殖子、速殖子和子孢子，可从入侵的肠壁淋巴管和血管逐渐向肠外的各组织器官扩散，并侵入各种组织的有核细胞，尤其对脑组织细胞有亲嗜性。弓形虫侵入宿主有核细胞经历六个阶段：起始附着、锥体附着、移动连接体的形成、棒状体蛋白注入宿主细胞、虫体穿入宿主细胞和纳虫泡膜封闭。侵入宿主细胞内的虫体以二分裂或内二芽殖等方式增殖，当速殖子增殖到一定数量时，宿主细胞破裂，速殖子从细胞内逸出又可侵入新的宿主细胞。如果机体免疫力较低或缺陷及虫株毒力较强时，速殖子侵入宿主细胞内，形成由宿主细胞膜包绕的假包囊，囊内速殖子快速增殖，使细胞破裂释放出速殖子，再侵入其他正常细胞，造成全身广泛感染，器官组织受损产生相应临床症状；如果宿主免疫力正常，速殖子侵入宿主细胞后，特别是在脑、眼及骨骼肌等组织细胞内增殖减慢，虫体分泌成囊物质形成包囊，囊内速殖子增殖减慢转换为缓殖子，呈慢性感染或隐性感染状态。包囊可存活数月、数年或更长甚至终生。在宿主免疫功能受损或长期使用免疫抑制药，组织内的包囊可破裂，释出缓殖子，侵入其他正常的有核细胞内发育增殖，称为包囊活化。

2. 在终宿主猫科动物体内的发育　当猫或猫科动物吞食卵囊或含有包囊、假包囊的其他动物组织后，在小肠分别逸出子孢子、缓殖子或速殖子，然后侵入小肠上皮细胞，并在细胞内进行裂体增殖。裂殖体成熟后，胀破上皮细胞释出裂殖子，再侵入新的肠上皮细胞。经过数代裂体增殖后，部分裂殖子侵入肠上皮细胞，发育为雌或雄配子体。雄配子体经过发育，核和胞质分裂，形成多个雄配子；雌配子体发育形成 1 个雌配子。雌、雄配子结合形成合子，进一步发育为未成熟卵囊。肠上皮细胞破裂，卵囊进入肠腔，最后随终宿主粪便排出体外，在外环境适宜条件下，经 1～4 天发育成为成熟卵囊。

在猫科动物体内，食入的卵囊、包囊或假包囊，小肠内逸出的子孢子、缓殖子或速殖子，部分可经肠壁淋巴和血流侵入肠外其他组织，形成在中间宿主体内发育的各阶段。因此，猫和猫科动物既是弓形虫的终宿主，也是其中间宿主。

四、致病

1. 致病机制　弓形虫致病与虫株毒力、宿主的免疫状态有关。目前，世界上的弓形虫根据基因型分为Ⅰ型、Ⅱ型和Ⅲ型，我国流行的基因型主要是 Chinese1 型。弓形虫根据虫株的侵袭力，繁殖速度，包囊形成的情况和对宿主的致死率等可分为强毒株和弱毒株。Ⅰ型为强毒株（如 RH 和 GT1 株）强毒株的虫体繁殖快，感染后 3 天左右可致小鼠死亡；Ⅱ型为弱毒株（如 PRU 和 ME49 株）易在宿主脑、骨骼肌和心肌等组织内形成包囊，成为隐性感染，欧美人体感染多为此型；Ⅲ型多为弱毒株或无毒株（如 VEG 和 CTG 株）。

弓形虫主要的毒性因子有：①弓形虫毒素：可在被感染小鼠的腹腔液中检测到，是致鼠死亡的主要因子；②弓形虫素：可能会造成胚胎发育异常及致畸；③弓形虫因子：在弓形虫培养的上清液中存在的一种毒性物质，可使小鼠肝脾大、胸腺缩小、胎儿流产、发育停滞和中枢神经系统受损等。

速殖子是弓形虫的主要致病阶段，虫体在有核细胞内快速增殖可导致宿主细胞破裂，逸出的速殖子再侵入宿主新的有核细胞，周而复始，产生的刺激作用使局部组织出现淋巴细胞、巨噬细胞的浸润，导致组织的急性炎症和坏死。包囊是慢性感染的主要形式，包囊可因缓殖子的增殖而体积增大，压迫器官，引起功能障碍。当包囊增大到一定程度或因其他因素使其破裂，散出的虫体可诱发宿主产生迟发型超敏反应，并形成肉芽肿、纤维性钙化等病变，这些病变部位多见于脑、眼等处。宿主免疫力正常与否是导致急性期和慢性期互相转变的重要诱因。

2. 临床表现　通常分为先天性和获得性弓形虫病两种类型。

（1）先天性弓形虫病（Congenital toxoplasmosis）　母亲在孕期感染弓形虫时，速殖子经胎盘感染胎儿，直接影响胎儿发育，致畸严重，对优生优育危害很大。孕妇在孕期初次感染弓形虫的概率为 0.1%～9.0%，在妊娠不同阶段感染弓形虫后，对胎儿发育的影响及所表现的临床症状也不同。特别是妊娠前三个月，可造成胎儿流产、早产、畸胎和死胎，典型表现有脑积水、大脑钙化灶、视网膜脉络膜炎和精神、运动障碍。此外，还可伴有发热、皮疹、呕吐、腹泻、黄疸、肝脾大、贫血、心肌炎、癫痫等。

先天性弓形虫病主要有 5 种临床类型：①隐匿型：主要类型，患儿出生时不表现任何弓形虫病症状，但在出生后数月甚至数年才出现症状。②流产型：在怀孕早期，因急性弓形虫感染可导致死胎、流产。③全身感染型：多见于新生儿，因弓形虫在体内各脏器组织快速繁殖，直接破坏细胞而产生相应的致病作用。④眼弓形虫病：新生儿出生初期症状并不明显，常随着婴儿长大，虫体感染眼部的炎性症状逐渐显现，如视网膜脉络膜炎。⑤脑弓形虫病：主要表现为无脑儿、小头畸形、脑积水、脑组织钙化病灶及精神发育障碍等。

（2）获得性弓形虫病（acquired toxoplasmosis）　获得性弓形虫病是指在出生后由外界感染弓

形虫导致的病变，与宿主免疫功能密切相关。多数弓形虫感染者属于隐性感染，不表现明显症状，但特异性血清学检查为阳性。

急性弓形虫病，多表现为局部淋巴结肿大，多见于颌下和颈后淋巴结，可见淋巴结肿大并有压痛。临床表现为低热、头痛、咽炎和全身不适等类似感冒的症状。个别患者可出现肝炎、心肌炎、心包炎、肺炎、胸膜炎、肌炎、腹膜炎等症状。弓形虫感染也可引起多个脏器组织损伤，常累及脑和眼部，引起脑炎、脑膜脑炎、癫痫和精神异常。弓形虫眼病多以视网膜脉络膜炎为主，成人表现为视力突然下降，婴幼儿可表现出对外界事物反应迟钝，也可表现为斜视、虹膜睫状体炎、葡萄膜炎等，病变多发生为双侧眼部，在视力障碍的同时常伴有全身病症性反应或多器官损害。

特别是免疫功能缺陷的患者如患有恶性肿瘤、免疫功能低下（长期接受免疫抑制药和放射治疗等）和先天性获得性免疫功能缺陷（如艾滋病患者）等造成机体免疫功能下降，使隐性感染时寄生在组织中包囊内的缓殖子被激活，继而转化为速殖子在组织中扩散，导致组织损伤。患者当由隐性感染状态转为急性或亚急性时，弓形虫急性播散导致严重的全身性弓形虫病，引起脑膜脑炎、肝炎、肺炎、心肌心包炎、广泛性肌炎、关节炎、肾炎和腹膜炎等；其中 AIDS 患者多并发弓形虫脑炎，可在 2~8 个月内死亡。

五、免疫

机体对弓形虫感染后的保护性免疫力主要以细胞免疫为主，其中 T 细胞、巨噬细胞和 NK 细胞起主导作用。致敏的 T 细胞释放多种淋巴因子如 IFN-γ、IL-4、IL-6、IL-10 以及 IL-12 等，这些细胞因子除可调节和活化巨噬细胞和其他免疫细胞外，也可直接参与抑制虫体活性和杀灭虫体。

在感染早期，机体对弓形虫的非特异性免疫反应是以巨噬细胞和 NK 细胞的协同作用为主，γδT 细胞、中性粒细胞、嗜酸性粒细胞、肥大细胞等都有可能通过分泌多种淋巴因子参与非特异性免疫反应。CD4$^+$T 细胞是宿主感染弓形虫或接种疫苗后形成免疫力的重要细胞，获得性细胞免疫的 CD4$^+$T 细胞 – Th1 型反应途经，与活化的巨噬细胞和 NK 细胞分泌的 IL-12 和 IFN-γ 触发有关。

在弓形虫感染的活动期，CD8$^+$T 细胞经弓形虫表面蛋白抗原和 CD4$^+$T 细胞分泌的 IL-2 活化后，可针对速殖子或弓形虫感染的宿主细胞发挥细胞毒作用，这种保护性免疫力可以被动转移。在抗弓形虫感染免疫中，由 Th1 型细胞和巨噬细胞等多种细胞分泌的 IFN-γ、IL-12、TNF-α、IL-2、IL-5、IL-6、IL-15、IL-18 等为保护性细胞因子，促进效应细胞对虫体的杀伤作用；由 Th2 型细胞分泌的 IL-4、IL-10、TGF-β 等为调节性细胞因子，通过抑制 Th1 型细胞免疫反应来下调宿主对弓形虫感染的拮抗作用。另外，弓形虫也可产生某些使宿主免疫反应下调的因子，导致 IL-12 和 TNF-α 生成减少；弓形虫分泌物也能抑制信号转导和转录活化因子 1 活性，使巨噬细胞表面 IFN-γ 刺激主要组织相容性复合体 II 类分子表达下调。

感染早期 IgM 和 IgA 水平升高，在 4 个月内逐渐消失。感染后 1 个月，IgG 升高，可通过胎盘传至胎儿，新生儿血清检查常可出现阳性结果。IgM 不能通过胎盘。IgA 在消化道黏膜分泌物和血清中均可检测到，IgA 出现时间较短，一般维系 1 年左右；在免疫缺陷个体中，IgA 可作为弓形虫早期感染的标志。IgM 可作为血清学诊断重要的标志物之一。IgG 主要包括 IgG1、IgG2 和 IgG3，当弓形虫增殖从破裂的宿主细胞游离出的速殖子，这些抗体可以通过抗体介导的细胞依赖的细胞毒效应（ADCC）或者调理吞噬作用发挥抗弓形虫感染效应。

六、实验室诊断

实验室诊断主要包括病原学诊断、免疫学诊断和分子生物学诊断。

1. 病原学诊断　病原体的检出是诊断弓形虫病最可靠的方法和指标。

（1）涂片染色法　取急性期患者的胸腔积液、腹腔积液、羊水、脑脊液或血液等，经离心后取沉淀物涂片，镜检弓形虫的速殖子。也可采用组织活检法或骨髓穿刺物涂片，经姬氏染色后镜检。在慢性弓形虫患者活组织切片内可检出弓形虫的包囊。涂片染色法简便易行，但检出率不是很高；涂片经免疫酶或荧光染色法观察特异性反应，可提高虫体的检出率。

（2）动物接种分离法和细胞培养法　将样本接种于敏感实验动物腹腔内，如小白鼠，1周后剖杀，取腹腔液镜检滋养体。检测结果阴性时，需盲传至少3次，有虫体感染在盲传3代后应有阳性结果。也可将样本接种于体外培养的单层贴壁的有核细胞，在镜下观察培养的细胞和培养液中是否有虫体存在。

2. 免疫学诊断　因病原学方法检出率不高，免疫学诊断成为目前主要的辅助诊断方法。常用方法有如下几种。

（1）染色试验（dye test，DT）　为经典的特异性血清学检测。采用活的滋养体，在有致活因子的参与下与样本中的特异性抗体相互作用，使虫体表膜破坏，造成亚甲蓝染料不着色，镜检观察60%虫体不着色时为阳性。由于该试验需要用活的速殖子，造成临床检测的局限性。

（2）间接免疫荧光抗体试验（IFAT）　可测定同型或亚型抗体。因需要荧光显微镜，在基层推广有一定困难。

（3）间接血凝试验（IHA）　特异性和敏感性较好，易操作，适用于广泛现场调查和流行病学调查。

（4）酶联免疫吸附试验（ELISA）　可用于检测感染者体内的特异循环抗体或抗原，各种改良方法已广泛用于早期急性感染和先天性弓形虫病的诊断。临床上多采用同时检测IgM、IgG诊断现症感染。

（5）免疫酶染色试验（IEST）　效果与间接免疫荧光抗体试验相似，可用一般光学显微镜观察，在基层医疗单位容易推广应用。

有些免疫学检测方法可用于检测循环抗原（CAg），弓形虫感染时，循环抗原出现的时间早于抗体，现在多采用双夹心法检测弓形虫循环抗原，有助于诊断人体急性弓形虫感染，特别对免疫受损患者更适用。

3. 分子生物学诊断　将PCR、DNA探针技术、各种杂交技术及基因芯片技术应用于检测弓形虫感染，具有灵敏、特异、早期诊断的意义。但是，因该方法具有高度敏感性，可因操作不当原因造成假阳性。环介导等温扩增技术（Loop-mediated isothermal amplification，LAMP）是在21世纪初开发的一种等温核酸扩增方法，研究显示，无论是根据B1基因或529 bp重复序列建立的弓形虫LAMP检测方法，均显示出良好的特异性与敏感性。

4. 影像学辅助诊断　脑CT扫描或磁共振（MRI）有助于脑弓形虫病的诊断，可提示病变部位和范围；B超检查对确定胎儿子宫内感染及受损情况有一定帮助。

七、流行

1. 流行状况　弓形虫病为人兽共患寄生虫病，人群感染相当普遍，呈世界性分布。我国人体弓形虫病例报道遍及10多个省、市、自治区，感染率在0.33%~11.76%，其中多数属于隐性感染。目前，已证实超过140种哺乳类动物、鸟类及爬行类动物均有自然感染；与人类关系密切的家畜如牛、羊、猪、犬、兔等感染率也较高，均可作为人体弓形虫感染的重要传染源。当今社会，随着城市人口的增加，宠物饲养尤其是饲养猫的家庭不断增加，有可能造成弓形虫感染的潜在危险明显提高。

造成弓形虫感染广泛流行的主要原因：①弓形虫生活史中多个阶段均有感染性；②中间宿主广泛，并且弓形虫可在终宿主间、中间宿主间、终宿主与中间宿主间相互感染；③滋养体、包囊具有较强的抵抗力；④包囊可在中间宿主组织内长期存活；⑤感染弓形虫的猫科动物其卵囊排放量大，卵囊对外界环境抵抗力又较强。

（1）传染源　受染动物为本病的传染源，粪便中有卵囊排出的猫科动物是主要传染源之一。

（2）传播途径

①先天性感染：妇女妊娠期间初次感染弓形虫，速殖子可经胎盘感染胎儿，也可由羊水经胃肠道造成感染，在分娩过程中也可经产道血感染。

②获得性感染：主要传播途径有猫粪中排出的卵囊污染食物、水源，经口感染人体；动物组织中的速殖子、包囊可经口感染人体，也可通过接触经皮肤伤口感染；经输血、骨髓移植或通过接触经皮肤伤口感染。

③实验室感染：由于实验室工作人员操作不当，不慎接触速殖子，虫体可经实验器械划破的皮肤伤口或经口、鼻、眼黏膜侵入。

（3）易感人群　人类对弓形虫易感，无性别差异。弓形虫的感染率与职业、生活方式、饮食习惯有密切相关性。胎儿、婴幼儿、免疫缺陷者更易感，也易使隐性感染转变为急性复发。

八、防治

1. 预防措施

（1）宣传教育　开展卫生宣传教育，加强对弓形虫病预防知识的了解；养成良好的个人卫生、环境卫生的习惯，蔬菜和水果在食用前应彻底清洗，接触过生肉制品的手、切肉后砧板、菜刀以及洗肉的水槽等要彻底洗清。

（2）加强食品卫生　加强肉类管理和检疫，注意饮食卫生，不吃生或半生的肉、奶制品；加强对家畜、家禽和可疑动物的监测和隔离。食用的动物肉类在 -20℃ 低温保存后或加温至70℃以上可杀灭虫体，避免感染。。

（3）妊娠期卫生　孕妇应定期作血清学监测；注意避免接触猫、土壤和生肉；不食用生的或半生的肉、蛋、奶制品。

（4）科学养猫，加强家养动物管理　加强猫类动物饲养管理，定期清扫猫窝；孕妇不养猫，避免接触猫粪。

2. 治疗　对急性期患者应及时药物治疗，但迄今尚无理想的特效药物。目前常用的药物有磺胺类与乙胺嘧啶、二甲胺四环素与磺胺嘧啶，联合用药效果较好；氯林可霉素、乙胺嘧啶加上TMP、氯林可霉素与螺旋霉素联合用药有一定疗效。孕妇治疗药物首选螺旋霉素。适当加用免疫增强剂，可提高疗效。有些中药如甘草、厚朴、青蒿素、松萝酸等或其提取物均有一定的疗效。

（丛 华）

第三节 隐 孢 子 虫

隐孢子虫（*Cryptosporidium* Tyzzer，1907）引起的疾病称隐孢子虫病（cryptosporidiosis），是一种以腹泻为主要临床表现的食源性和水源性人兽共患寄生原虫病。隐孢子虫已被列为引起人类腹泻的最常见的6种腹泻病原之一。联合国粮食及农业组织（FAO）和WHO联合专家委员会所列的全球最重要的24种食源性寄生虫中，隐孢子虫位列第五位。鉴于隐孢子虫介水传播，隐孢子虫已被我国及其他发达国家列为生活用水必检病原生物之一。

隐孢子虫属胞内寄生的真核单细胞生物，分类上隶属球虫纲（Coccidea）、艾美目（Eimeriida）、艾美科（Eimeriidae），为体积微小的球虫类寄生虫。目前已命名的隐孢子虫有27种，能引起人类感染的虫种和同种不同基因型的虫株有人隐孢子虫（*C. hominis*）、微小隐孢子虫

（*C. parvum*）、火鸡隐孢子虫（*C. meleagridis*）、猫隐孢子虫（*C. felis*）、犬隐孢子虫（*C. canis*）、小鼠隐孢子虫（*C. muris*）、安氏隐孢子虫（*C. andersoni*）和猪隐孢子虫（*C. suis*）等。其中，人隐孢子虫、微小隐孢子虫和小鼠隐孢子虫的基因组测序已基本完成。隐孢子虫宿主广泛，可寄生于人、哺乳类、禽类、爬行类、两栖类和鱼等240多种动物。隐孢子虫属于机会致病性原虫，先天或后天免疫功能低下者尤易感染本虫。免疫力正常的人和动物感染后，引起的急性腹泻常呈自限性；免疫力低下、免疫功能抑制者、免疫缺陷患者尤其是艾滋病患者感染后可引起致死性腹泻，是艾滋病患者的主要致死因素之一。

一、简史

隐孢子虫于1907年由Tyzzer在实验小鼠胃腺上皮细胞内发现并命名为鼠隐孢子虫（*C. muris*），意为隐藏了孢子囊（sporocyst），建立了隐孢子虫属；1910年，Tyzzer通过动物感染试验，描述了寄生于小鼠胃内的鼠隐孢子虫卵囊形态结构和内生发育史；1911年Leger建立了隐孢子虫科；1912年Tyzzer在鼠的小肠中发现第二种隐孢子虫，命名为微小隐孢子虫，现重新命名为泰泽隐孢子虫（*C. tyzzeri*，2011）；1955年Slavin报道寄生于火鸡小肠的隐孢子虫引起火鸡出现急性严重腹泻，首次证明隐孢子虫具有强致病性；1971年Pancier等报道犊牛感染隐孢子虫后可引起腹泻；1976年Nime等在腹泻的儿童和免疫抑制病成年患者中检查到隐孢子虫，首次发现隐孢子虫对人具有致病性。随后，免疫功能正常者因与隐孢子虫阳性犊牛密切接触而感染隐孢子虫病，以及隐孢子虫可引起艾滋病患者长期严重腹泻，且具有致死性，有关隐孢子虫的研究越来越受到人们重视。1980年Tzipori等通过动物感染试验发现，隐孢子虫可在不同宿主间交叉感染，建议将隐孢子虫列为单种属。在国内，1986年兰州地区发现犊牛隐孢子虫病，广东发现鸡隐孢子虫病；1987年韩范等在南京首次报道2例人体隐孢子虫病例。目前除南极洲外，世界各地均有人和动物感染隐孢子虫的病例报道。

二、形态

隐孢子虫发育过程包括5个阶段：滋养体、裂殖体、配子体、合子和卵囊。卵囊（oocyst）呈圆形或椭圆形，直径4~6μm。成熟的卵囊内含有4个裸露的子孢子（sporozoite）和残留体（residual body）。子孢子呈月牙形，核一个。残留体由颗粒物组成。在改良抗酸染色标本中，标本背景呈蓝绿色，卵囊呈玫瑰色，卵囊内子孢子形态多样，排列不规则，残留体为颗粒状呈暗黑色或棕色（图11-7）。

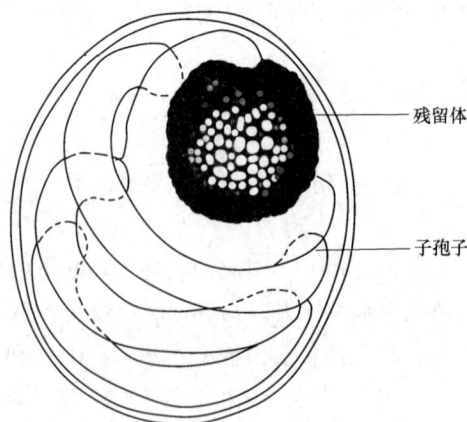

图11-7 隐孢子虫卵囊模式图

三、生活史

隐孢子虫完成整个生活史只需一个宿主，发育各期均在小肠上皮细胞膜与胞质间形成的纳虫空泡内进行。

成熟卵囊为本虫的唯一感染阶段，随宿主粪便排出体外即具有感染性，人和多种脊椎动物都是其易感宿主。当宿主吞食成熟卵囊后，在消化液的作用下，囊内子孢子逸出，附着并侵入肠上皮细胞，在被侵入的胞膜下与胞质之间形成纳虫空泡，虫体在纳虫空泡内进行裂体增殖，发育为滋养体，经3次核分裂后发育为Ⅰ型裂殖体。成熟的Ⅰ型裂殖体含8个裂殖子。裂殖子释出后，侵入其他上皮细胞，发育为第二代滋养体。第二代滋养体经2次核分裂发育为Ⅱ型裂殖体。成熟的Ⅱ型裂殖体含4个裂殖子。此裂殖子释出后侵入肠上皮发育为雌、雄配子体，进入有性生殖阶段。雌、雄配子体进一步发育为雌雄配子，两者结合形成合子，再经孢子增殖发育为卵囊。卵囊有薄壁和厚壁两种类型，薄壁卵囊约占20%。薄壁卵囊内子孢子逸出后直接侵入肠上皮细胞，进行裂体增殖，形成宿主自体内感染，故一次吞食少量卵囊，就可引起严重的或持续性感染，此即免疫功能低下患者体内长期存在严重感染的原因。厚壁卵囊约占80%，在肠上皮细胞或肠腔内经孢子化在囊内形成4个子孢子，随宿主粪便排出体外，即具感染性（图11-8）。完成整个生活史需5~11天。

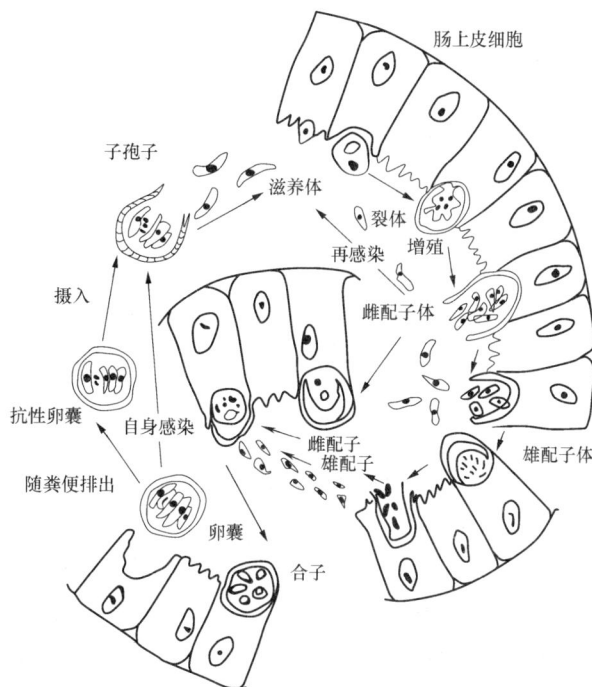

图11-8　隐孢子虫生活史

四、致病

隐孢子虫的致病机制尚不确定。因虫体寄生于小肠黏膜，破坏微绒毛的正常功能，引起肠道消化和吸收障碍，导致患者严重而持久的腹泻。此外，肠黏膜表面积缩小，使得多种黏膜酶，如乳糖酶等明显减少，这也是引起腹泻的原因之一。

隐孢子虫主要寄生于小肠上皮细胞的刷状缘纳虫空泡内。空肠近端是虫体寄生数量最多的部位，严重者可扩散到整个消化道。虫体寄生处可见黏膜表面出现凹陷，绒毛萎缩、变短或融合，甚至脱落。上皮细胞老化和脱落速度加快。绒毛上皮层及固有层均可见单核细胞及多形核炎性细胞浸润。免疫功能低下的患者，病变可延及结肠、胃、食管以及肠道外的器官。并发隐孢子虫性胆囊炎、胆管炎时，除呈急性炎症改变外，还可引起坏疽样坏死。在肺隐孢子虫病患者的肺组织活检标本中，可见活动性支气管炎及局灶性间质性肺炎等病变。

隐孢子虫病的临床表现与转归取决于宿主的免疫功能。免疫功能正常者的感染多为自限性腹泻，潜伏期一般为 2~10 天，起病急，主要症状为腹泻，粪便呈水样或糊状，一般无脓血，日排便 2~20 余次。严重感染的幼儿可出现喷射性水样便，量多，常伴有痉挛性腹痛、腹胀、恶心、呕吐、食欲减退或厌食、口渴和发热。病程持续 7~14 天，多为自限性，但症状消失后数周，粪便中仍可查到卵囊。少数患者迁延 1~2 个月或转为慢性反复发作。免疫功能缺陷者，症状严重，临床特征为频繁水泻，每日腹泻数次至数十次，量多，达数升至数十升，患者出现严重脱水或电解质紊乱和酸中毒，病死率可达 50%。并发肠外器官隐孢子虫病，如呼吸道和胆道感染，可加重病情的复杂性。由药物造成免疫功能低下的患者，停药后隐孢子虫病即可痊愈。

五、诊断

1. 病原学诊断 粪便（水样或糊状便为好）直接涂片染色，检出卵囊即可确诊。要注意与环孢子虫及微孢子虫鉴别。有时呕吐物和痰也可作为受检标本。常用检查方法有金胺-酚染色法、改良抗酸染色法、金胺-酚改良抗酸染色法和基因检测等。为了提高卵囊的检出率，涂片染色前应先浓集卵囊，推荐使用甲醛-乙酸乙酯沉淀法。

2. 血清学诊断 隐孢子虫病的免疫学诊断近年发展较快，具有弥补粪检不足的优点。

（1）粪便标本的免疫学检查 需采用与卵囊具高亲和力的单克隆抗体。包括间接荧光抗体试验（IFT）和 ELISA 技术，在检测粪便中的卵囊抗原时，敏感性和特异性均好。此外，流式细胞计数法亦可用于卵囊计数，考核疗效。

（2）血清标本的免疫学检查 常采用 IFA、ELISA 和酶联免疫印迹技术，特异性和敏感性均较高，可用于隐孢子虫病的辅助诊断和流行病学调查。

六、流行

1. 流行概况 隐孢子虫呈世界性分布，迄今已有 6 大洲 90 多个国家报道过隐孢子虫病。发达国家和发展中国家隐孢子虫阳性率分别为 0.6%~20% 和 4%~32%；高危人群如婴幼儿、免疫功能缺陷者、免疫功能抑制者的感染率高达 3%~50%；同性恋并发 AIDS 患者近半数感染隐孢子虫，是引起 AIDS 患者死亡的主要原因之一。WHO 于 1986 年将人体隐孢子虫病列为艾滋病患者的一项怀疑指标。我国于 2003 年也将该病列为必须重点防范的重要寄生虫病，WHO 和美国疾病预防控制中心也将其列入需防治的新发传染病。隐孢子虫病的暴发流行常因水源受到污染而引起，美国于 1996 年就制定了饮用水中隐孢子虫的卫生标准，我国在《生活饮用水卫生标准》的微生物学指标中也增加了隐孢子虫指标，并于 2008 年 7 月 1 日开始执行。

隐孢子虫病流行具备以下特点：2 岁以下婴幼儿发病率较高，男女间无明显差异；温暖潮湿季节发病率较高；农村多于城市，沿海港口多于内地；经济落后、卫生状况差的地区多于发达地区；畜牧地区多于非牧区；旅游者多于非旅游者。

2. 流行环节

（1）传染源 患者、带虫者和各种动物宿主是重要的传染源。隐孢子虫患者的粪便和呕吐物中含有大量卵囊，且多数患者在症状消退后仍有卵囊排出，可持续数天至 5 周，是主要的传染源。交叉实验证实，牛、羊、猫、犬和兔等动物的隐孢子虫卵囊亦可感染人，是畜牲区和农村的主要动物源性传染源。

（2）传播途径 ①接触传播：经粪-口传播途径，患者、家畜粪便中含有大量的卵囊，含有卵囊的粪便通过污染水源、食物和环境等经口进入人体而致人感染。在拥挤的场所，如幼儿园或

90

托儿所及医院等接触传播率也较高；同性恋者口交、肛交行为也是感染隐孢子虫的重要途径。②空气传播：痰液中有卵囊者可通过飞沫传播。

隐孢子虫对臭氧和加氯消毒抵抗力强，比其他寄生虫更易突破供水系统的过滤和消毒环节而造成隐孢子虫病的水源性暴发。特别是发达国家，多次报道因水源污染而引起隐孢子病的暴发流行，如1993年威斯康星州的密尔沃基市，仅161万人口就有40.3万人感染；美国佐治亚州的一个小镇，仅6万人口就有1.3万发生胃肠炎，其中39%的人粪检卵囊呈阳性。

（3）易感人群 人对隐孢子虫普遍易感。婴幼儿、艾滋病患者、接受免疫抑制剂治疗的患者以及免疫功能低下者更易感染。大量应用多种抗生素、患水痘、麻疹和经常感冒者均易感本虫。在儿童感染中，非母乳喂养的婴儿较母乳喂养的易感。美国每年大约15万名腹泻患者中，有3万名感染隐孢子虫。调查发现，1%～2%艾滋病患者的死亡是由隐孢子虫感染造成的。

七、防治

1. 预防 加强人、畜粪便管理，避免卵囊污染水源和食物；注意个人和饮食卫生；免疫功能低下的群体，尤其是AIDS患者要加强保护，增强其免疫力，避免与患者、病畜接触；因卵囊抵抗力强，患者用过的便盆等须经30%的漂白液浸泡30分钟，再行清洗；5%氨水和10%甲醛溶液可将卵囊杀死；65～70℃加热30分钟可灭活卵囊。因此提倡喝开水，饮用牛奶也需彻底消毒。

2. 治疗 隐孢子病至今尚无特效治疗药物。治疗主要包括对症治疗、抗虫治疗和免疫治疗等。免疫功能正常者，采用对症和支持疗法，如纠正电解质紊乱、加强营养补充和止泻等；对免疫功能受损者，恢复其免疫功能、及时停用免疫抑制剂，否则治疗大多无效。硝唑尼特（nitazoxanide，NTZ）是美国食品药品管理局批准的唯一可以用于治疗婴儿隐孢子虫的药物，但不适合免疫缺陷者。螺旋霉素、巴龙霉素、阿奇霉素、红霉素等抗感染药物可以减轻腹泻症状，缩短腹泻时间，减少隐孢子虫卵囊排出量，缩短排出时间。部分免疫制剂包括人血清高价免疫球蛋白、干扰素、小牛转移因子、IL-2和含隐孢子虫抗体的母牛初乳等可改善临床症状。国内用大蒜素治疗也有一定疗效。

（陈晓芹）

第四节 其他孢子虫

一、巴贝斯虫

巴贝斯虫属梨形目（Piroplasmida）、巴贝斯科（Babesiidae），是一类寄生虫于脊椎动物血液中的梨形原虫。目前已经鉴定的巴贝斯虫有100多种，但只有几种巴贝斯虫对人类是致病的，如 *B. microti* 和 *B. divergens*。人感染巴贝斯虫后会引起以溶血为特征的巴贝斯虫病（Babesiosis），出现高热、贫血等疟疾样症状，因此巴贝斯虫病常被误诊为疟疾。

1. 形态 巴贝斯虫子孢子呈梨形，入侵后寄生于人体的红细胞内，发育为环形的滋养体，然后滋养体进一步发育为裂殖子。4个梨形的裂殖子尖端相连后通常构成十字形（Maltese-cross form），是巴贝斯虫特征性形态（图11-9），也是其区别于疟原虫的重要形态学标志。

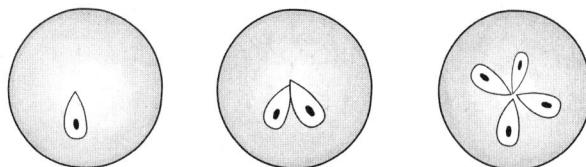

图11-9 巴贝斯虫形态

91

2. 生活史 巴贝斯虫完成整个发育过程需要蜱虫和人2个宿主。感染巴贝斯虫的蜱虫叮咬人时，蜱虫唾液腺中的子孢子随之进入人体。巴贝斯虫子孢子直接侵入红细胞，在纳虫空泡内先后发育为滋养体和裂殖子。虫体通过二分裂方式进行增殖，最后导致被寄生红细胞的破裂。破裂释放出来的裂殖子还可入侵其他正常的红细胞，以二分裂方式进行增殖，导致新的被寄生红细胞的破裂。部分侵入红细胞内的裂殖子不再增殖，而是发育为雌、雄配子体（图11 - 10）。

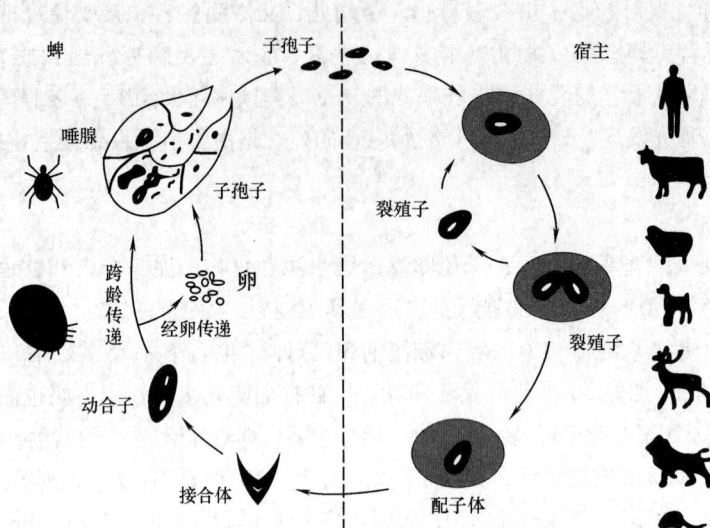

图11 - 10 巴贝斯虫生活史

当蜱虫叮咬患者时，含有配子体的红细胞进入蜱的胃内，在消化液作用下，配子体释放出来，发育为放射样小体。随后，两个放射样小体受精形成合子，并转变为具有活动能力的动合子。动合子穿过小肠，可侵入蜱的血细胞、肌肉、马氏管细胞和卵巢等中，通过多分裂方式形成大量动合子。部分动合子移行到唾液腺，通过多分裂方式形成大量的子孢子，蜱再次叮咬时，可将子孢子注入健康人体内，开始新的生活史。

3. 致病与临床 巴贝斯虫感染后引起的临床症状的严重程度不一，25%成人和50%儿童感染巴贝斯虫无明显的临床症状，或只表现为轻度的流感样症状。其他患者则表现为不规则发热、头痛和全身乏力等症状，而严重患者可出现溶血性贫血、黄疸、呼吸短促和血红蛋白尿等症状。

4. 实验室诊断 血涂片镜检是诊断巴贝斯虫的最有效方法，但需要镜检者有很高的专业水平。由于巴贝斯虫和疟原虫在形态上比较相似，易被误诊为疟原虫。巴贝斯虫的主要形态特征：形态和大小多变，可能含有食物泡，但没有疟色素；而且其裂殖子尖端相连后通常会构成特征性的十字形。相对于镜检而言，间接免疫荧光对于巴贝斯虫的诊断更客观、更特异。

5. 流行与防治 巴贝斯虫是通过蜱虫的叮咬传播的，因此巴贝斯虫病的流行分布与蜱虫的流行分布密切相关，主要发生在每年的5月和9月期间。*B. microti* 主要流行于美国东北部森林地带，而 *B. divergens* 主要流行于欧洲。雌蜱体内的巴贝斯虫可经卵传递给下一代，是巴贝斯虫得以流行的重要因素。很多情况下，巴贝斯虫患者都能自愈。对于严重巴贝斯虫患者的治疗，通常采用口服或静脉注射克林霉素和口服奎宁；也可采用口服阿托伐醌和阿奇霉素，该治疗方案的副作用更小。防止蜱虫叮咬是预防巴贝斯虫的最有效手段。

二、肉孢子虫

肉孢子虫（Sarcocystis）属艾美目（Eimeriida）、艾美科（Eimeriidae），可寄生于爬行类、鸟

类、哺乳类动物和鱼类，也可寄生于人，引起肉孢子虫病（sarcocystosis）。以人为终宿主的肉孢子虫有两种，即猪人肉孢子虫（*S. suihominis*），中间宿主为猪；人肉孢子虫（*S. hominis*），中间宿主为牛，上述两虫种因在人体内寄生于小肠又统称人肠肉孢子虫。人还可作为林氏肉孢子虫（*S. lindemanni*）的中间宿主，寄生于人体肌肉组织，又称人肌肉孢子虫，引起横纹肌或心肌炎，人体感染少见。

1. 形态 肉孢子虫生活史中有卵囊（oocyst）、孢子囊（sporocyst）和肉孢子囊（sarcocyst）三种主要形态。成熟卵囊呈长椭圆形，大小为$(12.3 \sim 14.6)\mu m \times (18.5 \sim 20.0)\mu m$，内含2个孢子囊，无明显的卵囊壁，常在肠腔内自行破裂，释放出其中的孢子囊。孢子囊呈椭圆形或卵圆形，大小为$(13.6 \sim 16.4)\mu m \times (8.3 \sim 10.6)\mu m$，囊壁双层而透明，内含4个子孢子。肉孢子囊呈圆柱或纺锤形，大小不一，内含大量的新月形缓殖子（图11-11）。

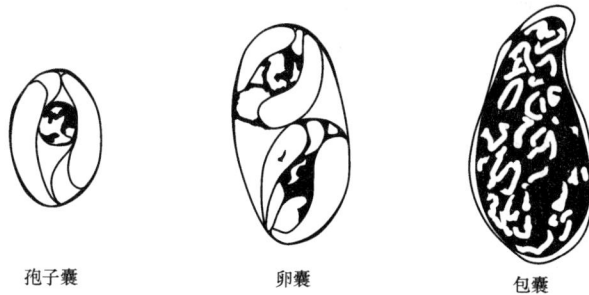

孢子囊　　　　卵囊　　　　包囊

图11-11 肉孢子虫孢子囊、卵囊和包囊

2. 生活史 终宿主粪便中的孢子囊或卵囊被中间宿主食入后，孢子囊在小肠内脱囊，子孢子被释出，穿过肠壁进入血液，在血管内皮细胞内行裂体增殖，经数代裂体增殖后，产生大量裂殖子，裂殖子进入肌肉组织中发育为肉孢子囊，囊内的滋养母细胞增殖生成缓殖子。肉孢子囊多见于横纹肌和心肌。肉孢子囊被终宿主吞食后，缓殖子释出并侵入小肠固有层，直接发育形成雌、雄配子体，经配子生殖形成卵囊，在小肠固有层逐渐发育成熟。成熟卵囊可进入肠腔，最终随粪便排出体外（图11-12）。

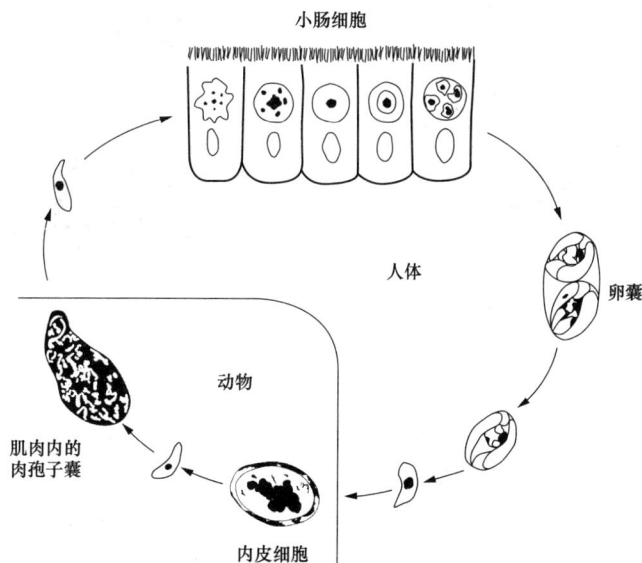

小肠细胞

人体

动物

卵囊

肌肉内的
肉孢子囊

内皮细胞

图11-12 肉孢子虫生活史示意图

3. 致病与临床 本病感染多呈自限性。人一般在生食或误食含肉孢子囊的肉类 3～6 小时后开始出现临床表现。主要表现为食欲不振、腹痛、腹泻、腹胀、恶心、呕吐等症状，呈一过性；严重感染者，可出现间歇性腹痛、腹胀、水样腹泻和嗜酸性粒细胞增多，少数有贫血、坏死性肠炎等。

人作为中间宿主时，一般无明显症状，但如寄生于重要部位则可引起明显症状，如寄生于喉头肌的可引起支气管痉挛和声音嘶哑、寄生于心肌的可引起心肌炎。肉孢子囊可破坏肌细胞，压迫邻近细胞与组织产生病理损害，出现水肿、疼痛。一旦囊壁破裂，释放出一种毒性很强的肉孢子毒素（sarcocystin），作用于神经系统、心、肾上腺、肝和小肠，严重时可致死亡。

4. 实验室诊断 有消化道症状的患者，可采用直接涂片法、蔗糖浮聚法或硫酸锌浮聚法等，从粪便中检出卵囊或孢子囊即可确诊。

5. 流行与防治 人肠肉孢子虫为世界性分布，欧洲人肉孢子虫病较其他地区普遍。猪人肉孢子虫分布在欧洲、中国云南、印度和日本等地。左仰贤等首次报道国内人感染肉孢子虫病例，发现云南大理人群的自然感染率平均为 29.7%。预防人肠肉孢子虫病应加强猪、牛的饲养管理，加强肉类卫生检疫，不食未熟猪、牛肉，注意粪便管理。对患者可试用复方新诺明或吡喹酮等治疗，有一定疗效。

三、贝氏等孢球虫

贝氏等孢球虫（*Isospora belli*）属艾美目（Eimeriida）、艾美科（Eimeriidae），贝氏等孢球虫是一种寄生于肠道上皮细胞的球虫，可感染人引起等孢球虫病（Isosporiasis）。免疫功能正常患者的症状较轻，发病呈一过性；但是免疫力功能低下患者感染后，则会出现起病急，有发热、持续性或脂肪性腹泻，体重减轻等较重症状。

1. 形态 贝氏等孢球虫卵囊呈长椭圆形，大小为 $(20～33)\,\mu m \times (10～19)\,\mu m$，壁薄，光滑，无色。成熟卵囊内含有 2 个椭圆形孢子囊；每个孢子囊含有 4 个半月形的子孢子和 1 个残留体（图 11 - 13）。

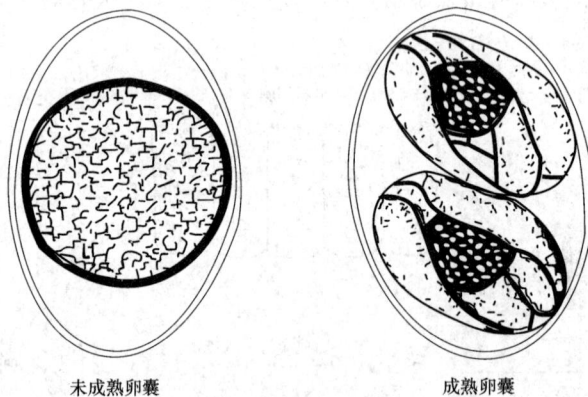

未成熟卵囊　　　　　　　成熟卵囊

图 11 - 13 贝氏等孢球虫卵囊

2. 生活史 宿主食入被成熟卵囊污染食物或饮用水，卵囊在小肠上段脱囊，释出子孢子，子孢子侵入黏膜上皮细胞，发育为滋养体，经裂体增殖发育为裂殖体，成熟后释出的裂殖子可侵入附近的上皮细胞继续进行裂体增殖或形成雌、雄配子体而开始配子生殖，最终发育为卵囊，卵囊落入肠腔随粪便排出。卵囊内的孢子形成可在宿主体内或外界完成（图 11 - 14）。

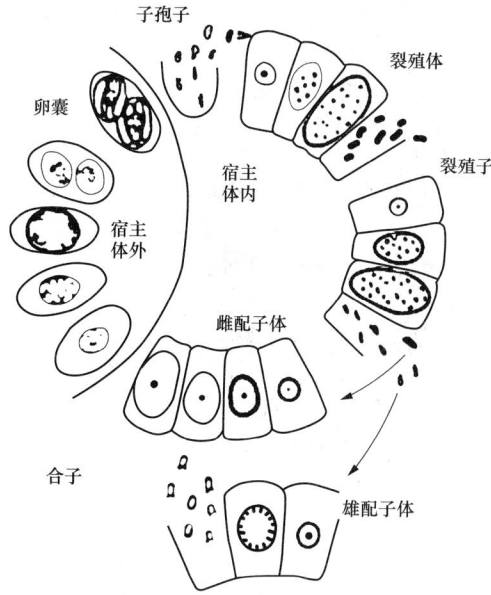

图 11 - 14　贝氏等孢球虫生活史

3. 致病与临床　贝氏等孢球虫感染可导致肠绒毛变平、变短、融合、萎缩、隐窝增生、肠上皮细胞出现增生等病理变化。患者经 7 ~ 11 天潜伏期后，可有发热、持续数月至数年的腹泻、体重减轻等症状。腹泻每天 6 ~ 10 次，呈水样便或软便。免疫受累的宿主或艾滋病患者可出现持续腹泻伴虚弱、厌食和体重减轻。艾滋病患者可发生肠外感染，出现进行性呼吸困难和发热等。本病常呈慢性，虫体出现在粪便或活组织检查中达数月至数年之久，复发较普遍。

4. 实验室诊断　该病的诊断主要是粪便中检测卵囊，包括直接涂片或浓缩后涂片法，但往往由于卵囊较小而漏诊。在感染早期，尽管症状很严重，但由于原虫仍处于无性生殖阶段，粪检呈阴性，只有在有性生殖阶段方可检获卵囊。应用抗酸染色可以比较清晰地检出卵囊，十二指肠组织活检或内镜检查可以提高检出率。

5. 流行与防治　贝氏等孢球虫被认为是仅引起人类感染的等孢球虫，无其他保虫宿主，主要通过摄入成熟卵囊污染的水或食物或通过粪 - 口途径直接感染。贝氏等孢球虫病主要在中南美洲、非洲和东南亚多见。随着艾滋病发病率增高，贝氏等孢球虫病在 HIV 或同性恋男性中发病率也在升高，是导致 HIV 患者出现腹泻和吸收不良的重要因素。

预防感染应注意饮水、饮食卫生和个人卫生，治疗该病首选甲氧苄氨嘧啶和磺胺甲基异噁唑，整个疗程需要 1 个月，但一般在用药 2 天内即可控制腹泻；对磺胺过敏的贝氏等孢球虫病患者则可考虑单用乙胺嘧啶治疗，通常也有效。

四、微孢子虫

微孢子虫（Microsporidium）是一种能形成孢子的单细胞原虫。目前已命名的微孢子虫大约有 1500 种，绝大多数微孢子虫感染昆虫、鱼和甲壳类动物。迄今已发现，有 7 个属 14 种微孢子虫能感染人，常见的有比氏肠微孢子虫和脑炎微孢子虫属的某些种类，感染后可引起微孢子虫病（Microsporidiosis）。

1. 形态　孢子的形态是区分不同微孢子虫的重要依据。绝大多数种类的微孢子虫孢子呈卵圆形或梨形（图 11 - 15），大小因虫种而异，1 ~ 40μm。孢子被覆细胞壁。孢子通常含有 1 ~ 2 个细胞核，前端有一锚定圆盘，与线状的极丝相连，后端含有一空泡。

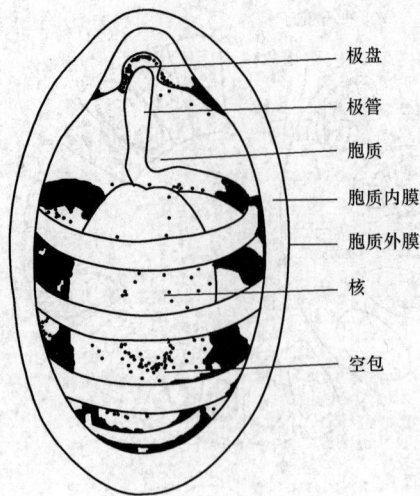

图 11 - 15　微孢子虫孢子

2. 生活史　孢子是微孢子虫感染阶段，成熟孢子随食物或饮水被宿主吞入体内，在渗透压作用下，孢子的极丝伸出，刺入空肠和十二指肠的肠绒毛顶部的肠细胞，将其具有感染性的物质注入宿主细胞而使其感染。子孢子进入细胞后发育成熟，大量增殖，导致受感染细胞破裂，释放出来的裂殖子再次入侵新的肠细胞进行裂殖增殖；部分裂殖子可通过孢子增殖形成成熟孢子，随粪便排出，在体外继续传播。一般 3～5 天为一个发育周期（图 11 - 16）。

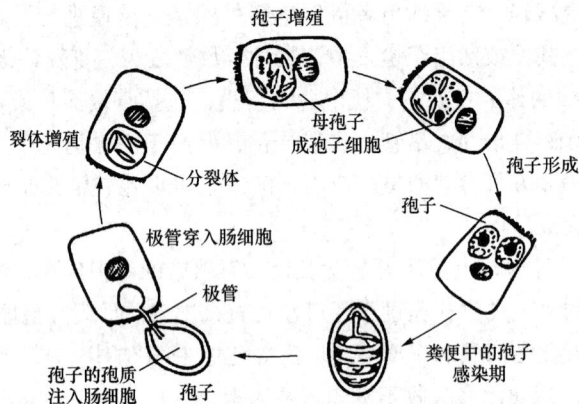

图 11 - 16　微孢子虫生活史

3. 致病与临床　不同种微孢子虫对人体的致病力不同，感染后是否出现临床症状与宿主免疫状态相关。健康人被感染时大部分表现为一过性症状而终结，或呈隐性感染，或出现典型的吸收不良性腹泻，腹泻多为每日 3～10 次，无血便及发热。HIV 患者感染后则会出现持续性腹泻，长达 1 个月。

4. 实验室检查　因微孢子虫的孢子非常微小，很难从粪便中检出。早期诊断依赖电子显微镜行肠道活检进行检测。最近，开始使用三色染色法及检测真菌用的荧光色素染色、PCR 技术等，但确诊及种属鉴别必须使用电子显微镜。

5. 流行与防治　微孢子虫病是一种人畜共患病，广泛分布于非、欧、美等地。最为流行的人体微孢子虫是比氏肠微孢子虫。该虫孢子对外界环境具有较强抵抗力。微孢子虫的宿主特异性及对器官和组织特异性不是很强。AIDS 等免疫功能低下患者和儿童是比氏肠微孢子虫的易感人群。

迄今对此病尚无特效药物。常用的阿苯哒唑主要作用于发育阶段，抑制其传播；也可试用磺胺二甲基异噁唑、依曲康唑及甲硝唑等进行治疗。应加强对腹泻患者的检查，及时治疗，以减少传染源；注意个人卫生及饮食卫生，增强机体免疫力，减少感染的机会。

（丛　华）

第十二章　结肠小袋纤毛虫

结肠小袋纤毛虫 [*Balantidium coli*（Malmsten，1857）Stein，1862]，属于纤毛门（Ciliophora）、直口纲（Litostomaten）、胞口目（Vestibnlifera）、肠袋科（Balantidiidae），是寄生人体内最大的原虫。寄生于人体结肠内，可侵犯宿主的肠壁组织，引起以腹泻为主要症状的肠道原虫病。猪是重要的保虫宿主和传染源。

一、简史

Malmsten 于 1857 年首次在两例痢疾患者的粪便中发现该虫，当时定名为结肠草履虫（*Paramecium coli*）；1861 年，LeuKart 从猪的大肠内分离出形态与之十分相似的虫种；1862 年，Stein 对比了这两个虫种，将其归于小袋虫属（Balantidium），更名为结肠小袋纤毛虫。

二、形态

在结肠小袋纤毛虫发育过程中具有滋养体和包囊两种形态（图 12 - 1）。

滋养体呈椭圆形，无色透明或淡灰略带绿色，大小为（30~150）μm×（25~120）μm。全身披有许多斜纵形的纤毛（cilia），可借纤毛的摆动迅速旋转前进。虫体富有弹性，极易变形。前端有一凹陷的胞口，下接漏斗状胞咽，颗粒食物借胞口纤毛的运动进入虫体。胞质内含食物泡，消化后的残渣经胞肛排出体外。虫体中、后部各有一伸缩泡用以调节渗透压，其大小可以改变。内质中有很多散在或凝集成块状的多糖颗粒。苏木精染色后可见一个肾形大核和一个圆形小核，小核位于大核的凹陷处。大核主要是决定消化、感觉和运动的功能，小核主要有携带遗传物质的功能。

包囊为圆形或近圆形，直径为 40~60μm，淡黄或淡绿色，囊壁厚而透明。新形成的包囊可清晰见到在囊内缓慢运动的滋养体，但很快即变成一团颗粒状的细胞质。细胞质中有 1 个细胞核，有伸缩泡，有时可见到食物泡。染色后胞核明显，呈腊肠型。

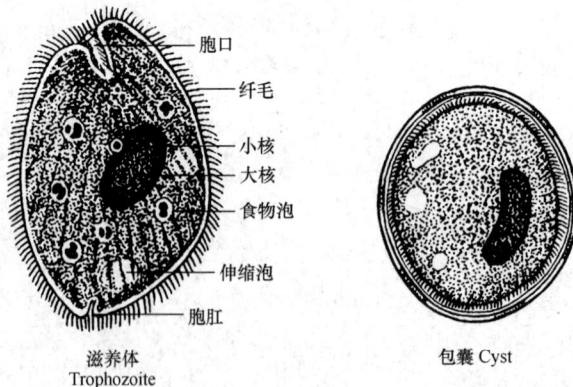

滋养体
Trophozoite

包囊 Cyst

图 12 - 1　结肠小袋纤毛虫

三、生活史

包囊是其感染阶段。包囊污染的食物和水经口进入宿主体内，在肠道中受消化液作用后脱囊，逸出滋养体。滋养体随肠内容物移行至结肠寄生，以淀粉、细菌和肠壁脱落细胞等为食，可侵犯肠壁组织。结肠小袋纤毛虫在新宿主体内需要有一段适应共生菌群的时期，尚未适应时，会出现接合生殖现象，一旦适应后，即以横二分裂法大量繁殖。以横二分裂进行繁殖时，在分裂早期虫体变长，中部形成横缢并收缩，后面的个体另长出胞口，小核首先分裂，大核拉长并在中部收缩形成两个核，然后从横缢处分开。前面的收缩泡进入前面的子体，后端的收缩泡则进入另一子体。滋养体随肠内容物向结肠下段移行，由于肠内理化环境的变化，部分滋养体变圆，并分泌囊壁形成包囊，包囊随成形粪便排出体外。人体肠道内的滋养体很少形成包囊，而猪肠道内可形成大量包囊。包囊在外界无囊内生殖。滋养体随腹泻粪便排出，在适宜条件下也有可能在外界成囊。

四、致病

结肠小袋纤毛虫滋养体具有致病性，疾病的发生除了虫体本身因素外，尚与其寄生环境和宿主机体的免疫状态密切相关。滋养体可分泌透明质酸酶并借助纤毛的机械运动破坏宿主肠黏膜及黏膜下组织，引起结肠黏膜炎症、坏死、溃疡而导致痢疾。病变早期肠黏膜可有直径数毫米的火山口状溃疡，数目随感染程度而异，逐渐扩大融合，多数并不向深层发展，而是在黏膜下向四周蔓延，形成口小底大、边缘不整齐的溃疡，其表面覆盖黏液和坏死组织，四周可检出滋养体。与阿米巴性溃疡不同，本病形成的溃疡开口稍大且颈部短细。肠黏膜呈现水肿、充血，有时呈针尖状出血。细胞浸润以圆形细胞和嗜酸性粒细胞为主。盲肠和直肠为主要病变部位，偶见侵及回肠末端和阑尾。宿主全身状态，如患有慢性疾病、营养不良、免疫力下降和肠道功能失调时可协同增强其致病性。肠道内的菌群组成对该虫的寄生或致病也有一定的影响，变形杆菌、大肠埃希菌、沙门菌等对虫体的发育产生有害作用，而肺炎杆菌、金黄色葡萄球菌及肠杆菌等则有促进作用。严重病例可出现大面积结肠黏膜的破坏和脱落，病理变化类似阿米巴痢疾。

可出现三种临床表现，急性患者发病突然，腹痛、腹泻和黏液血便，里急后重明显，并常有脱水及营养不良等；慢性感染患者是最常见的类型，主要表现为长期的周期性腹泻、粪便带黏液而无脓血呈粥样或水样，亦可腹泻与便秘交替出现，并伴上腹部阵发性疼痛、腹胀或回盲部及乙状结肠部压痛，体重轻度下降，嗜酸性粒细胞增多；大多数患者可排出虫体但无任何临床症状，这类无症状带虫者在流行病学上具有重要意义。

除肠道病变外，结肠小袋纤毛虫偶可导致肺、腹腔、泌尿生殖系统等肠外病变，甚至寄生于脊椎骨髓，导致脊椎骨髓炎。结肠小袋纤毛虫肺部病变患者可出现咳嗽、哮喘，甚至呼吸困难，X线检查发现肺门纹理增粗，肺内可见弥散性小结节，气管灌洗液及痰液检查可查见虫体。

五、诊断

确诊本病可采用生理盐水涂片法检查新鲜粪便中的滋养体和包囊。由于虫体较大，一般不易漏诊。标本宜新鲜。由于虫体排出呈间歇性，故需反复检查以提高检出率。采用沉淀浓集法检查包囊可提高包囊检出率。对虫体鉴定有疑问时，可用苏木素染色或三色染色，以助鉴别。必要时行乙状结肠镜检，取活组织做病理检查。培养法可提高检出率，阿米巴培养基也可培养本虫。

本病临床表现易与阿米巴痢疾和细菌性痢疾混淆，注意鉴别诊断。

六、流行

结肠小袋纤毛虫呈世界性分布，多见于热带和亚热带地区，其中以菲律宾、新几内亚、西太平洋群岛、中美洲等地区最为常见。我国分布广泛，云南、广东、广西、福建、四川、湖北、河南、河北、山东、山西、吉林、辽宁、台湾等22个省（自治区）均有病例报道。已知30多种动物可感染此虫，以猪感染较为普遍，感染率20%～100%。人体感染主要是通过吞食被包囊污染的食物或饮水，传播方式包括猪粪接触传播、家蝇携带传播、人与人接触传播（多见于精神病院的患者）和水源传播，通常认为人的感染来源于猪，不少病例有与猪接触的病史。气候、职业、饮食与卫生习惯是主要影响因素，温暖潮湿的环境、较差的卫生和饮食习惯会导致结肠小袋纤毛虫的感染率增加，猪发病率高的地方，人的感染率也高。

滋养体和包囊对外界环境均具有较强抵抗能力，自猪体内排出的滋养体在厌氧环境和室温条件下能生活至10天，包囊在潮湿环境里能生存2个月，在室温环境下可存活2周；包囊对化学药物抵抗力较强，在苯酚中能生存3小时，10%甲醛溶液中能生存4小时；但滋养体在胃酸中很快被杀死，因此，滋养体不是主要的传播阶段。

七、防治

本病的防治原则与溶组织内阿米巴病相同。管理好人和猪的粪便，避免虫体污染食物与水源，注意个人卫生和饮食卫生，灭蝇灭蟑螂，避免食入包囊而感染。可用甲硝唑、喹碘方、双碘喹啉、四环素和小檗碱治疗，其中最常用的是甲硝唑。

（李艳文）

第十三章　人芽囊原虫

人芽囊原虫（*Blastocystis hominis* Brumpt，1912）是导致人类腹泻的重要机会致病原虫之一。人芽囊原虫广泛分布在世界各地，主要寄生于人和其他灵长类动物的结肠内，也广泛寄生于猪、犬、猫、鼠、家兔、蛙、蛇和家禽等多种动物的消化道内。

一、简史

该虫由 Perroncito 于 1899 年首次报道，1911 年 Alexieff 将其归属为酵母类。Brumpt 于 1912 年将其正式命名为 *Blastocystis hominis*。长期以来，人芽囊原虫被误认为是鞭毛虫包囊、植物孢子、肠道酵母菌或真菌。直到 1967 年，Zerdt 根据其超微结构等方面的特点将其归属为致病性原虫。1990 年我国在广州首次发现人芽囊原虫感染病例。1993 年江静波等将其归入芽囊原虫亚门（Blastocysta）。据现普遍引用的 FEG Cox 分类（2003），人芽囊原虫属于色混界（Chromista）、色物亚界（Chromobiota）、双环门（Bigyra）、芽囊原虫纲（Blastocystea）。

二、形态

人芽囊原虫形态多样，结构复杂，大小差异也较大，直径为 4~63μm，多数为 6~15μm。体外培养的人芽囊原虫可见空泡型、颗粒型、阿米巴型、复分裂型和包囊型五种类型（图 13-1）。

1. 空泡型（vacuolar form）　虫体呈圆形或卵圆形，大小变化较大，直径 2~200μm，平均 4~15μm，中央含一大的空泡，有时空泡较小或呈网状结构，并将核推向中央区的边缘，核深染，常呈月牙状或块状，数目多在 3 个以上。该型常见于感染者粪便中。

2. 颗粒型（granular form）　由空泡型产生，呈圆形或卵圆形，直径平均 15~25μm，虫体内充满颗粒状物质，分为代谢颗粒、脂肪颗粒和生殖颗粒。颗粒型少见于粪便，但常见于培养基中。

3. 阿米巴型（amoeboid form）　外形多变，有伪足突起，虫体可作缓慢移动，直径平均 10μm，体内有大小不等的核及三角形或月牙形拟染色体结构。该型多见于急性腹泻患者，认为与致病有关。

4. 复分裂型（multiple fission form）　不多见，其体积最大，具增殖现象。复分裂过程首先是细胞核不断分裂成许多个核，核与核之间只有少量的胞质连接，其余的空间为空泡结构。此后，细胞外膜内陷，分裂成多个大小不等的虫体。

5. 包囊型（cyst form）　圆形或卵圆形，大小为 3~8μm，囊壁较厚，含 1~4 个核。

三、生活史

该虫生活史尚不完全清楚。目前认为：人芽囊原虫除可广泛寄生于人和其他灵长类动物的回盲部和结肠外，尚可寄生于犬、猫、猪、鼠、家兔、家禽、蛙、蛇、蚯蚓等多种动物的体内。阿米巴型为致病期，包囊为感染期，其生活史途径可能是包囊-空泡型-阿米巴型-包囊。人体因误食或误饮包囊污染的食物和水源后，包囊在肠内脱囊形成空泡型，空泡型可与颗粒型、阿米巴型和包囊型互相转化，二分裂、内二芽殖、裂体生殖是常见的生殖方式。包囊不断随粪便排出，也可在体外成囊。在腹泻患者中常观察到阿米巴型，提示该型可能与致病有关（图 13-1）。

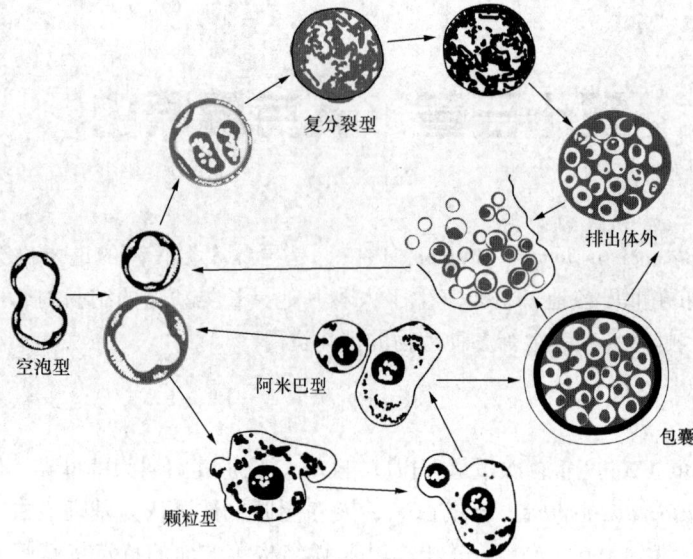

图 13 - 1　人芽囊原虫形态生活史

四、致病

一般认为人芽囊原虫致病力较弱，感染后是否发病及症状轻重与虫体数量、机体免疫力等情况有关。研究表明，人体感染人芽囊原虫后多数为无症状带虫者；间歇性腹泻为常见症状，可自愈，病程多在 1~3 天；重症者表现为经常性腹泻，粪便为糊状、水样便，甚至黏液血便，并伴有腹痛、腹胀、厌食、嗳气、恶心、呕吐，甚至发热、寒战等，呈慢性迁延性。虫体的致病性与人体免疫功能降低有关，属机会致病性原虫，已成为免疫抑制/缺陷患者的潜在病原体。目前已发现56%的感染者伴有免疫功能低下，如 HIV 患者对该虫较易感，且症状严重，治疗困难。

发病机制尚不明确，电子肠镜下观察到肠黏膜片状充血、水肿、糜烂，或伴有深、浅不一，大小不等的溃疡；病理组织切片检查主要为肠黏膜慢性炎症改变和（或）溃疡，可伴有黏膜糜烂、淋巴组织增生和嗜酸性粒细胞浸润。Nas Sir 等报道了 1 例人芽囊原虫导致的全身水肿和低蛋白血症；部分病例提到该虫感染可能与过敏性皮肤病、关节炎等有关，提示需对人芽囊原虫感染引起足够的重视。此外，人芽囊原虫具有遗传多样性，国外研究者通过对人芽囊原虫的 SSUr DNA 序列进行分析，认为存在 7 种以上的基因型，其中Ⅲ型最常见，基因型Ⅰ、Ⅲ、Ⅵ 可能与致病性有关；国内研究显示至少存在 5 个基因型，其中以Ⅰ、Ⅲ型最常见。最近的研究又表明，可能存在未知基因型虫株和亚基因型。

五、免疫

目前，有关人芽囊原虫免疫应答特征仍未明确。检测肠黏膜组织匀浆中 IL - 8、IL - 18、GM - CSF 水平均显著升高，且与人芽囊原虫感染度呈正相关，提示该虫感染后引发的促炎反应，既可增强宿主的抗虫能力，又可导致肠黏膜免疫病理损伤；感染者肠黏膜及粪便分泌性免疫球蛋白 A（SIgA）升高与虫体感染度、黏膜损伤程度和虫体感染度也呈相关性。此外，相关研究显示感染人芽囊原虫出现胃肠功能紊乱患者 IgG 水平高于健康人群。在人芽囊原虫感染小鼠动物模型中，观察到小鼠肠黏膜有不同程度的炎性改变；能通过调整 Th1 与 Th2 细胞因子的平衡，抑制炎症反应；在感染早期，主要诱导宿主产生 Th1 为主的免疫应答，之后向 Th2 偏移，但相关免疫调节机制有待进一步研究。

六、诊断

病原学检查主要是从粪便中检获虫体，常用方法有粪便直接涂片法、碘液染色法、浓集法如粪便水洗沉淀法或甲醛醚浓集法。为辨别细胞核与其他结构，可选择进行铁苏木素/吉姆萨/瑞氏染色法或三色染色法，其中改良吉姆萨染色法观察效果最好，虫体着色较深，易与外界杂质区分，内部结构清晰，方法操作简便、省时、利于临床推广。体外培养可选择 IMDM 单相培养基、RP-MI1640 培养基以及传统的洛克液 - 鸡蛋 - 血清培养基（LES），其中以 IMDM 液体培养基效果最佳。观察虫体时要注意与肠道内寄生的各种阿米巴原虫滋养体和包囊、隐孢子虫卵囊、真菌以及一些花粉颗粒、类酵母菌相鉴别。

七、流行与防治

1. 流行情况 人芽囊原虫呈世界性分布，热带和亚热带地区高发，各地感染率不尽相同，发达国家感染率在 $0.5\% \sim 10\%$ ，如日本仅为 0.5% ，加拿大为 1.3% ；发展中国家人群感染率较高，为 $30\% \sim 50\%$ ，如泰国为 40% ，印度尼西亚 $8 \sim 10$ 岁儿童感染率为 60% ，智利高达 64.3% 。1988 - 1992 年我国人体寄生虫调查显示，全国共有 22 省（市、区）检出人芽囊原虫感染者，平均感染率为 1.284% ，估计全国感染人数为 1 666 万。有女性高于男性、家庭聚集性等特点。近几年，我国各地学者相继对人芽囊原虫感染情况进行调查，除西藏感染率在 0.02% 外，多数省份报道的感染率在 $2.63\% \sim 16.02\%$ ，广西腹泻人群检出率为 18.54% ，而南部沿海地区人群感染率高达 26.35% ，是引起腹泻的常见肠道原虫。吴国宏等首次报道了江西省崇义县横水镇 1996 年 10 月发生了 1 122 例人芽囊原虫病的暴发流行，与饮用污染的水有关。安徽省阜阳市 HIV 阳性者合并人芽囊原虫感染率为 17.11% 。人芽囊原虫病的暴发流行和在艾滋病患者中的高感染率应引起预防及临床学者的重视。

2. 流行环节

（1）传染源 粪便中可排出人芽囊原虫的患者和带虫者是主要传染源，猴、犬、猫、猪、鼠和家禽等是重要保虫宿主，也可作为传染源。

（2）传播途径 粪 - 口传播方式是目前可以肯定的传播途径，其他感染途径尚未完全清楚。通过食入被包囊污染的食物和水源是主要感染途径。蝇和蟑螂有可能是重要的传播媒介。许多从动物分离出的人芽囊原虫与从人分离出的人芽囊原虫基因型相同，且动物饲养员感染明显高于其他人，提示人芽囊原虫可能在人与动物之间传播。

（3）易感人群 人群普遍易感，与性别、年龄和种族无关。

3. 防治原则 注意个人卫生和饮食卫生；做好粪便的无害化处理，保护好水源；消灭苍蝇和蟑螂；对饮食从业人员的卫生宣教、定期检查、及时治疗等，都是预防人芽囊原虫的措施。目前常用治疗药物是甲硝唑，但要注意有复发现象。对甲硝唑有抗性虫株可改用替硝唑、复方磺胺甲硝唑等。中药鸦胆子仁、石榴根皮、胡黄连、黄连等对人芽囊原虫病的治疗也有一定疗效，且副作用小。

（丛 华）

第三篇

医学蠕虫学

第十四章 吸 虫

第一节 概 述

吸虫（trematoda）属扁形动物门的吸虫纲（Class Trematoda）。在人体中寄生的吸虫均隶属于复殖目（Order Digenea），称为复殖吸虫（digenetic trematode）。复殖吸虫种类繁多，形态各异，生活史复杂，具有有性世代和无性世代交替。本节内容涉及其形态、生活史、生理以及常见寄生人体吸虫的种类。

一、形态

1. 成虫 大多数复殖吸虫成虫肉眼外观两侧对称，背腹扁平，呈叶状或长舌状。但血吸虫成虫外观呈线状。复殖目吸虫除血吸虫外均为雌雄同体。通常具口吸盘（oral sucker）及腹吸盘（acetabulum），吸盘由肌纤维交织而成，具有吸附作用。该纲的成虫消化道不发达，缺肛门；无体腔，无循环系统（图14-1）。成虫的内部结构如下。

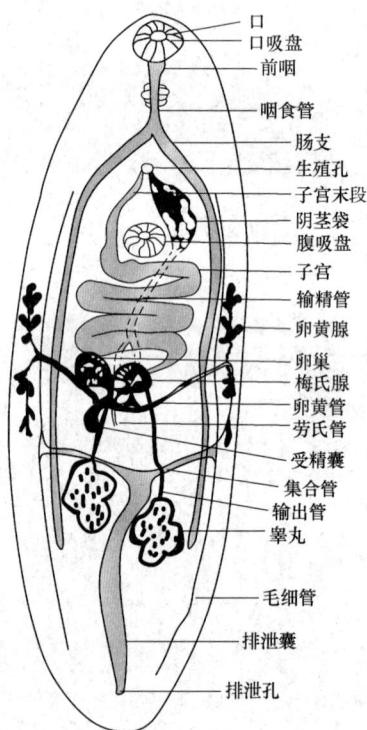

图14-1 复殖吸虫成虫结构示意图

（1）体壁组织 吸虫成虫体表有皱褶、凸起、陷窝、体棘和乳突等，其形态、数量、分布等因不同虫种、不同部位而异（图14-2）。体壁由皮层（tegument）与皮层下的细胞体构成，是具有代谢活力的合胞体（syncytium）。皮层整层为胞质性，无核也无细胞界限，从外到内由外质膜（external plasma membrane）、基质（matrix）和基质膜（basal plasma membrane）组成。与外质膜联合在一起的是表面外膜（surface coat），也称糖萼（glycocalyx），它是糖蛋白与糖脂上的糖残支。基质内含有线粒体、分泌小体（secretory vesicles）和作用不明的颗粒。感觉器也位于基质之中，可形成纤毛并伸出体表，另一端有神经突（nerve process）与神经系统相连。基质膜之下为基层（basement layer）及肌肉层。肌肉层由外环肌（circular muscle）与内纵肌（longitudinal muscle）组成。肌层之下则为很大的皮层细胞（tegumentary cell），有内质网、核糖体、吞噬体、线粒体和高尔基体，还有一个细胞核。有胞质通道与基质和实质细胞均相通。胞质内及胞质通道中有许多分泌小体，其形状、大小与基质中的略同。近年分泌小体已引起众多学者的注意，其中含有可与宿主相互作用的成分。肌肉层以下为实质组织（parenchymal tissue），消化、生殖、排泄、神经等系统的器官分布于其中。吸虫缺体腔。各种吸虫及不同发育阶段的体被不尽相同，但总的来说其功能是保护虫体、吸收营养及感觉。

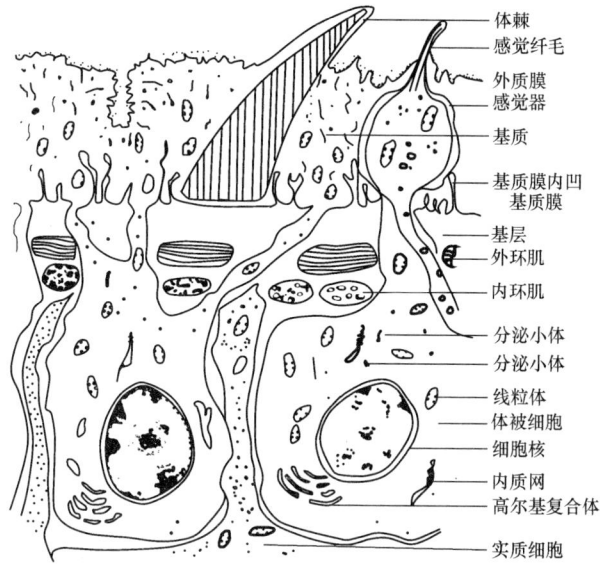

图 14-2　复殖吸虫成虫体壁结构示意图

（2）消化系统　复殖吸虫为不完全的消化道，包括由肌性口吸盘围绕的口、前咽（prepharynx）、咽（pharynx）、食管（esophagus）和肠管。口、咽、食管构成前肠（foregut）。食管两侧常有若干个单细胞腺体。前肠最外层类似体被结构。肠管表层为单层细胞层，其胞质伸出具浆膜的绒毛样突起以扩大吸收面积。前肠及肠管均具有吸收及消化动能。肠管常分为左右两支并向后延伸。裂体科吸虫的肠管在虫体后部联合成单一的盲管。吸虫肠管末端无开口，即无肛门，未消化吸收的食物残渣可经口排出。

（3）生殖系统　复殖吸虫除血吸虫外都是雌雄同体（hermaphrodite），即同一虫体内具雌、雄两套生殖系统。复殖吸虫的生殖系统最为发达，每日产卵量多，所需营养物质也最多，合成代谢与能量代谢也最旺盛。雌性生殖系统由卵巢（ovary）、输卵管（oviduct）、卵模（ootype）、梅氏腺（Mehlis gland）、受精囊（seminal receptacle）、劳氏管（Laurer's canal）、卵黄腺（vitellaria）、卵黄管（vitelline duct）、总卵黄管（common vitelline duct）、卵黄囊（vitelline reservoir）、子宫（uterus）等组成。雄性生殖系统包括睾丸（testis）、输出管（vas efferens）、输精管（vas deferens）、储精囊（seminal vesicle）、前列腺（prostatic gland）、射精管（ejaculatory duct）或阴茎（cirrus）和阴茎袋（cirrus pouch）等组成。在某些虫种，前列腺、阴茎袋、阴茎等可缺失。雌雄生殖系统的远端均开口于生殖窦（genital atrium）。精子沿输出管、输精管、储精囊进入射精管或阴茎，在生殖腔内从雄性生殖道进入雌性生殖道。精子游进雌性受精囊并储存于此。卵的受精一般在输卵管进行，卵黄细胞颗粒在梅氏腺分泌物的作用下，卵壳前体鞣化（tan）为较硬卵壳，或联粘成二硫化物，使之形成更有弹性卵壳。之后卵进入子宫经生殖孔排出（图14-3）。

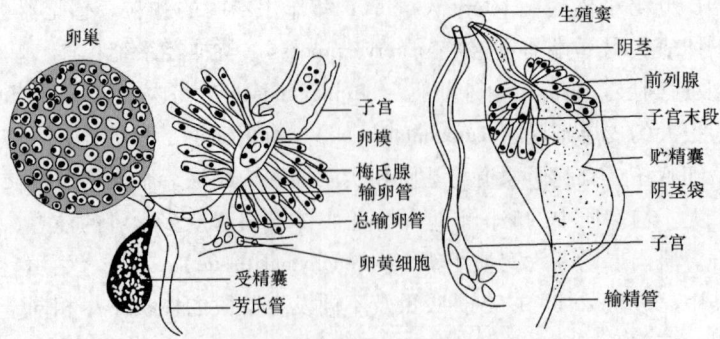

图14-3 复殖吸虫生殖系统模式图

（4）排泄系统 吸虫排泄系统由焰细胞（flame cell）、毛细管（capillary tubule）、集合管（collecting tubule）与排泄囊（excretory bladder）组成，经排泄孔通体外。焰细胞与毛细管构成原肾（protonephron）单位。焰细胞具有一个大的细胞核，核仁明显。细胞凹入处有一束纤毛，每一纤毛有两根中央纤丝（fibril）与9根外周纤丝组成。显微镜观察活体时，纤毛颤动像跳动的火焰，因而得名。纤毛颤动使液体流动并形成较高的过滤压，促使含有氨、尿素、尿酸等废物的排泄物排出体外。不同吸虫的焰细胞数目与排列方式不一，可用焰细胞式（flame cell pattern）表示，可作为吸虫分类的依据之一（图14-4）。

（5）神经系统 复殖吸虫神经系统不发达。咽的两侧各有一神经节（ganglion），有背索相连（esophageal commissure）。每个神经节分别向前、后各发出背、腹、侧3条神经干（nerve trunk）分布于虫体的背面、腹面、侧面。向后的神经干间在不同水平有横索（transverse commissure）相连，使整个神经系统形成"梯形"（ladder）。由神经干发出的神经末梢到达口吸盘、咽、腹吸盘、生殖系统等器官以及体壁外层感觉器（图14-5）。

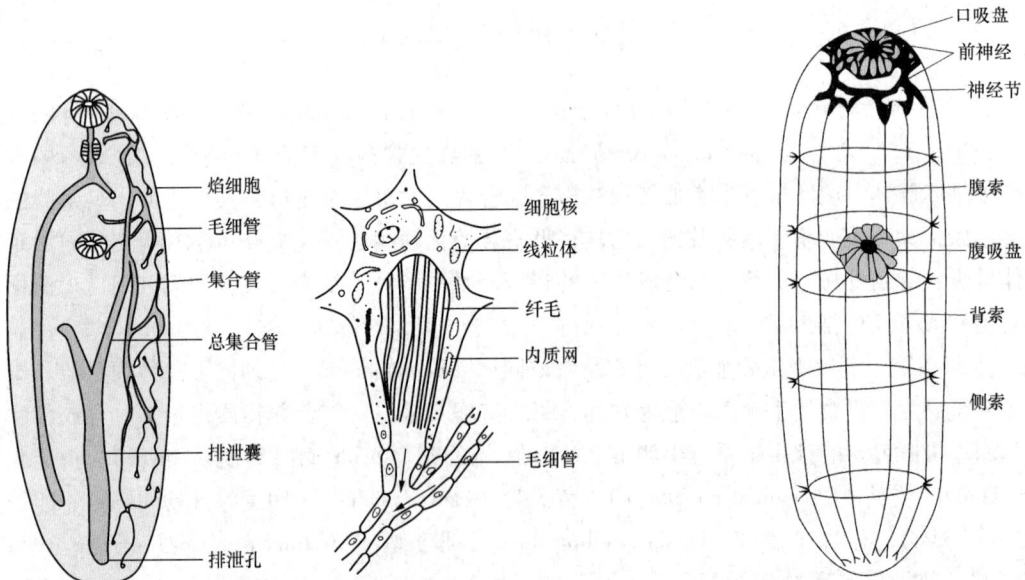

图14-4 复殖吸虫排泄系统示意图

图14-5 复殖吸虫神经系统示意图

2. 毛蚴 毛蚴（miracidium）形态变化较大，运动时外观呈圆柱形，静止时近似梨形。头部有一个向前突起的顶突（rostellum），体表具有上皮板，因大部分上皮板上具有纤毛，故又称纤毛版。毛蚴体内结构主要包括体前端的单细胞性的顶腺和头腺，体后部的胚细胞（germ cell）胚团

（germ mass）。还可见焰细胞和集合管等。

3. 胞蚴 胞蚴（sporocyst）在有的虫种有母胞蚴和子胞蚴不同的发育阶段，均具有一个囊状的体壁。体内具有焰细胞以及数目不等的胚细胞和胚团。胚团在不同的吸虫可发育为子胞蚴或雷蚴。发育成熟的子胞蚴的皮层可分为两层，皮层下具有环肌、纵肌、神经细胞、合成细胞和胚细胞。

4. 雷蚴 雷蚴（redia）的形态较胞蚴复杂，外观为圆筒状，前段较圆，后端略尖。具有口、咽和囊状原肠。体后部腹面有一对突起的运动器。雷蚴体内的胚细胞团可发育成为许多尾蚴。有的雷蚴还具有产孔。有的吸虫有两代雷蚴，即形态相似的母雷蚴和子雷蚴。

5. 尾蚴 尾蚴（cerearia）通常分体部和尾部两部分。体表有棘，具有 1～2 个吸盘。体内消化道包括口、咽、食管和肠支。排泄系统的焰细胞、收集管和排泄囊。生殖系统具有未分化的生殖细胞。有些尾蚴具有穿刺腺，供侵入下一宿主时用，如血吸虫尾蚴；有的尾蚴有一簇囊状腺细胞，在发育为囊蚴时分泌囊壁。尾部的形态长短不一，有的分叉。有的吸虫尾蚴完全无尾。

6. 囊蚴 囊蚴（encysted metacercaria）圆形或椭圆形，外有囊壁，为多种非细胞物质构成，其中的幼虫称后尾蚴（metacereatia）。后尾蚴具有口、腹吸盘，咽，肠管和排泄囊，生殖系统的发育状态依虫种而不同，有的仅有生殖原基，有的已经发育成完全成熟的雌雄生殖器官。

二、生活史

复殖吸虫的生活史复杂，不仅经历世代交替即有性生殖（sexual generation）与无性生殖（asexual generation）阶段的交替，而且还经历宿主转换，有的吸虫甚至在无性生殖阶段就需转换宿主（第一中间宿主、第二中间宿主）。无性生殖阶段一般存在于软体动物腹足类（gastropod）的螺蛳与斧足类（pelecypoda）的蚌中。有性生殖阶段则在脊椎动物，包括人体内。复殖吸虫基本生活史类型包括卵（ovum）、毛蚴、胞蚴、雷蚴、尾蚴、囊蚴、后尾蚴（从囊中脱出的幼虫）与成虫（adult）。

复殖吸虫完成生活史离不开水，卵从成虫所寄生的器官排进宿主腔道并随排泄物排出体外，若要完成其生活史虫卵必须入水。在水中孵出毛蚴或被中间宿主吞食后孵出毛蚴。毛蚴侵入螺蛳淋巴系统或其他器官发育为胞蚴。胞蚴体内的胚细胞无性多分裂后发育成多个雷蚴。胞蚴和雷蚴在有些吸虫不止一代，甚至三、四代。在形态上雷蚴与胞蚴不同，雷蚴前端已具口、肌性的咽及短的肠支。雷蚴或子雷蚴中的胚细胞继续分裂发育为尾蚴。一个毛蚴在螺体内经历多次无性增殖，可发育形成数千甚至上万的尾蚴。在不利环境，如寒冷季节，有些吸虫的雷蚴不产生尾蚴而只产生雷蚴，并可连续数代。这种变换生殖现象称为多胚繁殖（polyembryonic proliferation）。有些吸虫缺雷蚴期或囊蚴期，如裂体科的吸虫无囊蚴期。吸虫的感染期是囊蚴或尾蚴。感染期为囊蚴的吸虫，往往是其囊蚴被宿主误食而感染，在消化液的作用下后尾蚴脱囊而出；感染期为尾蚴的吸虫，尾蚴经皮肤感染。感染的吸虫需经过体内的移行才能到达适宜发育的寄生部位。不同器官组织为虫体提供不同发育期所需的营养物质，虫体能识别不断改变的连续刺激，使大部分虫体能按一定移行途径到达定居部位。

三、生理与生化

复殖吸虫生活史复杂，既有自由生活部分，又有寄生生活部分，在不同的宿主体内，以及不同系统器官的理化条件差别很大，但吸虫具有广泛的适应性和迅速应变能力，这是复殖吸虫重要生理特征。

吸虫的消化系统可以主动吞食食物，寄生在腔道的吸虫可以上皮细胞和黏液为食，寄生在血管内的吸虫如血吸虫主要以血液及其中的红细胞为食。

气体（如氧气）和营养性分子，如葡萄糖、氨基酸、维生素、核苷等可通过吸虫体表包括其消化道的内面吸收。吸虫的代谢产物和分泌物也可经此界面排出体外。

复殖吸虫糖代谢主要是利用宿主的葡萄糖与糖原。成虫主要通过与哺乳动物相同糖酵解方式获得能量，即使在氧含量充足的血液中也是如此，其代谢的终产物为乳酸。但在某些种的幼虫期甚至成虫存在有三羧酸循环，还需从有氧代谢中获得一定的能量，以满足快速生长的需要。己糖的吸收主要通过皮层，以被动扩散或以易化扩散（facilitated diffusion）。

蛋白质普遍存在于吸虫体内组织，可概括为结构蛋白、游离蛋白质和酶三大类。蛋白质除作为重要结构部分外，酶类蛋白质还参与吸虫各种酶促反应、构成收缩系统并维持运转；还构成吸虫的保护性因子、毒素、激素、氨基酸储备；另外，还参与渗透压调节及氧与二氧化碳运送。吸虫合成蛋白质的氨基酸从其所处宿主组织周围通过消化道或体表吸收，成虫体内虽有蛋白质分解代谢，但不是蛋白质代谢的主要来源。

脂类在吸虫组织中具有多种功能，既是细胞膜的主要结构组分，又是重要的能量储备形式。部分脂类组分也是细胞色素链和膜运转机制中的一个组分，类固醇在代谢调节中起着决定性作用。脂肪酸全部靠从宿主获得，吸虫本身只有加长某些脂肪链功能。

吸虫在宿主体内的有氧代谢不是能量主要来源，但氧却是合成某些物质，如卵壳等所必需。氧从通过吸虫体表或肠内壁进入虫体。在虫体内氧在体液中扩散或由血红蛋白携带到所需器官。吸虫所寄生组织中氧含量差别很大，如在动脉血中氧张力 70～100mmHg，在大肠为 0～5mmHg，在结囊中的后尾蚴及肠道中的成虫，其周围环境氧压几乎为零。由于氧压差异，造成吸虫呼吸代谢也有相应变化。

四、分类

我国常见寄生人体复殖吸虫目的吸虫见表 14 - 1。

表 14 - 1　我国常见寄生人体复殖吸虫

科	属	种	寄生部位
后睾科 Opisthorchiidae	支睾属 *Clonorchis*	华支睾吸虫 *C. sinensis*	肝胆管
异形科 Heterophyidae	异形属 *Heterophyes*	异形吸虫 *H. heterophyes*	肠管
片形科 Fasciolidae	姜片属 *Fasciolopsis* 片形属 *Fasciola*	布氏姜片虫 *F. buski* 肝片吸虫 *P. hepatica*	小肠 肝胆管
并殖科 Paragonimidae	并殖属 *Paragonimus* 狸殖属 *Pagumogonimus*	卫氏并殖吸虫 *P. westermani* 斯氏狸殖吸虫 *P. skrjabini*	肺或脑 皮下或肝等
裂体科 Schistosomatidae	裂体属 *Schistosoma*	日本裂体吸虫 *S. japonicum*	门脉系统
棘口科 Echinostomatidae	棘隙属 *Echinochasmus*	日本棘隙吸虫 *E. japonicus*	小肠

（沈际佳）

第二节 华支睾吸虫

中华支睾吸虫［*Clonorchis sinensis*（Cobbold, 1875）Looss, 1907］简称华支睾吸虫，因成虫寄生于人体的肝胆管内，又称肝吸虫（liver fluke）。华支睾吸虫在生物学分类上属于动物界、扁形动物门、吸虫纲、斜睾目、后睾科、支睾属。该虫可引起华支睾吸虫病（clonorchiasis），又称肝吸虫病。华支睾吸虫病主要分布在亚洲地区，目前全世界约有 2 亿人遭受华支睾吸虫感染的威胁，1500 万 ~ 2000 万人感染华支睾吸虫。

一、简史

1874 年 9 月 8 日，在印度加尔各答医学院一位 20 岁的男性华人木工因严重的肝病死亡。第二天，病理学家 Mcconnel 教授对该患者进行了尸检，在其胆管里发现了此前从未报道过的一种吸虫，该发现被发表在 1875 年 8 月 21 日出版的 *Lancet*（杂志）上，也是关于华支睾吸虫的首次记载。Cobbold 在 4 周后提议将该虫命名为中国二口虫（*Distoma sinense*）。1877 年 Ishisaka 在日本报道了第一例人体华支睾吸虫病。1907 年 Looss 根据该虫的形态特征，建立了支睾属（*Clonorchis*），并将其命名为华支睾吸虫。我国首例华支睾吸虫病是 1908 年 Heanley 发现的。1975 年在我国湖北江陵西汉古尸粪便中发现华支睾吸虫虫卵，继之又在该县战国楚墓古尸中查见该虫虫卵，从而证明华支睾吸虫病在我国至少已有 2 300 多年的历史。

二、形态

1. 成虫 成虫背腹扁平，体形狭长，前端稍窄，后端钝圆，形似葵花子。虫体半透明，体表无棘。虫体长一般为 10 ~ 25mm，宽 3 ~ 5mm。口吸盘位于体前端，腹吸盘位于虫体前 1/5 处，口吸盘略大于腹吸盘。消化道简单，口位于口吸盘的中央，后接一球形的咽部，再经一短的食管与肠支相连。肠支分为两支，沿虫体两侧直达后端，末端为盲端，不汇合。雄性生殖器官有睾丸 1 对，前后排列于虫体后部 1/3，呈分支状。两睾丸各发出 1 条输出管，向前约在虫体中部汇合成输精管，通入储精囊，经射精管开口于腹吸盘前缘的生殖腔，无阴茎袋、阴茎和前列腺。雌性生殖器官有卵巢 1 个，细小、分叶状，位于睾丸之前。输卵管自卵巢发出，其远端为卵模，卵模周围为梅氏腺。子宫从卵模开始盘绕向上，至腹吸盘水平开口于生殖腔。受精囊呈椭圆形，位于睾丸与卵巢之间，与输卵管相通。劳氏管细长，弯曲，位于受精囊旁，也与输卵管相通，开口于虫体背面。卵黄腺呈滤泡状，位于虫体的两侧，两条卵黄腺管汇合后，与输卵管相通。排泄囊为一略带弯曲的长袋，前端到达受精囊水平处，并向前端发出左右两支集合管，排泄孔开口于虫体末端（图 14 - 6）。

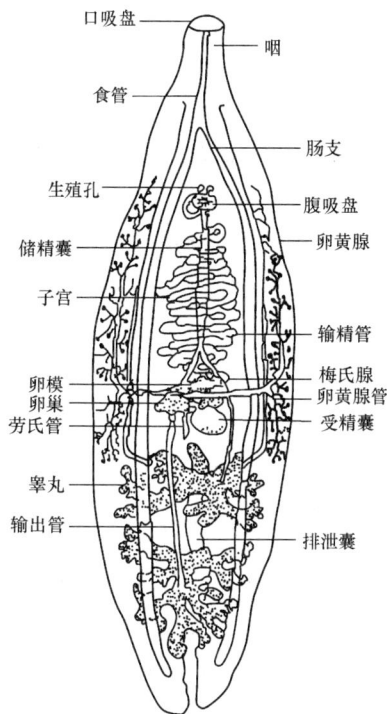

图 14 - 6 华支睾吸虫成虫

2. 虫卵 虫卵形似芝麻，黄褐色，前端较窄，有一典型卵盖，卵盖周围的卵壳增厚形成肩峰，卵盖对端有结节状小突起，称为小疣。虫卵甚小，大小为（27 ~ 35）μm ×（12 ~ 20）μm。从粪便中排出时，虫卵内已含有一发育成熟的毛蚴（图 14 - 7）。

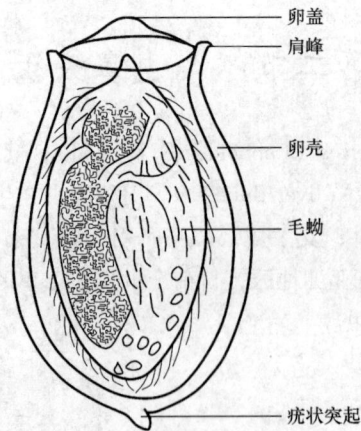

图 14 - 7　华支睾吸虫虫卵

三、生活史

华支睾吸虫生活史为典型的复殖吸虫生活史（图 14 - 8），包括成虫、虫卵、毛蚴、胞蚴、雷蚴、尾蚴、囊蚴及童虫阶段。终宿主为人及肉食哺乳动物（狗、猫等），第一中间宿主为淡水螺类，如豆螺、沼螺、涵螺等，第二中间宿主为淡水鱼和虾。成虫寄生于人和肉食类哺乳动物的肝胆管内，感染严重时虫体可移居至大的胆管、胆总管或胆囊内，也偶见于胰腺管内。

成虫产出虫卵，虫卵随宿主胆汁进入小肠，随后从粪便排出。当虫卵随粪便进入水中后，可被第一中间宿主淡水螺吞食并进入其肠道。由于受螺蛳消化道内理化因素的影响，毛蚴顶开卵盖脱壳而出，并穿过肠壁到达肝脏发育成为胞蚴。在此移行过程中，一个毛蚴发育成一个胞蚴。胞蚴体内的生殖细胞经过分裂，发育成许多雷蚴。由于雷蚴体内生殖细胞成批分裂繁殖，因而是分批发育成为尾蚴的。螺蛳在吞食虫卵后 1 小时其体内即可见到游离的毛蚴；感染后 4 小时后可在肠壁或其他器官查见胞蚴；感染后 17 天可见到游离的雷蚴，感染后 23 天雷蚴体内的生殖细胞逐渐发育成为尾蚴；感染后约 100 天，成熟的尾蚴开始出现，一个雷蚴可发育成 6 ~ 50 个尾蚴。发育过程的长短与水温密切相关，以 25 蚴最为适宜。

成熟的尾蚴自第一中间宿主体内逸出，在水中自由游动。逸出后 12 小时的尾蚴在水中活动能力最强，24 小时部分死亡，72 小时基本全部死亡。当在水中遇到适宜的第二中间宿主淡水鱼、虾类，尾蚴用吸盘吸附在皮肤表面，依赖头端分泌腺分泌蛋白酶等以及尾部的摆动等，侵入宿主体内，尾部则留在体外。在第二中间宿主体内，尾蚴的成囊腺细胞分泌成囊物质形成囊壁，经 20 ~ 35 天，发育成为囊蚴。囊蚴呈椭球形，平均大小为 $0.138 \times 0.15mm$，囊壁分两层。囊内幼虫运动活跃，可见口、腹吸盘，内含黑色颗粒的排泄囊是其特征性结构。囊蚴在鱼体内发育的时间与水温密切相关。囊蚴主要分布在鱼的肌肉、皮下组织，也可见于鳞、鳍和鳃部。囊蚴在鱼体内可存活 3 个月到 1 年。一些淡水虾如米虾属和沼虾属等，也可作为本虫的第二中间宿主。

当终宿主（人、猫、狗等）食入含有活囊蚴的鱼肉时，囊蚴在终宿主的消化道中，经胃蛋白酶和胰蛋白酶的作用，囊壁被软化，激活囊内幼虫的酶系统，引起幼虫活动加剧，在十二指肠内破囊而出。一般认为，脱囊后的童虫循胆汁逆流而行，经胆总管进入肝胆管发育为成虫。但也有动物实验表明，童虫可经血管或穿过肠壁到达肝胆管内。

囊蚴进入终宿主体内至发育为成虫并在粪中检出虫卵所需时间随宿主种类而异，人约 1 个月，犬、猫需 20 ~ 30 天，鼠类平均 21 天。人体感染后成虫数量差别较大，曾有多达 21000 条成虫的报道。成虫寿命为 20 ~ 30 年。

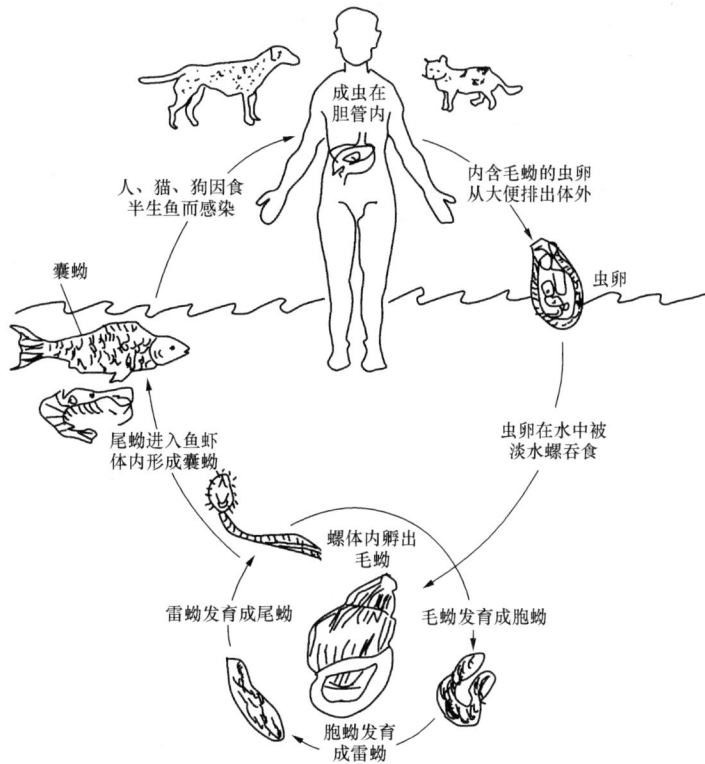

图 14-8 华支睾吸虫生活史

四、致病

1. 致病机制 华支睾吸虫病的危害主要是患者的肝脏受损。病变主要发生于肝脏的次级胆管。寄生在肝胆管内的成虫破坏胆管上皮及黏膜下血管，虫体的分泌物、代谢产物和机械刺激等因素诱发的变态反应，引起胆管内膜及胆管周围的超敏反应及炎性反应，出现胆管局限性的扩张及胆管上皮增生。病理研究表明，华支睾吸虫感染宿主的胆管呈腺瘤样病变。感染严重时，在门脉区周围可出现纤维组织增生和肝细胞的萎缩变性，甚至形成胆汁性肝硬化。由于胆管壁增厚，管腔相对狭窄和虫体机械性阻塞，可出现胆管炎、胆囊炎或阻塞性黄疸。由于胆汁流通不畅，往往容易合并细菌感染，并发化脓性胆管炎。

胆汁中可溶的葡萄糖醛酸胆红素在细菌性 β-葡萄糖醛酸苷酶作用下，变成难溶的胆红素钙。这些物质可与死亡的虫卵、虫体碎片、胆管上皮脱落细胞等形成胆管结石。因此华支睾吸虫常并发胆道感染和胆石症，胆石的核心往往可找到虫卵。华支睾吸虫病的并发症和合并症很多，有报道多达 21 种，其中较常见的有急性胆囊炎、慢性胆管炎、胆囊炎、胆结石、肝胆管梗阻等。成虫偶可寄生于胰腺管内，引起胰管炎和胰腺炎。

华支睾吸虫可诱发原发性肝癌尤其是胆管癌。华支睾吸虫和麝猫后睾吸虫已被国际癌症研究总署（International Agency for Research on Cancer）认定为引起胆管癌的 I 类致癌原。目前认为，其致瘤机制为胆管内虫体寄生所致的机械性损害、虫体的代谢分泌物所致的化学性损害等，导致了胆管上皮细胞的脱落、增生和腺瘤样增生，在此基础上外源性致癌物质在内源性因素（如免疫、遗传等）的参与下，引起胆管上皮杯状细胞化生，最后发展为胆管癌。

2. 临床表现 华支睾吸虫轻度感染时一般不出现临床症状或无明显临床症状，常被误诊为急、慢性肝炎或胆囊炎。重度感染时，在急性期主要表现为变态反应和消化道不适，包括发热、胃痛、腹胀、食欲不振、四肢无力、肝区痛等症状，伴有血中嗜酸性粒细胞明显增多等。如果不及时有效治疗，可发展为慢性华支睾吸虫病。慢性患者的症状往往经过几年才逐渐出现，一般以消化系统的症状为主，食欲不振、乏力、上腹不适、厌油腻、消化不良、腹痛、腹泻、肝区隐痛、头晕等较为常见。常见的体征有肝肿大，多在左叶，质软，有轻度压痛，脾肿大较少见。严重感染者可导致营养不良、贫血、消瘦、浮肿和精神抑郁等，晚期可造成肝硬化、腹水，甚至并发原发性肝胆管癌。儿童和青少年感染华支睾吸虫后，临床表现往往较重，死亡率较高。除消化道症状外，常有营养不良、贫血、低蛋白血症、浮肿、肝肿大和发育障碍，极少数患者甚至可致侏儒症。

五、诊断

华支睾吸虫病早期症状不明显，一般以消化道症状为主，因无特异性的症状和体征，临床诊断较困难，故应根据流行病学史、免疫学检查等资料综合判断，病原学诊断是确诊的依据。

1. 病原学诊断 粪检找到华支睾吸虫虫卵是确证本病的依据。一般在感染后 1 个月可在粪便中发现虫卵，常用的方法有如下几种。

（1）涂片法 直接涂片法操作虽然简便，但由于所用粪便量少，检出率不高，且华支睾吸虫虫卵甚小，容易漏诊。定量透明法（Kato - Katz，甘油纸厚涂片透明法）在大规模肠道寄生虫病调查中，被认为是最有效的粪检方法之一，可用于虫卵的定性和定量检查。

（2）集卵法 集卵法包括漂浮集卵法和沉淀集卵法（如水洗离心沉淀法、乙醚沉淀法等）两类。华支睾吸虫虫卵的集卵法以沉淀法为佳，此法检出率较直接涂片法高。

（3）十二指肠引流法 引流胆汁进行离心沉淀检查也可查获虫卵。此法检出率接近 100%，但技术较复杂，一般患者难以接受。临床上对患者进行胆汁引流治疗时，发现成虫或者虫卵，也可作为诊断的依据。

华支睾吸虫卵与异形类吸虫卵无论在形态还是大小上极为相似，容易造成误诊，应注意进行鉴别。

2. 免疫学诊断 主要用于检测患者血清中的特异性抗体或者循环抗原。所用方法包括间接荧光抗体试验（IFAT）、酶联免疫吸附试验（ELISA）及蛋白质印迹技术（Western blot）等，其中以 ELISA 检测最为常用。近年来随着酶、放射性核素、生物素和胶体金等标记技术和新方法的发展和应用，大大提高了检测血清抗体或抗原的敏感性和特异性，使华支睾吸虫病诊断率大大提高。在临床辅助诊断和流行病学调查中，免疫学方法已被广泛应用。

3. 影像学诊断 B 超检查华支睾吸虫病患者时，在超声影像图上可有以下特征。①肝脏型：肝实质点状回声增强、增粗，有短棒状、索状或网状回声。②胆管型：肝内胆管部分节段扩张，同时伴有管壁增厚，回声增强，肝外胆管内可见层叠排列的"双线征"回声。③胆囊型：胆囊壁毛糙，囊内常见漂浮斑点、"小等号"样光带及沉淀物回声，可见"双线征"或"细条征"，或直或弯。④混合型：同时有以上 2 种或者 3 种类型的表现。尽管声像图特异性不强，但与流行病学、临床表现及实验室检查对比分析，仍具一定诊断价值。

CT 检查对华支睾病的诊断也有较大价值。在 CT 片上，华支睾吸虫胆道感染具有以下特征：肝内胆管从肝门向周围均匀扩张，肝外胆管无明显扩张；肝内管状扩张的胆管直径与长度比多数小于 1∶10；被膜下囊样扩张小胆管通常以肝周边分布为主，管径大小相近，这些是特异性征象；少数病例胆囊内可见不规则组织块状影。因此认为 CT 是本病较好的影像学检查方法。

六、流行

华支睾吸虫病主要分布在亚洲，如中国、日本、朝鲜、越南和东南亚国家以及俄罗斯的黑龙江流域。在我国，除青海、宁夏、内蒙古、西藏等尚未见报道外，其余 27 个省、市、自治区都有不同程度华支睾吸虫病的流行，主要流行区域为珠江三角洲及有朝鲜族居住的东北地区。据原卫生部 2001 - 2004 年进行的全国寄生虫病调查报道，全国的平均感染率为 0.58%，比 1990 年第一次全国调查的结果（标准化感染率 0.33%）上升 75%。在 27 个流行省、市、自治区中华支睾吸虫感染率为 2.40%，推算感染华支睾吸虫的人数约为 1249 万。

华支睾吸虫病的流行，除需有适宜的第一、第二中间宿主及终宿主外，还与当地居民饮食习惯等诸多因素密切相关。

1. 传染源　华支睾吸虫的患者、感染者、受感染的家畜和野生动物均可作为传染源。猫、狗、猪、鼠类、貂、狐狸、野猫、獾、水獭等均可作为本虫的保虫宿主。在实验室，豚鼠、家兔、大白鼠、海狸鼠、仓鼠等多种哺乳动物也可感染华支睾吸虫。华支睾吸虫是典型的人畜共患的寄生虫，有的地方人群感染率较高，传染源以人为主；有的地方动物感染率高，对人群的感染具有潜在的威胁。

2. 传播途径　华支睾吸虫病的传播有赖于粪便中的虫卵有机会下水，而水中存在第一、第二中间宿主，以及当地人群有生吃或半生吃淡水鱼虾的习惯。

作为华支睾吸虫第一中间宿主的淡水螺可归为 4 科 6 属 8 个种，最常见的有纹沼螺、赤豆螺（傅氏豆螺）、长角涵螺。上述螺类均为坑塘、沟渠中小型螺类，适应能力强。螺类对华支睾吸虫感染的程度各地报道不相同，而且毛蚴感染率随季节变化。如四川安岳县的现场调查，赤豆螺于 6~7 月水温 24~27℃时感染率最高，11 月份后感染率几乎为零，这可能与水温有密切关系，也与当地在 3 月份大量施放人粪有关。在螺体内，华支睾吸虫一般只发育至尾蚴阶段。尾蚴的逸出是由间歇性的，每逸出 4~5 天即停止 2~3 天，当水温降至 20℃时，尾蚴停止逸出。也有报道华支睾吸虫在螺体内能发育成为囊蚴，这可能是尾蚴成熟后因环境变迁，螺蛳不能在水内生活，尾蚴不能逸出，而进一步发育为囊蚴。

华支睾吸虫对第二中间宿主的选择性不强，国内已证实可作为华支睾吸虫第二中间宿主的淡水鱼宿主有 12 科 39 属 68 种。但从流行病学角度看，养殖的淡水鲤科鱼类，如草鱼（白鲩，鲩鱼）、青鱼（黑鲩）、鲢鱼、鳙鱼（大头鱼）、鲮鱼、鲤鱼、鳊鱼和鲫鱼等特别重要。野生小型鱼类如麦穗鱼、克氏鳈鱼感染率很高，感染度也严重，与儿童华支睾吸虫病有关。在台湾省日月潭地区，上述两种小鱼中华支睾吸虫囊蚴的感染率甚至高达 100%。1988 年的调查资料表明，在黑龙江佳木斯地区调查的 15 种淡水鱼中有 9 种查见华支睾吸虫囊蚴，其中麦穗鱼感染率为 100%。囊蚴在鱼体的寄生部位可遍布全身，如肌肉、皮、头、鳃、鳍及鳞等，一般以鱼肌肉最多，尤其在鱼体中部的背部和尾部较多。也可因鱼的种属不同，囊蚴的分布有所差异。除淡水鱼外，淡水虾如细足米虾、巨掌沼虾等也可有囊蚴寄生。

3. 易感人群　人群对华支睾吸虫的感染无性别、年龄和种族之分，普遍易感。该病流行的关键因素是当地人群有生吃或半生吃鱼肉的习惯。实验证明，在厚度约 1mm 的鱼肉内的囊蚴，在 90℃的热水中，1 秒钟即能死亡，75℃、70℃及 60℃时分别在 3 秒、6 秒及 15 秒内全部死亡。囊蚴在醋（含醋酸浓度 3.36%）中可活 2 个小时，在酱油中（含 NaCl 19.3%）可活 5 小时。在烧、烤、烫或蒸全鱼时，可因温度不够、时间不足或鱼肉过厚等原因，未能杀死全部囊蚴。成人感染方式以食鱼生为多见，如在珠江三角洲、香港、台湾等地人群主要通过吃"鱼生""鱼生粥"或烫鱼片而感染；东北朝鲜族居民则主要是用生鱼佐酒吃而感染；小孩的感染则与他们在野外进食未烧烤熟透的鱼虾有关。此外，抓鱼后不洗手或用口叼鱼、使用切过生鱼的刀及砧板切熟食、用盛过生鱼的器皿盛熟食等也有使人感染的可能。随着人民生活水平的提高，水产品来源和饮食方式的多样化，以华支睾吸虫为代表的鱼源性寄生虫病的流行有增多的趋势。"健康中国 2020"战略规划中已将华支睾吸虫病等食源性寄生虫病列为重点防治病种。

七、防治

华支睾吸虫病是由于生食或半生食含有囊蚴的淡水鱼、虾所致，预防华支睾吸虫病应抓住经口传染这一环节，防止食入活囊蚴是防治本病的关键。做好宣传教育，使群众了解本病的传播途径及其危害性，自觉不吃鱼生及未煮熟的鱼肉或虾，改进烹调方法和饮食习惯，注意生、熟吃的厨具要分开使用。同时，不要用未经煮熟的鱼、虾喂猫、狗等动物，以免引起动物的感染。加强对从事餐饮行业工作人员的教育，不出售生鱼片等未经煮熟的鱼肉食品。加强粪便管理，不让未经无害化处理的粪便下鱼塘。结合农业生产清理塘泥或用药杀灭螺蛳，对控制本病也有一定的作用。

治疗华支睾吸虫病的药物，目前应用最多的是吡喹酮与阿苯哒唑。家养的猫、犬如粪便检查阳性者也应给予治疗。

（雷家慧）

第三节　布氏姜片吸虫

布氏姜片吸虫 [*Fasciolopsis buski*（Lankester, 1857）Ohdner, 1902] 是一种寄生在人、猪小肠内的大型吸虫，俗称姜片虫，人因食入含有活囊蚴的水生植物或生水而感染，致病主要是由成虫在小肠内寄生所致布什姜片吸虫病。临床表现主要为消化系统的症状。此病流行于亚洲，故此虫又称为亚洲大型肠吸虫（Asia giant intestinal fluke）。该虫是人类最早认识的寄生虫之一。

一、简史

人们首次发现姜片虫，是在 1843 年，由 Buski 在英国伦敦一家航海医院的一具印度水兵尸体的十二指肠发现。早在 1600 多年以前我国东晋时期就有该虫的记载，称之为"赤虫"。如《诸病源候论》载有"痢血杂脓瘀黑，有片如鸡肝，与血杂下是也"。我国学者于 1960 年在广州检查了两具 1513 年的明代干尸，在肠道内发现了姜片虫卵，可见 400 年前，我国已有流行。临床上确诊的第一个病例是广州发现的（Kerr, 1873）。1921 年，才完成对本虫生活史的研究。

二、形态

1. 成虫　虫体扁平肥大，长椭圆形，前窄后宽，形似姜片，活体呈肉红色。虫体长 20～75mm，宽 8～20mm，厚 0.5～3mm，体表有细微体棘，是寄生在人体的最大吸虫。口腹吸盘相距较近，前后排列于虫体前端。口吸盘小，直径约 0.5mm，位于虫体前端腹面。腹吸盘直径为 2～3mm，肌肉发达，呈漏斗状，紧靠口吸盘后方，肉眼可见。口孔位于口吸盘中，咽和食管短，肠支在腹吸盘前分两支，呈波浪状弯曲，向后延伸至体末端，以盲端止于体后部。生殖系统雌雄同体，两个睾丸高度分支呈珊瑚状，前后排列于虫体后半部，阴茎袋呈长带状。每个睾丸发出一根输出管，在虫体前半会合为 1 个输精管，通入储精囊，连接射精管及阴茎，开口于腹吸盘前缘的生殖腔内。卵巢 1 个，呈分支状，位于虫体中部，睾丸之前。输卵管自卵巢发出，分出劳氏管，与卵黄总管汇合，然后进入卵膜，缺受精囊。子宫由卵膜向前左右盘旋，通入腹吸盘附近的阴道，后者开孔于生殖腔。卵黄腺较发达，分布于虫体两侧。两性生殖孔位于腹吸盘前缘（图 14-9）。

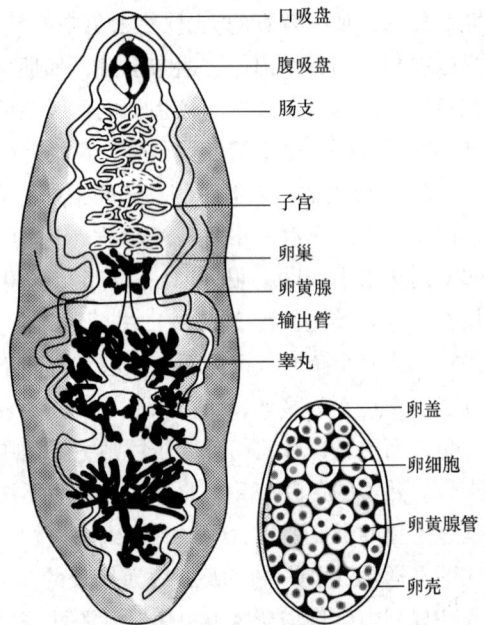

图 14-9　布氏姜片吸虫成虫与虫卵

2. 虫卵　长椭圆形，淡黄色。大小为（130～140）μm×（40～85）μm，卵壳薄，一端有不明显的卵盖，卵内含 1 个卵细胞和 20～40 个卵黄细胞（图 14-9）。为人体中最大的蠕虫卵。

三、生活史

姜片虫的终宿主是人与猪（或野猪），中间宿主为扁卷螺（*Segmentina* spp.），以菱角、荸荠、茭白、水浮莲、浮萍等水生植物为传播媒介。

成虫寄生于终宿主人或猪小肠上段进行有性生殖，同体受精或异体受精，严重感染时可扩展到胃和大肠。受精卵随粪便排出，卵在水中发育，在适宜的温度（26～32℃）下经3～7周的发育孵出毛蚴。毛蚴呈长梨形，周身有纤毛，大小为108～126μm，周身68～70μm，刚孵出的毛蚴在水中运动活泼，在水中游动的毛蚴碰到中间宿主卷螺体，主动侵入螺体肌组织内，先发育为胞蚴，胞蚴经1～2个月完成母雷蚴、子雷蚴和尾蚴的发育和无性增殖。成熟的尾蚴自扁卷螺逸出，一般自毛蚴侵入扁卷螺至尾蚴成熟逸出约需45天。成熟的尾蚴呈蝌蚪状，大多附着在水生植物或其他物体表面形成囊蚴，尾蚴亦可在水面结囊。囊蚴扁圆形，囊壁分两层，外层草帽状，内层透明而较坚韧，囊内含幼虫，其排泄囊充满黑色折光颗粒。囊蚴是姜片虫的感染阶段，人和猪生食附有囊蚴的水生植物或喝入含有囊蚴的生水而感染。在宿主的消化道，囊蚴受消化液和胆汁作用后，后尾蚴自囊中逸出，吸附在肠黏膜上，摄取小肠内营养物质，经1～3个月发育为成虫并产卵。成虫寄生于人或猪的小肠，以十二指肠多见，以肠内容物为食，亦可吸吮血液。寄生的虫数一般为数条至数十条，个别严重感染者可达数百条，甚至数千条。成虫的寿命一般为1～2年，长者可达4年左右（图14-10）。

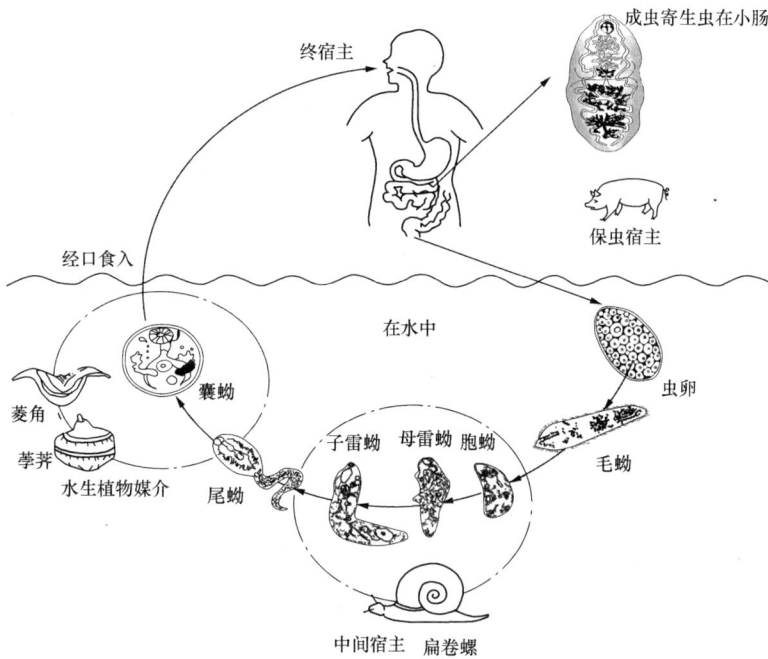

图14-10 布氏姜片吸虫生活史

四、致病

寄生虫成虫致病作用由机械性损伤和代谢产物引起的超敏反应引起。

姜片虫虫体不仅掠取营养，而且成虫虫体较大，吸盘发达，吸附力强，造成的机械性损伤较明显，被吸附的肠黏膜及附近组织可发生炎症、出血、水肿，以致溃疡或脓肿。病变部位可见中性粒细胞、淋巴细胞和嗜酸性粒细胞浸润，肠黏膜上皮细胞的黏液分泌增加，血中嗜酸性粒细胞增多。虫体数量多时还可覆盖肠黏膜，妨碍吸收和消化。虫体的代谢产物、排泄物对人体具有毒性作用。由于感染的轻重不同，患者体质强弱的差异，姜片虫感染者的临床表现差别很大。轻度

117

感染者无明显症状或仅有轻度腹痛、腹泻等；中度感染者可出现消化功能紊乱、营养不良等，甚至由于虫体成团，堵塞肠腔引起肠梗阻；重度感染者可出现消瘦、贫血、腹水，甚至发生衰竭、死亡。儿童重度反复感染可导致发育障碍和智力减退等，甚至因衰竭致死。

姜片虫成虫偶尔寄生在胆道，患者可出现右上腹反复隐痛，伴低热、腹胀。

五、诊断

在流行区患者有生食水生植物史，出现间歇性腹痛、腹泻、营养不良、浮肿、腹水等症状，血液中嗜酸性粒细胞增多，应考虑本病的可能。实验室检获姜片虫虫卵或成虫是确诊的依据。病原体检查的方法包括粪检虫卵和成虫鉴定。

1. 粪便检查 检获虫卵是确诊姜片虫感染的依据。因虫卵大，容易识别，一般用直接图片法即可检出。粪便浓集法（一次连续查 3 张厚图片或用水洗沉淀法）可显著提高检出率。反复多次粪检或作粪便定量计数以确定其感染度，对诊断或病情分析具有重要意义。

2. 成虫鉴定 姜片虫患者可从患者粪便中排出成虫，偶尔可呕吐出成虫。根据成虫的形态特征可行诊断。

免疫学方法对感染早期或大面积普查，有较好的辅助诊断价值。

姜片虫病应注意与其他寄生虫病及肠道疾病作鉴别诊断。轻度感染者常需多次粪检才能确诊。姜片虫卵与粪便中肝片吸虫卵和棘口类吸虫卵的形态十分相似，应注意鉴别。

六、流行

1. 分布 姜片虫病主要流行在亚洲的温带和亚热带地区，包括东北亚、东南亚、南亚地区的十余个国家。在我国，除辽宁、吉林、黑龙江、内蒙古、新疆、西藏、青海、宁夏等省、自治区外，其他省市自治区均有流行。

2. 流行环节 用感染姜片虫的人或猪的粪便作为肥料或其他方式使虫卵污染水源，水中有扁卷螺作为中间宿主及可供生食的菱角、荸荠等水生媒介植物，加之人们有生食水生植物的习惯，构成姜片虫病流行。

（1）传染源 姜片虫病是人兽共患寄生虫病，患者、带虫者和猪是本病的传染源。姜片虫病流行区，农村习惯以新鲜人粪或猪粪为肥料，向种植经济水生植物的池塘、河、湖（如藕田或茭白田）施肥，虫卵通过施肥的方式污染水源。近年来，由于一些生态环境的改变，如农村都市化，农业区变工业区、农作物种植的改变以及养猪饲料和条件的改变等，许多经济发展较快的地区感染率和感染度迅速下降，如广东新会、浙江萧山和绍兴、江苏南通、江西南昌、安徽合肥、湖南长沙、山东微山等地，但也有一些地区出现新的流行点。目前就全国而言，姜片虫病流行区在缩小，人群感染率已明显下降。

（2）中间宿主和媒介 水体分布的扁卷螺及众多的水生植物，分别作为姜片虫的中间宿主和传播媒介，是姜片虫病流行的基本环节之一。人体感染主要是由于生食菱角、荸荠和茭白等水生媒介植物以及喝生水的不良习惯等；猪感染的原因主要是农民用水浮莲、蕹菜、槐叶萍、多根浮萍、青萍、日本水仙和茜草等水生植物作为猪饲料。

（3）饮食习惯 人对姜片虫普遍易感，感染过的人对再感染似无明显的保护性免疫。在流行区人体感染主要是有生食水红菱、荸荠等水生植物的习惯。

七、防治

1. 治疗传染源 开展普查普治工作，发现患者，及时治疗。猪是姜片虫的重要保虫宿主，猪的感染不仅给养猪业带来巨大的损失，还会对人造成很大威胁。因此，积极开展姜片虫病的防治，可以减少传染源。

常用的治疗药物有如下几种。

（1）吡喹酮（praziquantel）　是治疗吸虫病的首选药物，具有疗效高、毒性低、副作用轻的优点。

（2）槟榔　为植物槟榔的种子，内含槟榔碱，能麻痹虫体的神经系统，促进肠蠕动，是驱绦虫及姜片虫的有效成分。

（3）硫氯酚　对姜片虫有明显的驱虫作用。副作用也有腹痛、腹泻、腹部不适、肠鸣等，但都轻微，不影响正常工作。

2. 加强粪便管理　建立无害化粪池，拆迁池塘岸边建造的厕所、猪舍，不使用带有虫卵的新鲜猪粪或人粪向水塘内施肥，防治虫卵污染水源。

3. 消灭中间宿主　初夏季节，中间宿主扁卷螺繁殖迅速，开始受姜片虫毛蚴的侵袭，此时采用药物灭螺的方法，可以达到事半功倍的效果。

4. 预防人、猪感染　加强卫生宣传教育，普及防病知识。提倡不生食水生果品，不喝生水。水红菱、荸荠、茭白等应熟食，或开水烫 5 分钟，杀死囊蚴后再食用。

（王书伟）

第四节　肝片形吸虫

一、简史

肝片形吸虫（*Fasciola hepatica* Linn，1758）是一种寄生在牛、羊和其他哺乳动物胆管内的常见寄生虫。人也可被感染，引起肝片形吸虫病（fascioliasis），是一种人畜共患寄生虫病。肝片吸虫属动物界、扁形动物门、吸虫纲、复殖亚纲、片形科（Fasciolidae）、片形属。我国古时似已发现本虫，如《广五行记》（续各医类案卷二十二，中毒引）所载的"唐永徽中降州一僧，病噎，不下食数年。临终，命其徒曰：吾死后，可开吾胸喉，视有何物，苦我若此。及死，其徒依命开视胸中，得一物，形似鱼而有两头，偏体悉似肉鳞"。1379 年 Jean de Brie 报道过此虫，1758 年由 Linnaeus 正式命名，人体感染病例首次由 Pallae 于 1760 年报道。可以看出，肝片形吸虫病属于较早发现的人体吸虫病。

二、形态

肝片形吸虫又称肝片吸虫，与姜片虫同属片形科，是大型吸虫之一。肝片形吸虫与姜片虫的成虫和虫卵在形状、颜色和大小方面都十分相似。成虫背腹扁平，叶片状，雌雄同体，新鲜虫体呈棕红色。虫体长为 20～40mm，宽 5～13mm。虫体中部最宽，虫体长宽之比约为 2:1。肝片形吸虫主要形态特征为：成虫较姜片虫狭长，虫体前端有明显突出的头锥，头锥后虫体两侧形成"头肩"，为虫种鉴别的重要特征；体表密布细小棘刺；腹吸盘较小，不及姜片虫的发达，位于头锥基部水平；消化系统由口、前咽、咽及肠支组成，肠支向两侧分出很多侧分支，呈树枝状；睾丸 2 个，分支很细，前后排列在虫体中部、卵巢之后；卵巢较小，分支细（图 14-11）。肝片形吸虫虫卵的形态特征：椭圆形，淡黄褐色，纵径比姜片虫略长 [（130～150）μm×（50～90）μm]，卵壳薄，卵盖略大；卵内含一个卵细胞和数十个卵黄细胞，卵壳周围可见胆汁染色颗粒附着，胚细胞较易见到（图 14-12）。

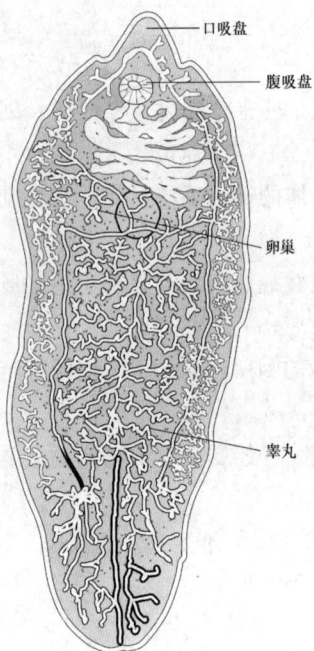

图 14-11 肝片形吸虫成虫

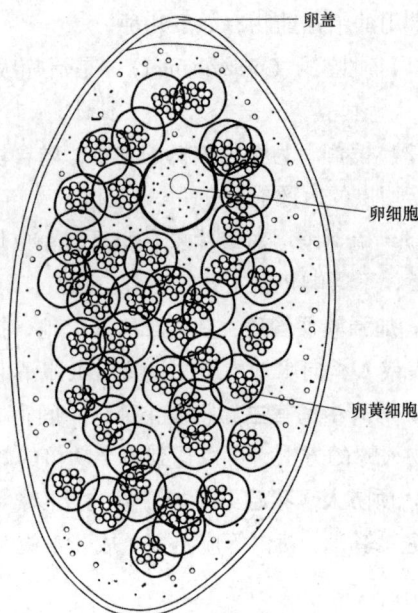

图 14-12 肝片形吸虫虫卵

三、生活史

肝片形吸虫成虫寄生在牛、羊及其他草食动物和人的肝胆管内，有时在猪和牛的肺内也可找到。中间宿主为椎实螺类，在中国以截口土蜗（*Galba truncatula*）为最重要。在胆管内成虫排出的虫卵随胆汁排在肠道内，随粪便一起排出体外，落入水中。在适宜的温度下经过 2~3 周发育成毛蚴。毛蚴从卵壳内出来体被纤毛在水中自由游动。毛蚴有趋光特性，当遇到中间宿主椎实螺，即迅速地穿进其体内进入肝脏。毛蚴脱去纤毛变成囊状的胞蚴，胞蚴的胚细胞发育为雷蚴。雷蚴长圆形，有口、咽和肠。雷蚴破胞蚴皮膜出来，仍在螺体内继续发育，每个雷蚴再产生子雷蚴，然后形成尾蚴。尾蚴有口吸盘、腹吸盘和长的尾巴。尾蚴成熟后即离开锥实螺在水中游泳若干时间，尾部脱落成为囊蚴，固着在水草上和其他物体上，或者在水中保持游离状态。囊蚴直径约为 0.2mm，为肝片形吸虫的感染阶段。囊蚴被终宿主食入后，在肠中脱囊的后尾蚴穿过肠壁，经腹腔而达肝脏并转入胆管，也可经肠系膜静脉或淋巴管进入胆管在移行过程中，部分童虫可停留在各相关器官如肺、脑、眼眶、皮下等处异位寄生，造成损害。整个生活史过程 10~15 周。每条虫日产卵量为 20 000 个左右。成虫在绵羊体内可存活 11 年，牛体内存活期短，为 9~12 个月，在人体内的寿命可长达 12~13 年。

四、致病

人类肝片形吸虫虫体在宿主体内移行和寄生均可引起临床病症。自囊蚴进入胃肠道至出现临床症状前称为潜伏期，该期长短与感染的虫数和宿主的反应有关，一般在数日至 2~3 个月不等。

肝片形吸虫引起的损伤主要表现在两个方面：一是童虫移行期对各器官特别是肝组织的破坏，引起肝脏炎症反应及脓肿，出现急性期症状如高热、腹痛、荨麻疹、肝肿大及血中嗜酸性粒细胞增多等；二是成虫在胆管寄生期对胆管的机械性刺激和代谢物的化学性刺激而引起胆管炎症、胆管上皮增生及胆管周围的纤维化。胆管上皮增生与虫体产生大量脯氨酸有关。胆管纤维化可引起阻塞性黄疸，肝损伤可引起血浆蛋白的改变如低蛋白血症和高球蛋白血症。胆管增生扩大可压迫肝实质组织引起萎缩、坏死以及肝硬化，还可累及胆囊引起相应的病变。

　　肝片形吸虫感染者的临床表现可分为急性期、潜隐期和慢性期 3 个时期。也有少数为无症状带虫者。

　　1. 急性期　即童虫在组织中的移行过程，亦称侵袭期，发生在感染后 2 ~ 12 周不等。主要症状为突发性高热和腹痛，体温在 38 ~ 40℃，偶可超过 40℃，常为弛张热或不规则热，持续 1 ~ 2 周，甚至长达 8 周以上。腹痛初起时为全腹痛或腹痛部位不固定，以后疼痛固定于右上腹或剑突下，常放射至腰部和肩部。患者明显乏力、腹胀、食欲不振、呕吐、腹泻及便秘等。早期可出现荨麻疹等皮肤变态反应，尚可见呼吸道症状，如咳嗽、呼吸困难、右胸膜基底部捻发音和胸膜摩擦音等，以及头痛、失眠等多种症状。童虫在肝汇管区移行可致大血管破裂而造成肝包膜下血肿。体检时，约 3/4 病例有肝肿大，1/4 病例有脾肿大。血液嗜酸性粒细胞明显增加。

　　2. 潜伏期　通常在感染后 4 个月左右，即虫体已进入胆管，患者的急性症状减退或消失，在数月或数年内无明显不适，或稍有胃肠不适症状，而在病变发展之中。

　　3. 慢性期　为成虫在胆管内寄生引起胆管炎和胆管上皮增生阶段，亦称阻塞期，虫体在胆管内寄生时引起胆绞痛、上腹疼痛、恶心及不能耐受脂肪性食物等一系列临床表现。该期肝脏肿大，并伴有轻微压痛，脾脏有时也可肿大。感染较重或合并胆结石时，可发生阻塞性黄疸甚至胆汁性肝硬化。慢性期最常见的体征之一是贫血，严重者可出现小细胞低色素性贫血，患者粪便潜血试验呈阳性。

　　4. 异位损害　又称肝外肝片形吸虫病。本虫的人体异位寄生见于皮下、腹壁肌肉、腹膜、脑、肺、眼、膀胱等，以皮下组织较为多。人体感染除了偶然吞食本虫囊蚴外，在有生食牛、羊的肝、肠习惯的地区，虫体可在咽喉部寄生，称为咽部肝片形吸虫病。

五、诊断

　　对于该病的诊断，应根据流行病学资料、临床症状、病理变化及粪便检查等进行综合判定。诊断主要靠粪便或十二指肠引流液沉淀检查发现虫卵为确诊，并结合临床表现作出判断。粪检虫卵应与姜片虫卵、棘口吸虫卵相鉴别。

　　急性期、胆管阻塞患者或异位寄生病例免疫学方法有一定参考价值，近年多倡用 ELISA、IHA 和 IFA 等方法检测患者血清中的特异性抗体。实践证明斑点 ELISA 诊断速度快、特异强，可用于流行病学研究。采用免疫诊断法如 ELISA，不仅能诊断急、慢性肝片形吸虫病，而且还能诊断轻微感染的患者，可用于成群牛、羊肝片形吸虫病的普查。由于肝片形吸虫与其他吸虫有较多的共同抗原成分，对其检出的阳性结果应结合临床分析。用纯化的肝片形吸虫抗原和排泄分泌物抗原，或提高被测血清的稀释度均有助于提高免疫诊断的特异性。

六、流行

　　肝片形吸虫呈世界性分布，尤以中南美、欧洲、非洲等地比较常见。我国动物虽有感染，但人体感染少见，人群感染率为 0.002% ~ 0.171%，散发于 15 个省市，其中以甘肃省的感染率为最高。到目前为止，全国共发现肝片形吸虫及巨片形吸虫感染者 200 余例。肝片形吸虫寄生的宿主甚为广泛，可寄生于数十种哺乳动物。牛、羊肝片形吸虫病的流行是世界性的，感染率多在 20% ~ 60%。肝片形吸虫病是一种畜主人次的寄生虫病。人体感染多因生食水生植物，如水芹等茎叶。在低洼潮湿的沼泽地，牛羊的粪便污染环境，又有椎实螺类存在，牛羊吃草时便较易造成感染。

七、防治

预防人体感染主要是注意饮食卫生，勿生食不干净的水生植物。治疗患者的药物首选硫氯酚（bitin），也可采用吡喹酮和阿苯达唑，三氯苯达唑也能有效治疗。

目前，控制肝片形吸虫病尚无有效的疫苗，主要依靠药物治疗。国内外的研究表明，组织蛋白酶 L 在肝片形吸虫病的诊断与免疫方面具有较好的应用前景，是该病疫苗研制的首选抗原。

（王雪梅）

第五节　卫氏并殖吸虫

并殖吸虫（*Paragonimus*）是可引起人兽共患并殖吸虫病的重要吸虫，卫氏并殖吸虫［*Paragonimus westermani*（Kerbert，1878）Braun，1899］是人体并殖吸虫病（paragonimiasis）的主要病原，也是最早被发现的并殖吸虫，以在肺部形成囊肿为主要病变，故又称肺吸虫（lung fluke）。并殖吸虫病以烂桃样血痰和咯血为主要症状，在亚洲、非洲及美洲均有分布，在我国分布广泛，危害较为严重。

一、简史

全世界已知的并殖吸虫种类有 50 余种，其中包括亚种和可能存在的同种异名。第一种肺吸虫是 1850 年由 K. M. Diesing 在巴西水獭的肺内发现的，当时命名为粗壮双口吸虫（*Distoma rude* Diesing，1850）。人体最早发现的肺吸虫是 Ringer 于 1879 年在我国台湾的葡萄牙籍人的尸体获得成虫。经 Cobbold 鉴定，定名为林氏双口吸虫（*Distoma ringri* Cobbold，1880）。在中国古代，对肺吸虫病的文字记录可以上溯到公元 610 年，在《诸病源候论》中有"肺虫，状如蚕"和"肺虫令人咳嗽"的描述。自第一种肺吸虫发现以来 160 余年的历史中，目前全世界已累计报道 50 余种，虽然并殖吸虫的分类还有不少问题亟待解决，但是一些主要问题已有大致公认。目前，人们对于肺吸虫的分类学、肺吸虫病的病理学、药物治疗、流行病学、地理分布等方面有了比较深入的研究，随着分子生物学研究展开，人们将在肺吸虫种类的种系发生、致病 机制、疫苗的研制等方面取得更多的成果。

二、形态

1. 成虫　卫氏并殖吸虫成虫虫体肥厚，活体时为暗红色，体形随其伸缩蠕动而改变，静止时外形椭圆，背面稍隆起，腹面扁平，死后固定后为灰白色。大小为（7～12）mm×（4～6）mm×（2～4）mm。虫体表有细小单生型皮棘。口吸盘与腹吸盘大小相似，前者位于虫体前端，后者位于虫体腹面中线前缘。消化器官包括口、咽、食管及肠管。口位于口吸盘中央，连接球形咽部及短小的食管，其后分为两支肠管沿虫体两侧弯曲延伸至虫体后部，末端为盲端。卵巢 6 叶，与子宫并列于腹吸盘之后，2 个睾丸分支如手指状，分 4～5 支，并列于虫体后 1/3 处。卵黄腺分布于虫体两侧，经卵黄管汇合于卵黄囊，通入输卵管。排泄管长袋形，向后以肛孔开口于体末端。卵巢形态、口、腹吸盘大小之比例、睾丸分支及长度是并殖吸虫重要的形态鉴别特征（图 14 – 13）。

2. 虫卵　虫卵椭圆形，金黄色，左右大多不对称，大小为（80～118）μm×（48～60）μm，前端较宽，有扁平卵盖，后端稍窄。卵壳厚薄不匀，后端往往增厚，卵内含有 1 个卵细胞和 10 多个卵黄细胞（图 14 – 13）。

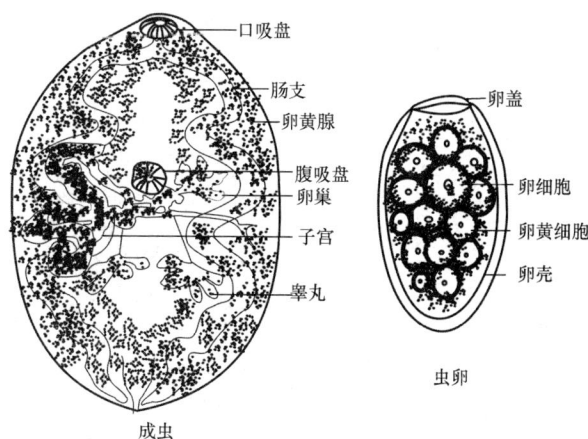

图 14 - 13　卫氏并殖吸虫成虫和虫卵

3. 毛蚴　呈梨形或长椭圆形，大小（80～90）μm×（36～54）μm。体表有 4 排纤毛板，其上密布纤毛。体前端有几个腺细胞并合成的顶腺和一神经节团。体后半部有大小不等的胚细胞。排泄系统由焰细胞 1 对、排泄管及排泄孔组成。

4. 胞蚴　未成熟胞蚴呈圆形，成熟的胞蚴呈袋形。内含胚细胞及母雷蚴 20 余个。

5. 母胞蚴　短圆柱形，前端有口、咽、食管及肠管。内含子雷蚴 10 余个。

6. 子雷蚴　长圆柱形，外形与母雷蚴相似，但肠管较长。在成熟的子雷蚴体内可见到 20 个以上不同发育期的尾蚴。

7. 尾蚴　体部椭圆形，尾部短小呈球形，属微尾型尾蚴。体表密布细棘。体前端有圆形口吸盘。腹吸盘略小，位于体部中横线之后。腹吸盘后方有一个倒三角形排泄囊。

8. 囊蚴　呈球形，乳白色，直径 300～400μm，具有两层囊壁，囊内含有 1 个卷曲的后尾蚴。

9. 后尾蚴　从囊蚴内脱出的幼虫仍称为后尾蚴，长椭圆形。具口、腹吸盘。两肠支弯曲，达体后端。肠支间有长条形排泄囊，囊内充满黑色颗粒。排泄囊前端达肠分叉处，后端由排泄孔开口于虫体后末端。

10. 童虫　形似成虫而较小，生殖器官尚未发育成熟。

三、生活史

卫氏并殖吸虫生活史过程包括卵、毛蚴、胞蚴、母雷蚴、子雷蚴、尾蚴、囊蚴、后尾蚴、童虫和成虫阶段。终宿主为人和多种肉食类哺乳动物。第一中间宿主是淡水螺类，如蜷科（Thiaridae）和黑贝科（Pleuroceridae）中的某些螺类，第二中间宿主为甲壳纲的淡水蟹或蝲蛄（图 14 - 14）。

成虫主要寄生于终宿主的肺内，产出的卵通过与虫囊相通的支气管随痰排出或随痰液被吞咽进入消化道而随粪便排出。虫卵必须进入淡水中才可继续发育。在适宜的温度下（25～30℃）约经 3 周虫卵孵出毛蚴，毛蚴遇到适宜的第一中间宿主淡水螺类主动侵入，经由胞蚴、母雷蚴、子雷蚴发育成尾蚴，该阶段为无性增殖阶段。成熟的尾蚴自螺体逸出，在水中主动侵入或被溪蟹、蝲蛄吞食，在这些第二中间宿主体内形成囊蚴。人或其他终宿主因食入含有活囊蚴的溪蟹、蝲蛄而感染。囊蚴进入终宿主消化道后，约经 30 分钟，在小肠上段经消化液作用，囊蚴内的后尾蚴脱囊而出，靠两个吸盘的伸缩运动和前端腺分泌物的作用，钻过肠壁，即为童虫。童虫在组织中移行并徘徊于各器官及腹腔间。1～3 周后由肝表面或经肝实质穿过膈肌进入胸腔而入肺，最后在肺内形成虫囊，经 60～80 天成熟并产卵。有些童虫可终生穿行于宿主组织间直至死亡。成虫在宿主体内一般可存活 5～6 年，个别可达 20 年。

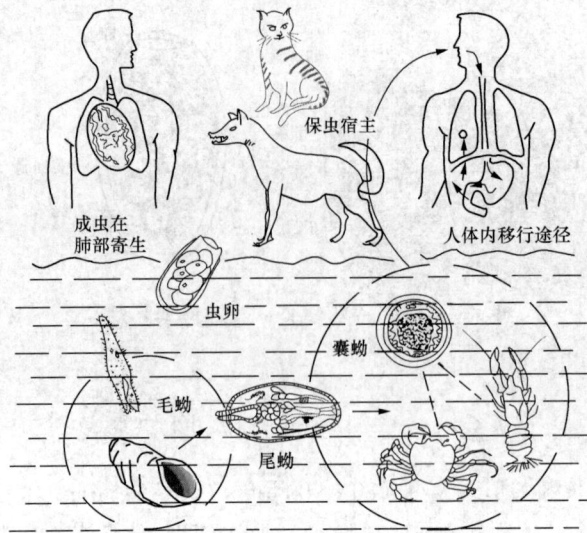

图 14-14 卫氏并殖吸虫生活史示意图

四、致病

1. 致病机制 卫氏并殖吸虫的致病主要由童虫在组织器官中移行、窜扰和成虫寄居或移行造成的机械性损伤及其代谢产物引起的免疫病理反应。根据病变发展过程可分为急性期和慢性期。

（1）急性期 主要为童虫移行所致。童虫穿过肠黏膜形成出血性或脓性窦道。若进入腹腔游走，早期可引起浆液纤维素性腹膜炎，诱发混浊或血性腹水。童虫进入腹壁可致出血性或化脓性肌炎。童虫在肝表面移行时，在经过处有纤维蛋白附着，肝表面呈虫蚀样，若虫体从肝穿过，则表面呈针点状小孔，肝局部有时出现硬变。若虫体在膈、脾等处穿行，也可形成点状出血、炎症。

（2）慢性期 为童虫在肺部发育及成虫寄生引起的病变。其病理过程大致可分为3期。

1）脓肿期：主要为虫体移行引起组织破坏、出血及继发感染。肉眼可见病变处呈窟穴状或隧道状，内有血液，并出现中性粒细胞和嗜酸性粒细胞为主的炎性渗出，继之病灶四周产生肉芽组织而形成薄膜状囊肿壁。X线显示边界模糊、界限不清的浸润性阴影。

2）囊肿期：由于渗出性炎症，大量细胞浸润、聚集、死亡、崩解、液化，脓肿内充满赤褐色果酱样液体。镜下检查可见坏死组织、夏科雷登结晶和大量虫卵。囊壁因肉芽组织增生而变厚，形成边界清楚的结节状虫囊。X线显示边缘锐利的结节状阴影。

3）纤维瘢痕期：虫体死亡或转移至他处，囊肿内容物通过支气管排出或吸收，囊内由肉芽组织充填，继而纤维化形成瘢痕。X线显示硬结性或条索状阴影。

由于虫体在肺组织内不断移行，新的病灶不断出现，故以上3期是个连续变化的过称，可同时存在于同一器官中。

2. 临床表现 卫氏并殖吸虫病一般以缓慢发病、慢性临床经过为特点。以肺部形成囊肿为主要病变。临床表现与感染的时间、程度及宿主的免疫力有关。根据病情与累及部位可将卫氏并殖吸虫病分为急性期、慢性期和隐性感染。

（1）急性期 急性期症状多出现在食入囊蚴后数天至1个月左右，重度感染者第2天即出现症状。临床症状表现轻重不一，轻者仅表现为食欲不振、乏力、腹痛、腹泻、发热等一般症状。重者可有全身变态反应、高热、腹痛、胸痛、咳嗽、气促、肝肿大并伴有荨麻疹。白细胞总数增多，嗜酸性粒细胞数升高明显，一般为20%～40%，高者可达80%以上。急性症状可持续1～3个月。

（2）慢性期与分型　大多数卫氏并殖吸虫病患者的早期症状并不明显，发现时已进入慢性期。由于虫体的移行和窜扰，可造成多个器官受损。临床上按器官损害主要可分为以下几型。

①胸肺型：最常见，典型的临床表现为咳嗽、胸痛、咳出果酱样或铁锈色血痰。血痰中可查见虫卵。当虫体在胸腔窜扰时，可侵犯胸膜导致渗出性胸膜炎、胸腔积液、胸膜粘连、心包炎、心包积液等。

②腹肝型：约占1/3的病例，虫体穿过肠壁，在腹腔及各器官间游窜，出现腹痛、腹泻、粪便带血等症状。腹痛部位不固定，多为隐痛，疼痛剧烈时易被误诊为急性阑尾炎。也可引起腹部器官广泛炎症、粘连，偶可引致腹膜炎及腹水。较多病例在虫体侵及肝脏时引起肝损伤或肝肿大。

③皮下型：约10%病例可出现皮下包块。包块大小大多为1～3cm。表面皮肤正常，触之可动，包块常呈单个散发，偶可见多个成串，有的可游走。常发部位为腹壁、胸背、头颈等，亦可出现在腹股沟、腰背部、大腿内侧、眼眶和阴囊等处。有时在包块内可检出成虫和虫卵。

④脑脊髓型：占病例的10%～20%，多见于儿童和青少年，常同时合并肺或其他部位病变。由于虫体游窜，造成多处损伤，因此病变位置和范围多变，症状复杂。临床以出现阵发性剧烈头痛、癔症发作、癫痫、瘫痪等为主要表现，也可表现为颅内占位性病变、脑膜炎、视神经受损、蛛网膜下腔出血等症状。少数病例因虫体在脊髓旁形成囊肿，可造成脊髓损害或脊髓受压，出现下肢运动或感觉障碍，甚至截瘫等。

⑤其他类型：虫体几乎可以侵犯人体的所有器官，故除上述常见的几种类型外尚可有其他受损类型。如有的虫体在纵隔内窜游入心包导致心包炎；虫体窜向腹膜后侧可侵入肾或膀胱，造成周围粘连或在肾内形成囊肿；虫体移行至阴囊形成包块；虫体进入眼眶可导致眼球突出、眼球运动障碍、视力受损甚至失明等。

（3）隐性感染　在流行区的有些患者，皮试及血清免疫学试验阳性，嗜酸性粒细胞数增高，有时伴肝功能损害。X线胸片可有典型改变，但无明显症状。这类患者可能为轻度感染者，也可能是感染早期或虫体已消失的感染者。

临床上卫氏并殖吸虫病分型方法较多，难以统一。有的患者可有多种类型损害，因此上述分型只是便于临床处理而已。

五、诊断

1. 病原学诊断　痰或粪便中找到虫卵或摘除的皮下包块中找到虫体即可确诊。轻症患者应留24小时痰液，经10%氢氧化钠溶液处理后，离心沉淀镜检。

2. 免疫学诊断　皮内试验常用于普查初筛，但假阳性和假阴性均较高。ELISA的敏感性高，是目前普遍使用的检测方法。近年对检测循环抗原也进行了研究和应用，该方法具敏感性高和可考核疗效的优点。

3. 其他检查　X线、CT及MR（磁共振）等检查适用于胸肺型及脑脊髓型患者。

六、流行

卫氏并殖吸虫呈世界性分布，但以亚洲地区为最多，并以我国为主。日本、朝鲜、韩国、俄罗斯、菲律宾、马来西亚、越南、老挝、泰国、印度均有病例。在非洲、南美洲的一些国家和地区也有报道。我国除西藏、新疆、内蒙古、青海、宁夏未见报道外，目前至少有27个省、市、自治区有本病的报道。根据原卫生部发布的2001－2004年全国第二次寄生虫病调查报告，以血清学检查方法调查肺吸虫病68209人，阳性率为1.71%。

本病多见于山区和丘陵地带。依第二中间宿主种类可将疫区类型分为两类：溪蟹型流行区及只存在于东北3省的蝲蛄型流行区。溪蟹型流行区的特点是疫区患者不多，呈点状分布，一经发现，很容易得到控制。蝲蛄型流行区则因当地居民对蝲蛄及其制品特殊的喜好，虽经多年努力，尽管患病人数有明显减少，但在某些地区仍是当地的多发病和常见病。

1. 传染源 能排出虫卵的患者、带虫者和肉食类哺乳动物是本病传染源。卫氏并殖吸虫的保虫宿主种类较多，如虎、豹、狼、狐、豹猫、大灵猫、果子狸等多种野生动物以及猫、犬等家养动物均可感染此虫。感染的野生动物则是自然疫源地的主要传染源。野猪、家猪、恒河猴、食蟹猴、山羊、绵羊、家兔、豚鼠、小鼠、仓鼠、鸡、鸭、鹅、鹌鹑等至少有15种动物已被证实可作为转续宿主。大型肉食类动物如虎、豹等常因捕食这些转续宿主而感染。转续宿主因种类多、数量大、分布广，它们在流行病学上是一个不可忽略的重要因素。

2. 中间宿主 第一中间宿主为淡水螺类，如蜷科（Thiaridae）和黑贝科（Pleuroceridae）中的某些螺类。第二中间宿主为淡水蟹，如溪蟹、华溪蟹、拟溪蟹、石蟹、绒螯蟹等50多种蟹，以及东北的蝲蛄。有报道淡水虾也可作为中间宿主。这些第一、二中间宿主共同栖息于山区、丘陵的小河沟、小山溪中。

3. 感染途径与方式 该病为食源性寄生虫病。流行区居民常有生吃或半生吃溪蟹、蝲蛄的习惯，如腌蟹、醉蟹、烤蝲蛄、蝲蛄酱、蝲蛄豆腐等。这些烹调方法不能完全杀死其中的囊蚴，是导致感染的主要原因。人也可因生食转续宿主的肉及其制品而感染。中间宿主死后，囊蚴脱落水中，若生饮流行区含囊蚴的疫水也可导致感染。

七、防治

预防卫氏并殖吸虫病最有效方法是不生食或半生食淡水蟹、蝲蛄及其制品，不饮生水。健康教育是控制本病流行的重要措施。目前常用的治疗药物是吡喹酮，该药具有疗效高、毒性低、疗程短等优点。阿苯达唑对于治疗皮下结节患者也有显著的效果。

（湛孝东）

第六节 斯氏并殖吸虫

斯氏并殖吸虫 [*Paragonimus skrjabini*（Chen，1959）Chen，1963] 是由陈心陶教授在我国首次报道的一种并殖吸虫，国外尚未见报道。一般在人体不能发育为成虫，主要是引起幼虫移行症。

一、简史

斯氏并殖吸虫由陈心陶教授于1959年在我国首次报道，1963年陈心陶教授又将其置新建的狸殖属（*Pagumogonimus*）下，更名为斯氏狸殖吸虫（*Pagumogonimus skrjabini*）。1999年，Blair应用线粒体细胞色素C氧化酶亚基1（CO1）部分基因和核糖体DNA第二间隔区（ITS2）基因序列对狸殖属与并殖属的虫种进行了比较研究，发现在种系发生树中狸殖属不是一个自然的分类单元，也认为狸殖属不能单独成立，斯氏狸殖吸虫应恢复为斯氏并殖吸虫原名。2003年英国学者Cox报道了人体寄生虫分类的新体系，在Cox的分类系统中，斯氏狸殖吸虫被归属到并殖吸虫属中。目前该虫种的分类上尚有争议。

二、形态

1. 成虫 斯氏并殖吸虫成虫虫体狭长，前宽后窄，呈梭形，大小为（11.0～18.5）mm×（3.5～6.0）mm。虫体最宽处约在虫体前1/3或稍后，口吸盘位于虫体前端，腹吸盘略大于口吸盘，位于体前约1/3处。卵巢位于腹吸盘后侧，珊瑚状，其大小及分支与虫龄有关。睾丸2个，左右并列，为长形且有分支（图14-15）。

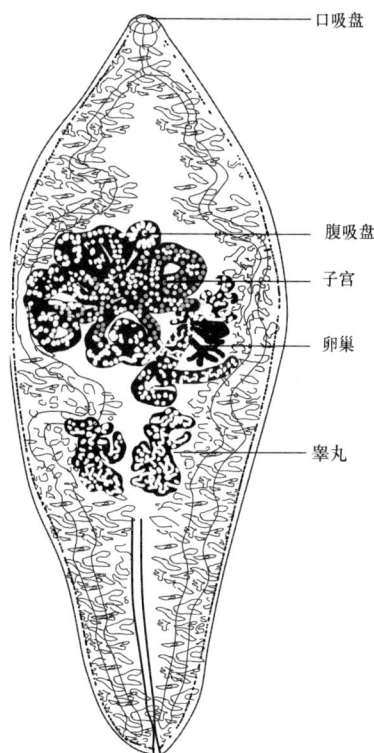

图 14 - 15 斯氏并殖吸虫成虫

2. 虫卵 斯氏并殖吸虫虫卵大小及结构与卫氏并殖吸虫相似，呈椭圆形，大多形状不对称，大小为 71μm × 48μm，卵壳厚薄不均匀，与卵盖相对的一端较厚。

三、生活史

斯氏并殖吸虫生活史与卫氏并殖吸虫相似。终宿主为果子狸、家猫、犬、狐狸等多种野生或家养动物。第一中间宿主为圆口螺科（Pomatiopsidae）的小型及微型螺类，第二中间宿主为溪蟹和石蟹。蛙、鸟、鸡、鸭、鼠等多种动物可作为本虫的转续宿主。

终宿主吞食了含囊蚴的淡水蟹，后尾蚴在十二指肠逸出，童虫穿过肠壁进入腹腔，在各脏器间游走，约28天后开始进入胸腔，陆续侵入肺组织，形成虫囊，发育为成虫，开始产卵。约50天后可在终宿主粪便中查到虫卵。人若生食或半生食含囊蚴的淡水蟹，童虫在人体各组织器官间徘徊，难以定居，绝大多数虫体在人体内处于童虫阶段，仅极少数能在肺中能发育成熟产卵。因此认为人是斯氏并殖吸虫的非适宜宿主。

四、致病

斯氏并殖吸虫是人兽共患以兽为主的致病虫种。在动物体内，可引起与卫氏并殖吸虫相似的病变，虫体在肺、胸腔等处结囊，发育至成熟并产卵。如侵入肝，在肝浅表部位可形成急性嗜酸性粒细胞脓肿，有时还能在肝中成囊并产卵。在人体内，侵入的虫体大多数仍处于童虫状态，到处游窜，引起组织损伤、坏死。虫体寄生部位形成嗜酸性肉芽肿，引起幼虫移行症。本虫引起的幼虫移行症可分为皮肤型与内脏型。

皮肤型患者主要表现为游走性皮下包块或结节，占患者的50% ~ 80%。常见于腹部、胸部、腰背部，也可见于四肢、臀部、腹股沟、头颈部、阴囊、腋窝等处。结节大小一般在1 ~ 3cm，也有大如鸡蛋，可单个或多个存在，形状呈球形或长条形，边缘不清，包块间有时可扪及条索状纤维块，皮肤表面正常。切开摘除的包块可见隧道样虫穴。

内脏型幼虫移行症的表现因幼虫侵犯的器官不同而异。如侵犯肝，则出现肝痛、肝大、转氨酶水平升高、白/球蛋白比例倒置等表现。侵犯胸、肺时一般仅有咳嗽，痰中通常无虫卵。胸腔积液较为多见，且量也较多，胸腔积液中可见大量嗜酸性粒细胞。也有斯氏并殖吸虫进入肺并发育成熟产卵的报道，所引起的胸、肺症状和体征与卫氏并殖吸虫引起者基本相似。侵犯脑可出现头痛、呕吐、癫痫、偏瘫等症状。如侵犯其他器官，可出现相应的症状和体征。在出现局部症状的同时，往往伴有低热、乏力、食欲下降等全身症状。血象检查嗜酸性粒细胞明显增高，有时可高达80%以上。因本病损害器官不定，且可能同时有多个器官受损，因此临床上误诊率相当高，应特别注意与肺结核、结核性胸膜炎、肺炎和肝炎等鉴别。

五、诊断

本病患者的痰液和粪便中几乎查不到虫卵。皮下包块活组织检查是最可靠的诊断方法，皮下包块可见嗜酸性肉芽肿，和夏科－雷登晶体。免疫学检查是本病最常用的辅助诊断方法。

六、流行

斯氏并殖吸虫在国外尚未见报道，国内分布于甘肃、四川、重庆、云南、贵州、陕西、山西、河南、湖北、湖南、浙江、江西、福建、广东和广西15个省、市、自治区。实验动物感染发现，鼠和蛙等多种动物可作为本虫的转续宿主。人如果生食或半生食含有活囊蚴的淡水蟹或转续宿主，则有感染本虫的可能。

七、防治

本病的防治原则与卫氏并殖吸虫病相似。首选治疗药物为吡喹酮。

（湛孝东）

第七节　日本血吸虫

一、简史

日本血吸虫学名日本裂体吸虫，雌雄异体，属于动物界，扁形动物门，吸虫纲，复殖目，裂体科，裂体属，日本裂体吸虫科。吸虫最早是由日本人桂田富士郎于1904年首先鉴定，并命名。相传日本片山有个地方叫漆山，早先有一商船满载油漆遇到了大风而搁浅在该山附近的海滩，从此凡人经过此地时皮肤均出现奇痒。最早有关此病的医学记载应推藤井好直（1847年）所著的《片山记》，他描述了日本广岛县深安郡片山地方流行一种因种植水稻田与水接触后先是腿部皮肤发生痒痛的皮疹，然后患有肝脾肿大、血便和腹水特点的所谓片山病，后来证明即系日本血吸虫病。1904年，日本人桂田富士郎在山梨县检查12个肝脾肿大患者的粪便时，发现4人的粪便中含有与埃及血吸虫卵相似的虫卵，同时在该地解剖1只猫，在猫的门静脉中发现一条雄虫。同年7月又在该地解剖另一只猫时，又检得24条雄虫及8条雌虫。他首先证明该虫和虫卵与"片山病"的关系，而且认为这是一新种，命名为日本血吸虫。1905年，英籍医师Catto在新加坡一例福建籍华侨尸体的肠系膜静脉内检获成虫。同年，Logan（1905年）在我国湖南省常德县，从一名18岁的男性渔民粪便中首次检出含毛蚴的日本血吸虫卵，从而确定了日本血吸虫病在我国的存在。沙马王堆出土的西汉女尸和湖北江陵凤凰山出土的男尸中发现血吸虫卵，证明在2100年前我国即有血吸虫病的流行。

日本血吸虫病又叫血吸虫病，是一种地方性和自然疫源性的人兽共患传染病，它能严重的危害人民身体健康和生命安全、影响经济社会发展。它除了一般传染病的传染特征外，还能在四十余种哺乳动物身上寄生。

二、形态

1. 成虫　雌雄异体，雌虫长居于雄虫的抱雌沟内，呈合抱状。虫体呈圆柱形，雄虫较雌虫粗短，长 12~20mm，宽 0.5~0.55mm，体乳白色或微灰白色，口腹两吸盘明显，腹吸盘后的虫体扁平，两侧向腹面卷曲，形成抱雌沟（gynecophoral canal）。生殖系统主要由睾丸、储精囊和生殖孔等组成，无阴茎。睾丸椭圆形，位于腹吸盘背侧，一般为 7 个，呈串珠状排列。生殖孔开口于腹吸盘下方。雌虫前细后粗圆，形似线虫状，雌虫长 20~25mm，宽 0.1~0.3mm，雌虫肠管内由于充满消化或半消化的血液，故外观上显黑褐色。生殖系统由卵巢、卵黄腺、卵膜、梅氏腺和子宫等构成。卵巢位于虫体中部，长椭圆形，前方为子宫，后方为卵黄腺。子宫与卵模相连，并开口于腹吸盘下方，内含虫卵 50~300 个（图 14-16）。

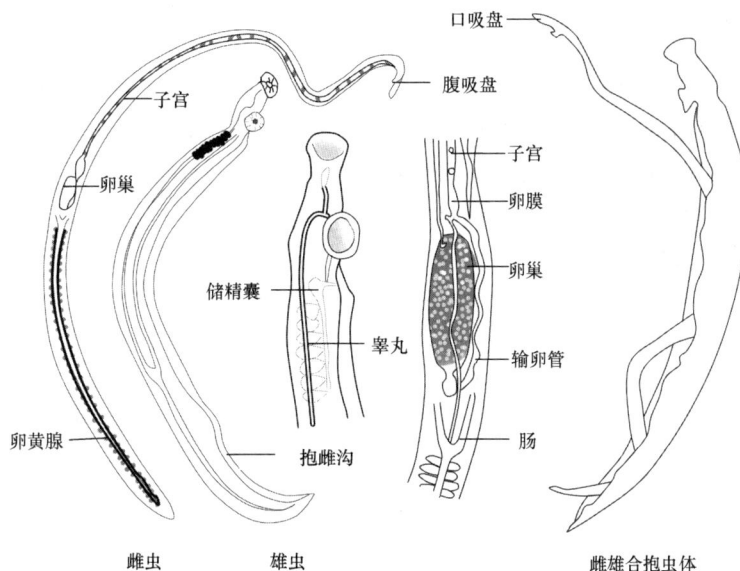

图 14-16　日本血吸虫成虫

2. 虫卵　椭圆形，淡黄色，大小（74~106）μm×（55~80）μm，平均为（89×67）μm。卵壳薄而均匀，无卵盖，卵壳一侧有一小刺，称为侧刺。虫卵表面常常附着有宿主组织残留物。成熟虫卵内可见一葫芦状毛蚴，毛蚴与卵壳之间的间隙中可见大小不等、呈圆形或长圆形的油滴状头腺分泌物（图 14-17）。

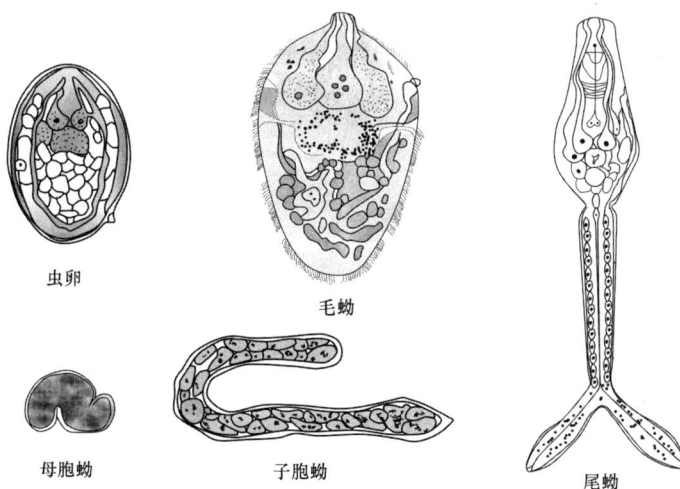

图 14-17　日本血吸虫卵及各期幼虫形态

3. 毛蚴 梨形或长椭圆形，左右对称，灰白色。大小（78～120）μm×（30～40）μm，平均为（99×35）μm。周身被有纤毛，纤毛为其活动器官。前端有一锥形顶突，呈嘴状突起，体后部有许多胚细胞。毛蚴运动时呈长椭圆形，静止或固定后呈梨形。毛蚴借助前端顶突和腺细胞的分泌作用主动侵入钉螺。

4. 尾蚴 日本血吸虫尾蚴属于叉尾型尾蚴，大小（280～360）μm×（60～95）μm，分体部和尾部。尾部又分尾干和尾叉，体部（100～150）μm×（40～66）μm，尾干（140～160）μm×（20～30）μm，尾叉长50～70μm。尾蚴前端为头器，头器中央有一大的单细胞腺体，即头腺；口位于虫体前端正腹面，腹吸盘位于体后部1/3处，由发达的肌肉构成，具有较强的吸附能力。体中后部有5对单细胞钻腺（penetration gland），左右对称排列，其中2对位于腹吸盘前，称前钻腺，内含嗜酸性粗颗粒；3对位于腹吸盘后，称后钻腺，内含嗜碱性细颗粒。前后5对钻腺开口于头器顶端。

三、生活史

日本血吸虫的生活史比较复杂，包括在终宿主体内的有性世代和在中间宿主钉螺体内的无性世代。生活史过程包括成虫、虫卵、毛蚴、胞蚴、子胞蚴、尾蚴和童虫等7个阶段。日本血吸虫成虫寄生于人或多种哺乳动物的门脉-肠系膜静脉系统，雌雄虫体合抱、交配产卵，每条雌虫每天可产卵2 000～3 000个，所产虫卵一部分随血流沉积于肝脏；另一部分沉积于肠壁血管内和周围组织。肠壁组织中的虫卵刺激宿主产生免疫反应，抗原抗体复合物致局部组织坏死，虫卵随破溃组织进入肠腔而随粪便排出体外。排出体外的虫卵若有机会入水，在适宜温度（20～30℃），经2～20小时孵化出毛蚴，毛蚴如遇到中间宿主钉螺能主动钻入螺体内，再经母胞蚴、子胞蚴的发育与无性繁殖成大量的尾蚴。成熟的尾蚴从钉螺体内逸出，在水体的表层自由游动，若人、兽等终宿主接触含有尾蚴的水体后，尾蚴数秒便可钻进皮肤，然后脱去尾部转变成童虫。童虫经血液循环系统移行至肝门脉系统，雌雄虫体合抱，至肠系膜静脉系统寄居，逐渐发育为成虫。这样一个周期即是血吸虫的生活史。从尾蚴经皮肤感染至发育为成虫交配产卵最短需23～35天，一般为30天左右（图14-18）。

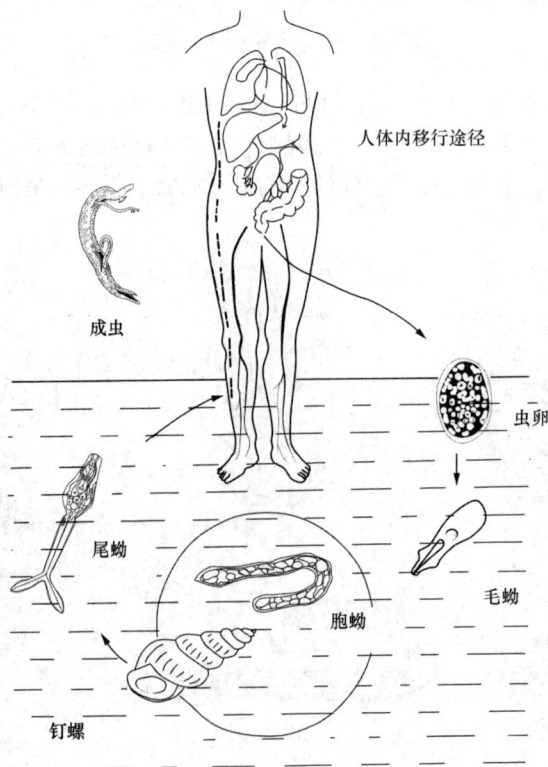

图14-18 日本血吸虫生活史

1. 成虫寄生、产卵　成虫寄生于终宿主的门脉 - 肠系膜静脉系统，借吸盘吸附于血管壁，以血液为营养。合抱的雌雄虫体常逆血流移行至肠黏膜下层小静脉的末梢产卵。雌虫产卵时可离开或半离开雄虫的抱雌沟，虫卵呈阵发性地成串产出，每条雌虫每日可产卵 300～3 000 个。所产虫卵大部分沉积于肠壁的小血管壁，小部分随血流进入肝脏；在宿主肝、肠组织血管中沉积的虫卵往往呈串珠状排列。

2. 虫卵的发育、排出　沉积在肝、肠等组织中的虫卵，约经 11 天，卵内细胞经过初产期、空泡期、和胚胎期发育至成熟期毛蚴。毛蚴成熟后其分泌的溶细胞物质可透过卵壳，破坏血管壁，使其周围组织发炎、坏死。由于腹内压和血管内压以及肠蠕动的作用，沉积在肠组织的虫卵则有机会随坏死组织溃破进入肠道，随宿主粪便排出体外。沉积在局部组织中无法排出的虫卵，卵内毛蚴成熟后再经 10～11 天，就会逐渐死亡、钙化。

3. 毛蚴的孵化　当成熟虫卵进入水中，在低渗透压的作用下，水分经卵壳微管进入卵内，卵壳膨胀破裂，毛蚴得以孵出；水越清越利于毛蚴的孵化。孵化适宜温度以 25～30℃ 最为适宜。光照可加速毛蚴的孵出。毛蚴孵化还受水 pH 值的影响，一般在 6.8～7.8 时均有利于毛蚴孵化。毛蚴孵出后，多分布于水体的表层作直线运动，具向光性、向上性和向清性。毛蚴在水中可存活 1～3 天，在此期间若遇到中间宿主湖北钉螺，即主动侵入钉螺体内进行无性繁殖。

4. 幼虫在钉螺体内的发育繁殖　钉螺是日本血吸虫唯一的中间宿主。毛蚴接触钉螺，即利用顶突附着于钉螺的软体组织，在顶腺和侧腺分泌的黏多糖及蛋白酶作用下，毛蚴不断地机械伸缩，经已被溶解的组织钻入钉螺体内，整个过程一般在 3～15 分钟内完成。进入钉螺体内毛蚴，随后形成具有薄壁、充满胚细胞的母胞蚴。母胞蚴体内的胚细胞经过分裂、增殖形成许多呈长袋状的子胞蚴。子胞蚴体内的胚细胞，经胚球阶段发育为大量尾蚴。成熟的尾蚴从子胞蚴体前端破裂处进入螺体组织，在头腺分泌物的作用下从钉螺体内逸出。一个毛蚴侵入钉螺体内后，经无性繁殖可陆续释放出数以万计的尾蚴。

5. 尾蚴逸出与侵入终宿主　含有成熟尾蚴的钉螺在水中、湿泥土或有露水的植物上均可逸出尾蚴。尾蚴逸出的最适温度为 26～28℃。光线有促进尾蚴逸出的作用；要求水 pH 6.6～7.8。活动于水面的尾蚴接触到人或哺乳动物皮肤后，即以吸盘吸附，并借体部伸缩、尾部摆动的机械作用和钻腺分泌物的酶促作用协同完成钻穿宿主皮肤的过程，一般在数秒钟至数分钟内即可完成。尾蚴一旦侵入终宿主皮肤，脱去尾部即为童虫（schistosomula）。

6. 童虫移行和发育　童虫在终宿主皮下组织（称皮肤型童虫）中停留数小时，旋即侵入小血管或淋巴管，进入静脉系统，随血液循环，经右心至肺（称肺型童虫），再由左心入体循环，到达肠系膜上下动脉，经毛细血管到肝内门静脉分支内寄生（称肝门型童虫）。在终宿主体内，两性童虫必须合抱、相互作用才能发育成熟，即雌虫在抱雌沟与雄虫紧密接触是两性虫体性器官发育成熟的重要条件。

四、致病

血吸虫对人体的危害由其多个发育阶段引起。尾蚴入侵、童虫移行、成虫寄生、虫卵在组织中沉积以及他们的分泌物、代谢产物和死亡后的分解产物均能诱发宿主一系列免疫应答及其相应的病理变化。虫卵是血吸虫最主要的致病因子，虫卵肉芽肿是血吸虫病最基本的病变。从免疫病角度来说，血吸虫病实际上就是一种免疫性疾病。

1. 尾蚴入侵　血吸虫尾蚴侵入宿主皮肤后数小时出现粟粒至黄豆大小的丘疹或荨麻疹，伴有瘙痒，数小时至 2 天内消失，此即尾蚴性皮炎。该炎症仅发生于曾经感染过尾蚴的人群，是一种兼有速发和迟发的两型变态反应，病理变化表现为真皮内毛细血管扩张充血，伴有出血，水肿，嗜酸性粒细胞、中性粒细胞和单核细胞浸润。尾蚴性皮炎对童虫在宿主皮肤内的磨损有一定的促进作用，是宿主获得性免疫对再感染的反应。

2. 童虫移行 童虫在体内移行经过肺时，可出现局部细胞浸润和点状出血。病灶的范围、多少与感染程度成正比，重度感染可发生出血性肺炎。童虫移行所致的损害与虫体代谢产物或死亡后分解的蛋白所引起的变态反应有关。

3. 成虫寄生 成虫的代谢产物作为循环抗原不断释入血流，与相应的抗体形成免疫复合物，引起全身反应与局部血管损害和组织病变。成虫寄居在门静脉和肠系膜静脉内，可引起轻度静脉内膜炎与静脉周围炎。死亡的虫体可引起栓塞性静脉炎及周围组织炎。

4. 虫卵沉积 虫卵周围出现细胞浸润并形成肉芽肿。虫卵肉芽肿的形成和发展过程与虫卵的发育程度有密切关系。雌虫刚产出的虫卵为未成熟虫卵尚未形成毛蚴时，宿主周围的组织对其无反应或仅有轻度反应。随着卵内毛蚴成熟，毛蚴分泌的酶、蛋白质及糖类等可溶性抗原物质引起肉芽肿反应。目前认为，在虫卵可溶性抗原刺激下，宿主产生相应的抗体，抗原抗体在虫卵周围形成复合物，引起局部变态反应，是日本血吸虫形成肉芽肿的主要机制。在宿主体内一般经过4个发展阶段：①急性期，成熟虫卵周围出现大量嗜酸性粒细胞，同时伴大量巨噬细胞浸润，引起嗜酸性粒细胞变性、坏死，形成嗜酸性脓肿。②过渡期，虫卵周围仍有大量炎性细胞浸润，包括巨噬细胞、淋巴细胞、嗜酸性粒细胞、中性粒细胞、浆细胞等，抗原抗体复合物呈现为嗜伊红、放射状排列，俗称何博礼现象（Hoeppli phenomenon）。开始出现类上皮细胞，肉芽肿外围由数层成纤维细胞包绕。③慢性期，虫卵周围出现大量的巨噬细胞和成纤维细胞浸润，坏死组织被清除，虫卵崩解、破裂甚至钙化。类上皮细胞演变为多形核巨细胞，肉芽肿外围仍有少量炎性细胞浸润。④瘢痕期，肉芽肿体积明显缩小，虫卵消失或仅有残存卵壳，有时可见钙化虫卵。成纤维细胞产生大量胶原纤维，呈同心圆排列，肉芽肿即发生纤维化，瘢痕组织形成。

血吸虫虫卵肉芽肿及其纤维化在组织血管内形成，堵塞血管，破坏血管结构，损害血管周围组织。重度感染患者发展至晚期，肝脏特征性的病变表现为门脉周围出现广泛的干线型纤维化（pipestem fibrosis）。由于门脉周围广泛的纤维化，使窦前静脉阻塞，门静脉循环发生障碍，血流受阻，导致门脉高压，腹水，肝、脾肿大，侧支循环开放，交通静脉因血流量增多而变得粗大弯曲，呈现静脉曲张。曲张静脉如果破裂，则可引起大量出血。若胃底和食管下端的静脉丛发生破裂，则引起上消化道出血；若直肠静脉丛发生破裂，则引起便血；若脐周静脉曲张，在腹壁可见到静脉曲张现象。

虫卵肉芽肿反应对宿主有利有弊。一方面，虫卵肉芽肿可破坏宿主的正常组织，虫卵肉芽肿纤维化后形成相互连接的瘢痕，导致干线型肝硬化与肠壁纤维化等一系列病变。另一方面，通过肉芽肿的形成有助于破坏虫卵，并使虫卵渗出的可溶性抗原局限于虫卵周围，以减少和避免抗原抗体复合物引起全身性损害。随着感染过程的发展，肉芽肿的反应强度逐渐减弱，由于宿主的免疫调节，对虫卵的破坏能力持续增强，起着保护宿主的作用。

5. 抗原抗体复合物 日本血吸虫寄生于人体的肝外门脉系统，成虫代谢产物、分泌排泄物与虫卵内毛蚴分泌物以及虫体表皮更新代谢物等作为循环抗原并随血液循环至各组织器官。针对循环抗原的免疫应答，机体产生相应抗体，抗原抗体结合形成抗原抗体免疫复合物。通常抗原抗体复合物可被单核细胞或巨噬细胞吞噬。在感染早期，机体产生的抗体水平低，一旦成虫开始大量产卵时，抗原及抗体的水平急剧上升，大量的抗原抗体复合物出现，此时难以有效清除而沉积在器官组织内。抗原抗体复合物激活补体、中性粒细胞集聚，蛋白溶解酶释放，造成血管在内的局部组织损伤，即Ⅲ型变态反应。病变常累及肾小球，表现为肾小球间质增宽，间质细胞增生，毛细血管增厚，基底膜增厚，引起肾小球肾炎。患者常出现蛋白尿、水肿及肾功能减退。

6. 临床表现

（1）急性血吸虫病 常发生于初次大量血吸虫尾蚴感染者，少数患者在感染大量尾蚴后甚至发生晚期血吸虫病。感染季节多在夏秋季，高峰在6～10月。接触疫水后数小时，局部皮肤出现粟粒至黄豆大小的丘疹或荨麻疹，伴有瘙痒等症状，数小时至2～3天内消失，即尾蚴性皮炎。从接触疫水到患者出现全身性临床症状，通常有 1~2 个月的潜伏期。病程一般不超过半年。临床表现以发热为主，重者体温持续在 40℃ 上下，波动幅度较小。伴咳嗽、腹痛、腹泻、带黏液血便、肝脾肿大、面色苍白、消瘦、乏力和嗜酸性粒细胞增多等症状与体征。腹泻常为每日排便 3~5 次，粪便中可查到血吸虫卵。

（2）慢性血吸虫病　急性血吸虫病患者未治或治疗未愈者。非疫区人群进入疫区偶尔接触疫水，未出现急性症状，或症状轻微未引起注意而延误治疗；流行区居民，常接触疫水，少量、多次感染后获得一定免疫力，逐渐演变为慢性血吸虫病。临床上分两类，无症状者主要为隐匿型间质性肝炎，患者无明显症状，少数有轻度的肝脏或脾脏肿大，肝功能一般正常；有症状者主要为慢性血吸虫性肉芽肿肝炎和结肠炎，最常见症状为慢性间歇性腹泻，常在劳累或受凉后加重。轻者每日腹泻 2 次~3 次，粪中偶有少量血液和黏液；重者可有腹痛，里急后重，痢疾样便等。此外，肝肿大较为常见，表面平滑，质稍硬或充实感，无压痛；脾脏多有轻度肿大；血中嗜酸性粒细胞增多，呈轻度贫血状。

（3）晚期血吸虫病　为肝纤维化门脉高压综合征患者。临床上常见以肝脾肿大、腹水、门脉高压以及因侧支循环开放所致的腹壁、食管、胃底静脉曲张为主的综合征；分为巨脾型、腹水型、侏儒型及结肠增殖型等。晚期患者可因并发上消化道出血、肝性昏迷及结肠息肉癌变等严重病症而致死。

巨脾型指脾肿大超过脐平线，或横径超过腹中线；或脾肿大至肋下 5~6cm，并伴脾功能亢进、门脉高压或上消化道出血等。腹水型患者中约有 1/3 系首次出现腹水才被诊断为此型，腹水是晚期血吸虫病门脉高压与肝功能代偿失衡的表现。侏儒型系指儿童和青少年多次反复感染血吸虫尾蚴，未及时治疗，致使垂体前叶功能减退，影响生长、发育、生殖等。结肠增殖型是一种以结肠病变为突出表现的临床类型，如肠组织溃疡、继发感染、肠腔狭窄和梗阻，患者常表现为腹痛、腹泻、便秘或腹泻与便秘交替，少数有发作性肠梗阻，左下腹可触及肿块或痉挛性索状物，轻度压痛；有并发结肠癌的可能。

（4）异位血吸虫病　日本血吸虫成虫寄生于门静脉系统以外的静脉称异位寄生。虫卵在门脉系统以外的器官或组织内沉积所引起的血吸虫虫卵肉芽肿则称为异位血吸虫病（ectopic schistosomiasis）。肺和脑为常见的异位血吸虫病部位。肺型血吸虫病多见，主要表现为咳嗽，干咳为主，痰少，呈白色泡沫状，偶可带血。X 线检查可见肺部呈片状型、绒毛斑点及粟粒型病变等。脑型血吸虫病，病变多在脑膜及大脑皮层，急性期临床症状酷似脑膜脑炎，患者常出现头痛、嗜睡、意识障碍、昏迷、痉挛、偏瘫、视物模糊等，检查可见膝反射亢进、锥体束征及脑膜刺激征阳性，脑脊液细胞数可增加；还伴高热、肝区痛及外周血嗜酸性粒细胞增多等。慢性期常出现癫痫发作，尤以局限性癫痫发作最为多见，可伴有头痛、呕吐、暂时性意识丧失、语言障碍、偏瘫等脑瘤样症状。此外，临床上还有胰腺、皮肤、睾丸鞘膜、阴囊、膀胱及子宫颈黏膜等异位血吸虫病的报道。

五、诊断

有关日本血吸虫病的诊断可参见我国卫生行业标准——血吸虫病诊断标准（WS 261-2006），该标准规定了血吸虫病的诊断依据、诊断原则、诊断标准和鉴别诊断。适用于全国各级疾病预防控制机构和医疗机构对血吸虫病的诊断。

血吸虫病的诊断通过病原学检查进行确诊，免疫学检查可用作辅助诊断；临床症状、体征及疫水接触史等对诊断均有一定的参考价值。

1. 病原学诊断　病原学诊断方法是寄生虫感染最早使用的一种方法，同时也是具有确定诊断价值的方法。日本血吸虫病原学诊断方法有如下几种。

（1）粪便检查　包括厚涂片透明法、改良加藤法、过滤集卵镜检法、孵化法，查到日本血吸虫卵或观察到有毛蚴孵出，即为阳性。连续 3 次送检粪便可增加检出率；直接涂片法可用于重度感染地区或急性血吸虫患者的黏液血便检查。改良加藤厚涂片法适宜检测常见蠕虫的感染度、患病率和开展对日本血吸虫患者粪便虫卵计数，在流行病学调查和防治效果考核中具有实用价值。

（2）组织内虫卵检测方法　对临床上怀疑为血吸虫病，而多次粪检阴性，免疫诊断又不能确定的疑似病例，可考虑采用此法，包括直肠黏膜内组织检查、肝活组织检查。

用直肠镜或乙状结肠镜自距肛门 10cm 左右的病变部位处，钳取米粒大小的黏膜组织，进行压片镜检，可检获到活虫卵、变性卵及死卵。此法有出血危险，对有出血倾向，或有严重痔疮、肛裂及极度虚弱的患者，不宜用此法检查。

病原学诊断方法由于费时、费力以及某些方法还给患者带来了较大的痛苦，疫区人群依从性逐年下降，收集粪样难度增加。随着我国血防进入传播控制阶段，血吸虫病流行区人畜感染率和感染度大幅度下降，病原学方法的检出率有限，粪检查出病原难度增大。

2. 免疫学诊断　血吸虫病免疫诊断方法包括皮内试验、环卵沉淀试验、间接红细胞凝集试验、酶联免疫吸附试验、胶体染料试纸条法试验、斑点金免疫渗滤试验等方法。因其快捷，简便，敏感性和依从性高等优点，愈来愈受到重视并获得快速发展。自 20 世纪 80 年代以来，血吸虫病免疫诊断在我国血吸虫病防治工作中起了非常重要的作用。

（1）皮内试验（intradermal test，ID）　20 世纪 30 年代，甘怀杰在我国最早将皮内试验应用于血吸虫病诊断。皮内试验是用稀释的血吸虫虫体（或虫卵）抗原做皮内注射。常用 1:8000 的成虫抗原，用卡介苗注射器附 25 号或 26 号针头吸取抗原，于皮内注射 0.03ml，15 分钟后丘疹直径超过 0.8cm 者即为阳性，说明患者有血吸虫感染的可能性。由于此法快速、简便，具有较高的敏感性。常用于综合查病中对无血吸虫病史人群和监测地区低年龄组人群的过筛。

（2）环卵沉淀试验（circunovalprecipitintest，COPT）　卵内成熟毛蚴分泌可溶性抗原物质透出卵壳，与患者血清中的特异性抗体结合，在虫卵周围形成泡状、指状或细长蜷曲的带状沉淀物，边缘整齐、有明显折光，其中泡状沉淀物直径大于 10μm，即为阳性反应。常用冷冻干燥虫卵或热处理超声干卵为抗原，通常检查 100 个卵，阳性反应虫卵数（环沉率）大于 5 个即可定为阳性。此法必须使用显微镜检查结果，故极大地限制了其现场应用。该试验由 Oliver - Gonzalez 于 1954 年首次提出后，之后的一系列报道都证明该法有很高的敏感性和特异性，并成为我国 20 世纪 60 - 80 年代广泛使用的一种免疫学诊断技术，具有考核疗效价值。

（3）间接血凝试验（indirect haemagglutination test，IHA）　将日本血吸虫的可溶性抗原吸附于红细胞表面，使红细胞致敏，致敏的红细胞再与相应抗体结合，通过红细胞凝集现象而表现出特异的抗原抗体反应。判断为阳性的血清稀释度应 ≥1:10。此法操作简便，用血量少，报告结果快速，一直被用于血吸虫病的诊断与化疗对象的过筛。间接血细胞凝集试验 1958 年始见于血吸虫病的免疫诊断，20 世纪 70 年代中期，采用冻干血细胞和微量检测方法，并经试剂制备和方法标准化研究的推进，使得这项技术被广为接受，至今仍然是广大基层血防工作者乐意使用的方法。

（4）酶联免疫吸附试验（ELISA）　是一种 20 世纪 70 年代就备受关注的免疫标记诊断技术。该技术将抗原或抗体与酶结合，使其既具有免疫学特性，又具有酶的活性，经酶联的抗原或抗体与酶的底物作用后，由于酶的催化作用使底物显色。此法具有较强的敏感性和特异性，并且可反映抗体水平，阳性检出率高。该法除了常规免疫诊断方法具有的优点外，还具有相对定量的性质，因此受到广泛的重视。在经典 ELISA 技术的基础上，我国学者还做了诸多的改进，因此出现了诸多改进技术，如 K - ELISA、Dot - ELISA、PVC - ELISA 等，但真正得到较大规模现场应用的仍然是经典 ELISA 方法。

（5）斑点金免疫渗滤试验　是一种新近用于血吸虫感染的免疫学监测方法，具有操作简便、快速、价廉的特点，运输中不需要冷藏，不需特殊设备，可以目测，尤其适用于大规模普查和筛选。

此外，胶体染料试纸条法（dipstick dye immunoassay，DDIA），因其简单、快速、经济，可应用于大规模血吸虫病流行病学调查的过筛。

3. 分子生物学诊断　随着现代生命科学与相关技术的迅速发展，血吸虫病的实验诊断已突破了病原学诊断和免疫学诊断的范畴，我国科学家在分子生物学技术应用于血吸虫病诊断技术方面做了若干尝试。

（1）生物芯片技术　生物芯片技术指采用光导原位合成或微量点样等方法，将生物大分子样品有序地固化于支持物上，然后与已标记的待测生物样品中的靶分子杂交，在专门的识别仪器下检测杂交信号的强度并进行检测分析，从而了解靶分子的数量与质量。该技术检测速度快，样品用量少，还可以检测病原体的亚型，具有高速度、高敏感度、高特异性、低成本和自动化程度高的特点。

（2）聚合酶链式反应（PCR）技术　PCR 由 Mullis 等于 1985 年发明。应用该技术陈一平等以日本血吸虫成虫、尾蚴及虫卵 DNA 为膜板，应用聚合酶链反应检测其编码免疫原性。将毛蚴抗原的 5D 基因进行扩增，测定其敏感性和特异性。结果显示：PCR 法检测本血吸虫基因的敏感性和特异性满意，且与常见肠道菌之间均无交叉反应。

4. 临床诊断　参见血吸虫病诊断标准：居住在流行区或曾到过流行区有多次疫水接触史；发热、肝脏肿大及外周血液嗜酸粒细胞增多为主要特征，伴有肝区压痛、脾脏肿大、咳嗽、腹胀及腹泻等。或无症状，间有腹痛、腹泻或脓血便。多数伴有以左叶为主的肝脏肿大．少数伴脾脏肿大。临床有门脉高压症状、体征，或有结肠肉芽肿或侏儒表现。至少有一种免疫诊断反应阳性。

此外，临床非损伤性辅助检查方法，如超声检查等，方法简便，能准确直接发现肝脏血吸虫病的病理改变，可评估病情的严重程度。在现场短期内可检查大量人群，立即可出结果。若使用标准化方法，具可比性，可用于血吸虫病的流行病学调查、疗效考核、判断预后及筛选患者，可发现粪检与免疫学检查阴性的血吸虫病肝纤维化患者。

上述几种方法各有利弊，可将其合理搭配使用，采取综合查病，以提高效率，防止慢性血吸虫病向晚期血吸虫病发展。

六、流行

血吸虫病的流行具有地方性，即在一定的地方才有血吸虫病的流行。

1. 流行因素　决定一个地区能有血吸虫病流行的因素包括自然因素、生物因素和社会因素。

（1）自然因素　钉螺作为血吸虫的中间宿主，其孳生和繁殖都受到自然环境因素如温度、水、土壤、植被等影响。温度和光照等因素还会影响到血吸虫毛蚴的孵化、血吸虫在钉螺体内的发育、尾蚴的逸出等。我国钉螺分布于 1 月平均气温 10℃等温线以南，钉螺孳生繁殖的最适宜气温为 20～25℃。钉螺的分布与土壤和植被有一定的关系，有机质丰富的土壤有利于钉螺的孳生繁殖，如果没有泥土的地方，钉螺则不能产卵和繁殖。草是钉螺生存的重要环境之一，有螺必有草，草生长茂盛的地方，钉螺密度也高。洪水是造成钉螺扩散蔓延的重要自然因素。

（2）生物因素　作为一种生物，钉螺是血吸虫的唯一中间宿主，属于两栖类生物；日本血吸虫生活史复杂、阶段多；成虫寿命长，雌虫排卵量大，在组织内成串分布，致病性强；是所有血吸虫病中属于最难防治的一种。血吸虫的动物保虫宿主种类很多，如牛、羊、犬、猫、猪、家兔、马等，还有野生动物，如褐家鼠、野兔、野猫、野猪、狐、豹猫等四十余种传染源难以控制。在流行病学上患者和病牛是重要的传染源，尤其是病牛，每日排出的粪便平均为 20～25kg，相当于100 人的粪便量。由于保虫宿主的种类繁多、分布广泛，加之人、畜的感染相互影响，复杂的生物因素使得血吸虫病防治工作难度加大。

（3）社会因素　血吸虫病的流行也会受到社会因素的影响，如经济水平、生活方式、流动人口、水利建设和环境卫生等。血吸虫病主要流行于发展中国家或经济不发达的国家，社会制度直接决定着血吸虫病防治进程。新中国成立前，我国流行区居民深受血吸虫病严重危害。新中国成立后，党和政府高度重视血吸虫病防治工作，开展大规模的人畜查治以及一系列综合治理措施以控制血吸虫病流行，血吸虫病疫情得到了有效控制，血吸虫病防治工作取得了举世瞩目的成绩。人口流动对血吸虫病流行的影响体现在传染源向非疫区及已控制的地区输入。经济水平的高低会直接影响到人民的生活、生产方式和行为。经济发展落后的地区，卫生医疗条件不足，居民认知程度有待提高，如湖区居民，不得不从事捕鱼、打草等易感地带的生产活动，从而导致感染机会增加。水利工程建设是控制钉螺的重要措施之一，但在工程实施过程中如果没有采取有效的防范措施，也可导致钉螺的扩散传播，造成非疫区及已控制地区重新出现血吸虫病的流行或者流行范围的扩大。

2. 流行概况

（1）流行历史　日本血吸虫病在我国的流行历史悠久。20 世纪 70 年代，在湖南长沙马王堆出土的西汉女尸及湖北江陵出土的西汉男尸体内，发现了典型的日本血吸虫虫卵，这一发现证实在 2100 年前我国长江流域就已有日本血吸虫病的流行。

（2）流行分布　经过全面调查，至 1959 年证实在长江流域及其以南的 12 省（市、自治区），即江苏、浙江、安徽、湖南、湖北、江西、福建、广东、广西、四川、云南及上海市为血吸虫病流行区。流行县（市）324 个。我国血吸虫病流行范围为，北至江苏省宝应县（北纬 33°15′），南至广西壮族自治区的玉林县（北纬 22°05′），东至上海市的南汇县（东经 121°51′），西至云南省的云龙县（东经 99°50′），流行区最低海拔接近零（上海市沿江诸县），最高达 3000 米。

由于各地区人们生产和生活习惯不一，流行情况和流行因素也不一样。根据流行病学的调查并结合钉螺孳生地的特点，我国血吸虫病疫区可分为三类：水网型、山丘型、湖沼型。

水网型疫区：主要分布于长江三角洲的上海、江浙地区。该地区有星罗棋布的湖泊和密如蛛网的河道，水流缓慢，岸边杂草丛生，钉螺沿河岸呈线状分布。地势平坦的斜坡或浅滩处钉螺密度较高。此型码头、石滩等复杂环境通常也是钉螺聚集之所。人们大多因生产和生活接触疫水而感染，历史有螺面积 11.2 亿平方米，占钉螺总面积的 7.9%。

山丘型疫区：除上海市以外，长江流域及其以南的 11 个省、市流经区均有分布，其中四川、云南、福建 3 省和广西壮族自治区均属此型。该疫区钉螺分布与山区水系的走向密切相关，疫区地广人稀，患者少而分散，范围广，环境复杂。受暴雨、山洪冲刷，山丘地区钉螺易向下游扩散而形成新的孳生地。历史有螺面积 17.9 亿平方米，占钉螺总面积的 12.6%。

湖沼型疫区：主要分布于长江中下游的湖南、湖北、江西、安徽、江苏 5 省的沿江两岸及通江湖泊周围，是疫情最严重的区域。该型地区存在大片"冬陆夏水"的洲滩，芦草茂盛，土表湿润，土壤肥沃，极有利于钉螺的孳生繁殖。钉螺分布面积大，呈片状分布，人们常因生产和生活如防洪抢险、打捞湖草、捕鱼摸蟹、游泳等感染，易发生急性血吸虫病。此外，牛羊在湖沼地区放牧常易被感染而成为本病的重要传染源。历史有螺面积 113 亿平方米，占钉螺总面积的 79.5%。有螺区主要在洪水位线以下和枯水位线以上的范围内，洪水位线以上地势较高的滩地及枯水位线以下的低洼滩地往往无螺，通常 1 年中水淹时间达 8 个月以上的地方无钉螺孳生；淹水 2.5 ~ 5 个月的洼地钉螺较多。

（3）流行现状　血吸虫病对我国广大劳动人民身体健康危害极大，20 世纪 40 年代末，血吸虫病流行十分猖獗，疫区居民大量死亡，无数患者身体受到摧残，出现许多"无人村""寡妇村""大肚村"等悲惨景象。毛泽东在《送瘟神二首》诗词中所描述的"千村薜荔人遗矢，万户萧疏鬼唱歌"，正是旧中国血吸虫病猖獗流行的真实写照。

新中国成立后，党和政府十分重视血防工作，1955 年专门成立了中共中央血吸虫病防治领导小组，动员全社会的力量，进行了一场大规模的群众性血防运动，经过几代人 60 多年的努力，至2015 年底，全国人畜血吸虫病感染和钉螺分布与防治初期相比有了根本性的变化。全国原有 12

个血吸虫病流行区中，上海、浙江、福建、广东、广西等省（自治区、直辖市）已达到血吸虫病传播阻断标准，四川、云南、江苏、湖北、安徽、江西及湖南7个省已达到传播控制标准。

七、防治

日本血吸虫分布于西太平洋地区的中国、日本、菲律宾与印度尼西亚。日本自1976年以来再未发现阳性钉螺，1978年以来已无新病例报道（1977年报道最后1例病例），所以日本是全球第一个有效消除血吸虫病的国家。菲律宾流行区的范围并未缩小，但居民感染率已明显降低。印度尼西亚尚存少数疫区，居民感染率已低于1%。目前，我国是日本血吸虫病主要流行区。近十年来，全球控制血吸虫病的总策略是减少疾病的危害，巩固防治效果，防止疫情回升。我国国务院于2004年2月成立了血防工作领导小组，随即提出了以"预防为主、标本兼治、综合治理、群防群控、联防联控"为血防工作的指导方针，通过制定法规、切断传染源、封洲禁牧、加速控制传播、强化管理，认真做好监测巩固工作等，控制血吸虫病的传播，遏制疫情回升。

新中国成立以来，在党的领导下和血防工作者的努力以及疫区人民的配合下，我国的血防工作取得了举世瞩目的成就。我国血吸虫病的防治大概经历了3个阶段：新中国成立初期至80年代初、80年代至20世纪末、21世纪初以来。

新中国成立初期至20世纪80年代初，中国血吸虫病防治的基本方针是以预防为主，因地制宜，采取以灭螺为主的综合措施。这与1984年前，WHO提出的防治血吸虫病的重点应放在消灭媒介钉螺上的观点是一致的。归纳为大范围、大规模开展以水利和农田基本建设为主的灭螺项目，以及大面积药物灭螺，大规模开展查治患者、病畜，辅以管水和管粪，个人防护和宣传教育等。采取该策略为我国血吸虫病防治取得了很大的成功，在我国的水网地区和丘陵地区，疫区面积大为缩减，病情显著减轻。而在湖沼地区和大山地区因情况较复杂，防治效果并不理想，而且实施起来还很困难。

进入80年代，随着新的安全有效的治疗药物吡喹酮的问世，以及血吸虫病诊断技术和方法的发展和对血吸虫病生态学和流行病学的重新认识，1985年，WHO防治血吸虫病的专家委员会提出了新的防治目标，即以疾病控制代替过去的阻断传播。我国实施了以人畜同步化疗为主，以消灭易感地带钉螺和加强健康教育为辅等措施。通过化疗来控制传染源对于目前尚未控制血吸虫病的湖沼地区和大山区来说是相对有效的措施。化疗的目的是通过治愈患者或是减少患者的粪便排卵量，来减少疾病的传播。20世纪80年代以来，我国开始将健康教育纳入社会医学范畴，培训以改变目标人群接触疫水行为作为健康教育干预的核心内容。20世纪90年代，我国实施世行贷款项目期间，血吸虫病流行地区开展了优化防治措施，进一步扩大了化疗覆盖率，同时结合健康教育、易感地带灭螺、环境改造等控制血吸虫病的研究。与1989年相比，1995年血吸虫感染人数已从163.8万人下降到92.8万人，下降幅度十分明显。

2004年以来，我国全面实施以控制传染源为主的防治策略，将血吸虫病分为疫情控制、传播控制、传播阻断三个防治目标阶段，开展达标监测管理。2008年全国实现疫情控制目标，2015年全国基本实现传播控制目标。至2015年底止，全国共有453个血吸虫病流行县（市、区），总人口2.52亿人；共有29980个流行村，总人口6861.30万人。全国453个血吸虫病流行县中，已有343个（占75.72%）达到血吸虫病传播阻断标准。110个（24.28%）达到传播控制标准。2015年全国推算血吸虫患者77194例，其中粪阳患者3606例，较2014年的8270例减少了56.40%。血吸虫病流行区现有存栏耕牛879373头，检查526062头，阳性耕牛315头。全国457个国家级血吸虫病监测点居民和耕牛平均血吸虫病感染率分别为0.05%和0.04%，未发现阳性钉螺。2025年，我国将全面达到消除血吸虫病的传播阻断标准。

1. 加强健康教育，提高群众的防病意识　健康教育是一项有计划、有目标、有组织、有评价的干预措施，包括计划设计、组织实施和效果评价三个部分，是教育居民尤其是少年儿童防止血吸虫感染的有效手段。实施教育时可采用多样的形式，利用各种宣传媒体，宣传防治知识，教育居民加强个人防护，养成良好的生活习惯，提倡用水安全，不在有螺水域进行洗衣、游泳、戏水、捕鱼捞虾等活动，以达到降低血吸虫感染、保障居民健康的目的。

2. 普查普治，控制传染源 对疫区居民进行普查，对病畜主要是耕牛也要进行检查，查出的患者、病畜应及时同步治疗。首选药为吡喹酮，急性血吸虫病治疗的总剂量推荐为120mg/kg体重（儿童为140mg/kg体重），6日疗法，其中一半在前2日分服，另一半在后4日分服；每日剂量分3次服。治疗慢性血吸虫病的参考总剂量为60mg/kg体重（不足30kg体重的儿童为70mg/kg体重），2日疗法，每日2~3次；在疫区大规模治疗中，一般采用总剂量为40mg/kg体重，1日疗法，总剂量分2次服或1次顿服。建议治疗晚期血吸虫病采用6日疗法，总剂量90mg/kg体重，或3日疗法60mg/kg体重。

3. 控制和消灭钉螺 当前我国湖沼地区的坑外有螺面积达36.48亿㎡，占总面积的94.43%，消灭钉螺尽管十分困难，但仍然是控制血吸虫病传播的重要措施之一。为了减少人畜感染，控制疫情，非常必要采取易感地带灭螺措施。灭螺时要全面规划，因时制宜、因地制宜，根据当地钉螺的分布、自然环境及感染程度，按水系分块分片、先上游后下游、由近及远、先易后难的原则进行，做到灭一块、清一块、巩固一块。可结合生产和水产、农田、水利、芦苇场的基本建设进行工程灭螺，以改造环境为主、药物杀灭为辅的原则，采取有效措施，综合防治。氯硝柳胺是WHO推荐的灭螺药物，常用的灭螺药物还有溴乙酰胺、烟酰苯胺、四聚乙醛、杀虫双、杀虫环和杀虫丁；结合农田施肥，也可用石灰氮、尿素和茶籽饼等灭螺。此外，还可采取生物灭螺方法，包括利用动物、植物灭螺。

4. 加强粪便管理，安全用水 以加强人、畜粪便管理，防止粪便污染水源为突破口，通过采取改建厕所或修建沼气池，使疫区所有厕所均达到粪便无害化处理的要求，目的是杀死虫卵，避免新鲜粪便污染有螺环境而使钉螺感染；开展以机代牛，使农田耕作过程中不再使用耕牛；进行封洲禁牧、牲畜圈养，所有牲畜粪便均入沼气池或高温堆肥进行无害化处理；加强渔船民粪便管理，渔民在水上作业时产生的粪便用容器收集后集中消毒杀虫处理，达到预防和控制血吸虫病的目标。兴建自来水厂、挖井取水、安装滤水装置等，保证安全用水。

5. 保护易感人群 流行季节应尽量避免接触疫水，若必须下疫水作业或生产者，则需采取防护措施，包括口服吡喹酮预防、皮肤涂抹防护药物（如邻苯二甲酸二丁酯油膏及防蚴灵等皮肤防护药），或穿防水胶鞋、防护裤袜等，以防血吸虫尾蚴的侵入；也可在接触疫水后第7天和10天服用蒿甲醚和青蒿琥酯预防血吸虫病急性发作，达到早期治疗目的。

（汪世平）

第八节　其他血吸虫

一、埃及血吸虫

（一）简史

埃及血吸虫（*Schistosoma haematobium*）是最早发现的一种血吸虫，最早见于记载在莎草纸（Egytian papyri）上的埃及血尿，古代亚述－巴比伦医书上也有关于该虫引起膀胱出血的记载。而没有争议的最早关于血吸虫病血尿的记录是法国外科医生 A. J. Renoult 的记录：1798 年拿破仑的军队在入侵埃及时，因感染血吸虫导致大量士兵出现持续血尿。但其病原体的发现却历经了很长一段历史。1951 年德国病理学家 Theodor Bilharz 在埃及开罗一家医院中解剖一血尿儿童尸体时，发现一种扁形而雌雄异体的白色细长蠕虫。他将这一发现告知他的老师 Karl Theodor Ernst von Siebold 教授，1952 年，他的这一发现连同 Siebold 教授的评论发表于 *Zeitscrift feitWissenschaftliche Zoologie*（杂志），并将此虫命名为 *Distoma haematobium* Bilharz，1952。后来 Bilharz 进一步在病理学上确定埃及血吸虫为导致患者血尿的病原体。1958 年蠕虫学家 Weinland 因该虫雄虫有抱雌沟将其拉丁学名改名为埃及裂体吸虫（*Schistosoma haematobium*），并在 1889 年巴黎的第一届国际动物命名委员会通过。为纪念 Bilharz 的伟大发现，血吸虫病又被称为 Bilharziasis。

（二）形态和生活史

埃及血吸虫生活史分为成虫、虫卵、毛蚴、母胞蚴、子胞蚴、尾蚴和童虫 7 个虫期。成虫雌雄异体，雄虫粗短，雌虫细长，前端具有发达的口吸盘，雄虫自腹吸盘后虫体向两侧延展并向腹面蜷曲，形成抱雌沟（gynecophoral canal）。大部分雌虫虫体居住在抱雌沟内（图 14 – 19）。虫卵椭圆形，淡黄色，无卵盖，一端有一小刺，成熟虫卵内含一毛蚴。毛蚴呈梨形，周身被有纤毛，有顶突。母胞蚴和子胞蚴均为袋状，内有胚细胞。尾蚴属叉尾型，由体部和尾部组成。

埃及血吸虫成虫寄生于人体的膀胱和盆腔静脉丛。交配后雌虫在静脉末梢产卵，沉积在黏膜下小静脉中的虫卵发育成熟后，形成虫卵肉芽肿，局部组织坏死，虫卵落入膀胱中，随着宿主的尿液排出体外。排出体外的虫卵在外界的水体中孵化，发育成毛蚴。毛蚴遇到适宜的中间宿主小泡螺（*Bilinus*），在螺蛳体内经历母胞蚴、子胞蚴和尾蚴的无性增殖过程。尾蚴从螺蛳体内逸出后，与终宿主皮肤接触后可入侵皮肤。脱掉尾部进入皮肤发育为童虫。童虫随血流或淋巴在体内移行，从右心、肺部再到左心，随着动脉血达到膀胱和骨盆静脉丛停留并继续发育。当性器官初步发育后，雌雄虫合抱，发育成熟并交配产卵。从尾蚴入侵到人体内到虫体发育成熟产

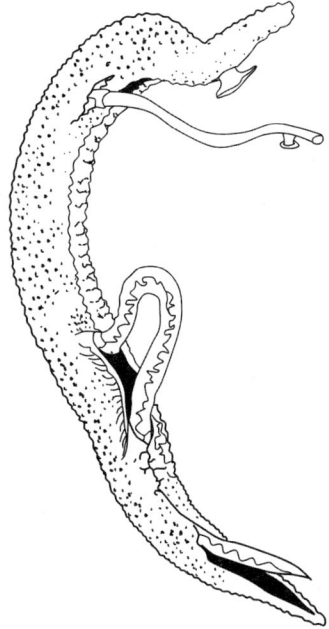

图 14 – 19　埃及血吸虫成虫

卵，埃及血吸虫需 60～63 天（参照日本血吸虫生活史）。三种人体血吸虫埃及、曼氏和间插血吸虫的形态和生活史比较见表 14 – 2。

表 14 – 2　埃及、曼氏和间插血吸虫的形态和生活史比较

特征	埃及血吸虫	曼氏血吸虫	间插血吸虫
成虫寄生部位	膀胱静脉丛	门静脉系统	门静脉系统
雄虫长度（mm）	10 ～15	6 ～14	11 ～14
睾丸数目	4 ～5	2 ～13	4 ～7
表皮	结节细小，结节上有棘	明显的结节，结节上有棘	有结节和细小的体棘
肠管联合处	虫体中段	体前 1/3 处	虫体中段
雌虫长度（mm）	16 ～20	10 ～20	12 ～26
卵巢位置	体后 1/3	体前 1/3	体后 1/3
子宫含卵数	10 ～100	1 ～2	5 ～50
虫卵大小（μm）	150 ×62	140 ×61	176 ×61
虫卵形态特征	有端刺	长而大的侧棘	有端刺
虫卵排出方式	患者尿液	患者粪便	患者粪便
中间宿主	小泡螺	双脐螺	小泡螺

（续　表）

特征	埃及血吸虫	曼氏血吸虫	间插血吸虫
保虫宿主	较少，猴、狒狒啮齿类等9种动物	猴、狒狒啮齿类等40多种动物	羊、啮齿类、灵长类
地理分布	非洲、中东地区、法国的科西嘉岛	非洲、拉丁美洲、中东地区	中非、扎伊尔、刚果

（三）致病

埃及血吸虫病病变主要由虫卵肉芽肿引起。虫卵主要沉积在膀胱与远端输尿管黏膜下层和肌层，尤以膀胱三角区为多，引起肾脏、输尿管、睾丸鞘膜、附睾、阴囊、膀胱等泌尿生殖系统的损害，其中以膀胱的病理损害最为严重。急性期患者症状较急性期日本血吸虫病轻，表现为发热、头痛、乏力等全身症状，可有腹痛与肝、脾肿大，外周血嗜酸性粒细胞显著增多。慢性埃及血吸虫感染引起的临床症状主要包括血尿和尿痛，伴有尿频和烧灼感，这些症状常出现于接触疫水后10~12周。病理检查发现在膀胱的浆膜层和肌层内沉积有大量虫卵，形成虫卵肉芽肿和坏死。血尿的严重程度与虫卵的排出量有关，长期血尿可导致患者贫血。WHO已确认埃及血吸虫虫卵是引起膀胱癌的I类致癌因子，其引起的膀胱癌病理学类型为鳞状上皮癌。

此外，埃及血吸虫卵还可异位寄生于肝脏，引起肝脏虫卵肉芽肿而导致肝脏肿大，但通常不引起严重的肝脏损害。女性生殖系统的异位损害包括卵巢、输卵管、宫颈、阴道等。

（四）诊断

从尿液中查找到虫卵或者膀胱镜活检病原体是确诊埃及血吸虫病的依据。来自流行区有疫水接触史具有重要参考价值。免疫学诊断可用COPT或ELISA法检测血清中抗体，有较好的灵敏度与特异性。

（五）流行

埃及血吸虫病主要流行于非洲、中东地区和法国的科西嘉岛，尼罗河流域是其主要流行区之一，以儿童和青壮年患者较多。1910年，Marc Armand Ruffer在2具埃及第二十王朝木乃伊肾脏中发现了钙化的埃及血吸虫虫卵，说明埃及血吸虫病已有3000余年的流行史。目前随着人口流动的增加，流行区已扩大至东南西北非洲各国。

血吸虫病的地理分布与血吸虫的中间宿主的分布是一致的，有着严格的地方性。埃及血吸虫的中间宿主为小泡螺属（Bilinus），分布于整个非洲和印度洋的一些岛屿。小泡螺有2个亚属：非洲小泡螺（Bilinus africanus）和椎实小泡螺（Bilinus globosus），前者分布于东非和南非以及大部分撒哈拉南部地区，后者多见于近伊朗、苏丹和埃及以及西非的一些地区。

目前多用血吸虫与螺类宿主的共进化学说解释血吸虫与螺类之间的相互作用：血吸虫与其螺类宿主在联合古陆（Pangaea）地裂发生之前，起源于瓦岗那古陆即现在的非洲、印度及南美大陆；血吸虫与中生代螺类在此共同进化；一部分血吸虫及其螺类宿主从发源地经印度板块逐渐扩展到亚洲大陆，另一部分经南美板块逐步扩展到南美洲。血吸虫与螺类宿主在共进化中产生相互选择压力，螺类比血吸虫进化更快，血吸虫逐渐特异性地寄生于具有原始表型的螺类宿主内。但阐明埃及血吸虫在其中间宿主体内的发育过程却颇费周折，著名的寄生虫学家Arthur Looss, Prospero Sonsino和Thomas Cobbold都没能完成该项研究，直至1915年英国学者Robert Leiper才完成埃及血吸虫的生活史。

近年，随着我国经济发展和对外交流的频繁，非洲等境外劳务、援建、经商和旅游等人员数量的逐年增加，回国人员中感染埃及血吸虫的报道也逐渐增多。据文献报道，1979–2013年我国输入性埃及血吸虫病病例有279例，占境外输入性血吸虫病报道病例的76.43%。因此，包括埃及血吸虫在内的境外输入性血吸虫病应引起预防控制和医疗机构的高度重视。

（六）防治

埃及血吸虫病的防治包括治疗患者、杀灭螺蛳、安全供水以及卫生宣教。

二、曼氏血吸虫

（一）简史

1902 年 Manson 在印度西部的人体中发现一种不同于埃及血吸虫虫卵以端刺为特点的血吸虫虫卵，该虫卵具有侧刺，分布于直肠壁。1907 年 Sambon 发表文章，将虫卵具有侧刺的血吸虫命名为曼氏血吸虫（Schistosoma mansoni *Sambon*，1907）。

（二）形态和生活史

曼氏血吸虫的形态和生活史与埃及血吸虫相似，从尾蚴入侵到人体内到虫体发育成熟产卵，曼氏血吸虫需 30 ~ 35 天。其他不同之处在于成虫和虫卵的形态结构（图 14 - 20），中间宿主螺蛳的种类，保虫宿主的种类等（表 14 - 2）。

（三）致病

曼氏成虫寄生于肠系膜静脉，引起曼氏血吸虫病（*schistosomiasis mansoni*）雌虫产卵量少，因而在组织中常呈单个分布，多见于肝脏和肠壁的小血管内。由于产卵量少且多形成单个虫卵肉芽肿，故肝脏的病变和临床表现虽然与日本血吸虫病相似，但其程度较轻。严重疾病一般发生在反复感染之后。

急性期的临床症状主要有发热、寒战、厌食、恶心、腹泻、肝脾肿大和嗜酸性粒细胞增多。曼氏血吸虫病患者可伴有肾功能异常或肾病综合征，一般认为是由于血吸虫虫源性抗原与其相应抗体结合形成的免疫复合物沉积于肾小球基底膜，引起Ⅲ型超敏反应而导致肾小球的炎症性病变。

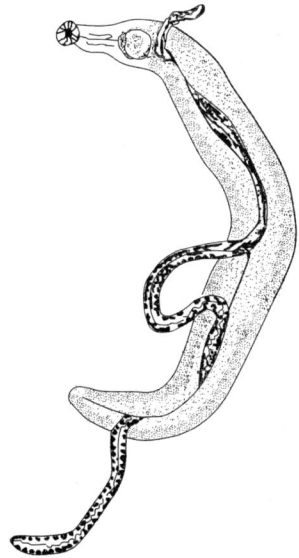

图 14 - 20　曼氏血吸虫成虫

慢性曼氏血吸虫病可分为肠型和肝脾型。肠型血吸虫病患者常见的临床症状为间歇性腹泻，粪便中可带有黏液和血液，伴有腹部触痛。结肠息肉是某些年轻曼氏血吸虫病患者最常见的并发症，主要表现为血性腹泻、腹痛和里急后重。曼氏血吸虫病肝脾型，发病缓慢，常在感染后二三十年后才发展为有临床症状的肝脾肿大。早期以肝左叶肿大为主，随着疾病的进展，整个肝脏肿大并有结节，大多数患者肝脏和脾脏的肿大是一致的。

晚期曼氏血吸虫病可有腹水、上消化道出血、肺心病等严重并发症。此外，曼氏血吸虫虫卵还可引起异位损害，如中枢神经系统、肾脏、甲状腺、胰腺、睾丸、卵巢、心脏等。

（四）诊断

结合流行病学史、病史和免疫学检查才能做出诊断。曼氏血吸虫病的确诊有赖于粪便中或直肠黏膜找到虫卵或粪便孵化查出毛蚴。常用的免疫诊断方法见日本血吸虫病的诊断。

（五）流行

曼氏血吸虫流行于非洲撒哈拉沙漠以南，拉丁美洲的一些国家。在非洲中部分布较广，特别是中非共和国、扎伊尔及乌干达。在沙特阿拉伯和也门也有曼氏血吸虫病，但比埃及血吸虫病轻。在拉丁美洲只有曼氏血吸虫病的流行，分布于巴西东北部、委内瑞拉沿海地区、苏里南和圭亚那。

曼氏血吸虫的中间宿主为扁卷螺科双脐螺（Biomphalaria），包括非洲最主要的中间宿主法氏双脐螺（B. pfeifferi），出现在东非和西非的苏丹双脐螺（B. sudanica），生活于大湖的白卷双脐螺和散在分布于东非、南非及北非的亚氏双脐螺。双脐螺无厣，水生性，与钉螺水陆两栖性不同。

此外，拉丁美洲发现曼氏血吸虫可感染扁卷螺。

（六）防治

防治方法同日本血吸虫病。

三、间插血吸虫

1934 年，Fisher 在非洲刚果发现患者粪便中末端有一小刺的血吸虫卵，其长度较埃及血吸虫卵的小刺长，比牛血吸虫虫卵的端刺短，因而命名为间插血吸虫（Schistosoma intercalatum）。形态和生活史详见表 14－2。间插血吸虫的成虫除寄生于人体外，还可寄生于羊和灵长类动物。间插血吸虫的中间宿主为小泡螺。间插血吸虫病（schistosomiasis intercalata）的大多数病理变化局限于直肠，虫卵所致的肝脏肉芽肿比曼氏血吸虫虫卵肉芽肿小，并不引起明显的肝脏损伤和肝内血管系统的变化。临床表现大便带血和腹泻比较常见，有腹痛和直肠下垂感，但无门静脉高压和上消化道出血的并发症。间插血吸虫病流行限于中、西非地区，患者见于刚果、扎伊尔、中非共和国、喀麦隆和加蓬等地。间插血吸虫的中间宿主包括福氏小泡螺（Bulinus forskalii）和非洲小泡螺（Bulinus africanus）。诊断和防治参见日本血吸虫病。

（雷家慧）

第九节　异形吸虫

异形吸虫（heterophyid trematodes）是指属于异形科（Heterophyidae）的一类小型吸虫。成虫寄生于鸟类、哺乳动物和鱼类，也可寄生人体引起异形吸虫病（heterophydiasis），为人畜共患病。异形科隶属于扁形动物门（Platyhelminthes）吸虫纲（Trematoda）复殖亚纲（Digenea）前口目（Prosostomata Odhner，1905）。

一、简史

1851 年 Bilharz 从埃及的一例患者体内检获异形吸虫，von Siebold 将其命名为 Distoma heterophyes，这是异形科吸虫最早的报道。异形吸虫在我国报道的病例数较少。Yokogawa 于 1911 年在台湾报道了我国首例横川后殖吸虫感染者。此后陆续在上海、湖南、江西、新疆、湖北、福建、安徽、海南、广东、浙江、广西和山东 12 省（市、自治区）发现了异形科吸虫的感染。到目前为止，我国已发现的异形科吸虫至少有 14 属（陈心陶，1976），常见的属有异形属（Heterophye）、后殖属（Metagonimus）、单睾属（Haplorchis）、原角囊属（Procerovum）、星隙属（Stellantchasmus）和棘带属（Centrocestus）等。常见的异形类吸虫有 10 多种，其中 9 种有人体感染报道：异形异形吸虫（Heterophyes heterophyes Von Siebold，1852）、横川后殖吸虫（Metagonimus yokogawai Katsurada，1912）、钩棘单睾吸虫（Haplorchis pumilio Looss，1899）、多棘单睾吸虫（Haplorchis yokogawai Katsuta，1932）、扇棘单睾吸虫（Haplorchis taichui Katsuta，1932）、哥氏原角囊吸虫（Procerovum calderoni Africa&Garcia，1935）、施氏原角囊吸虫（Procerovum sisoni Africa，1938）、镰刀星隙吸虫（Stellantchasmus falcatus Onji&Nishio，1924）和台湾棘带吸虫（Centrocestus formosanus Nishigori，1924）。

二、形态

1. 成虫　异形吸虫虫体微小（图 14－21），成虫体长一般为 300～500μm，一般不超过 3mm，体表具有鳞棘。虫体呈椭圆形，前半略扁，后半较肥大，除口、腹吸盘外，很多种类还有生殖吸盘。生殖吸盘或单独存在或与腹吸盘相连构成腹殖吸盘复合器（ventro－genital sucker complex）。前咽明显，食管细长，肠支长短不一。睾丸 1～2 个，贮精囊明显，卵巢位于睾丸之前，受精囊明显。

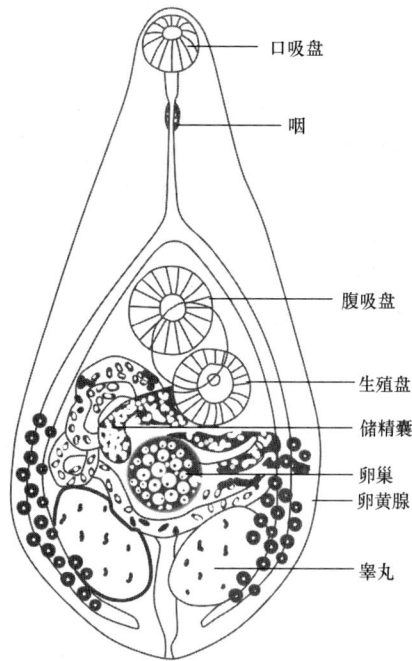

图 14-21　异形吸虫成虫

口吸盘
咽
腹吸盘
生殖盘
储精囊
卵巢
卵黄腺
睾丸

2. 虫卵　各种异形吸虫的虫卵形态相似，虫卵小，呈芝麻粒状，大小为（28~30）μm×（15~18）μm，棕黄色，卵盖明显，自宿主体内排出时卵内已含成熟的毛蚴。除台湾棘带吸虫的卵壳表面有格子状花纹外，其他异形吸虫卵与后睾科吸虫（如华支睾吸虫）形态相似，鉴别有一定困难。

3. 尾蚴　尾蚴体部呈心形，大小为174μm×26μm，体表具有细小的鳞棘，口吸盘大于腹吸盘，且明显。尾部长约115μm。

4. 囊蚴　囊蚴椭圆形，大小为（130~200）μm×（100~700）μm，囊内排泄囊明显，呈黑色倒"工"字形。

三、生活史

各种异形吸虫的生活史基本相同，包括成虫、虫卵、毛蚴、胞蚴、雷蚴、尾蚴、囊蚴和童虫阶段。成虫寄生于终宿主鸟类及哺乳动物的肠道，产出的虫卵随宿主粪便进入水体。虫卵被第一中间宿主淡水螺类吞食，毛蚴在其体内孵出，历经胞蚴、雷蚴（1~2代）和尾蚴阶段后，尾蚴从螺体逸出，侵入第二中间宿主淡水鱼或蛙体内，发育为囊蚴。终宿主吞食含有囊蚴的淡水鱼或蛙而获感染，囊蚴在终宿主消化道内脱囊，在小肠发育为成虫并产卵。

四、致病

异形吸虫成虫主要寄生在鸟类和哺乳类的肠道内，人体寄生的成虫在小肠一般只引起轻度炎症反应，但由于其体型很小，在肠道寄生时有钻入肠壁的倾向。侵入肠壁引起机械损害，造成组织脱落，压迫性萎缩与坏死，可导致腹泻或其他消化功能的紊乱。深入组织时，肉眼见到微小的充血及黏膜下层的瘀点出血。组织中的异形吸虫成虫周围组织的炎症反应，包括组织增生和不同程度的纤维化过程。虫卵在组织中可有慢性或急性损害。虫卵沉着在各种组织的后果，视各种器官组织而不同。在脑及脊髓可导致血管破裂而死亡，还可导致脑血栓形成，神经细胞及灰白质的退化等病变。在心肌及心瓣膜沉着的虫卵，可导致心力衰竭。成虫也可能异位寄生于人体其他组织器官引起相应症状。若虫体异位寄生在大脑，可导致颅内感染，患者可出现面部抽搐、语言不利、肢端麻木等脑部受损的临床症状。

143

五、诊断

1. 病原诊断　粪便涂片及沉渣镜检虫卵是异形吸虫病的常规病原诊断方法。在形态特征上与异形吸虫卵近似或甚至很难鉴别的虫卵种类很多，在后睾科、微茎科与异形科就有100余种，在我国较常见的也有10余种。临床上要注意异形吸虫卵与华支睾吸虫卵的鉴别。异形吸虫多在十二指肠以下的肠道寄生，华支睾吸虫则寄生于胆管系统。如十二指肠引流液未找到虫卵而粪便出现虫卵，应考虑到异形吸虫的可能。异形吸虫在人体内寄生虫数少，产卵量也不多，而华支睾吸虫产卵量较大，因此每个视野有多个虫卵时华支睾吸虫感染的可能性大，当然也不排除两类吸虫混合感染的可能。

2. 鉴别诊断　了解一个地区的吸虫流行种类，特别是该地区有无异形吸虫存在，将有助于鉴别诊断。此外，还应注意异形吸虫与灵芝孢子的区别。若能获得成虫，可根据成虫形态进行判断。

六、流行

异形吸虫是一大类分布很广，种类繁多的小型吸虫，菲律宾、日本、韩国、朝鲜、印度尼西亚、土耳其、以色列、俄罗斯西伯利亚地区等都有流行，欧洲一些地区、非洲尼罗河流域的国家、澳大利亚也有流行。我国分布在广东、海南、安徽、福建、湖北、新疆、江西、湖南、上海、浙江、广西、山东和台湾等省（自治区、市）。影响异形吸虫病流行的因素与华支睾吸虫病相似，在一些华支睾吸虫病流行区，常有异形吸虫的混合感染。

七、防治

异形吸虫病防治原则与华支睾吸虫病相似。异形吸虫囊蚴在酱油、醋和5%的氯化钠溶液中可分别存活13小时、24小时和4天。50℃水中7分钟，80℃水中3分钟，100℃水中20秒，囊蚴即可被杀死。因此，注意饮食卫生，不吃生的或未煮熟的淡水鱼肉和蛙肉是避免异形吸虫感染的重要方法。目前治疗的首选药物为吡喹酮。

（湛孝东）

第十节　日本棘隙吸虫

棘口吸虫是棘口科［Echinostomatidae（Looss，1902）Poche，1926］吸虫的统称。棘口科隶属于扁形动物门（Platyhelminthes）吸虫纲（Trematoda）复殖亚纲（Digenea）前口目（Prosostomata Odhner，1905）。棘口科吸虫种类繁多，呈世界性分布，全世界已报道的有600多种。宿主主要是鸟禽类，其次是哺乳类，爬行类，少数寄生于鱼类。棘口吸虫也可寄生于人类引起棘口吸虫病（echinostomiasis）。

一、简史

Bloch（1782）、Shrank（1788）、Zeder（1800）及 Fr？hlich（1802）等分别从鸭、黄鼬（*Mustela sibirica*）及多种鸟类的肠中检获本类吸虫，定名双口吸虫（*Distoma*）或片形吸虫（*Fasciola*）。Rudolphi（1809）为此类吸虫建立棘口属（*Echinostoma*）。随后各地发现并相继报告本类吸虫并建立新属。Looss（1899，1902）建立棘口亚科（Echinostominae）和棘口科（Echinostomidae）。Dietz（1902）、Lühe（1909）、Odhner（1910–1911）、Skrjabin（1956）、Mendheim（1940，1943）和 Yamaguti（1958，1971）等学者先后对棘口吸虫的分类和生物学研究作出很多贡献。

有关棘口类吸虫的分类系统，1923年 Nicoll 记载棘口吸虫为59种，至1937年 Yamashita 记载增加至230种，分3亚科33属。Skrjabin 和 Baschkirova（1956）、Yamaguti（1971）分别在棘口科

中列有 11 亚科和 12 亚科，但是各亚科名称和所包含的属略有不同。目前，棘口科吸虫共报道了 12 个亚科 62 属，共 600 余种，能引起人兽（禽）共患棘口吸虫病的虫种有 38 种，主要见于亚洲，特别是东南亚地区。

Garrison 于 1907 年在菲律宾马尼拉第一次报道了棘口吸虫人体感染的病例。在我国，自 20 世纪 30 年代开始就有许多学者对棘口吸虫进行了研究。Chen（1934）报道广东的狗寄生有伊族真缘吸虫（*Euparyphium ilocanum* Garrison，1908）和抱茎棘隙吸虫（*Echinochasmus perfoliatus* von Ratz，1908）2 种。徐荫祺（1935）报道在苏州家禽寄生有 4 种棘口吸虫。汪溥钦（1952，1959，1985）和程由注（1992，1994）对我国棘口吸虫的分类、生物学和流行病学做了大量的工作。目前我国已报道寄生于人体的棘口吸虫有 18 种（余森海，1992）。常见的种类主要有：圆圃棘口吸虫（*Echinostoma hortense* Asada，1926），接睾棘口吸虫（*Echinostoma paraulum* Dietz，1909），卷棘口吸虫 [Echinostoma revolutum（Frohlich，1802）Dietz，1909]，曲颌棘缘吸虫（*Echinoparyphium recurvatum* Linstow，1973），日本棘隙吸虫（*Echinochasmus japonicus* Tanabe，1926），抱茎棘隙吸虫 [*Echinochasmus perfoliatus*（V. Ratz，1908）Dietz，1910]，九佛棘隙吸虫（*Echinochasmus jiufoensis* Liang et Ke，1988），藐小棘隙吸虫（*Echinochasmus liliputanus* Looss，1896）和福建棘隙吸虫（*Echinochasmus fujianensis* Chen *et* al，1992）和埃及棘口吸虫（*Echinostoma aegyptica* Khalil，1924）等。

二、形态

1. 成虫　棘口吸虫虫体长形，前端稍窄，略似瓶状（图 14-22）。口吸盘和腹吸盘相距很近。口吸盘下连前咽、咽、食管及两肠支。口吸盘周围因有单列或双列呈钉状的棘（spine）而得名。尾蚴和成虫阶段头棘的大小、数目和排列具有分类学意义。活体时虫体呈淡红色。体表（特别是前半部）被有皮棘。肠支简单而长，几乎达虫体末端。腹吸盘发达，位于虫体近前端或虫体前、中 1/3 处的腹面。睾丸两个，呈圆形、椭圆形或分叶状，前后排列于虫体后半部。个别虫种的睾丸可移位或缺如。卵巢球形位于睾丸之前。有劳氏管而无受精囊。卵黄腺滤泡状，位于虫体后半部的两侧。子宫盘曲在肠支与卵巢或睾丸与腹吸盘之间。排泄囊呈"Y"形，有侧分支。

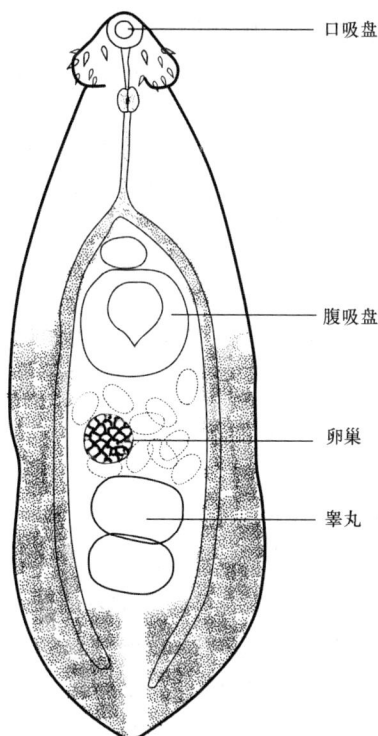

图 14-22　日本棘隙吸虫成虫

2. 虫卵 棘口吸虫卵较大，椭圆形，淡黄色。大小为（74~85）μm×（45~56）μm。卵壳薄，有的虫种卵壳的另一端增厚，一端有一小盖，内含未分化的卵细胞和若干个卵黄细胞。

3. 尾蚴 尾蚴口吸盘外有头冠及头棘，体部呈心形，大小为（85~98）μm×（60~66）μm，尾部大小为（100~110）μm×（10~15）μm，为单尾型。

4. 囊蚴 呈椭圆形，大小为（70~80）μm×（52~67）μm。

三、生活史

棘口吸虫的生活史需要两个中间宿主和一个终宿主。棘口吸虫在鸟禽类、哺乳类、鱼类和爬行类等终宿主的小肠内寄生，虫卵随终宿主的粪便排出体外；在适宜水温下，虫卵内的卵细胞经3周左右形成毛蚴。毛蚴自卵中孵出后在水中游动，遇适合的第一中间宿主淡水螺类便钻入螺体，经3天后在其心脏中发育成为胞蚴。胞蚴为椭圆形的囊状体，感染6天后可产生许多母雷蚴。母雷蚴离开螺心脏移至内脏中发育，于感染后8天产生众多子雷蚴。子雷蚴呈圆柱形，前端纯圆，后端稍窄。每个子雷蚴可产生许多尾蚴。在感染后4~6周，尾蚴自螺体逸出。尾蚴可在同一螺体中形成囊蚴，甚至可在子雷蚴中成囊。较常见的是尾蚴自螺体逸出后，钻入其他螺体成囊。有些棘口吸虫的尾蚴还可在其第一中间宿主螺的体表成囊甚至在鱼、青蛙和蝌蚪中或植物上成囊。因此，棘口吸虫对第二中间宿主的选择性并不很严格。动物或人食入囊蚴后，囊蚴在小肠内脱囊，逸出的童虫在4小时内即可在肠内寄生，7~9天可发育成熟。

四、致病

棘口吸虫成虫寄生于宿主的小肠上段，以头部插入黏膜，引起局部炎症。禽类感染轻度可无明显症状，重度感染时可致病禽出现食减、下痢、粪中带黏液、消瘦，甚至发育停滞，直至死亡，影响禽类饲养业的发展。人体感染棘口吸虫主要是因食入未熟的淡水螺或者鱼类，或因生食囊蚴污染的水生植物和饮水。人体感染临床表现与感染程度和个体差异有关。轻度感染常无明显症状，或者仅有上腹部不适，腹痛、腹泻等一般消化道症状，因此极易被误诊为一般肠道炎症。许多病例是在尸检时才被偶然发现。重症病例有厌食、体重减轻、下肢水肿、贫血、消瘦等症状。可因营养不良、抵抗力低下而继发细菌感染，甚至可引起败血症和全身衰竭而导致死亡。

五、诊断

1. 病原诊断 棘口吸虫是肠道寄生虫，可从粪便中检获虫卵而作出诊断。常用的粪便检查法如粪便直接涂片法、水洗沉淀法等均可采用。但由于棘口科吸虫各虫卵的形态近似，常不易定种，因而常需在驱虫获得成虫虫体后，根据成虫形态鉴定才能确定种类。

2. 其他检查 Lee（2002）采用内镜诊断胃棘口吸虫病获得较好效果。

六、流行

人体棘口吸虫病主要见于亚洲的朝鲜、韩国、日本、中国、泰国、印度尼西亚、菲律宾和印度等国家和地区，多数是散发病例。在我国主要分布于湖南、广东、新疆、安徽、海南、湖北、福建、江西、四川、云南、浙江、黑龙江、辽宁和台湾等地。棘口吸虫病是人畜共患病，在我国动物体内很常见，因此有感染人的可能性，实际上的病例可能更多。

七、防治

人多因食入含囊蚴的淡水鱼、蛙及螺类而感染，生吃囊蚴污染的水生植物和喝生水也可感染。已证实泥鳅为圆圃棘口吸虫的第二中间宿主，在我国感染的病例多为用偏方吃生泥鳅治疗肝炎和去肝火，或食入烹调未熟的泥鳅所致。因此改变不良的饮食习惯是预防本病的关键。目前治疗的首选药物为吡喹酮。

（湛孝东）

第十五章　绦　　虫

第一节　概　　述

绦虫（cestode）或称带虫（tapeworm），属于扁形动物门的绦虫纲（Class Cestoda）。绦虫纲分为单节绦虫亚纲和多节绦虫亚纲。寄生人体的绦虫有 30 余种，分属于多节绦虫亚纲的圆叶目（Cyclophyllidea）和假叶目（Pseudophyllidea）。绦虫成虫大多寄生在脊椎动物的消化道中，其幼虫则寄生在各种组织中。生活史多为复杂型，需要 1~2 个中间宿主。人可作为一些带绦虫的终宿主和（或）中间宿主。

一、形态

1. 成虫　绦虫成虫肉眼外观虫体扁平，带状，分节（单节亚纲绦虫除外）。白色或乳白色，有时可呈灰色或淡黄色。雌雄同体。无体腔，无消化器官。体长数毫米至数米不等，因虫种而异，最长可达二十几米。虫体一般有头节（scolex）、颈部（neck）和链体（strobilus）三部分组成（图 15-1）。

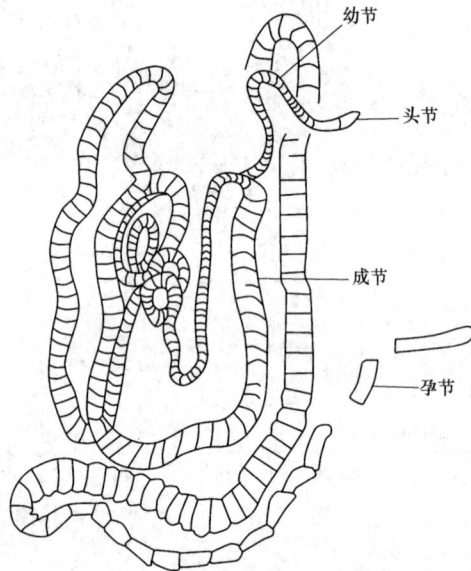

图 15-1　大型绦虫成虫示意图

（1）头节　头节细小，上有附着器（holdfast），依虫种不同而形式多样，如吸盘（sucker），沟槽（bothrium）及突盘（bothridium）。吸盘为头节表面半球形杯状的肌质附着器，其肌纤维不与链体的相连，并有一基膜使之与链体组织隔离。通常圆叶目绦虫头节多呈球形，顶端有 4 个吸盘，吸盘中央可有伸缩的圆形突起，称顶突（rostellum），顶突周围可有 1 圈或若干圈棘状或矛状小钩，其形态和数量常可用做区分虫种的依据。吸盘除有固着吸附作用外，也有使虫体移动的功能。假叶目的绦虫头节一般呈梭形，在头节的背腹侧面分别内陷形成两条沟槽，沟槽是表面结构，无基膜，其附着能力较弱，主要功能是移动。突盘是头节上向外突出的附着器，一般是 4 个，呈喇叭形。由于与链体组织相连，富于肌纤维，伸缩活动能力很强。

（2）颈部　颈部一般比头节细，长度可为头节的数倍，不分节，具有生发细胞（germinal cell）。由此通过芽生（budding）的方式向后长出节片（proglottid）而构成链体。

（3）链体　链体是由绦虫前后相连的发育程度不同的节片构成，所有节片处于连续不断的发育生长过程之中，越往后发育越成熟。有的虫种仅有3~4个节片，如细粒棘球绦虫，有的虫种可有上千个节片，如链状带绦虫。

靠近颈部的节片较细小，其内的生殖器官尚未发育成熟，称为未成熟节片（immature proglottid），也称幼节。往后至链体中部节片逐渐增大，其内的生殖器官在逐渐发育之中。生殖器官发育成熟的节片称为成熟节片（mature proglottid）也称成节。绦虫为雌雄同体，每个节片均有雌雄生殖器官各1套，个别虫体，如犬复孔绦虫具有2套。在链体后部，子宫中已有虫卵的节片称为妊娠节片，也称孕节（gravid proglottid）。链体后部的孕节体积最大，圆叶目绦虫的孕节中除了储满虫卵的子宫外，其他器官均已退化。有的绦虫孕节具有子宫孔，可产出虫卵，也可从链体上脱落或裂解，虫卵或孕节随宿主的粪便排出体外。

（4）体壁结构　绦虫的体壁有两层，即皮层（tegument）和皮下层（图15-2）。皮层是高度代谢活动的组织，具有吸收、分泌等功能。皮层最外面有许多微小指状的胞质突起，称微毛（microthrix），微毛的结构与肠黏膜的微绒毛很相似。微毛顶部为小棘样尖端。微毛遍被虫体全身，包括吸盘表面。其下是较厚的具大量空泡的胞质区。胞质区下即皮层的最内层，线粒体密集。整个皮层部分无细胞核。皮层的内层有明显的基膜（basal membrane），与皮下层截然分界。皮下层在基膜下，由表层肌（superficial muscle）组成，包括环肌及纵肌，以及少量斜肌，均为平滑肌。它们包绕着虫体整个实质器官，贯穿整个链体。节片成熟后，节片间的肌纤维会逐渐退化，导致孕节自链体脱落。肌层下的实质结构中有大量电子致密细胞或称为核周体（perikarya）。核周体通过若干连接小管（trabeculae）穿过表层肌和基膜通向皮层。核周体具有较大的双层膜的细胞核，以及内质网、线粒体、蛋白类晶体，脂或糖原小滴。核的外壁与内质网联结，核周体分泌的蛋白类晶体，脂或糖原小滴进入皮层，促进其更新。

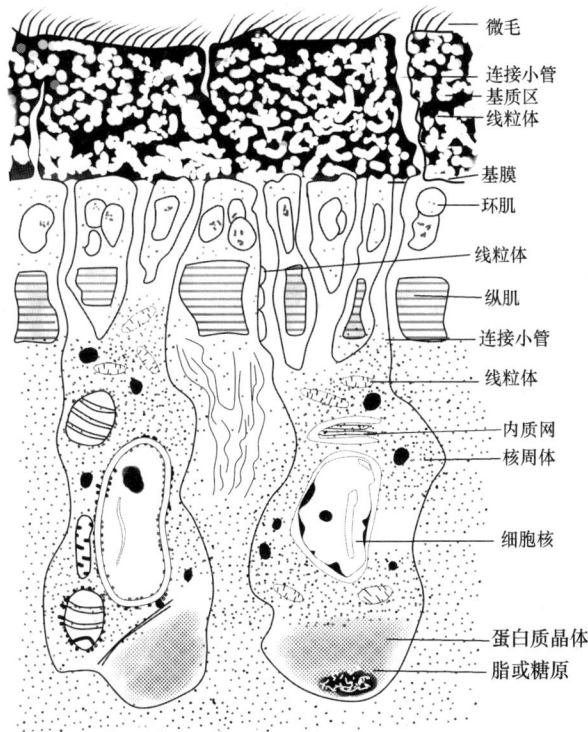

图15-2　绦虫体壁超微结构示意图

绦虫体壁之下的实质组织中散布着许多钙和镁的碳酸盐颗粒，称石灰小体（calcareous body），可能有缓冲平衡酸碱度的作用，也可作为离子和二氧化碳的补给库。绦虫的神经系统、排泄系统和生殖系统均存在于其实质组织中。

（5）神经系统　头节中有一神经节，由此发出6根纵行的神经干，贯穿整个链体。在头节和每个节片中还有横向的连接支。感觉末梢分布于皮层，与触觉和化学感受器相连。

（6）排泄系统　由大量的焰细胞、毛细管、集合管及与之相连的纵行的4根排泄管组成，排泄管贯穿链体，在每一节片后部有横支左右相通，最后经末节的排泄管后部开口通向体外。排泄管中衬有微绒毛（microvilli），有助于输送排泄物。排泄系统不仅有排出代谢产物的功能，而且还可调节体液平衡。

（7）生殖系统　绦虫为雌雄同体，链体的每一节成熟节片内均有雌雄生殖器官各一套。雄性生殖系统具有数个至数百个睾丸，睾丸呈圆形滤泡状，散在分布于节片实质组织中。每个睾丸发出一输出管，汇合成输精管，延伸入阴茎囊。阴茎囊内输精管膨大部位称储精囊，前列腺位于储精囊内或囊外，包绕在输精管周围，输精管继续延伸为射精管，射精管的末端是阴茎，为交接的器官。假叶目和圆叶目绦虫的成熟节片中的雄性生殖器官在结构组成上没有明显区别。

雌性生殖系统有一个卵巢，大多分成左右两叶，位于节片后部的中轴腹面，自卵巢发出输卵管，输卵管自卵巢发出后，膨大形成卵模，再与子宫相通。假叶目绦虫子宫呈管状，常常呈螺旋形盘叠或盘曲成花瓣状，其末段具有子宫孔，虫卵可从子宫孔产出，成熟的孕节亦会从链体上脱落。圆叶目绦虫子宫呈囊状，不具开口，大量虫卵生成后通过子宫扩张和不断发出分支以贮存虫卵。在孕节中的充满虫卵的子宫占满整个节片，雌雄生殖器官退化。假叶目绦虫的卵黄腺为众多滤泡状体，均匀分散在节片中，圆叶目绦虫卵黄腺聚集成致密实体，位于卵巢后方。由卵黄腺发出的卵黄小管汇集成卵黄总管后通往卵模。

2. 中绦期　绦虫在中间宿主体内发育阶段的幼虫统称为中绦期（metacestode），也称续绦期。各种绦虫中绦期的形态结构各不相同，常见以下类型。

（1）囊尾蚴（cysticercus）　俗称囊虫（bladder worm），为半透明泡状囊，似石榴米状，其中充满囊液，囊壁上有一个向内翻转的头节，如猪带绦虫和牛带绦虫的囊尾蚴。

（2）棘球蚴（hydatid cyst）　是细粒棘球绦虫的中绦期，大小从不足1厘米到数十厘米，囊壁似粉皮状，易破碎。囊内充满囊液及大量的原头节（protoscolex），也称原头蚴。另外还有许多小的生发囊或子囊，附着在囊壁上，也可脱落悬浮于囊液中。生发囊内含有更小的囊和原头节，所以一个棘球蚴中可含有成千上万的原头节。

（3）泡球蚴（alveolar hydatid cyst）　或称多房棘球蚴（multilocular hydatid cyst）属棘球蚴型，为囊泡状团块，囊泡较小，但可不断向囊内和囊外芽生若干小囊而使体积不断增大。囊内充满的不是囊液而是胶状物，其中头节较少。

（4）似囊尾蚴（cysticercoid）　体型较小，前端有很小的囊腔和相比之下较大的头节，后部则是实心的带小钩的尾状结构。

（5）多头蚴（coenurus）　虫体半透明，较大，一个幼虫中具有多个从生发层生长出来的头节，为羊体内寄生的多头带绦虫的中绦期。

（6）原尾蚴（procercoid）　假叶目绦虫在第一中间宿主体内发育的幼虫。为一实体，前端凹入，后端有一小突，称为小尾球（cercomere），上有3对小钩。

（7）裂头蚴（plerocercoid）　假叶目绦虫的原尾蚴被第二中间宿主吞食后发育而成。裂头蚴已失去小尾及小钩，并开始形成附着器，分化出与成虫相似的头节。虫体带状但不分节，可见不规则的横褶，运动能力强。

3. 虫卵　两个目的绦虫卵形态明显不同，假叶目绦虫卵与吸虫卵相似，为椭圆形，卵壳较薄，一端有小盖，卵内含一个卵细胞和若干个卵黄细胞。圆叶目绦虫虫卵多呈圆球形，卵壳很薄易破碎，粪检时所见的虫卵卵壳已脱落，外层为一很厚的棕黄色的胚膜，胚膜上具放射状条纹。卵内是已发育的幼虫，具有 3 对小钩，称六钩蚴（onchosphere）。

二、生活史

绦虫生活史较复杂，绝大多数在其发育生长过程中都需要 1 个或 2 个中间宿主。绦虫的成虫寄生于脊椎动物的消化道中，虫卵自子宫孔排出或随孕节脱落而排出。幼虫则寄生在脊椎动物和无脊椎动物的体内。

假叶目绦虫生活史需要 2 个中间宿主，虫卵排出后必须进入水中才能继续发育。孵出的幼虫称为钩球蚴（coracidium），体内有 3 对小钩，体外被有一层纤毛，能在水中游动，第一中间宿主为剑水蚤，在其体内至血腔发育为原尾蚴。剑水蚤如被第二中间宿主蝌蚪或鱼等脊椎动物吞食，在其体内或肌肉内发育为裂头蚴（感染期幼虫），裂头蚴若能进入终宿主肠道内才能发育为成虫。

圆叶目绦虫生活史只需一个中间宿主，个别种类甚至无需中间宿主。虫卵在子宫中已经开始发育，内含一个六钩蚴。由于该目的绦虫无子宫孔，虫卵随孕节自链体脱落排出体外，孕节被挤压或自身活动破裂后，虫卵散出，被中间宿主吞食后孵出六钩蚴，钻入宿主肠壁随血流到达组织内，发育成中绦期幼虫，如囊尾蚴、棘球蚴、泡球蚴、似囊尾蚴等。中绦期幼虫被终宿主吞食后，在肠道内受胆汁的激活才能翻出头节，附着肠壁逐渐发育为成虫。成虫在终宿主体内存活的时间随种类而不同，有的仅能活几天到几周，而有的可长达几十年。

三、生理与生化

绦虫成虫无消化道，所需营养都是通过其皮层吸收。成虫生活在宿主肠道里，其皮层通过简单扩散、易化扩散和主动运输等方式吸收各种营养物质，带有尖棘的体表微毛既有固着作用，又增加了吸收面积，大大提高了营养吸收效能。皮层胞质区的大量空泡具有对营养物质的胞饮作用和运输作用。有的绦虫头节上的顶突能穿入宿主的肠腺隐窝，在其头节分泌消化酶的作用下，通过胞饮吸收一些营养物质。绦虫从宿主肠内吸收的营养物质有氨基酸、糖类、脂肪酸、甘油、维生素、嘌呤和嘧啶等。

绦虫主要通过糖代谢获得能量，其过程是一种兼性厌氧的方式。成虫主要靠糖酵解，少数也可能通过三羧酸循环和电子传递系统获得能量，如细粒棘球绦虫的原头节就具有完全的三羧酸循环功能。

绦虫的交配及受精可以在同一节片或同一虫体的不同节片间完成，也可以在两条虫体间进行。除成虫营有性生殖外，部分中绦期幼虫可营无性生殖，如芽生生殖，棘球蚴可从囊壁生发层长出许多原头节和生发囊；多头蚴可自胚膜芽生出原头节等。

四、致病

绦虫成虫寄生于人体肠道，可大量掠夺人体的营养。引起症状的主要原因是虫体固着器官吸盘和小钩以及微毛对宿主肠道的机械性刺激和损伤，以及虫体释出的代谢产物的毒性作用。成虫在人体引起的症状通常并不严重，以消化系统表现为主，如腹部不适、腹痛、消化不良、腹泻或交替的腹泻与便秘等，个别种类如阔节裂头绦虫因为大量吸收维生素 B_{12} 可引起人体恶性贫血。

绦虫幼虫在人体寄生造成的危害远较成虫为大，可寄生在人体不同的组织器官，如裂头蚴和囊尾蚴可在皮下和肌肉内引起结节和游走性包块。囊尾蚴若侵入眼、脑等重要器官则可引起严重的后果。棘球蚴在肝、肺等处亦造成严重危害，其囊液一旦进入宿主组织更可诱发变态反应而致休克，甚至死亡。

五、分类

寄生人体绦虫的分类见表 15 - 1。

表 15 - 1　重要医学绦虫的分类

目	科	属	种
假叶目 *Pseudophyllidea*	裂头科 *Diphyllobothriidae*	迭宫属 *Spirometra*	曼氏迭宫绦虫 *S. Mansoni*
		裂头属 *Diphyllobothrium*	阔节裂头绦虫 *D. latum*
圆叶目 Cyclophyllidea	带科 Taeniidae	带属 *Taenia*	链状带绦虫 *T. solium*
			肥胖带绦虫 *T. saginata*
			亚洲带绦虫 *T. asiatica*
		棘球属 *Echinococcus*	细粒棘球绦虫 *E. granulosus*
			多房棘球绦虫 *E. multilocularis*
			少节棘球绦虫 *E. oligarthrus*
			福氏棘球绦虫 *E. vogeli*
		多头属 *Multiceps*	多头绦虫 *M. multiceps*
	膜壳科 Hymenolepididiae	膜壳属 *Hymenolepis*	微小膜壳绦虫 *H. nana*
			缩小膜壳绦虫 *H. diminuta*
		假裸头属 *Pseudanoplocephala*	克氏假裸头绦虫 *P. crawfordi*
	裸头科 Anaplocephalid	伯特属 *Bertiella*	司氏伯特绦虫 *B. studeri*
	囊宫科 Dilepididae	复孔属 *Dipylidium*	犬复孔绦虫 *D. caninum*
	代凡科 Davaineidae *Raillietina*	瑞列属 *R. celebensis*	西里伯瑞列绦虫

（沈际佳）

第二节　链状带绦虫

猪带绦虫（*Taenia solium* Linnaenus，1758），又称猪带绦虫、猪肉绦虫、有钩绦虫。隶属圆叶目，带科，带属。成虫寄生于人体小肠，引起猪带绦虫病（taeniasis　suis），幼虫寄生于猪，也可以寄生于人体组织器官，引起猪囊尾蚴病，也称囊虫病（cysticercosis）。

一、简史

人类感染猪带绦虫的证据最早是在古埃及木乃伊肠道中发现猪带绦虫（公元前3000 – 公元前1500年），公元前1500年《亚伯斯古医籍》就已经记录了猪带绦虫病。《希伯来圣经》（公元前600 – 公元前500年）认为猪是不洁净的，禁止人们吃猪肉，可能那时候的人们就认识到吃猪肉有可能会导致疾病。古希腊人（公元前600 – 公元前500年）就发现了猪囊尾蚴病。在中国，公元217年《金匮要略》中即有"白虫"或"寸白虫"的记载。公元610年巢元方在《诸病源候论》中将"寸白虫"描述为"长一寸而色白，形小扁"。我国药书《神农本草经》，即记录有驱白虫的草药，沿用至今的有槟榔、南瓜子和石榴皮等。

1558年Rumler在解剖一例癫痫患者的尸体时，发现脑膜附近有多个充满液体的囊泡，这是关于脑囊虫病的最早报道。1652年Anarolus在癫痫患者的脑部胼胝体发现相似的囊泡。在19世纪，德国学者Küchenmeister发现猪带绦虫成虫与囊尾蚴有相似的头节，他认为囊尾蚴就是猪带绦虫幼虫。后来，他给死囚喂食猪囊尾蚴后，发现该幼虫在人体小肠内发育为成虫。随后，在德国和比利时的实验证明了猪吃了从人体排出来的猪带绦虫虫卵或者孕节，会在猪体内发育成囊尾蚴，从而阐明了猪带绦虫的生活史各个环节。Yoshino通过猪囊尾蚴感染自己后，同样证实了上述猪带绦虫的生活史。1910年Maxwell于北京发现了中国第一例猪带绦虫病。

二、形态

1. 成虫　乳白色，扁长如带，薄而透明，长2~4m，前端较细，向后渐扁阔。头节近似球形，直径0.6~1mm，除有4个吸盘外，顶端还具顶突，其上有小钩25~50个，排列成内外两圈（图15-3）。颈节纤细，直径仅约头节之半，不分节。链体节片数700~1000片，近颈部的幼节，节片短而宽，中部的成节近方形，末端的孕节则为长方形。每一节片的侧面有一生殖孔，略突出，不规则地分布于链体两侧。每一成节具雌雄生殖器官各一套。睾丸约150~200个，输精管向一侧横走，经阴茎囊开口于生殖腔。卵巢在节片后1/3的中央，分为三叶，除左右两大叶外，在子宫与阴道之间另有一中央小叶。卵黄腺位于卵巢之后。孕节中充满虫卵的子宫向两侧分支，每侧7~13支，每一支又继续分支，呈现不规则的树枝状。每一孕节中含3万~5万个虫卵。

2. 虫卵　完整虫卵呈球形或近似球形，卵壳薄且透明，易碎，内为胚膜。虫卵自孕节散出后，卵壳多已脱落，成为不完整虫卵，直径31~43μm。胚膜较厚，棕黄色，由许多棱柱体组成，在光镜下呈放射状的条纹。胚膜内含球形的六钩蚴，直径14~20μm，有3对小钩（图15-3）。

3. 幼虫　幼虫即是猪囊尾蚴（cysticercus cellulosae），俗称囊虫，卵圆形，如黄豆大小（8~10)mm×5mm，为白色半透明的囊状物，囊内充满透明的囊液。囊壁分两层，外为皮层，内为间质层，有一向内翻卷收缩的米粒样大小的头节，受胆汁刺激后可翻出，其形态结构和成虫相同（图15-3）。

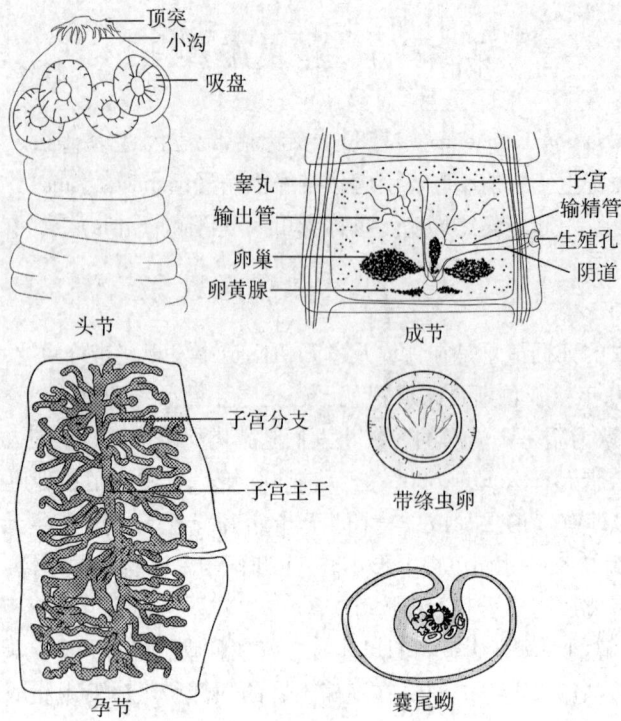

图 15 - 3　链状带绦虫形态模式图

三、生活史

　　人是猪带绦虫唯一的终宿主，同时也可作为其中间宿主。猪和野猪是主要的中间宿主（图15-4）。以猪囊尾蚴实验感染白掌长臂猿和大狒狒获得成功，提示某些灵长类动物也可成为猪带绦虫的终宿主。亦有在羊、牛和其他反刍动物以及马、狗、熊、猴、小灵猫体内发现囊尾蚴的记录，但是否确属猪囊尾蚴尚属可疑。

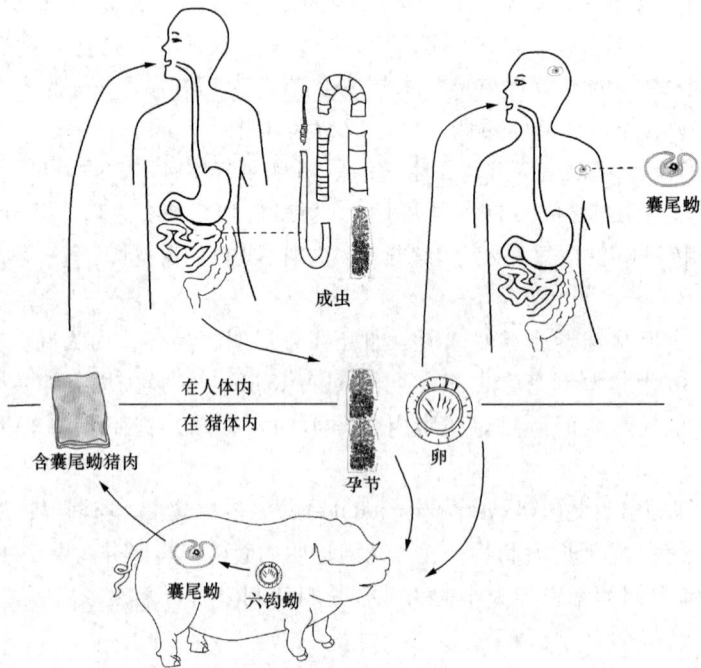

图 15 - 4　链状带绦虫生活史图

成虫寄生于人的小肠上段，以吸盘和小钩固着于小肠壁。常单个孕节或 5~6 节相连从链体脱落，随粪便排出体外。脱离虫体的孕节，仍具有一定的活动力，可因受挤压节片破裂而使虫卵散出。当虫卵或节片被猪等中间宿主吞食，虫卵在小肠内经消化液作用下胚膜破裂，六钩蚴逸出，然后借其小钩和分泌物的作用，钻入小肠壁，经循环或淋巴系统而到达中间宿主身体各处。在寄生部位，虫体渐长大，中间细胞溶解形成空腔，充满液体，约经 10 周后，发育为囊尾蚴并逐渐成熟。囊尾蚴在猪体内寄生的部位为运动较多的肌肉，以股内侧肌最多，再依次为深腰肌、肩胛肌、咬肌、腹内斜肌、膈肌、心肌、舌肌等，还可以寄生于脑，眼等处。囊尾蚴在猪体内可存活数年，终以钙化死亡。被囊尾蚴寄生的猪肉俗称为"米猪肉"或"豆猪肉"。当人误食生的或未煮熟的含囊尾蚴的猪肉后，囊尾蚴在小肠受胆汁刺激而翻出头节，附着于肠壁，经 2~3 个月发育为成虫并排出孕节和虫卵，成虫在人体内寿命可达 25 年以上。当人误食虫卵、孕节或有成虫寄生在小肠，因反胃、呕吐而致虫卵或孕节反推至胃中，在胃液和小肠液作用下孵出六钩蚴，继而在人体各部位发育成囊尾蚴，但无法继续发育为成虫。

四、致病

猪带绦虫成虫寄生于人体小肠，从而引起猪带绦虫病。寄生人体的猪带绦虫成虫多为 1 条，也可有多条。国内报道最多的一例感染 19 条。猪带绦虫病一般无明显临床症状。粪便中发现节片是患者求医最常见的原因。少数患者有上腹或全腹隐痛、消化不良、腹泻、体重减轻等症状。因头节固着肠壁而致局部损伤，偶可致肠壁穿孔或引起肠梗阻。

猪囊尾蚴在人体寄生部位很广，数量各不相同。囊尾蚴常寄生于人体的肌肉、皮下组织、脑和眼，其次为心、舌、口、肝、肺、腹膜、上唇、乳房、子宫、神经鞘、骨等部位。由于脑和眼囊尾蚴病的临床症状最为严重，患者多来求医，而其他部位的则因不易发现而被忽略。寄生于不同部位的囊尾蚴，其大小和形态也有所不同。在疏松的结缔组织与脑室中的囊尾蚴多呈圆形，大小 5~8mm，在肌肉中略伸长；在脑底部的可长至 2~5cm 且可具分支或葡萄样突起，称为葡萄状囊尾蚴。

人体囊尾蚴病依其主要寄生部位的不同可分为三类型，也存在混合型。

1. 皮下及肌肉囊尾蚴病　囊尾蚴寄生于皮下、黏膜或肌肉中，形成结节。结节数可从 1 个至数千个不等，以躯干和头部较多，四肢较少。结节在皮下呈圆形或椭圆形，直径约 0.5~1.5cm，硬度近似软骨，手可触及，与皮下组织无粘连，无压痛，无炎症反应及色素沉着。常分批出现，并可自行逐渐消失。感染轻时可无症状。寄生数量多时，可自觉肌肉酸痛无力、发胀，麻木或呈假性肌肥大症等。

2. 脑囊尾蚴病　由于囊尾蚴在脑内的寄生部位与感染程度不同，以及机体的免疫反应不同，患者表现复杂多样，轻者无症状，重者可突然死亡。癫痫发作、颅内压增高、精神症状是脑囊尾蚴病的三大主要症状，以癫痫发作最多见，占脑囊尾蚴病患者的 1/2~2/3。以反复发作各种类型的癫痫为特征，临床表现为小发作、大发作、精神运动性发作。其他可有头痛、头晕、呕吐、神志不清、失语、肢麻、局部抽搐、听力障碍、记忆力减退、痴呆、偏瘫和失明等。根据临床症状，可将脑囊尾蚴病分为：癫痫型、高颅压型、精神障碍型、脑膜脑炎型、脑室型、亚临床型和混合型。

3. 眼囊尾蚴病　囊尾蚴可寄生在眼的任何部位，但绝大多数在眼球深部玻璃体及视网膜下寄生，也可寄生在结膜下、眼前房、眼眶内、眼睑及眼肌等处。通常累及单眼，少数双眼同时有囊尾蚴寄生。位于视网膜下者可引起视力减退甚至失明，常为视网膜剥离的原因之一。位于玻璃体者可自觉眼前有黑影飘动，通常累及单眼，症状轻者表现为视力障碍，眼底镜检有时可见囊尾蚴内的头节蠕动。眼内囊尾蚴存活时，一般患者尚能忍受。但囊尾蚴一旦死亡，虫体的分解物可产生强烈刺激，造成眼内组织变性，导致玻璃体混浊，视网膜脱离，视神经萎缩，并发白内障，继发青光眼、细菌性眼内炎等终致眼球萎缩而失明。

五、诊断

1. 猪带绦虫病的诊断　猪带绦虫病是由于吃了生的或未煮熟的"米猪肉"所致，故询问上述吃肉方式以及节片排出史对诊断有一定意义。粪便检查检获孕节和虫卵可确诊，对可疑的患者应连续数天检查，必要时还可用槟榔和南瓜子试验性驱虫。收集患者的全部粪便，用水淘洗检查头节和孕节可以确定虫种和明确疗效。将检获的头节或孕节夹在两张载玻片之间轻压后，观察头节上的吸盘和顶突小钩或孕节的子宫分支情况即可确认。

2. 囊尾蚴病的诊断　一般比较困难，询问患者有无带绦虫病病史有一定意义。皮下或浅表部位的囊尾蚴结节可采用手术摘除活检，眼囊尾蚴病用眼底镜检查，对于脑和深部组织的囊尾蚴可用 CT、MRI 等影像设备检查，并可结合其他临床症状如癫痫、颅内压增高和精神症状等确定。免疫学检查具有辅助诊断价值，尤其是对无明显临床体征的脑型患者更具重要参考意义。目前应用的免疫学方法有 IHA、ELISA 和 Dot－ELISA，以上三种为抗体检测方法，敏感性和特异性均有待提高。还可用单克隆抗体检测囊虫的循环抗原。

六、流行

1. 分布　猪带绦虫在全世界分布很广，但感染率一般并不高，主要流行于欧洲，中美洲一些国家及东南亚等国。在我国，猪带绦虫病分布于全国 27 个省（自治区和直辖市），主要集中在 5 个片区，第一片区是东北三省，第二片区是华北地区，第三片区是西北地区，第四片区是山东、河南、安徽皖北和湖北襄阳地区，第五片区是云南、四川、广东、广西和海南。有的地方有局限性流行或散在发生。患者以青壮年男性为主，农村多于城市。

2. 感染方式　人体猪带绦虫病是因为误食含有囊尾蚴的肉类引起。而囊尾蚴病因误食虫卵或节片所致，危害程度因囊尾蚴寄生的部位和数量而不同。人体感染囊尾蚴病的方式有三种：①自体内感染，如绦虫病患者恶心、呕吐时，肠道的逆蠕动将孕节反入胃中引起感染。②自体外感染，患者误食自己排出的虫卵而引起再感染。③异体（外来）感染，误食他人排出的虫卵引起。

猪带绦虫病和囊尾蚴病，对一个个体而言可单独发病，也可同时存在。

3. 流行因素　该病流行因素主要由于猪饲养不当和居民不良的饮食、卫生习惯。有的地方不用猪圈，或是仔猪散养，或是厕所直接建造于猪圈之上（连茅圈），猪可吞食患者的粪便，造成了猪受染的机会。各地猪的囊尾蚴感染率高低不一。在猪带绦虫病严重的流行区，当地居民有爱吃生的或未煮熟的猪肉的习惯，对本病的传播起着决定的作用。云南省少数民族地区节庆日菜肴，如白族的"生皮"、傣族的"剁生"，哈尼族的"噢嚅"，均系用生猪肉制作。还有熏食或腌肉不再经火蒸煮。另外，如西南地区的"生片火锅"、云南的"过桥米线"、福建的"沙茶面"等，都是将生片肉在热汤中稍烫后，蘸佐料或拌米粉或面条食用。有时因食含囊尾蚴猪肉包子或饺子，如蒸煮时间过短，未将囊尾蚴杀死。生熟砧板不分，均易造成交叉污染，而致人感染。

七、防治

各地防治猪带绦虫病的经验是要抓好"驱、管、检"的综合防治措施。

1. 治疗　在普查的基础上及时为患者驱虫治疗。由于成虫寄生在肠道常可导致囊尾蚴病，故必须尽早并彻底驱虫治疗。驱绦虫药物较多，吡喹酮、甲苯达唑和阿苯达唑等都有较好驱虫效果。槟榔、南瓜子合剂疗法效果良好，一般半小时后加用硫酸镁导泻以促使虫体排出。多数患者在服药 5~6 小时内即排出完整的虫体，若只有部分虫体排出时，可用温水坐浴，让虫体慢慢排出，切勿用力拉扯，以免虫体前段的头节断留在消化道内。用过的水应进行适当的处理以免虫卵扩散。服药后应留取 24 小时粪便，仔细淘洗检查有无头节。如未得头节，应加强随访，若 3~4 个月内未再发现节片和虫卵则可视为治愈。如用吡喹酮或阿苯达唑等药物治疗，虫体则完全崩解，无法从粪便中淘洗出节片。

治疗囊尾蚴病习用的方法是以手术摘除囊尾蚴。眼囊尾蚴病唯一合理的治疗法是手术摘取虫体，若待虫体死亡，引起剧烈的炎症反应，最后不得不摘除整个眼球。但在特殊部位或较深处的囊尾蚴往往不易施行手术，而仅能给予对症治疗。脑囊尾蚴病药物治疗过程中因虫体死亡、变性和崩解，可导致患者出现脑水肿、颅内压升高甚至可能形成脑疝，严重者危及生命。应给予激素和降颅内压药物控制这些反应，建议患者须在医生密切观察下进行治疗。驱虫药吡喹酮、甲苯达唑和阿苯达唑可使囊尾蚴变性和坏死，特别是前者具有疗效高、药量小，给药方便等优点。

2. 管理厕所猪圈　发动群众管好厕所、建圈养猪，控制人畜互相感染。

3. 注意个人卫生　必须大力宣传本病的危害性，革除不良习惯，不吃生肉。饭前便后洗手，以防误食虫卵。烹调时务必将肉煮熟。肉中的囊尾蚴在54℃经5分钟即可被杀死，切生熟肉的刀和砧板要分开。

4. 加强肉类检查　提倡肉畜统一宰杀，搞好城乡肉品的卫生检查，尤其要加强农贸市场上个体商贩出售的肉类检验，在供应市场前，肉类必须经过严格的检查和处理。猪肉在 -12 ~ -13℃环境中，经12小时，其中囊尾蚴可全部被杀死。在防治中要加强领导，农、牧、卫生、商业部门密切配合，狠抓综合性措施的落实，切实做到防治见效。

（刘　淼）

第三节　肥胖带绦虫

肥胖带绦虫（*Taenia saginata* Goeze，1782）是一个古老的寄生虫种，古埃及、古印度及中国秦汉时期的文献中就有记载。其分类因归于带属或吻属几百年来无定论，目前带属多用。肥胖带绦虫成虫以头节有缺顶突及小钩为结构特征，人肥胖带绦虫病的感染来源食入牛肉中的活囊尾蚴，人体少有牛囊尾蚴寄生。肥胖带绦虫病为世界性分布，我国主要流行区西藏、四川、新疆、青海和陕西等省（自治区），有明显的地域性，在流行地区常见两条及以上感染，多无明显症状，该虫寿命较长。

一、简史

肥胖带绦虫又称牛带绦虫、牛肉绦虫、无钩绦虫。1675 年 Vepfer 首先发现，1782 年 Goeze 命名并归类到带科（taeniidae）带属（taenia）。1859 年 Weinland 将头节不具小钩的肥胖带绦虫单独建立为带吻属（taeniarhyn chus），更名为肥胖带吻绦虫（*Taeniarhynchus saginata* Goeze，1782）。随着形态研究的进展，该虫分类争议不断，虽然 1866 年 Ludwig 仍将带吻属列入带科（taeniide），但该虫的别名依然多次出现，如 *Taenia fusa* Collin，1876、*T. confusa* Ward，1896，Chandler，1920、Anderson 1934 又发现牛带吻绦虫与 *Taenia confusa* 之间有各种各样的中间型，虽然 Wardle 与 McLeod（1952）、陈心陶（1965）等在其专著中继续带吻属的分类检索，肯定该属的存在，但许多学者如 Verster（1969）、Pawlowski 和 Schultz（1972）等坚持认为，带吻属的建立形态依据不足，所以目前多数学者习惯使用带属这一名称。

带绦虫是最早被记录的寄生虫，在公元前 1500 年古埃及的草纸文件、古印度及公元前 220 年中国秦汉时期的文献中就有记载，湖北江陵县凤凰山 168 号汉墓男尸体内发现有带绦虫卵，也证实早在公元前 167 年我国已有带绦虫病的流行。古代医籍对带绦虫即有较深入的认识，当时把两种形态相近的带绦虫统称为寸白虫或白虫，公元 610 年巢元方在《诸病源候论》中将该虫体形态描述为"长一寸而色白、形小扁"，并指出因炙食肉类而传染。我国《神农本草经》中记录了三味驱白虫的草药，其中的香榧果成为现代中医驱虫药食两用的经典，雷丸在《神农本草经》中列为下品，主治绦虫。论至今日医家常用的安全有效的药槟榔、狼牙、使君子、苦楝皮等驱绦虫中药，在我国历代古医书中均有驱虫描述或记载，足见带绦虫的历史悠久。

肥胖带绦虫的囊尾蚴是1675年Wepfer首次发现，Leuckart 1861年用肥胖带绦虫的孕节饲喂两头牛成功，并检获了牛囊尾蚴而确立了人体内成虫与牛体囊尾蚴之间的关系，继之Mosler（1864）用牛体囊尾蚴感染人体成功，揭示了肥胖带绦虫的全部生活史过程，至此，人类对肥胖带绦虫的生活史有了完整的认识。牛带绦虫与猪带绦虫的区别见表15-2。

表15-2 牛带绦虫与猪带绦虫的形态区别

区别点	猪带绦虫	牛带绦虫
虫体长	2~4m	4~8m
节片	700~1000节　较薄、略透明	1000~2000节　较厚、不透明
头节	球形、具有顶突和2圈小钩，约25~50个	略呈方形、无顶突及小钩
成节	卵巢分为3叶，即左右2叶和中央小叶	卵巢分2叶
孕节	子宫分支多不整齐，每侧约为7~13支，支端多无分叉	子宫分支较整齐、每侧约15~30支，支端多有分叉
囊尾蚴	头节具顶突和小钩	头节无顶突及小钩

二、形态

1. 成虫　肥胖带绦虫成虫4~8m，体节数目可达1000~2000片，头节有吸盘四个、缺顶突及小钩，成节卵巢分左右2叶，孕节子宫分支每侧15~30支，基部较整齐，末端多分叉（图15-5）。

2. 虫卵　肥胖带绦虫卵与链状带绦虫卵在形态上难以区别，统称为带绦虫卵（图15-5）。

3. 囊尾蚴　肥胖带绦虫囊尾蚴的头节具四个吸盘，无顶突和小钩（图15-5）。

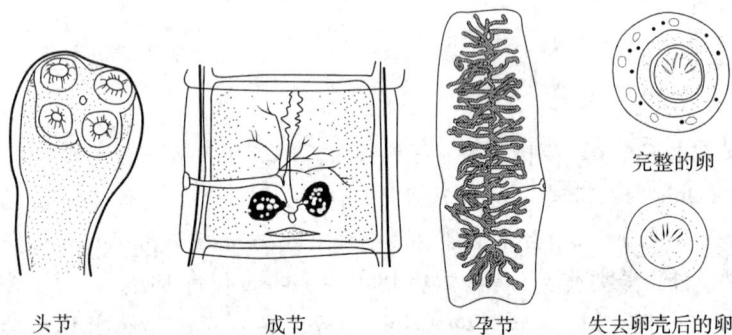

头节　　　　　成节　　　　　孕节　　　　　完整的卵　失去卵壳后的卵

图15-5　肥胖带绦虫各期形态结构模式图

三、生活史

人是肥胖带绦虫的唯一终宿主。成虫寄生在人的小肠上段，头节常以吸盘固着在十二指肠与空肠曲下40~50cm处，末端的孕节多单独从链体脱落，也可数节相连地自链体脱离，脱落的孕节活动能力很强，可随宿主粪便排出，也可自动从肛门逸出。通常每天排出6~12节，最多40节。在从肛门逸出时由于肛周挤压作用孕节破裂，虫卵散出，或孕节排除后沿地面蠕动时可将虫卵从子宫前端排出或由于孕节破裂使虫卵散播。每一孕节含虫卵8万~10万个。当中间宿主牛吞食到虫卵或孕节后，虫卵在小肠内经胃液和肠液的作用孵育出六钩蚴，然后六钩蚴钻入肠壁，随血液循环到全身各处，尤其是到运动较多的股、肩、心、舌和颈部等肌肉内，经 60 ~ 70 天发育为牛囊尾蚴（cysticercus bovis）（图 15 - 6）。有实验证明六钩蚴亦可随血流到达肝脏等血供丰富的器官内寄生发育。除牛可作为适宜的中间宿主外，山羊、美洲驼、长颈鹿、羚羊和角马等也可被牛囊尾蚴寄生。人极少被牛囊尾蚴寄生。

人若吃到生的或未煮熟的含有活囊尾蚴的牛肉，经肠道内消化液的刺激，囊尾蚴的头节翻出并吸附于肠壁，经 8 ~ 10 周发育为成虫。成虫寿命可达 20 ~ 30 年，甚至更长。

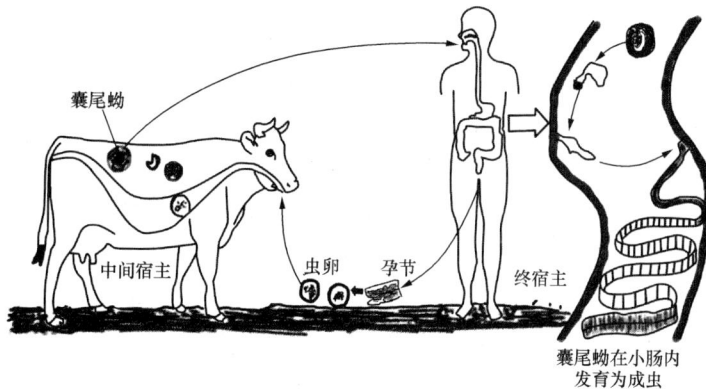

图 15 - 6　肥胖带绦虫生活史示意图

四、致病

带绦虫主要的危害是成虫所致的带绦虫病。寄生于人体的肥胖带绦虫成虫一般为 1 条，但重度感染不少见。肥胖带绦虫病患者多数无明显症状，有的患者时有腹部不适、饥饿痛、恶心、消化不良、腹泻或体重减轻等症状，但几乎所有患者都有排节片或孕节自动从肛门逸出现象和肛门瘙痒的症状。由于肥胖带绦虫孕节活动力较强，脱落的孕节在肠壁活动时遇到回盲瓣阻挡，活动力加强可引起右下腹剧痛，还可导致肠梗阻、肠穿孔及并发阑尾炎。有文献报道节片可异位寄生于子宫腔、耳咽管、胆总管等部位出现相应的症状或体征。

人体少有牛囊尾蚴寄生，人是否可作为中间宿主，学者们看法不一。多数学者认为人对肥胖带绦虫的六钩蚴具有自然免疫力，肥胖带绦虫卵在人体一般不能继续发育，但据 Pawlowski 等（1972）累计确切的报道人体牛囊尾蚴病全世界有 13 例，警示牛囊尾蚴感染人体必须关注。

五、诊断

询问排节片史对诊断肥胖带绦虫病有重要意义，患者带着孕节前来求诊较为常见，孕节检查和观察应根据子宫分支的数目及特征来区别带绦虫种类。肛门拭子法较粪便涂片法可明显提高虫卵检出率，还可采用粪便淘洗法寻找孕节和头节，以判定虫种和明确疗效。

六、流行

肥胖带绦虫病为世界性分布。我国 20 多个省、市、自治区有散在分布的肥胖带绦虫患者，在多食牛肉，尤其是有喜食的或不熟牛肉习惯的地区和民族中可造成地方性流行，如内蒙古、新疆、西藏、云南和四川的藏族地区、广西的苗族地区、贵州的苗族、侗族地区以及中国台湾山区等。有地方感染率高达 70%，西部地区肥胖带绦虫感染率上升明显且居高不下，与近年来西部经济发展直接相关，人民生活水平提高，解决了温饱的人们，肉类成为餐桌主要食品；外出就餐增加，而餐馆的食品卫生不到位；喜食生肉及半生不熟肉类的不良饮食习惯泛滥。其次是快速发展的畜牧业，饲养和放牧的缺乏科学管理、牧场粪便广泛污染、水源缺乏有效保护等均成为肥胖带绦虫病传播的重要因素。

绦虫感染随地势三级阶梯而有所不同，西藏、四川、新疆、青海和陕西等地成为我国目前肥胖带绦虫病的主要流行区，符合绦虫分布的地域性。我国地势东低西高，大致成阶梯状分布，西南部是海拔多在4000m以上的青藏高原，是我国地势最高的第一阶梯，肥胖带绦虫病、棘球蚴病、泡球蚴病，多分布在第一阶梯内。从青藏高原往北往东，到大兴安岭—太行山—巫山—雪峰山是我国地势的第二阶梯，大部分为1000~2000m的高原和盆地，第一阶梯和第二阶梯肥胖带绦虫的感染率分别为10.4%和10.5%；再往东为海拔多在500m以下的丘陵和平原交错地区，这是我国地势的第三阶梯，是猪带绦虫和囊虫病的主要分布区，这一区域肥胖带绦虫病少见。主食和喜食牛肉的民族与人群感染肥胖带绦虫者在我国也极为常见，谢醒民（1959）在天津治疗的肥胖带绦虫患者中85人为回族，顾以铭等（1963）在贵州从江县调查苗、侗、汉族群众肥胖带绦虫感染率依次为21.7%、17.3%与8.9%，各民族间感染率虽有差异，但都有感染。

肥胖带绦虫感染一般为1条，但在流行地区常见两条及以上感染，多条感染病例的百分率随该地区流行严重程度而增高，如秘鲁多条感染占肥胖带绦虫患者的0.29%（Castllo，1958）、英国0.46%（Jopling及Woodruff，1959），波兰0.56%（Pawlowski等，1958），智利0.85%（Donkaster等，1960），墨西哥4.9（Mazotti等，1947）。而在前苏联南部的一些地区如阿塞拜疆达40%，阿尔明尼亚更高至67%，一人感染虫体数的最高纪录为150条。我国流行地区，多条感染率大多在50%以下，每人平均感染3条左右，金大雄等在从江县记录的多条感染率高达95.2%，每人平均8条。我国感染最多的报道是30条。Sommer（1874）、Palias（1937）及金大雄等（1958）认为虫数多时，虫体较小，节片的数目也较少，但也有学者认为似无明显关联。多数地区男性感染率高于女性，如云南景洪高达22.3:1。感染肥胖带绦虫的最小年龄记录为10个月，最高年龄为86岁，但以青壮年为多，10岁以下，60岁以上较少。

七、防治

采取"驱、管、检、教"的综合防治原则。驱虫治疗首选槟榔、南瓜子、硫酸镁合剂，效果好、副作用小，并可通过排出的完整虫体鉴别虫种及考核疗效；加强牛粪管理，切断牛的感染途径；严格肉类检疫，及时处理含活囊尾蚴的牛肉；重视饮食卫生宣传教育，改变居民不良卫生饮食习惯。

（杨毅梅）

第四节　亚洲带绦虫

20世纪70年代，台湾学者范秉真等发现在台湾一些不养牛亦很少食牛肉的山区和远海岛屿，一直有牛带绦虫病（taeniasis saginata）的流行，为解释这种特殊的流行病学现象，通过大量的流行病学调查和实验感染等研究工作，证实了该地区流行的是一种新的带绦虫（*Taenia spp.*），随着研究的深入，发现这种带绦虫主要分布于亚洲国家，多称为亚洲带绦虫（*Taenia asiatica*）。

一、简史

寄生于人体的带绦虫有猪带绦虫（*Taenia solium* Linneaus，1758）和牛带绦虫（*Taenia sagina-*

ta Goeze，1782）两种，这是1782年牛带绦虫命名以来200多年的共识，直到20世纪70年代，一些学者发现东亚和东南亚诸国的一些山区和非牧区的远海岛屿，一直有牛带绦虫病的流行与分布，而当地居民则根本不养牛，亦很少食牛肉，甚至根本不食牛肉，而是喜食生或未熟的猪或野猪、松鼠等野生动物的肉和内脏，但是牛带绦虫的感染率却远远高于猪带绦虫，成为当地的优势虫种，这种有悖于牛带绦虫病的流行模式，使人们开始关注这一地区的牛带绦虫，随着研究的深入，提出了存在第三种带绦虫的可能性，因这种带绦虫主要分布于亚洲国家，有些文献称之为亚洲绦虫。

　　流行病学研究进展，明确了其分布区域主要为亚洲国家。20世纪90年代以来对该虫的研究逐渐转向了从分子生物学水平来探讨其恰当的分类地位。范秉真（1995）经过十多年的深入研究，提出该虫实际上是一种外形极似牛带绦虫的新的虫种。近二十年来许多学者不断从流行病学、形态学、生物行为学、实验动物学和分子生物遗传学等的比较，逐步形成了两种观点：一些学者认为它应当作为一个新的虫种，称之为亚洲带绦虫（*Taenia asiatica*）；另有部分学者认为它是牛带绦虫的一个亚种，称为牛带绦虫亚洲亚种（*Taenia saginata asiatica*）或亚洲牛带绦虫。到目前为止尚无明确学名，大多学者认同亚洲带绦虫之称。

二、形态

　　1. 成虫　亚洲带绦虫成虫长多为2～5m，节片数为260～1100，头节均略呈方形、分为有顶突和无顶突两种（图15-7），有顶突者结构微小，顶突上无小钩结构。成节卵巢分为2叶，有阴道括约肌，睾丸数为350～1190个，分布在整个节片的背面，但不分布到卵黄腺之后（图15-8）。孕节子宫侧支数11～32支，可见基部分支与末端分叉并存（图15-9）。

　　2. 囊尾蚴　囊尾蚴体积较小（长约1290μm），头节上具有两圈发育不良的小钩，外圈小钩较小、内圈小钩较大。

　　3. 虫卵　虫卵形态与带绦虫卵形态一致。

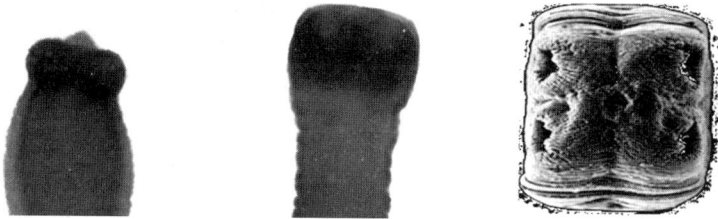
图15-7　亚洲带绦虫头节实物图
光学显微镜（10×4）及扫描电子显微镜

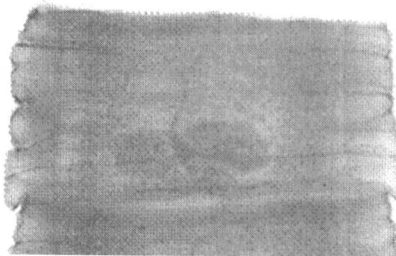
图15-8　亚洲带绦虫成节实物图
光学显微镜（10×4）

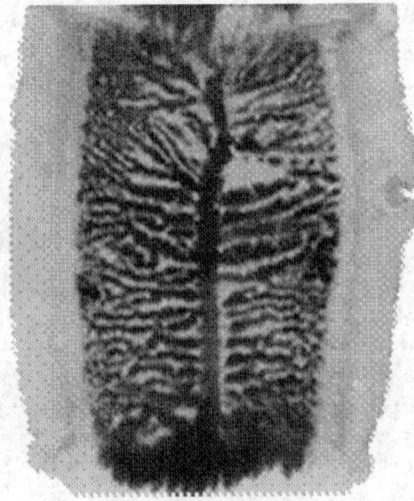

图 15 - 9　亚洲带绦虫孕节实物图
10 倍放大镜

三、生活史

人是亚洲带绦虫的终宿主，但是否为其唯一的终宿主尚无定论性报道。亚洲带绦虫成虫寄生于人体小肠，借助头节吸盘吸附于肠壁，孕节成熟后逐节脱落、自动排出体外。当中间宿主（主要是猪）吞食孕节或虫卵后，在其小肠六钩蚴孵出，经一定的移行途径到肝脏发育到成熟囊尾蚴，发育时间为 4 周左右。人吞食生的或未煮熟的动物肝脏时，囊尾蚴在人体小肠内头节翻出，吸附于肠壁，经约 4 个月发育为成虫。

范秉真（1988、1989、1990）用采自亚洲绦虫的地理株，做了各种动物的感染实验：①孕节虫卵感染猪、牛等动物成功。Chao 等（1988）用在肝脏检获的囊尾蚴感染人成功，从而实验完成了亚洲带绦虫的整个生活史，同时也证实了人是终宿主，但是否是其唯一的终宿主尚无定论性报道。②在台湾各地检查了 46 头家猪、12 头野猪、3 只松鼠和 8 只黄鹿，仅在兰屿岛的 6 头家猪肝脏、中部山区的 1 头野猪肝脏发现囊尾蚴，提示猪是亚洲带绦虫适宜的中间宿主，并在台湾中部山区和兰屿岛野猪和家猪存在自然感染。③在动物实验中各种动物对不同地理株的亚洲带绦虫敏感性不一，感染程度差异较大，发现小耳小型猪（SEM）是 6 地理株亚洲带绦虫最适宜的中间宿主（Fan 等，1990）。④亚洲带绦虫囊尾蚴仅寄生于中间宿主的肝脏，分布于肝实质者占 60% ~ 70%，位于肝表面者占 30% ~ 40%，不同地理株有差异，在横纹肌和其他组织器官内未发现囊尾蚴寄生（Fan 等，1990）。

亚洲带绦虫寿命较长，据 Fan（1992）对 1153 例有排节片史的亚洲带绦虫台湾株感染者的调查发现，排节片持续时间短于 1 年者为 1%、6 ~ 10 年者为 23%、11 ~ 20 年者为 16%、21 ~ 30 年者为 71%、30 年以上者为 3%。

四、致病

亚洲带绦虫的致病机制与牛带绦虫相似。

亚洲带绦虫患者有无症状各地文献报道不一，发生率约 70%，最明显的症状是孕节自动从宿主肛门逸出。范秉真（1992）的调查显示常见的症状出现率为：排节片史 95%、肛门瘙痒 77%、恶心 46%、腹痛 45%、腹泻 18%、头晕 42%、头痛 26%、食欲增加 30%、饥饿感 16%、便秘 11%、虚弱 17% 等。约 30% 感染者无症状，杨毅梅等（2007）报道云南香格里拉 1 例患者驱虫 14 条。患者一般情况良好，自述粪便中发现节片 5 年多，偶有消化道症状。目前尚未见到亚洲带绦虫引起囊尾蚴病的报道。

五、诊断

诊断方法与牛带绦虫病相同。询问排节片史或检查就诊者带来孕节片，对诊断带绦虫病有重要意义，子宫的分支数目及特征是鉴别猪带绦虫、牛带绦虫及亚洲带绦虫的重要依据，但要确诊亚洲带绦虫有一定难度，特别是无顶突的亚洲带绦虫和牛带绦虫，其孕节子宫侧支数目与子宫分支情况均介于猪带绦虫和牛带绦虫之间，必要时可采用分子生物学方法对带绦虫进行鉴定。

六、流行

亚洲带绦虫的发现具有重要的流行病学意义，其主要是通过家猪及野猪等动物传播，因此只在吃猪肉的国家和地区形成流行。我国台湾寄生虫学专家在这方面做了大量而长期的研究。台湾最早的带绦虫感染病例是由 Oi（1915）报道的，其病原被认为是牛带绦虫，随后 Yoko gawa（1935）报道过一些患者的节片与 *Taenia confusa* 形似，Kuntz 等（1966）根据雅美山民喜食生猪肝和猪肉推断病原应当是猪带绦虫，但是从得到的成虫看，形态与牛带绦虫极其相似，其动物宿主和感染方式则不甚清楚。

近 40 多年的研究，发现整个亚洲的东部，从日本、韩国直到我国，再到东南亚的泰国、新加坡、缅甸、印度尼西亚和菲律宾等国都有亚洲带绦虫的分布，各国流行区域不一，如韩国、菲律宾呈全国性分布，泰国东北部感染率最高而南部未发现感染者。中国台湾主要流行区是山区和远海岛屿，在台湾山区狩猎是土著人的唯一职业，猎杀野生动物后，特别喜欢吃刚杀死动物的肝脏，且从不熟食，在蓝屿的雅美族人喜食家猪和山羊的内脏和生肉。自范秉真等（1988 年）报道在中国台湾发现该虫以来，云南、贵州和广西均有病例报道，其中云南省病例报道相对较多，主要分布在云南西部。流行现状与居民喜食生内脏习俗的区域高度一致。

20 世纪 70 年代至今，亚洲带绦虫形态学、流行病学和分子生物学等成为学者们的研究热点，并取得了许多进展，亚洲带绦虫的发现、分类及命名是四十多年来研究的新进展之一，但亚洲带绦虫、牛带绦虫和猪带绦虫三种带绦虫的进化规律，三者之间的关系。亚洲带绦虫的分类学定位。人是否为亚洲带绦虫唯一的终末宿主。亚洲带绦虫囊尾蚴是否能寄生于人体，与流行区出现的人囊虫病发病率的相关性一系列问题，促使亚洲带绦虫的分子遗传学、分子流行病学及实验室动物学等更进一步的相关研究还将继续。

（杨毅梅）

第五节　细粒棘球绦虫

细粒棘球绦虫［*Echinococcus granulosus*（Batsch，1786）Rudolphi，1805］又称包生绦虫，简称包虫，隶属圆叶目，带科，棘球亚科，棘球属。属于棘球属的寄生人体的绦虫还有多房棘球绦虫（*Echinococcus multilocularis* Leuckart，1863），少节棘球绦虫（*E. oligarthrus* Diesing，1863）和福氏棘球绦虫（*E. vogeli* Rauch & Bernstein，1972）。近年在我国青藏地区的野生动物体内发现一个新种，命名为棘球绦虫石渠种（*E. shiquicus* Xiao et al，2006），该种是否感染人体尚待确证。

细粒棘球绦虫成虫寄生于犬科动物如犬、豺和狼的小肠。幼虫，又称棘球蚴（echinococcus cyst，hydatid cyst）寄生于人和多种食草类动物，如羊、牛、骆驼和马等家畜的体内，引起严重的人畜共患病，称棘球蚴病或包虫病（echinococcosis，hydatid disease，hydatidosis）。棘球蚴病分布地域广泛，随着世界畜牧业的发展而不断扩散，早已成为全球性重要的公共卫生和经济问题。我国 30 个省、市、自治区已证实存在该病的感染病例，其中以新疆、青海、甘肃、宁夏、西藏和内蒙古等省、自治区流行较为严重。我国已将该病列为重点防治的寄生虫病之一。

一、简史

人体感染棘球蚴病的证据最早可以追溯到 8000 多年以前。Waters - Rist 等报道在西伯利亚贝加尔湖地区，距今 8000 年的新石器时代古尸中存在棘球蚴的钙化物。

棘球蚴病在几个世纪以前已经被人类所记录。在犹太法典中就提及了该病，所以很早以前就被犹太人所知晓。在中医巨作《灵枢经》中也有腹部囊型肿块的表述，有学者认为这是最早的有关棘球蚴病的文字记录。古希腊著名医生 Hippcrates（公元前 460 - 公元前 377 年）描述了一个肝脏充满"水"的患者肝破裂，出现腹水后最终死亡的病例。现在认为是对棘球蚴病的描述。

1855 年前，在欧洲、北美洲、南美洲和澳大利亚，经常有人和动物囊性病变（棘球蚴病）的诊断，但并不知道其真正的病原体是什么。尽管 2 千多年前这种囊性病变已经广为人知，曾把它当作黏液囊、肿大的腺体、曲张的血管、曲张的淋巴管以及淋巴结的堆积等，直至近几百年才真正了解了该寄生虫学的相关内容。从 17 世纪开始，首先由意大利医生 Francesco Redi 猜测棘球蚴病是动物寄生虫性的。继而在 1766 年德国内科医生、自然历史学家 Pierre Simon Pallas，认为在人体内发现的棘球蚴可能是一种带绦虫的幼虫。十几年之后的 1782 年 Johann August Ephraim Goeze 用显微镜观察并记述了肝脏棘球蚴囊以及其中原头蚴头节的细节，明确了它为带科绦虫的生物学地位，故早期该寄生虫的学名为 *Taenia echinococcus*。1786 年由德国自然学家 August Batsch 描述了其形态并命名为 *Hydatigera granulosa*。1805 年，出生在瑞典的德国自然科学家 Karl Asmund Rudolphi 发现了在棘球蚴囊中的有钩的原头蚴，将其分类学地位改为棘球属（*Echinococcus*）。几乎半个世纪之后的 1853 年，德国兽医外科医生 Gottfried Carl Haubner 通过从感染犬的粪便里提取的虫卵饲喂羊，最终在羊的肝脏中发现了有增殖活性的棘球蚴囊。另外几乎同时在 1850 年，德国生理学家与动物学家 Karl von Siebold 和德国内科医生 Friedrich Küchenmeister 分别多次用羊体内的棘球蚴喂饲犬的实验，证实了棘球蚴囊确实可在犬的肠道内发育为成虫。1863 年，德国的病理学家 Bernhard Naunyn 还用来自人体的棘球蚴喂饲犬后，在犬体内发现了带绦虫成虫。至此，细粒棘球绦虫的生活史各个环节得到了实验考证。

近 50 年以来，根据实验室的结果和流行区调查资料显示，在细粒棘球绦虫存在遗传表型的诸多差异，表现在成虫和幼虫形态学、体内体外的发育速率、对宿主的选择性和感染力、化学组分、代谢、蛋白和酶类、致病性和抗原性等的差别。20 世纪 90 年代以后用限制性片段长度多态性（RFLP）、PCR - RFLP 和线粒体细胞色素 DNA 测序等技术，将 *E. granulosus* 分为 10 个基因型（株）：*E. granulosus sensu stricto*（G1 ~ G3；G1 基因型为普遍存在的狭义羊株，G2 基因型大洋洲绵羊株，G3 基因型北美洲水牛株），*E. equinus*（G4 基因型马株），*E. ortleppi*（G5 基因型牛株）和 *E. canadensis*（G6 ~ G10；G6 基因型骆驼株，G7、G9 基因型猪株，G8、G10 基因型鹿株）。该 10 个基因型中的 G1、G2、G3、G5、G6、G7、G8、G9 均可感染人。G4 对人几无感染性，G10 对人的感染性尚有待于研究。

二、形态

1. 成虫 是绦虫中最小的种类之一，体长 2 ~ 7mm，平均 3.6mm。除头节和颈部外，整个链体只有幼节、成节和孕节各一节，偶或多一节。所有节片均长大于宽。头节略呈梨形，具有顶突和 4 个吸盘。顶突伸缩力很强，其上有两圈大小相间的小钩共 28 ~ 48 个，呈大小相间放射状排列。成节的结构与带绦虫相似，生殖孔位于节片一侧的中部偏后。睾丸 45 ~ 65 个，均匀地散布在生殖孔前后方。孕节的生殖孔位其中线靠后，子宫具有不规则的分支和侧囊，含虫卵 200 ~ 800 个（图 15 - 10）。

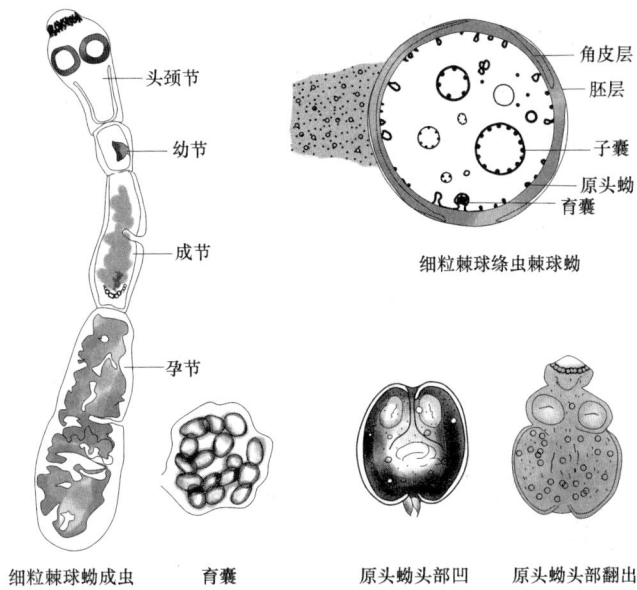

头颈节
幼节
成节
孕节

角皮层
胚层
子囊
原头蚴
育囊

细粒棘球绦虫棘球蚴

细粒棘球蚴成虫　　　育囊　　　原头蚴头部凹　　　原头蚴头部翻出

图 15 – 10　细粒棘球绦虫形态模式图

2. 虫卵　与链状带绦虫虫卵的形态相同，在光镜下难以与其区别。

3. 幼虫　即棘球蚴，为类圆形囊状体，随寄生宿主、部位和时间的不同，直径可由不足一厘米至数十厘米（图 15 – 10）。棘球蚴为单房性囊，由囊壁和囊内含物（育囊、原头蚴、子囊、孙囊和囊液等）组成。囊壁分两层，外层为角皮层（laminated layer），厚 1 ~ 4mm，乳白色、半透明，粉皮状，松脆易破裂，光镜下无细胞结构而呈多层纹理状。内层为生发层（germinal layer）亦称胚层，紧贴在角皮层内，厚 20 ~ 25μm，染色后可见细胞核结构。囊腔内充满囊液，亦称棘球蚴液（hydatid fluid）。囊液无色透明或微带黄色，比重 1.01 ~ 1.02，pH 6.7 ~ 7.8，含有多种蛋白，包括酶类、肌醇、卵磷脂、尿素及少量糖、无机盐，具有较强的抗原性。生发层（胚层）可向囊内长出许多原头蚴（protoscolex），原头蚴椭圆形或圆形，大小为 170μm × 122μm，为向内翻卷收缩具有数十个小钩的头节，其顶突和吸盘内陷。此外，还可见石灰小体等。生发囊（brood capsule）也称为育囊，是具有一层生发层的小囊，直径约 1mm，由生发层发育而来。据观察最初由生发层向囊内芽生成群的细胞，这些细胞空腔化后，形成小囊并长出小蒂与胚层连接。小蒂断开后生发囊可悬浮在囊液中。生发囊的囊壁上也可生成数量不等的原头蚴，多者可达 30 ~ 40 个。原头蚴可向生发囊内生长，也可向囊外生长为外生性原头蚴。子囊（daughter cyst）可由棘球蚴的生发层直接长出，也可由原头蚴或生发囊进一步发育而成。子囊结构与母囊相似，其囊壁具有角皮层和生发层，囊内也可生长原头蚴、生发囊以及与子囊结构相似的小囊，称为孙囊（grand daughter cyst）。有的母囊无原头蚴、生发囊等，称为不育囊（infertile cyst）。一个寄生人体的 10cm 的棘球蚴囊内可含有 87920 个小囊（子囊、孙囊和生发囊），估计其中约含有高达 130 万个原头蚴。

原头蚴、生发囊和子囊可从胚层上脱落，悬浮在囊液中，称为棘球蚴砂（hydatid sand）。

三、生活史

细粒棘球绦虫的终宿主是犬、狼和豺等犬科类肉食动物，中间宿主是羊、牛、骆驼和鹿等多种偶蹄类草食动物或人。

成虫寄生在终宿主小肠上段，以顶突上的小钩和吸盘固着在肠绒毛隐窝内。孕节或虫卵随宿主粪便排出，可污染动物皮毛和周围环境，包括牧场、畜舍、蔬菜、土壤及水源等。当中间宿主、包括人吞食了虫卵或孕节后，六钩蚴在其肠内孵出，然后钻入肠壁的小血管，经血液循环至肝、肺等器官，经 3~5 个月即可发育为直径 1~3cm 的棘球蚴。棘球蚴依其寄生部位平均每年增长 1~5cm，最大可达 30~40cm，在人体内可存活 40 年或更久。随棘球蚴囊的大小和发育程度不同，囊内所含有的原头蚴可由数千至数万，甚至数百万个。当含有棘球蚴的动物内脏被犬、狼等终宿主吞食后，囊内原头蚴在小肠消化液刺激下，其顶突翻出并附着肠壁，逐渐发育为成虫。棘球蚴所含的每个原头蚴都可发育为一条成虫，故犬、狼肠内寄生的成虫也可达数千至上万条。从感染棘球蚴至发育成熟排出虫卵或孕节约需 2 个月时间。成虫寿命 5~6 个月。细粒棘球绦虫生活史见图 15-11。

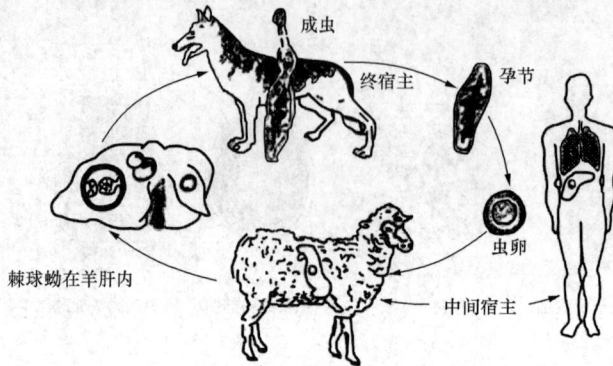

图 15-11 细粒棘球绦虫生活史

四、致病

棘球蚴病与畜牧养殖业关系密切，往往是在犬和偶蹄类牲畜持续长久存在的动物疾病，特别是在畜牧业为主、人类有用动物内脏喂饲犬习惯的地区。另外，存在食肉动物和食草动物之间流行传播的棘球蚴病地区，部分基因型的细粒棘球绦虫能否感染人有待考证。

棘球蚴病对人体的危害以机械损害为主，严重程度取决于棘球蚴的大小、数量、寄生时间和部位。当人误食虫卵后，六钩蚴即经肠壁随血液循环侵入组织，引起急性炎症反应，可逐渐形成纤维性外囊。一般感染半年后囊的直径达 0.5~1.0cm，视其寄生部位生长速率不同，在软组织内每年可增长 1~5cm。棘球蚴在人体内可发现于几乎所有部位，但最常见的部位是肝（70%~80%），且多在右叶肝，其次是肺（10%~20%），二者占所有病例的 80% 以上。此外，腹腔、脑、脾、盆腔、肾、胸腔、骨、肌肉、胆囊、子宫以及皮肤、眼、卵巢、膀胱、乳房、甲状腺等均有棘球蚴寄生的报道。棘球蚴在人体内一般为单个寄生，但多个寄生也不少见，约占患者的 20% 以上。继发性感染常为多个棘球蚴的寄生，可同时累及数个脏器。

因棘球蚴生长缓慢，往往在感染后数年才出现症状。由于棘球蚴的不断生长，压迫周围组织、器官，引起组织细胞萎缩、坏死。棘球液的渗出可产生毒性作用和过敏反应，因此，临床表现极其复杂，有如下常见症状。

1. 局部压迫和刺激症状 受累部位有轻微疼痛和坠胀感。如累及肝脏可有肝区疼痛，肝脏肿大，食欲缺乏；在肺部（右肺下叶居多）可出现胸痛、干咳、咯血、呼吸急促等呼吸道刺激症状；在颅脑则引起颅内压增高症状，表现为头痛、恶心、呕吐甚至偏瘫等；骨棘球蚴常发生于骨盆、椎体和长骨的干骺端，可破坏骨质，易造成骨折或骨碎裂。腹腔棘球蚴若压迫门静脉可致腹水，压迫胆管可致阻塞性黄疸、胆囊炎等。

2. 超敏和中毒症状 常有荨麻疹、血管神经性水肿，嗜酸性粒细胞增多，若棘球蚴囊液多量渗出或囊肿破裂，可引起严重的变态反应、过敏性休克，甚至死亡。中毒症状可表现胃肠功能紊乱，食欲减退、贫血、体重减轻、消瘦、甚至发育障碍和恶病质现象。

3. 继发性感染及继发性棘球蚴病 各种原因的棘球蚴囊破裂，可造成继发性感染。如肝棘球蚴囊破入腹腔，引起急性弥漫性腹膜炎，同时棘球蚴砂在宿主腹腔又可发育成多个新的棘球蚴。

肺棘球蚴如破裂至支气管，可咳出小的生发囊、子囊和粉皮状的角皮碎片。

五、诊断

棘球蚴病潜伏期较长，且临床表现复杂，多无特异性，早期确诊更难。根据 2006 年原卫生部制定的棘球蚴病诊断标准（WS257-2006），需要由病史、临床表现、影像学资料和实验室检验结果进行综合判断。询问病史，了解患者是否来自流行区或曾去过流行区，以及与犬、羊等动物和皮毛接触史对诊断有一定参考价值。主要临床表现为棘球蚴囊占位所致的压迫、刺激或破裂引起的一系列症状。影像学检查，包括 X 线、B 超、CT、MR 及放射性核素扫描等对棘球蚴病的诊断和定位有一定帮助。特别是 CT 和 MR，不仅可早期诊断出无症状的带虫者，且能准确地检测出各种病理形态影像。最终的确诊应以病原学结果为依据，或手术取出棘球蚴，或从痰、胸膜积液、腹水或尿等检获棘球蚴碎片或原头蚴等。

免疫学试验是辅助诊断和流行病学调查的方法。常用的有卡松尼皮内试验和其他血清学检查法，如 ELISA、IHA 和免疫印迹技术（Western blot）等。卡松尼皮内试验简单易行，短时间即可观察结果，但其假阳性较高，有认为对棘球蚴病的免疫诊断应在皮内试验阳性的基础上，再加 2~3 项其他血清学试验结果综合判断，可提高免疫诊断的准确性。

六、流行

细粒棘球绦虫有较广泛的宿主适应性，分布遍及世界各大洲牧区。高度流行区主要分布在东北非洲、南美洲、欧亚大陆包括中国。主要以犬和偶蹄类家畜之间循环为特点。细粒棘球绦虫 G1 基因型为世界范围内最多的一型，占人棘球蚴病的 88.44%，绵羊为其中间宿主。与 G1 型密切相关 G6 和 G7 型也可导致人体感染，占病例数的 11.07%。其中 G6 基因型的病例数为 7.34%，流行于非洲和亚洲的部分地区，以骆驼和山羊为其中间宿主。在我国主要是绵羊/犬循环，而牦牛/犬循环仅见于青藏高原和甘肃省的高山草甸和山麓地带。

我国曾是世界上棘球蚴病流行最严重的国家之一，主要流行区在我国西北部广大农牧地区，即新疆、青海、甘肃、宁夏、西藏、内蒙古和四川等省、自治区，其次是陕西、山西和河北部分地区。流行于我国的细粒棘球绦虫主要是 G1 基因型，也有 G6 基因型（骆驼/犬）的报道。另外，在黑龙江、吉林、辽宁、河南、山东、安徽、湖北、贵州和云南等省有散发病例。迄今全国已有30 个省、市、区证实存在有感染的患者。

2004-2012 年，全国累计报道棘球蚴病病例 28 364 例。报道病例中，最小的年龄为 8 个月，最大的 97 岁，主要集中在 20~65 岁，由于我国主要的棘球蚴病流行区均位于西部地区，故受多种因素的影响，实际的患病情况可能要高于网络直报反映的疫情状态。部分地区棘球蚴病的感染情况仍不容乐观，如 2014 年 3-11 月对新疆 14 地州进行了牛、羊、犬包虫感染情况调查，共检查羊 18374 只，平均感染率为 9.8%；共检查牛 3380 头，平均感染率为 10.71%；共检测 3842 只犬的粪样，阳性率为 10.36%。

近年来，随着畜牧业的不断发展，各地不断开辟新的牧场，引进和饲养大批牲畜，可能形成新的污染带。加之人员流动和皮毛制品的流通，棘球蚴病向城市流行蔓延的潜在危险正在增高。

棘球蚴病流行因素主要有以下三个点。

1. 虫卵对环境的污染　牧区犬通常感染较重，犬粪中虫卵量大，随动物的活动以及尘土、风、水等播散，导致虫卵严重污染环境。虫卵对外界低温、干燥及化学药品有很强抵抗力。

2. 人、畜的感染方式　牧区儿童喜欢与家犬亲昵玩耍，很易受到感染。成人感染可因从事剪羊毛、挤奶、加工皮毛等引起。此外，通过食入被虫卵污染的水、蔬菜或其他食物而受染。家犬和野生动物的感染则常因以病畜内脏喂犬，或将其随地乱抛致使野犬、狼、豺等受到感染，从而又加重羊、牛感染，使流行愈趋严重。

3. 其他因素　非流行区的人因偶尔接触感染的犬，或接触到来自流行区的动物皮毛，或由于种种原因去流行区而受感染。随着我国经济迅速发展，流行区的畜产品大量流向内地，各地也不断开辟新的牧场和草场，引进和饲养大批牲畜，新的污染地带可能形成。因此，必须加强对本病的防治。

有文献报道，人感染棘球蚴与犬的高感染率所污染环境并不相符，而主要与人的行为方式和卫生知识存在着密切相关性。

七、防治

在国家的包虫病等重点寄生虫病防治规划中已经提出，到 2020 年底，全国 350 个棘球蚴病流行县中，70% 县的人群患病率要下降至 1% 以下，犬感染率下降至 5% 以下。在流行区应采取综合性预防措施，包括加强健康教育，宣传普及棘球蚴病危害的知识，提高当地全民的防病意识；强化群众的卫生行为规范，杜绝将病畜内脏喂犬和随意乱抛的陋习，加强对屠宰场和个体屠宰户的检疫；定期检查家犬、牧犬并及时驱虫。

棘球蚴病的治疗，主要采取外科手术摘除，术中应注意务必将虫囊取尽并避免囊液外溢造成过敏性休克或继发性腹腔感染。对早期的小棘球蚴或不宜手术的患者，可使用阿苯达唑（albendazole），以阿苯达唑片剂为例，规范治疗 6 ~ 12 个月，15 ~ 20mg/(kg·d)。该药可与吡喹酮或甲苯达唑联合使用。

（沈际佳）

第六节　多房棘球绦虫

多房棘球绦虫 [*Echinococcus multilocularis* (Leuckart, 1863) Vogel, 1955] 是棘球属的另一种重要绦虫，形态和生活史均与细粒棘球绦虫相似，但成虫主要寄生在狐，其次是犬、狼、獾和猫等。其幼虫称多房棘球蚴（multilocular echinococcus），亦称泡球蚴（alveolar echinococcus），主要寄生在野生啮齿类动物，也可寄生在人，在人体引起严重的泡球蚴病（alveococcosis），亦称泡型包虫病（alveolar hydatid disease），或多房性包虫病（multilocular hydatid disease）。多囊室囊泡群状的寄生虫组织主要在肝脏发生发展，有时可侵入周围组织甚至发生远处组织转移，酷似恶性肿瘤。泡球蚴病的中晚期患者尚无确定的有效疗法，有"第二癌症"之称，也是各种绦虫感染当中最易引起死亡的一种人兽共患寄生虫病。

一、简史

1852 年和 1854 年由德国的病理学家 Ludwig Buhl 首先用德文分别描述了肝脏上长满了无数内含胶状物质的小囊泡的 2 例感染病例，称其为"alveolar colloid"，但当时并不知道其起源或由什么病原体引起。对多房棘球绦虫虫种的最终认识经历了长达百年的各国科学家的争论，即形态学上存在差异、临床表现不同的疾病是由一种当时就已知的细粒棘球绦虫，还是两种不同的绦虫引起、也即"一元论"和"二元论"学说之间的争议十分激烈。

1855 年，病理学教授 Rudolf Virchow 在做一个尸体解剖时，从肝脏上切下一块肿瘤样的样本，该样本中由多半都不超过米粒大小、其内含有胶状物质的无数的微小囊泡组成。囊泡的外面也都有一层类似于棘球绦虫幼虫的角皮层。Virchow 在其中仅仅几个囊泡中还鉴定出存在一些原头蚴，结合分析了其他之前发表的文献，推断其中有部分报道实际上就是他所发现的"多腔溃疡样棘球蚴肿，multilocular ulcerating Echinococcus tumour"。他第一个得出这样结论并以论文形式发表，理清了这种叫做 alveolar colloid 神秘疾病是由属于棘球属的一种尚不清楚虫种的幼虫引起，而并不是普遍认为是肿瘤的一种类型。德国的内科医生和寄生虫学家 Rudolf Leuckart 在 1863 年认可了 Virchow 所描述的棘球蚴与其他已知棘球蚴在形态学上的差别，并且首次将其称作为"*Echinococcus multilocularis*"，但他和其他人一样，仅仅认为是细粒棘球绦虫的一种类型而非一个新种。

瑞士学者 Felix Morin 第一个提出了由两种不同的寄生虫虫种引起这一类似疾病的观点，一种仅仅在肝脏形成常见的单一的囊性损害，另一个种则导致多囊性或微小囊泡样的损害。在 1882 - 1932 年的几十年间，许多学者经历了大量的动物实验，包括中间宿主和终末宿主的实验，企图证明是一个虫种还是两种不同虫种导致的疾病。虽然也有实验观察到了两种成虫在大小上的差别、头节小钩形态的不同以及可能是虫龄原因造成的子宫形态的区别，但由于实验设计和方案的问题，始终没有能得到充足的令人信服的结果，反而使人对这一争论更加困惑。

直到 20 世纪 50 年代，多房棘球绦虫的分类地位得到确定，"二元论"的观念最终被证明是正确的。由美国阿拉斯加的北极区卫生研究中心的寄生虫学专家 Robert Rausch 和 Everett L. Schiller 开展了大量的动物寄生虫现场研究，他们鉴定了在北部地区田鼠科鼠类肝脏中的囊泡状寄生虫的损害，并将这些病变肝脏喂饲北极狐。3 个月后解剖了这些动物，将获得的成虫的孕节再喂饲几种啮齿类动物并均证明了感染的成功。

受到这一发现的激励，1954 - 1957 年期间，德国汉堡热带研究所的 Hans Vogel 在德国南部泡球蚴病流行区也启动了现场研究，他在田鼠科鼠体内发现了造成小囊泡样损害的泡状幼虫，在红狐体内发现了具有孕节的成虫。通过进一步包括用人的幼虫感染犬和犬粪便中的虫卵感染啮齿类动物一系列实验，确定了多房棘球绦虫的生活史，并首次没有异议地鉴定了该虫与细粒棘球绦虫成虫的区别。由于 Leuckart 在幼虫阶段最早定出的学名（*E. multilocularis*）具有优先权，故该虫在有些专业书籍的学名是［*Echinococcus multilocularis*（Leuckart，1863）Vogel，1955］。

二、形态

1. 成虫　外形和结构与细粒棘球绦虫很相似，但虫体更小，长仅为 1.2 ~ 4.5mm，头节、顶突、小钩和吸盘等也都较小，有 13 ~ 34 个顶突小钩。虫体常有 4 ~ 5 个节片。成节生殖孔位于节片中线偏前，睾丸数较少，为 26 ~ 36 个，分布在生殖孔后方。孕节子宫为简单的囊状，无侧囊，内含虫卵 200 ~ 400 个。多房棘球绦虫和细粒棘球绦虫成节形态比较见图 15 - 12。

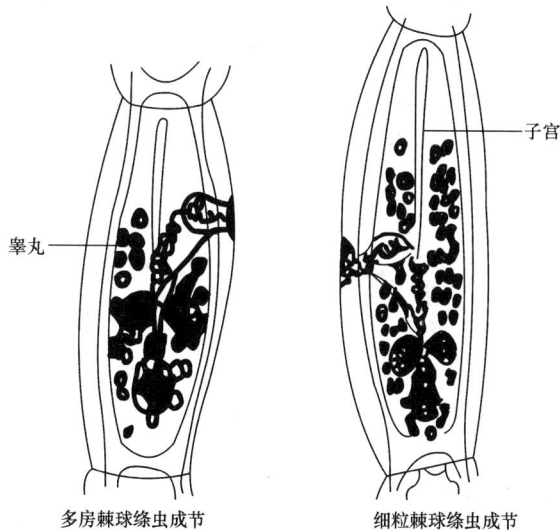

子宫

睾丸

多房棘球绦虫成节　　　　细粒棘球绦虫成节

图 15 - 12　两种棘球绦虫成节形态学模式图

2. 幼虫　多房棘球蚴，亦称泡球蚴。泡球蚴与细粒棘球蚴的形态完全不同，一般呈单个巨块型，为淡黄色或白色的囊泡状团块，形态极不规则，常见由多个大小囊泡相互连接、聚集而成。囊泡圆形或椭圆形，直径为 0.1 ~ 5mm，内含少量不透明囊液或胶状物。啮齿类动物泡球蚴内的原头蚴较多，而人泡球蚴中仅仅在较少囊泡中存在原头蚴。泡球蚴多以外生性出芽增殖方式不断产生新囊泡，少数也可以内生性出芽增殖方式形成隔膜而分离出新囊泡。囊泡外壁角皮层很薄且常不完整，整个泡球蚴与宿主组织间无纤维组织被膜分隔，呈浸润性生长，向组织表面蔓延至直至周围的组织，犹如恶性肿瘤。一般1~2年即可使被寄生的器官几乎全部被大小囊泡占据。泡球蚴中央常并发无菌性坏死，内含豆腐渣样或干酪样物质。多房棘球蚴寄生在肝脏见图15-13。

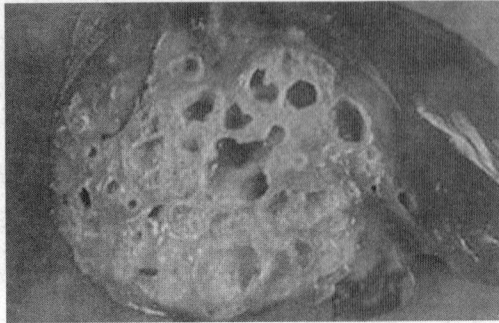

图 15 – 13　多房棘球蚴在肝脏

3. 虫卵　与带绦虫虫卵、包括细粒棘球绦虫虫卵的形态相同，在光镜下难以区别。

三、生活史

多房棘球绦虫常见的终宿主是狐，其次是犬、狼、獾和猫等。在寄生有多房棘球绦虫的终宿主体内也可同时有细粒棘球绦虫寄生。适宜的主要中间宿主为野生啮齿类动物如田鼠、麝鼠、旱獭、旅鼠、仓鼠、大沙鼠、小家鼠以及褐家鼠等。在我国见于报道的还有黄鼠、鼢鼠、长爪沙鼠、鼠兔以及牦牛、绵羊等，在中间宿主寄生部位主要是肝。当体内带有泡球蚴的鼠或动物脏器被狐、犬和狼等终宿主吞食后，一般经45天原头蚴可以发育为成虫，成虫寄生在终末宿主的小肠，排出的孕节和虫卵污染周围环境。

鼠类常因食入终宿主粪便或粪便污染的植物而受感染。由于地甲虫喜食狐粪而在消化道和体表携带上虫卵，麝鼠又喜捕食地甲虫因而受染，地甲虫可起转运虫卵的作用。

人因误食虫卵而感染，由于人是多房棘球绦虫的非适宜中间宿主，人体感染时在其体内的囊泡内只含胶状物而很少发现原头蚴。多房棘球绦虫生活史见图15-14。在牛、绵羊和猪可以发现有泡球蚴的寄生，但不能发育至感染阶段。

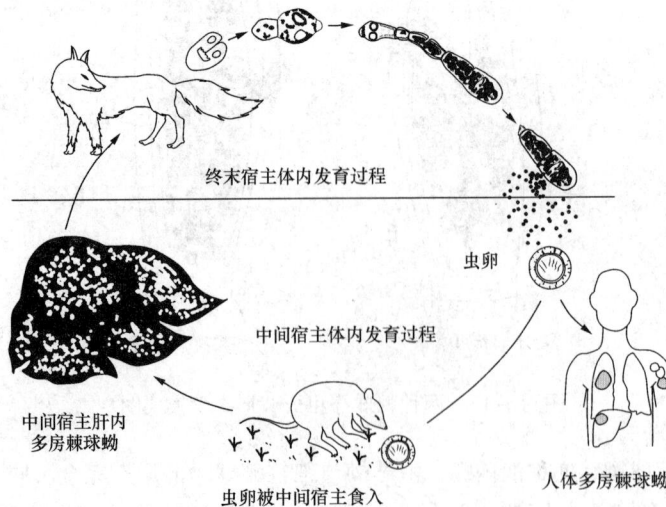

图 15 – 14　多房棘球绦虫生活史

四、致病

由于泡球蚴生长相对缓慢，感染后一般潜伏期较长。人泡球蚴病通常比细粒棘球蚴病更严重，病死率较高。泡球蚴病大多原发于肝脏，而肺、脑、脾、肾、肾上腺及心脏等其他部位的继发感染多由肝通过淋巴管或血液循环转移而来。由于泡球蚴在肝实质内呈弥漫性浸润生长，并逐渐波及整个肝，对肝组织的破坏特别严重，可引起肝功能衰竭而导致昏迷，或诱发肝硬化而引起门静脉高压，并发消化道大出血而致死亡。

致病机制主要包括泡球蚴直接侵蚀、毒性损害和机械压迫三个方面。由于泡球蚴在肝实质以芽生增殖方式弥漫性蔓延，直接破坏和取代肝组织，可形成巨块状的泡球蚴，其中心常发生缺血性坏死、崩解液化而形成空腔或钙化，呈蜂窝状大小囊泡内含胶状物或豆渣样碎屑，一般无原头蚴。泡球蚴若侵入肝静脉则可随血流转移到肺、脑等其他脏器，引起呼吸系统或神经系统的症状和体征，如咯血、胸痛或气胸或脑压增高、癫痫、偏瘫和颅内占位性病变等表现。

临床表现最主要是右上腹缓慢增长的肿块或肝肿大。许多患者有与细粒棘球蚴病相似的肝区疼痛、压迫、坠胀感等，但触诊时肿块较坚硬并有结节感。由于泡球蚴的浸润和压迫，可有腹痛和黄疸以及门脉高压的表现。几乎所有患者都表现有肝功能损害，如食欲不振、消化不良等，晚期患者甚至有恶病质现象。本病症状类似肝癌，但其病程通常较长。多房棘球蚴病的患者同时还可以感染细粒棘球绦虫，临床表现更为复杂。

五、诊断

泡球蚴寄生在深部组织，病原学检查困难，需要手术获取标本而确诊。询问病史了解患者是否来自流行地区、有否与狐狸、犬或其皮毛接触史有一定参考意义。体检时发现肝脏肿块，特别是触诊时发现肿块质地坚硬又有结节感时更应高度警惕。一般实验室检查除部分泡球蚴患者有不同程度的嗜酸性粒细胞增多外，并无特异性临床诊断意义。

由于泡球蚴周围缺纤维组织被膜，虫体抗原很容易进入血液，故免疫诊断效果尤佳。在泡型棘球蚴病的诊断抗原中，研究较多的有Em2、Em2plus和Em18，这些抗原在血清学诊断价值方面各有其特点。

B超、CT、MRI等影像学检查具有重要意义，且均具有各自的图像特点。

总之，结合病史、临床表现、实验室检查、流行病学及影像学资料进行综合分析判断，有助于对泡球蚴病的早期、准确地诊断，为治疗方案提供可靠的依据。

鉴别诊断首先要注意与肝癌和细粒棘球蚴病相区别，其次是与肝硬化、肝脓肿、黄疸型肝炎和肝海绵状血管瘤的鉴别；在肺或脑的多房棘球蚴病，需与肺癌、脑瘤或脑胶质病等区别。

六、流行

多房棘球绦虫分布地区较细粒棘球绦虫局限，主要流行在北半球高纬度地区，从加拿大北部、美国阿拉斯加州，直至日本北海道、俄罗斯西伯利亚，遍及北美洲、欧洲、亚洲的寒冷地区及冻土地带。

在我国宁夏、新疆、青海、甘肃、黑龙江、西藏、北京、陕西、内蒙古和四川等10个省、直辖市和自治区的69个县均有病例报道。国内见于较早的文献报告的确诊人体感染病例是姚秉礼等（1965）和王明义等（1978）。

我国多房棘球绦虫及其多房棘球蚴在动物的自然感染，首先是李维新、林宇光等（1985）在宁夏固原地区发现红狐感染成虫，并发现阿拉善达乌尔黄鼠自然感染多房棘球蚴；朱依柏等（1985）在四川甘孜地区报告野外生活的家犬自然感染成虫。不久唐崇惕等（1988）报道在内蒙沙狐为其终末宿主，并发现布氏田鼠和长爪沙鼠自然感染多房棘球蚴。

泡球蚴病是我国严重危害农牧民健康的疾病之一，亦属于全球高发区之一。现已查明我国有3个地理流行区：一是新疆维吾尔自治区，以北疆最为严重；二是我国的中西部的西藏、青海、甘肃、宁夏、四川和陕西；三是东北部的黑龙江和内蒙古。多房棘球绦虫循环于狐狸、野犬和多种啮齿动物之间，为动物源性寄生虫病，形成自然疫源地。狐和野犬成为人体感染来源，人进入该地区误食虫卵污染的食物和水而感染。患者多是牧民和农民，主要因捕猎、饲养狐狸，或剥制狐皮、加工和贩运皮毛制品而感染。藏族群众因宗教原因不伤野犬并喂饲它们，造成野犬成群，到处流窜，人则因与野犬接触而感染，也可能通过饮水等间接方式感染。这些地区往往同时也有细粒棘球蚴病的流行。

七、防治

加强卫生宣传教育，使广大群众，尤其是狩猎人员、动物学工作者及野外勘探人员认识和了解泡球蚴病的危害和预防方法。主要是注意个人防护，讲究个人及饮食卫生，养成良好的卫生生活习惯。因虫卵耐寒而怕热，对可能污染的器具物品可用高温消毒。多房棘球绦虫病由于受季节、森林和草原宿主及食物链等因素影响，防治较为困难。加强卫生检疫，在牛、羊和猪的肝脏可发现有棘球蚴的寄生，虽一般不能发育至感染阶段，但病死的动物及内脏必须焚烧或深埋，严禁喂犬。

流行区应对人群进行普查，使用免疫学试验和X线、B超等手段可早期发现患者，以便及时根治。

治疗以手术为主，对早期、病灶局限的患者可行病变组织和少量正常组织一并切除的根治性手术，但能否行根治性手术切除的关键是病灶与肝脏血管及胆管之间的关系。中、晚期患者手术困难，患者就诊时已经有肝内外血管、胆管的侵犯及远处器官的转移，难以切除干净，所以大多数情况下是采用姑息性手术治疗，以减轻患者病痛，延长生存期。不能手术的患者应该给予持续的阿苯达唑或甲苯达唑治疗，也可与吡喹酮联合用药。此外，术后阿苯达唑或甲苯达唑治疗至少2年。

灭狐和消灭野鼠是根除传染源的主要措施之一，野犬也应杀灭或控制，对家犬则应定期驱虫。

（沈际佳）

第七节　微小膜壳绦虫

微小膜壳绦虫［*Hymenolepis nana*（V. Siebold, 1852）Blanchard, 1891］又称短膜壳绦虫或短小绦虫（dwarf tapeworm），隶属圆叶目、膜壳科、膜壳属。成虫主要寄生在鼠类，也可寄生人的小肠，引起微小膜壳绦虫病（hymenolepiasis nana）。

一、简史

1845年Dujardin首次在鼠的肠道内发现该虫体。1851年Bilharz在尸检一脑膜炎死亡的开罗男孩时，首次在其肠道内发现该虫体，1852年Von Siebold首次确认该寄生虫为人体寄生虫。Grassi在1887年，Grassi和Rovelli在1892年先后以该虫的孕节直接感染大鼠，随后在大鼠肠道中获得该虫的各期发育虫体，证明该寄生虫发育无须中间宿主。1906年Stiles将该寄生虫命名为*Hymenolepis fraterna*。Saeki在1921年证明该虫体可在人体内直接感染，无须中间宿主。Bacigalupo在1928

年、1931 年和 1932 年进行了一系列昆虫感染实验后，证实该虫体可以某些昆虫（鼠蚤和面粉甲虫）为中间宿主进行传播。该虫体被发现以来，曾被命以多个名称，如 *Taenia murina*，*Taenia nana*，*Taenia aegyptica*，*Diplacanthus manus*，*Hymenolepis nana*，*Hymenolepis murina* 等。

二、形态

1. 成虫 属小型绦虫，成虫纤细，体长 5 ~ 80mm，平均长度为 20mm。虫体长度与寄生的虫体数量有关。头节呈球形，直径为 0.13 ~ 0.40mm，有 4 个吸盘和一个可伸缩的顶突，顶突上有 20 ~ 30 个小钩，排成一圈，小钩长 16 ~ 18μm。颈部细长。链体由 100 ~ 200 个节片构成，多者可达 2 250 个节片。幼节细小，成节渐增大，孕节最大。所有节片均宽度大于长度，生殖孔位于节片的同侧。成节内有 3 个椭圆形睾丸，较大，横向排列在节片的中部，储精囊较发达。卵巢呈分叶状，位于节片中央。卵黄腺球形，在卵巢后方的腹面。孕节内子宫呈袋状，充满虫卵并占据整个节片（图 15 – 15）。

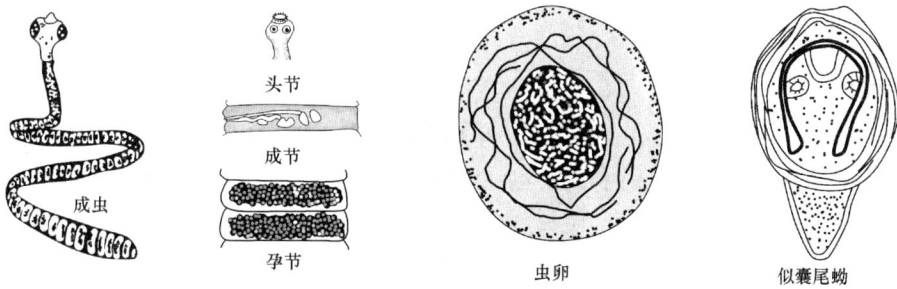

图 15 – 15 微小膜壳绦虫（成虫、头节、成节、孕节、虫卵、似囊尾蚴）

2. 虫卵 圆形或椭圆形，大小（48 ~ 60）μm ×（36 ~ 48）μm，无色透明，卵壳很薄，内有一层较厚的胚膜，胚膜两端稍隆起并由此处各发出 4 ~ 8 根丝状物，弯曲延伸在卵壳与胚膜之间，胚膜内含有一个六钩蚴（图 15 – 15）。

3. 似囊尾蚴（cysticercoid） 虫体较小，前端为一较小的囊腔，囊腔内为头节，囊的后部是由纵行纤维构成的实心、带有小钩的尾（图 15 – 15）。

三、生活史

微小膜壳绦虫既可以不经过中间宿主，也可以经过中间宿主完成生活史（图 15 – 16）。

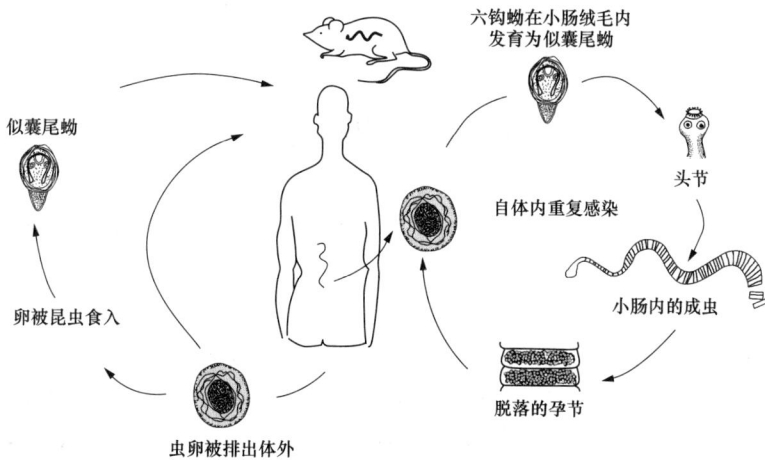

图 15 – 16 微小膜壳绦虫生活史

1. 直接型生活史　成虫寄生在鼠或人的小肠内，脱落的孕节或虫卵随宿主粪便排出体外。虫卵在外界环境中存活不超过 10 天。这些虫卵具有感染性，被新宿主食入后，虫卵在其小肠内经消化液的作用孵出六钩蚴，六钩蚴钻入肠绒毛，经 3 ~ 4 天发育成似囊尾蚴。在感染后 6 ~ 7 天，似囊尾蚴破肠绒毛回到肠腔，以头节上的小钩和吸盘固着在肠壁上，逐渐发育为成虫。微小膜壳绦虫完成上述生活史在人体内需 2 ~ 4 周，在鼠体内需 11 ~ 16 天，成虫寿命 4 ~ 6 周。另外，若虫卵在宿主肠道内停留时间较长时，因肠道内消化液的作用，虫卵内的六钩蚴孵出并钻入肠绒毛发育为似囊尾蚴，并再次回到肠腔发育为成虫，即在同一宿主的肠道内完成整个生活史，造成自体内重复感染。自体内重复感染的时间可持续数年。

2. 间接型生活史　已证明多种蚤类如印鼠客蚤、犬蚤、猫蚤和致痒蚤等多种蚤类的幼虫，以及面粉甲虫、拟谷盗等均可作为微小膜壳绦虫的中间宿主，鼠或人因误食含有似囊尾蚴的中间宿主而感染。在中间宿主体内时，似囊尾蚴的发育受外界温度的影响，当外界温度在 30℃ 时，自虫卵感染至囊尾蚴发育成熟需要 8 天，如果外界温度波动在 22℃ ~ 26℃，则需要 14 天。

四、致病

微小膜壳绦虫病（hymenolepiasis nana）为人兽共患寄生虫病。各年龄段人群均可感染本病，但以 10 岁以下儿童及免疫力低下的人群为主要感染对象。

该虫的致病作用主要包括虫体的吸盘、小钩及微毛对宿主肠壁的机械性损伤和虫体分泌物的毒性作用。虫体附着部位的肠黏膜可出现充血、水肿甚至坏死，有的可形成溃疡并深及肌层，同时伴有淋巴细胞、中性粒细胞浸润。似囊尾蚴对肠壁组织的损害，包括肠绒毛、黏膜下层、黏膜肌层破裂或破碎，肠绒毛水肿、出血，同时伴有炎性细胞的浸润。轻微感染者无明显症状，感染严重者特别是儿童可出现消化系统、神经系统症状，如恶心、呕吐、食欲不振、腹痛、腹泻以及头晕头痛、烦躁和失眠，甚至惊厥和癫痫，但某些重度感染者也可无任何临床表现。少数患者可出现皮肤瘙痒或荨麻疹等过敏反应。患者的嗜酸性粒细胞增多，达 5% ~ 20%。此外，根据报道，微小膜壳绦虫还可侵犯其他肠外组织或器官，如肺、肝脏。

宿主的免疫状态可以影响微小膜壳绦虫的发育过程及感染程度。在使用类固醇激素治疗时造成的免疫抑制，可引起似囊尾蚴的异常增生和播散，大多数重度感染者都曾有过使用免疫抑制剂的病史。故此，在临床进行免疫抑制治疗前应先驱除该虫，以防止该虫的大量增殖或异位寄生。2015 年，Muehlenbachs 等报道了 1 例 HIV 感染伴免疫力低下的男性患者因微小膜壳绦虫病并发罕见的多发性恶性肿瘤的病例，引起人们对绦虫感染诱发人体肿瘤的关注。

五、诊断

1. 病原学诊断　从患者粪便中查到虫卵或孕节即可确诊。使用硫酸锌漂浮法、水洗沉淀法或饱和盐水漂浮法可提高检出率。

2. 血清学诊断　采用 ELISA 检测患者血清中的抗体是目前诊断本病的辅助手段。

六、流行

微小膜壳绦虫呈世界性分布，热带和温带地区较多见，感染率在 0.3% ~ 50%。我国各地均有报道，平均感染率在 0.045%，以新疆乌鲁木齐、伊宁和喀什三市较高，感染率分别为 8.78%、11.38% 和 6.14%，估计全国感染人数为 51 万。由于微小膜壳绦虫的虫卵可直接感染人体，因此，该虫的流行主要与生活环境和个人卫生习惯有关。儿童的感染率高于成人，营养差或健康不好更易感染。虫卵自孕节散出后便具有感染性，在粪尿中能存活较长时间，但虫卵对干燥抵抗力较弱，在外环境中不久即丧失感染性。通过直接接触粪便或因厕所、便盆的污染再经手－口途径虫卵即可进入人体。在儿童聚集的场所，如果环境卫生不良、个人卫生习惯较差则更易互相传播。偶然误食了含有似囊尾蚴的昆虫也是流行的原因之一。自体内的重复感染是虫体顽固性寄生或虫负荷高的原因之一。

鼠微小膜壳绦虫（*H. nana fraterna*）与人微小膜壳绦虫（*H. nana nana*）在形态上极为相似，以往学者认为二者是不同的亚种或不同的生理系，但我国曾研究证实，在改变宿主的情况下，人和鼠的微小膜壳绦虫可以改变其生理原型，相互转变。因此，鼠在人微小膜壳绦虫病的流行上起着保虫宿主的作用。除鼠类外，狒狒、狗、旱獭、松鼠等动物体内也发现了该虫的寄生。

七、防治

注意环境卫生与个人卫生，饭前便后洗手，加强营养，彻底治愈患者，灭鼠，灭蚤是预防微小膜壳绦虫感染的重要措施。

驱虫治疗可用吡喹酮。该药对成虫及肠绒毛内的似囊尾蚴均有作用。用法：15～25mg/kg一次顿服，或15mg/kg，每日一次，连服3天，治愈率达90%以上。近年来，国外采用NTZ（硝唑尼特）也有较好的治疗效果。此外，还可使用阿苯达唑、氯硝柳胺、槟榔－南瓜子等驱虫治疗。

（郗玉艳）

第八节　缩小膜壳绦虫

缩小膜壳绦虫 ［*Hymenolepis diminuta*（Rudolphi，1819）Blanchard，1891］，又称长膜壳绦虫，隶属膜壳科、膜壳属，为鼠及其他啮齿类动物的常见寄生虫。该虫偶可寄生在人体，引起缩小膜壳绦虫病（hymenolepiasis diminuta）。

一、简史

缩小膜壳绦虫最初由Olfter在1766年于南美洲的鼠体内发现。1805年，Rudolphi报道了首例人体感染病例，并根据其成虫相对较小的特点及林奈的分类传统（即所有的绦虫成虫都归于同一绦虫属，*Taenia*），于1819年将该虫命名为*Taenia diminuta*。1858年，Weinland在一波士顿婴儿体内也发现了该虫体，并根据其虫卵的特征，将其命名为*Hymenolepis flavopunctata*，其属名*Hymenolepis*由希腊文*hymen*（membrane）和*lepis*（shell）构成。1891年，Blanchard经考证后正式将该虫体命名为*Hymenolepis diminuta*（缩小膜壳绦虫）。1892年，Grassi和Rovelli研究证实多种甲虫可作为该寄生虫的中间宿主。此后，Nieoll和Minchin（1911）在英国，Nikerson（1911）在美洲，Johnston（1913）在澳洲，Joyeux（1920）在法国以及本乡玄一（1925）在日本先后证实各种鼠蚤、米虫等昆虫均可作为该虫的中间宿主。

二、形态

1. 成虫　带状，大小（200～600）mm×（3.5～4.0）mm，属于中型绦虫。虫体由800～1000个节片构成，全部节片都是宽度大于长度。头节呈球形，直径0.2～0.6mm，顶突凹入，不易伸缩，无小钩，有4个较小的圆形吸盘。颈部长3～4mm。链体的成节内卵巢近节片中央，分为左右两叶，睾丸球形或卵圆形，3个多见，偶有2个或多至4～5个者。孕节内的子宫呈瓣状，边缘不整齐，充满虫卵。生殖孔开口于节片一侧边缘的中央或后中1/3交界处，多位于同侧（图15-17）。

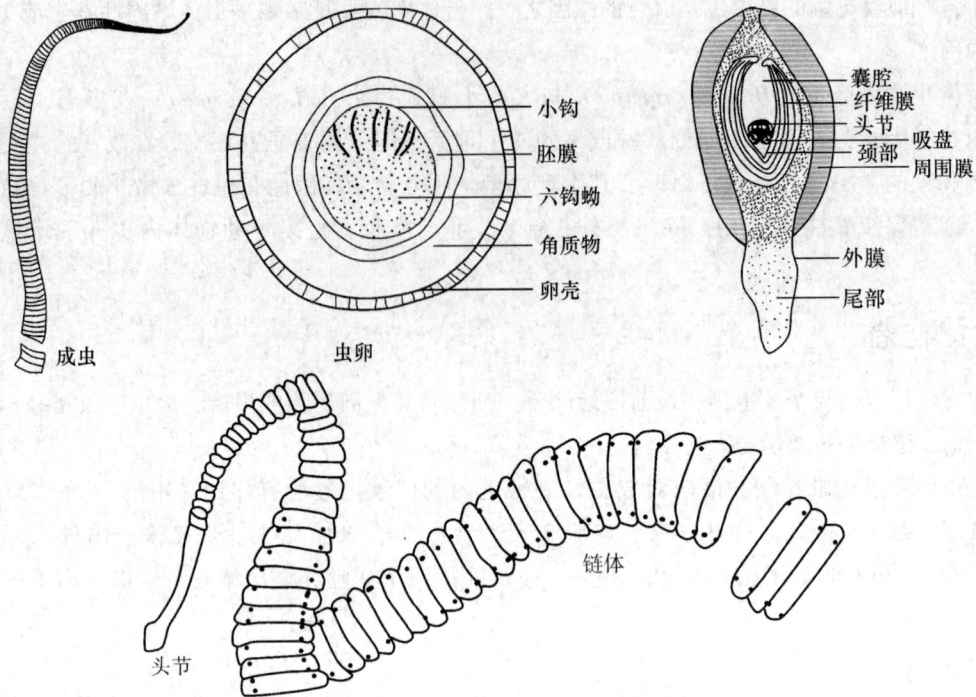

图15-17　缩小膜壳绦虫（成虫、虫卵、似囊尾蚴）

2. 虫卵　圆形或椭圆形，黄褐色，大小为（60~79）μm×（72~86）μm，卵壳较厚，胚膜两端略肥厚，无极丝，胚膜与卵壳之间充满透明的胶状物，胚膜内含有一个六钩蚴（图15-17）。

3. 似囊尾蚴　长597~832μm，宽208~240μm，外层角质膜可见辐射状细纹，内层囊壁细胞疏松，厚28~36μm，纤维层厚14~25μm，包裹头节，颜色较暗（图15-17）。

三、生活史

缩小膜壳绦虫的生活史与微小膜壳绦虫相似，但完成生活史需要昆虫作为中间宿主。现已被证实的可作为缩小膜壳绦虫中间宿主的昆虫有蚤类、多种甲虫、蟑螂、倍足类和鳞翅目昆虫等60余种，其中以具带病蚤、印鼠客蚤及面粉甲虫较为常见。成虫寄生在啮齿类动物（主要是鼠）的小肠，脱落的孕节及虫卵随宿主的粪便排出后，若被中间宿主吞食，在其消化道内孵出六钩蚴，然后穿过其肠壁进入血腔，7~10天后发育为似囊尾蚴。鼠或人吞食了含有似囊尾蚴的中间宿主，似囊尾蚴在其肠腔内经过12~13天，发育为成虫。成虫在终宿主肠腔内寄生时，产卵量可达250000个/天。似囊尾蚴在中间宿主体内生长发育十分迅速，重量在10天内可呈指数增长。成虫的发育及成熟则与感染的虫体数量、宿主的饮食特点尤其是碳水化合物及有无其他寄生虫寄生有关。成虫在感染后的第一周生长最快，但在感染开始的24小时生长滞后。虫体成熟后，可更换吸附的位置。虫体的长度与寄生的虫体数量、宿主均有关系，轻度感染时，虫体大约长70cm，个别虫体可以略长些。

四、致病

缩小膜壳绦虫寄生于人体小肠，造成的损害较微小膜壳绦虫轻。因感染者无体内重复感染的情况，通常寄生的虫体数量较少，故大多无明显的临床症状，或仅有轻微的神经和胃肠症状，如头痛、失眠、磨牙、恶心、腹胀和腹痛等。个别病例表现为顽固性结肠炎，严重者可出现眩晕、贫血等症状。

五、诊断

诊断方法同微小膜壳绦虫。

六、流行

本病散布于美洲、欧洲、亚洲、大洋洲和非洲等地。国内自 1929 年 Faust 报道首例患者，此后各地陆续有本病的报道，多为散发病例，其中报道的病例数以江苏、河南最多，其次为湖北、广西等。人体感染多因误食混在粮食中的含似囊尾蚴的中间宿主所致。儿童因个人卫生习惯不良，感染率较高。

七、防治

注意个人卫生和饮食卫生，积极消灭仓库害虫等中间宿主和作为保虫宿主的鼠类。治疗同微小膜壳绦虫。

（郦玉艳）

第九节　阔节裂头绦虫

阔节裂头绦虫［*Diphyllobothrium latum*（Linn，1758）Lühe，1910］隶属裂头目，裂头科，裂头属，又称阔节绦虫（broad tapeworm）或鱼绦虫（fish tapeworm）。其幼虫（裂头蚴）寄生于多种鱼体，成虫主要寄生于犬科动物，也可寄生于人小肠。我国仅报道数例人体阔节裂头绦虫病（diphyllobothriasis）。

一、简史

阔节裂头绦虫在经常食用鱼肉的人群尤其是有生食或半生食鱼肉的居民中，很久以前就有记载。在 20 世纪 70 年代，多数病例来自欧洲（500 万例）和亚洲（400 万例），只有少数病例来自北美洲和南美洲，在非洲与澳大利亚尚无病例报道。

二、形态

1. 成虫　虫体扁平，白色或淡黄色，虫体长 3～10m，最宽处 20mm，有 3 000～4 000 个节片。头节细小，呈匙形，其背、腹侧各有一条深凹的窄吸槽。颈部细长。成节宽大于长；睾丸 750～800 个，雄性生殖孔和阴道共同开口于节片前部腹面的生殖孔；子宫盘曲成玫瑰花状，开口于生殖孔之后。孕节的结构与成节基本相同（图 15-18）。

2. 虫卵　近卵圆形，两端较钝圆，呈浅灰褐色，（55～76）μm×（41～56）μm。卵壳较厚，一端有明显的卵盖，另一端有一小棘，内含有 1 个卵细胞和若干卵黄细胞。虫卵排出体外时，卵内胚胎已开始发育（图 15-18）。

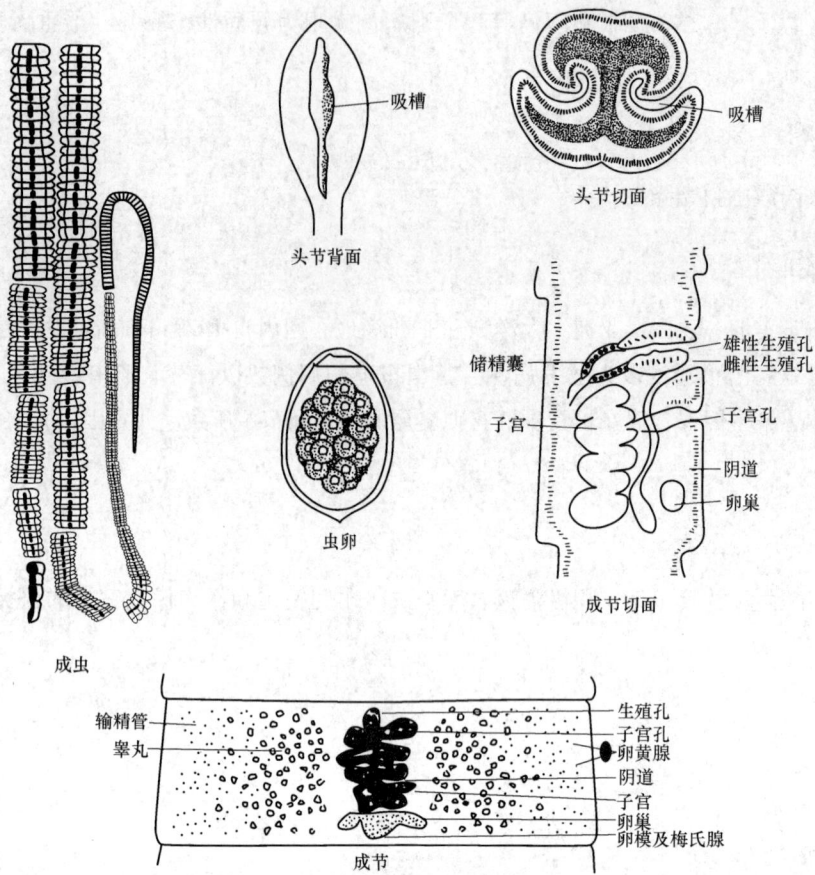

图 15-18　阔节裂头绦虫形态

三、生活史

生活史与曼氏迭宫绦虫大致相同，但其第二中间宿主是淡水鱼类（图 15-19），人是其主要的终宿主。

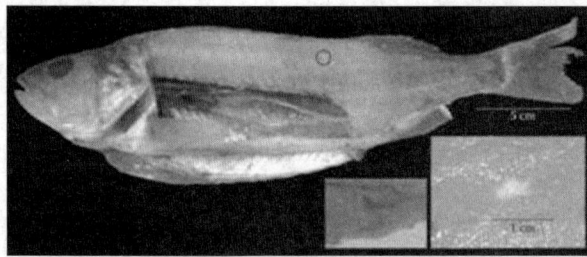

图 15-19　裂头蚴寄生于鱼体内

成虫寄生于人以及犬、猫、熊、狐、猪等食肉动物的小肠内。虫卵随宿主粪便入水后，在15～25℃水中经7～15天发育后孵出钩球蚴（coracidium）。钩球蚴在水中可生存数日，当被第一中间宿主桡足类动物（如剑水蚤等）吞食，在其血腔内经2～3周发育成为原尾蚴（procercoid）。当受感染的剑水蚤被第二中间宿主鱼吞食后，原尾蚴可在鱼的肌肉、性腺、卵和肝等处发育为裂头蚴（plerocercoid）。终宿主食入含裂头蚴的鱼，裂头蚴在其肠内经5～6周发育为成虫。成虫在终宿主体内可存活10～15年，甚至25年或更长。

四、致病与诊断

成虫在人体肠道内寄生，多数无明显临床表现，少数有疲倦、乏力、四肢麻木、腹泻或便秘以及饥饿感、嗜食盐等轻微症状。成虫偶可扭结成团，导致肠道、胆道阻塞，甚至肠穿孔等。亦有阔节裂头蚴在人肺部和腹膜外寄生的报道。

约2%的阔节裂头绦虫患者并发恶性贫血，这可能与虫体大量摄取维生素 B_{12} 有关，或因虫体代谢产物损害宿主的造血功能。患者除有恶性贫血的一般表现外，常出现感觉异常、运动失调、深部感觉缺失等神经紊乱现象，甚至丧失工作能力。与一般真性恶性贫血不同之处在于本病患者一旦驱出虫体后贫血即可很快好转。

实验诊断主要依据是在患者粪便中检获节片或虫卵。

五、流行与防治

阔节裂头绦虫主要分布在欧洲、美洲和亚洲的亚寒带和温带地区，俄罗斯患者最多，占全世界该病人数的50%以上。感染率最高的是北加拿大爱斯基摩人（83%），其次为俄罗斯（27%）和芬兰（20%~25%）。我国仅在黑龙江、吉林、广东和台湾以及北京、上海和福建等地外出归国人员中有十余例报道。

人体感染本虫是由于误食生的或未熟的含裂头蚴的鱼肉或鱼卵所致。流行地区人粪污染河、湖等水源而使剑水蚤受染也是重要原因。

防治本虫感染的关键在于健康教育，不生食或半生食鱼及其制品。加强对犬、猫等保虫宿主的管理，避免粪便污染河、湖水。

驱虫方法同其他绦虫，对伴有贫血患者应补充维生素 B_{12}。

（张　玺）

第十节　曼氏迭宫绦虫

曼氏迭宫绦虫（*Spirometra mansoni* Joyeux and Houdemer，1928）隶属裂头目、裂头科、迭宫属，又称孟氏裂头绦虫。成虫主要寄生于猫科或犬科动物的小肠内，偶可寄生于人体小肠引起曼氏迭宫绦虫病。其幼虫（裂头蚴）可寄生人体诸多部位引起裂头蚴病（sparganosis），故裂头蚴造成的危害远较成虫大。

一、简史

早在明朝万历年间，我国著名医药学家李时珍在其巨著《本草纲目》中就有"人体敷蛙肉后出小蛇"的记载，其所指的"小蛇"很可能就是裂头蚴。1882年，Patrick Manson 在我国厦门对1具男性尸体进行尸检时发现了由迭宫属裂头蚴引起的第1例人体裂头蚴病例。

二、形态

1. 成虫　曼氏迭宫绦虫成虫长60~100cm，宽0.5~0.6cm（图15-20）。头节细小，长1~1.5mm，宽0.4~0.8mm，呈指状，其背、腹面各有一条纵行的吸槽（图15-21）。颈部细长，链体有节片约1000个，节片宽度一般大于长度，但远端的节片长宽几近相等。成节和孕节的结构基本相似，每节均具有发育成熟的雌性、雄性生殖器官各一套：雄性生殖系统的睾丸呈小泡形，有320~540个，散布在背面的两侧，由睾丸发生的输出管在节片中央汇合成输精管，然后弯曲向前并膨大成储精囊和阴茎，再通入节片前部中央腹面的圆形雄性生殖孔。雌性生殖系统的卵巢分两叶，位于节片后部，自卵巢中央伸出短的输卵管，其末端膨大为卵模后连接子宫；卵模外有梅氏腺包绕，阴道为纵行的小管，其月牙形的外口位于雄性生殖孔之后，另一端膨大为受精囊再连接输卵管；子宫位于节片中部，呈紧密重叠的 3~4 或多至 7~8 个螺旋状盘曲，基部宽而顶端窄小，略呈发髻状，子宫孔开口于节片前部中央的腹面（图 15－22）。孕节子宫中充满虫卵，其他生殖器官与成节相似。

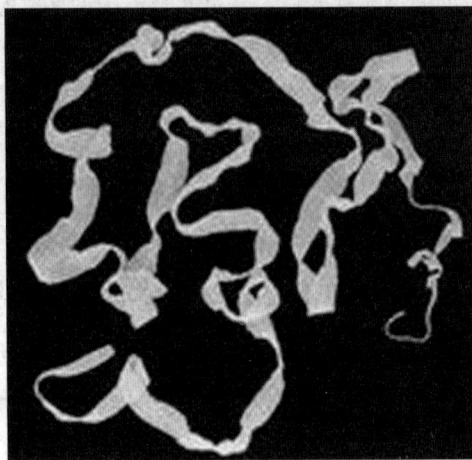
图 15－20　曼氏迭宫绦虫成虫

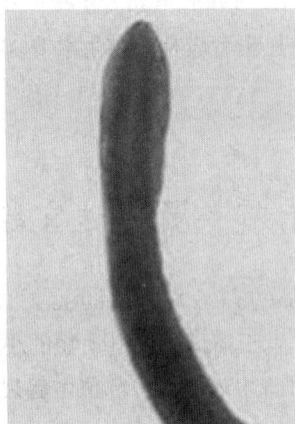
图 15－21　曼氏迭宫绦虫成虫头节

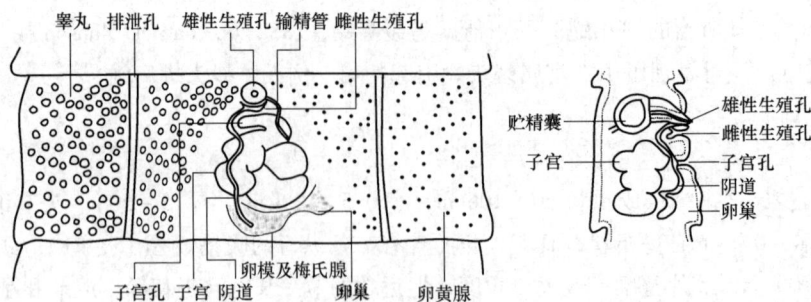
图 15－22　曼氏迭宫绦虫成节及其切面

2. 虫卵　卵呈椭圆形，两端稍尖，大小为（52~76）μm×（31~44）μm，呈浅灰褐色，卵壳较薄，一端有卵盖，内有一个卵细胞和若干个卵黄细胞（图15-23）。

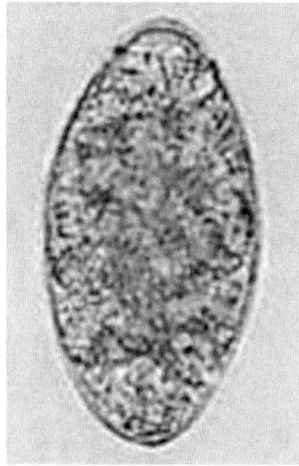

图15-23　曼氏迭宫绦虫卵

3. 原尾蚴（procercoid）　长椭圆形，大小为260μm×（44~100）μm，具6个小钩。前端略凹，移动时伸出如吻状，后端有小尾球（图15-24）。

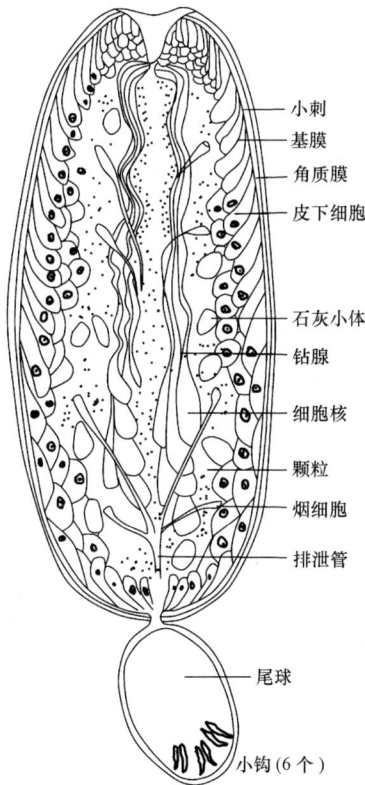

图15-24　曼氏迭宫绦虫原尾蚴

4. 裂头蚴　裂头蚴为白色带状，长短不一，不同宿主体内发育不同时间的裂头蚴大小差异很大，大小为（0.5~80）cm×（0.3~1）cm。虫体头端膨大，中央有一明显凹陷，体前端无吸槽（图15-25）。体不分节但具不规则横皱褶，后端多呈钝圆形。虫体活动时伸缩能力很强。

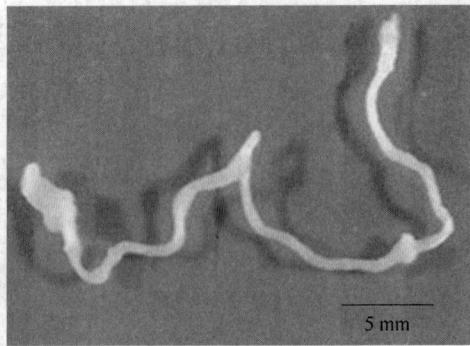

图 15 − 25　曼氏迭宫绦虫裂头蚴

三、生活史

曼氏迭宫绦虫的生活史需要 3 个宿主。终宿主主要是猫和犬，此外还有虎、豹、狐和豹猫等食肉动物；第一中间宿主为剑水蚤，第二中间宿主主要是蛙（图 15 − 26）。蛇、鸟类和猪等多种脊椎动物可作为其转续宿主。

成虫寄生于终宿主的小肠内，虫卵自虫体子宫孔产出，随宿主粪便排出体外，在适宜温度的水中，经过 2 ~ 5 周发育，即孵出椭圆形或近圆形、周身披有纤毛的钩球蚴，钩球蚴直径为 80 ~ 90μm，常在水中作无定向螺旋式游动，若遇到剑水蚤时即被其吞食，随后脱去纤毛，穿过肠壁入血腔，经 3 ~ 11 天发育为原尾蚴。一个剑水蚤血腔里的原尾蚴数可达 20 ~ 25 个。带有原尾蚴的剑水蚤被蝌蚪吞食后，失去小尾球，随着蝌蚪长成成蛙，原尾蚴也发育为裂头蚴。裂头蚴具有很强的移动能力，常迁移到蛙体各部肌肉间隙，尤以腿部内侧肌肉多见。虫体多蜷曲穴居在肌肉间隙的小囊内，或游离于皮下。当受感染的蛙被蛇、鸟类或猪等非正常宿主吞食后，裂头蚴不能在其肠道内发育为成虫，而是穿过肠壁，移居到腹腔、肌肉或皮下等处生存，但不能发育成熟，这些动物即成为其转续宿主。当猫、犬等终宿主吞食了带有裂头蚴的第二中间宿主蛙或转续宿主后，经 3 周左右，裂头蚴即可在其肠内发育为成虫，并不断从粪便中排出虫卵。成虫在猫体内可存活 3.5 年。当人误食带有原尾蚴的剑水蚤或裂头蚴的蝌蚪或蛙时，以及原尾蚴或裂头蚴偶然通过皮肤或黏膜侵入人体时，裂头蚴可在人体各种组织中寄生而引起裂头蚴病，少数可在人肠道中发育为成虫。

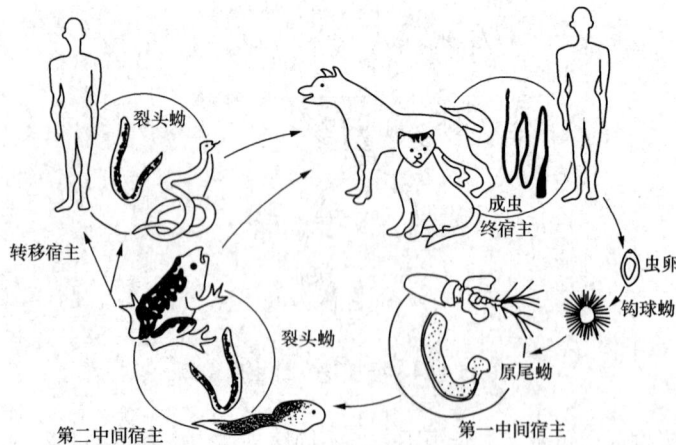

图 15 − 26　曼氏迭宫绦虫生活史

四、致病

1. 成虫致病 曼氏迭宫绦虫成虫较少寄生人体，对人的致病力也不大，可因虫体机械和化学刺激引起中、上腹不适，微痛，恶心呕吐等轻微症状。

2. 幼虫致病 裂头蚴寄生人体引起曼氏裂头蚴病，危害远较成虫大，其严重程度因裂头蚴移行和寄居部位不同而异。常见寄生于人体的部位依次是：四肢躯体皮下、眼部、口腔颌面部、中枢神经系统和内脏等。在这些部位可形成嗜酸性肉芽肿囊包，使局部肿胀，甚至发生脓肿。囊包直径 1~6cm，具囊腔，腔内盘曲的裂头蚴可有 1 条至 10 余条不等。

裂头蚴病潜伏期的长短与裂头蚴的感染方式和侵入虫体的数量直接相关。本病可分为以下几种临床类型。

（1）皮下裂头蚴病 常累及躯干和四肢表浅部，如胸腹部、乳房、颈部、腰背部、腹股沟、肛周以及四肢等部位的皮下组织，表现为游走性皮下结节，呈圆形、柱形或不规则条索状，大小不一，长 0.5~5cm，局部可有瘙痒、虫爬感等，并发炎症时可出现间歇性或持续性局部疼痛或触痛，或有荨麻疹等。

（2）眼部裂头蚴病 患者多有眼部敷贴生的蛙肉、蛙皮、蛇肉或蛇皮史，病变常累及单侧眼睑或眼球，以眼睑最常见，也可见于双眼，表现为眼睑红肿、结膜充血、畏光、流泪、微痛、奇痒或有虫爬感等；偶可伴有恶心、呕吐及发热等症状。在红肿的眼睑和结膜下，可有游动性、硬度不等的肿块或条索状物，长约 1cm。偶尔可因病变部位组织或皮肤破溃，裂头蚴自动逸出而自愈。若裂头蚴侵入眼眶内时，可发生眼球凸出、眼球运动障碍、视力下降等，严重者出现角膜溃疡，甚至并发白内障而导致失明。

（3）口腔颌面部裂头蚴病 病变部位以颊部及口腔（包括齿龈）最常见，多数患者有在口腔或颊部敷贴生的蛙肉、蛙皮、蛇肉或蛇皮治疗牙痛或腮腺炎史，或伴有"小白虫"（裂头蚴）逸出史。常在口腔黏膜或颊部皮下出现硬结或条索状肿块，患处红肿、瘙痒或有虫爬感，病变也可见于颌下、唇、舌等部位。

（4）中枢神经系统裂头蚴病 主要见于脑部，其临床表现类似脑瘤，常伴有阵发性头痛、头晕、感觉障碍、癫痫等。严重时昏迷或伴喷射性呕吐、视物模糊、间歇性口角抽搐、肢体麻木或抽搐，甚至瘫痪和死亡；裂头蚴也可侵入椎管内或侵犯脊髓，可表现为肢体麻木、感觉异常、偏瘫等症状。

（5）内脏裂头蚴病 临床表现依裂头蚴侵犯的部位而不同。裂头蚴经消化道侵入腹腔者，引起腹腔炎症或肠梗阻；再经腹腔穿过膈肌侵入胸腔时，可出现胸腔积液和心包积液；侵入肺部的裂头蚴也可经呼吸道咳出。裂头蚴亦可侵入膀胱或尿道等处，引起相应部位的病变与临床表现。

此外，国内外文献还报道了数例人体"增殖型"裂头蚴病（"proliferative type"sparganosis），可能是由于患者免疫功能低下或并发病毒感染后，裂头蚴分化不全所引起。虫体较小而不规则，最长不超过 2mm，可广泛侵入各种组织进行芽生增殖。

五、诊断

成虫寄生在人体小肠内，可粪检虫卵确诊。

裂头蚴病无特异性的症状和体征，主要表现为皮肤幼虫移行症和内脏幼虫移行症，临床诊断较困难，故流行病学资料非常重要。本病患者常有局部敷贴生的蛙肉、蛙皮、蛇肉或蛇皮史，有生食或半生食蛙、蛇、鸡、猪等动物肉类史或吞服活蝌蚪史，或有生饮湖塘沟渠水或游泳时咽入湖塘水史。人体裂头蚴病主要通过病变局部检获裂头蚴做出诊断。近年来应用裂头蚴排泄分泌抗原通过 ELISA 检测裂头蚴患者血清抗裂头蚴抗体 IgG，敏感性与特异性分别为 100% 和 96.72%；应用从裂头蚴粗抗原中纯化的或重组的裂头蚴半胱氨酸蛋白酶作为抗原，诊断裂头蚴患者的敏感性与特异性分别为 100% 与 97% ~ 98%。CT、MRI 等影像学检查技术有辅助诊断脑及脊髓裂头蚴病的价值。如保留有患者敷贴或吃剩的蛙或蛇等动物肉类或蛙皮、蛇皮，应在解剖镜下仔细检查，检获裂头蚴可作为诊断本病的重要佐证。

六、流行

成虫寄生人体较少见，国外仅见于日本、俄罗斯等少数国家。我国上海、广东、台湾、四川和福建等地共报道二十余例。患者年龄最小 3 岁，最大 58 岁。

裂头蚴病分布广泛，主要见于亚洲的中国、朝鲜、韩国、日本、泰国、印度尼西亚、马来西亚、菲律宾及越南等国，在欧洲、美洲、非洲和大洋洲也有报道。在我国分布于 29 个省、直辖市、自治区（或特区）。患者年龄为 0 ~ 80 岁，以 10 ~ 30 岁最多，男女比例约为 2:1。

1. 传染源 裂头蚴病为动物源性疾病，感染原尾蚴的第一中间宿主（桡足类）、有裂头蚴寄生的第二中间宿主（两栖类）及转续宿主（爬行类、鸟类和哺乳类）均可作为人体裂头蚴病的传染源。在我国，感染裂头蚴的蝌蚪、蛙及其转续宿主蛇是人体裂头蚴病的主要传染源，偶有因饮生水误食带有原尾蚴的剑水蚤而感染者。

2. 感染方式 人体感染裂头蚴的途径有 2 类，即裂头蚴或原尾蚴经皮肤或黏膜侵入；误食裂头蚴或原尾蚴。具体感染方式可归纳为以下 3 种。

（1）局部敷贴生的蛙肉、蛙皮、蛇肉或蛇皮 为我国南方地区感染裂头蚴病的主要方式，约占患者半数以上。在我国某些地区，民间传说蛙或蛇有清凉解毒作用，常用生的蛙肉、蛙皮、蛇肉或蛇皮敷贴眼、口颊、外阴等部位伤口或脓肿。若蛙肉、蛇肉中或蛙皮、蛇皮下有裂头蚴即可经伤口或正常皮肤、黏膜侵入人体而感染。

（2）生食或半生食蛙肉、蛇肉、鸡肉、猪肉等动物肉类或吞服活蝌蚪 也是人体感染裂头蚴病的常见方式，我国一些地区的居民不仅在传统上有吃爆炒蛙、蛇肉或皮的嗜好，而且还有吞服生蛇胆的习俗，在一些地区民间还有吞食活蝌蚪或活青蛙治疗疮疖、疼痛及皮肤瘙痒等的陋习；食入的活裂头蚴即穿过肠壁进入腹腔，然后移行至其他部位。

（3）生饮湖塘沟渠水或游泳时咽入湖塘水 误食感染原尾蚴的剑水蚤，致原尾蚴有机会进入人体。

此外，据报道原尾蚴也有可能直接经皮肤或经眼结膜侵入人体。我国报道的罕见新生儿裂头蚴病，系因母体孕期感染原尾蚴后，虫体移行进入胎盘并侵犯胎儿。

3. 易感人群 不论男女老幼和种族，对裂头蚴均易感，特别是有生食或半生食蛙及蛇等动物肉类、有生吞蝌蚪和饮用生水习惯，以及用生蛙肉和蛇皮敷贴皮肤疮疖者的人群，感染裂头蚴的危险性更大。

七、防治

1. 病原治疗 成虫感染可用吡喹酮、阿苯达唑等药物治疗。裂头蚴病主要靠手术治疗，手术摘除虫体是目前治疗裂头蚴病最有效的治疗方法，手术时应将虫体（尤其是虫体头部）完整取出，避免虫体断裂，防止虫体头部遗留在体内继续生长而造成复发。对不能手术去除的虫体，可用 40% 乙醇普鲁卡因 2 ~ 4ml 局部注射杀虫。

对于多发性皮下裂头蚴病、不能手术或不宜局部注射乙醇普鲁卡因杀虫的裂头蚴病患者，可试用吡喹酮进行治疗。吡喹酮对于脑裂头蚴病患者无明显效果，应选择手术治疗。对于增殖或"增殖型"裂头蚴病，吡喹酮与阿苯达唑均无治疗效果，手术切除虫体是唯一的治疗方法。

2. 预防 预防裂头蚴病的主要措施是开展健康教育，改变人们不良的饮食习惯和生活方式，不生食或半生食蛙、蛇、鸟、猪等动物肉类，不生食蝌蚪，不饮用生水，以及不用蛙肉、蛙皮、蛇肉或蛇皮敷贴皮肤疮疖、伤口，不生饮蛇血、蛇胆等，防止人体感染。此外，对猫、犬等终宿主进行定期驱虫治疗、加强水源保护，预防中间宿主的感染，亦可间接控制裂头蚴病的流行。

（张　玺　王中全）

第十一节　其他人体寄生绦虫

一、克氏假裸头绦虫

克氏假裸头绦虫（*Pseudanoplocephala crawfordi*，Baylis，1927）隶属圆叶目、膜壳科、假裸头属，为膜壳科绦虫中大型虫种。该虫正常终宿主是猪和野猪，中间宿主是赤拟谷盗（*Tribolium castaneum*）、褐蜉金龟（*Aphoaius haemorrhoidalis*）等昆虫。

1. 简史　克氏假裸头绦虫的同种异名较多，最近认为盛氏伪裸头绦虫（*P. shengi*）、盛氏许壳绦虫（*Hsuolepis shengi*）和陕西许壳绦虫（*H. shensiensis*）均为该虫的同种异名。1980 年在我国陕西户县首次发现 10 例本虫的人体感染，由此引起了注意。该虫寄生于人体小肠引起克氏假裸头绦虫病，可导致患者出现腹痛、腹泻等消化道症状。

2. 形态　克氏假裸头绦虫成虫带状，新鲜虫体呈乳白色，甲醛固定后为灰白色。外形与缩小膜壳绦虫相似，但虫体较大，长 97～167cm 或更长，宽 0.31～1.01cm，约有 2000 多个节片，全部节片宽度大于长度，为宽扁的矩形。头节近圆形、具有 4 个吸盘和不发达的顶突，无小钩。成节可见发育成熟的卵巢、睾丸等生殖器官，生殖孔大多开口于节片的同一侧，偶尔开口于对侧（图15-27）。卵巢位于中央，呈菜花状，其后是形状不规则的卵黄腺。睾丸 24～43 个，不均匀地分布在卵巢和卵黄腺的两侧，靠近生殖孔的一侧数目较少。孕节中子宫呈袋状，其内充满虫卵，2000～5000 个，并占据整个节片（图15-27）。

虫卵近圆形，棕黄色，与缩小膜壳绦虫卵较相似，但较大，直径为 84～108μm，卵壳较厚而脆弱，表面有颗粒状突起，易破裂，内层为胚膜，胚膜与卵壳内充满胶质体，胚膜内含一个六钩蚴，六钩蚴与胚膜之间有明显的空隙。

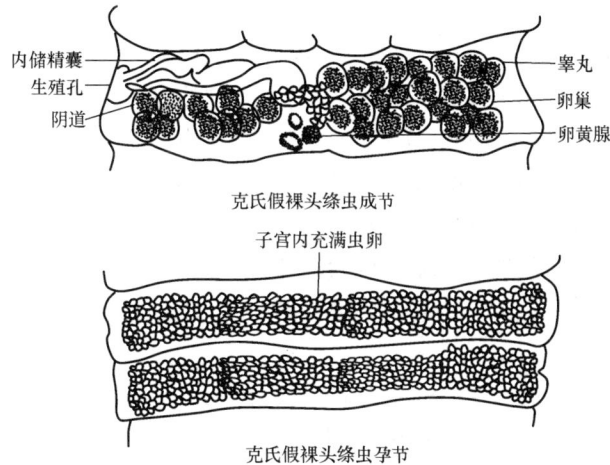

图 15-27　克氏假裸头绦虫

3. 生活史　克氏假裸头绦虫主要寄生在猪、野猪和褐家鼠的小肠内，虫卵或孕节随粪便排出后，被中间宿主赤拟谷盗吞食，在后者的体腔内经 27～31 天发育为似囊尾蚴，至 50 天才具感染性。当猪食入带有似囊尾蚴的中间宿主后，经 10 天即可在小肠内发育为成虫，30 天后成虫子宫中的虫卵开始成熟。赤拟谷盗常在粮仓、住室和厨房活动，人误食后而导致人体感染。

4. 致病　对猪克氏假裸头绦虫病进行观察发现，严重感染或感染时间较长者，经剖检及病理学观察，肠黏膜呈卡他性炎症，严重水肿，黏膜有出血点，可见溃疡或脓肿。炎症部位淋巴细胞、中性粒细胞及嗜酸性粒细胞大量浸润，头节附着部位肠黏膜损伤严重，血中嗜酸性粒细胞略增高。

轻度感染的病例常无明显症状。感染虫数较多时可有腹痛、腹泻、腹泻和便秘交替、恶心、呕吐、食欲不振、乏力、消瘦、头晕、失眠和情绪不安等症状。腹痛多为阵发性隐痛，以脐周围较明显。腹泻一般每日 3～4 次排便，粪便中可见黏液。患者可出现嗜酸性粒细胞增高。

5. 诊断　克氏假裸头绦虫的诊断主要依靠从粪便中检获虫卵或孕节。检查虫卵可采用粪便直接涂片法检查，或采用沉淀法，或采用漂浮法检查。采用漂浮法检查时，漂浮液以饱和硝酸钠溶液为佳，检出效果最好；而饱和食盐水溶液检出率较低，易漏诊。该虫节片与虫卵都与缩小膜壳绦虫相近，但可根据其虫体和虫卵体积都偏大、成虫中睾丸数较多的特征做出鉴别。

6. 流行　克氏假裸头绦虫分布在亚洲的斯里兰卡、印度、日本及我国。上海、陕西、辽宁、甘肃、福建、广东等十多省、市的猪和野猪中曾有发现。克氏假裸头绦虫在猪群中流行甚为严重，现有的资料显示，国内不同地区克氏假裸头绦虫的感染率在 1.97%～91.6%，感染虫数为 1～82条。同时，褐家鼠亦可感染该绦虫，感染率为 21.88%，感染虫数为 2～27 条。国内人体感染首次报道于陕西户县，感染者年龄 4～48 岁，感染虫数为 1～12 条。人体克氏假裸头绦虫病国内已报道 24 例。

7. 防治　克氏假裸头绦虫病在防治上应同时及时治疗患者和病猪，认真开展灭鼠工作，以控制传染源。粪便需经无害化处理，贮粮部门、食品部门、酒厂等及居室要做好仓储害虫防治管理工作。人的感染是误食含拟囊尾蚴的赤拟谷盗甲虫而引起的。因此，应注意厨房清洁及个人和饮食卫生。夏季夜晚应避免在露天灯光下吃饭，以免甲虫飞落饭菜中。本病的治疗可用槟榔、南瓜子、硫酸镁，或用吡喹酮、硫双二氯酚，也可用巴龙霉素治疗，据报道，以巴龙霉素的疗效较好。

二、西里伯瑞列绦虫

瑞列绦虫（又名瑞氏绦虫）（*Raillietina*，Fuhrmann，1920）最早由 Grenet 于 1867 年在非洲 Comores 岛发现。世界各地报道人体感染的瑞列绦虫有 6 种，我国发现的虫种经鉴定均为西里伯瑞列绦虫。西里伯瑞列绦虫（*Raillietina celebensis*，Janicki，1902）属绦虫纲圆叶目、代凡科、瑞列属。该虫主要寄生于鼠类的肠道，偶可寄生于人体小肠，感染者一般无明显临床症状。

1. 简史　西里伯瑞列绦虫在世界广泛的地区，包括非洲、中南美洲和东南亚以及我国的台湾、福建、广东等地均有报道。20 世纪 80 年代以来在福建、广东、广西、浙江等省、自治区又相继有多例人体感染报道。迄今，已报道的瑞列属绦虫有 200 余种，寄生于鸟类和哺乳类动物，人体偶然受到感染。

2. 形态　成虫大小约为 32cm×0.2cm，约有节片 180 余个。头节钝圆，横径为 0.46mm，4 个吸盘上均缀有细小的刺，顶突常缩在四周微凸的浅窝内，其上具有两排长短相间的斧形小钩，约72 个。成节略呈方形，生殖孔都开口在节片之同侧，睾丸 48～67 个，输精管长而弯曲，阴茎囊呈瓜瓢形。卵巢分两叶，呈蝶翅状，卵黄腺位于卵巢后方，略作三角形（图 15－28）。孕节外形略呈椭圆，各节连续似串珠状。孕节内充满圆形或椭圆形的储卵囊，有 300 多个，每个储卵囊中含虫卵 1～4 个。虫卵呈橄榄形，约 45μm×27μm，具有内外两层薄的壳，内含圆形的六钩蚴，其直径 7～9μm。

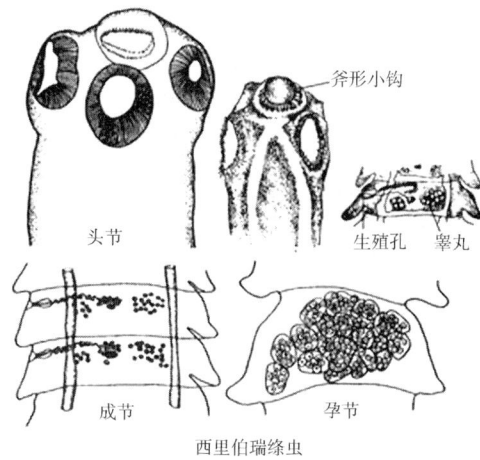

图 15 - 28　西里伯瑞列绦虫

3. 生活史　西里伯瑞列绦虫成虫主要寄生于鼠类的肠道，孕节脱落随宿主粪便排出体外。实验证明虫卵能在脑踝蚁属（Cardilcondyla）蚂蚁体内发育为似囊尾蚴，该属蚂蚁为其中间宿主和传播媒介。鼠因吞食带似囊尾蚴的蚂蚁而受染。人体感染也可能因误食这种蚂蚁而致。

4. 致病　西里伯瑞列绦虫感染者一般并无明显的临床症状，仅偶见腹痛、腹泻、肛门瘙痒以及夜间磨牙、流涎、食欲不振或易饥饿、消瘦、面色苍黄、皮肤过敏或发疹等，有的患者出现贫血、白细胞增多、嗜酸性粒细胞增多等现象。多数患者粪便中常有白色、能伸缩活动的米粒大小、呈椭圆形或方形的孕节排出，通常每次排便可有数个节片排出，多时可一次排出 20 多片。有时，孕节可主动从肛门逸出。

5. 诊断　主要依靠从粪便中检出孕节或虫卵。患者通常是发现粪便中类似白色米粒状虫体而就诊。进行孕节压片，发现孕节中含有充满储卵囊，储卵囊中含有橄榄形虫卵而确诊。有时，孕节可主动从肛门逸出，直接进行压片镜检即可。检查时应注意与蛲虫、犬复孔绦虫以及犬复孔绦虫进行鉴别。

6. 流行　西里伯瑞列绦虫广泛分布于热带和亚热带，主要终宿主有黑家鼠（*Rattus rattus*）、褐家鼠（*Rnorvegicus*）及小板齿鼠（*Bandicota bengalensis*）等。人体感染记录于东南亚，如越南、缅甸、泰国、菲律宾、日本以及非洲和大洋洲的一些国家。我国的病情报告主要来自台湾、福建、广东、广西、浙江和江苏等地，近 80 例。感染者多为 7 岁以下的儿童，以 2～5 岁为最多，最小的仅 8 个月。脑踝蚁属蚂蚁在热带地区很普遍，在我国南方沿海省份常见。它们常在厨房或居室内营巢，与家鼠接触机会较多，幼儿常在地面玩耍，容易误食蚂蚁，因而受感染。

7. 防治　西里伯瑞列绦虫病防治本病需积极治疗患者，大力灭鼠，杀灭居室和厨房的蚂蚁，防止鼠粪和蚂蚁污染餐具和食物。注意个人卫生和饮食卫生。教育儿童养成优良的卫生习惯。驱虫可用槟榔南瓜子煎剂，空腹顿服或每日 2 次，空腹口服，隔一小时后服 50% 硫酸镁 5ml。连服 2 日，驱虫效果良好。亦可选用吡喹酮：按体重 25mg/kg 空腹顿服，一小时后服硫酸镁 5g 或 10% 的硫酸镁 30ml，效果亦佳。杀灭蚂蚁可用灭蚁灵或蟑螂药笔。

三、司氏伯特绦虫

司氏伯特绦虫（*Bertiella studeri*），隶属圆叶目、裸头科、伯特属，可致伯特绦虫病。司氏伯特绦虫主要是非人灵长类寄生虫，最初由 Blanchard 于 1891 年在黑猩猩体内发现。

1. 简史　与人体感染关系较密切的伯特属绦虫据记述包括司氏伯特绦虫和锐突伯特绦虫（*Bertiella mucranata*），可寄生于各种动物的伯特属绦虫种类较多（Beveridge，1985），见于澳大利亚、巴布亚新几内亚、推测该属绦虫经历了较复杂的适应不同宿主的过程。1913 年，Blanchard 报道了毛里求斯一例人感染司氏伯特绦虫，Strunkard 于 1940 年始阐明伯特绦虫以甲螨为中间宿主的生活史。

2. 形态　成虫长 150~450mm，个别的可长达 700mm，最宽处可达 10mm。头节稍扁，顶端有已退化的顶突，4 个卵圆形的吸盘。颈节长约 0.5mm。成节长约 0.75mm，宽约 6mm。孕节中子宫充满虫卵。虫卵为不规则的卵圆形，大小为（45~46）μm×（49~50）μm。卵壳透明，其下有一层蛋白膜包绕的梨形结构（pear apparatus），此结构一端具有双角的突起，突起尖端可达卵壳，内有一六钩蚴。

3. 生活史　司氏伯特绦虫完成生活史需要中间宿主甲螨类和终宿主猩猩、猴等非人灵长类。寄生终宿主小肠内的成虫脱落的孕节或虫卵随宿主粪便排出体外，随粪便在外界环境中扩散，含六钩蚴的虫卵被一类小型甲螨吞食，在其体内发育，形成六钩蚴期，经一系列中间过程发育至似囊尾蚴期，为司氏伯特绦虫的感染期。灵长类动物误食带虫的螨类后，在其体内经消化液作用头节翻出，发育为成虫，45~60 天后开始排节片。

4. 致病　司氏伯特绦虫一般是灵长类动物常见寄生虫病，人是偶然接触误食含有似囊尾蚴的甲螨而感染，主要是在动物园接触到猴子或者以灵长类的一些动物为宠物发生的。儿童也因此成为司氏伯特绦虫病感染的主要人群。该绦虫成虫寄生在小肠，引起一些轻微的消化道症状。

5. 诊断　司氏伯特绦虫致病性不强，一般无明显症状。详细询问病史，了解患者是否有与猴、猩猩等灵长类动物有过接触史，对临床诊断司氏伯特绦虫病有重要的参考意义。粪便中检出虫卵或孕节可确诊。虫体节片如若仅通过形态学不能确定其种属，用 DNA 抽提试剂盒提取 DNA，进行 PCR 扩增电泳，最后进行基因测序。

6. 流行　司氏伯特绦虫常出现在热带和亚热带地区，寄生于非洲、亚洲的印度尼西亚和菲律宾群岛的罗猴、狒狒、猩猩和长臂猿等野生灵长类动物，实验室和动物园饲养引进的灵长类也可能是感染动物。人体感染的报道陆续见于世界各地，迄今人体病例的记录已有 70 余例，主要在非洲、大洋洲、亚洲和美洲的一些国家，毛里求斯、斯里兰卡、越南、赤道几内亚、泰国、加蓬、日本、沙特阿拉伯、罗德西亚、巴拉圭、英国等国家均发现有人感染司氏伯特绦虫。我国 2005 年有 1 例人感染的报道。

7. 防治　防治司氏伯特绦虫病，对于患者和灵长类动物感染者，要及早进行驱虫治疗，以切断传染源。常用于驱虫的药物为吡喹酮、氯硝柳胺、阿苯达唑，槟榔、南瓜子合用也有驱虫效果。加强卫生宣传教育，注意个人卫生和饮食卫生，饭前便后洗手，与灵长类动物接触后尤其注意。

（程　洋）

第十六章 线 虫

第一节 概 述

线虫（nematode）属于线形动物门（Phylum Nemathelminthes），全球约有 1 万余种，绝大多数营自生生活，广泛分布于水和土壤中，仅少数营寄生生活。寄生于人体的线虫有 184 种，其中重要的有似蚓蛔线虫（蛔虫）、毛首鞭形线虫（鞭虫）、蠕形住肠线虫（蛲虫）、十二指肠钩口线虫和美洲板口线虫（钩虫）、旋毛形线虫（旋毛虫）、班氏吴策线虫（班氏丝虫）、马来布鲁线虫（马来丝虫）、粪类圆线虫、广州管圆线虫等。

一、形态

1. 成虫 绝大部分线虫成虫呈线形或圆柱形。体不分节，两侧对称。前端一般较钝圆，后端逐渐变细。雌雄异体，雄虫一般小于雌虫，且尾部末端常有别于雌虫。不同种类的虫体大小相差较大，大者其长度超过 1m（如麦地那龙线虫），小者其长度不足 1mm（如粪类圆线虫）。

线虫的体壁与消化道之间有腔隙，无体腔膜覆盖，故称原体腔（primary coelom）或假体腔（pseudocoelom），腔内充满液体，内部器官浸浴其中，是输送营养物质、氧和代谢产物的场所。由于原体腔液具有流体静力压，起到流体静力骨架（hydrostatic skeleton）的作用，使虫体保持一定的形态，将肌肉收缩施加的压力向各方传递，对线虫的运动、摄食、排泄等均有重要作用。

（1）体壁 线虫的体壁自外向内由角皮层、皮下层、肌层组成（图 16 - 1）。

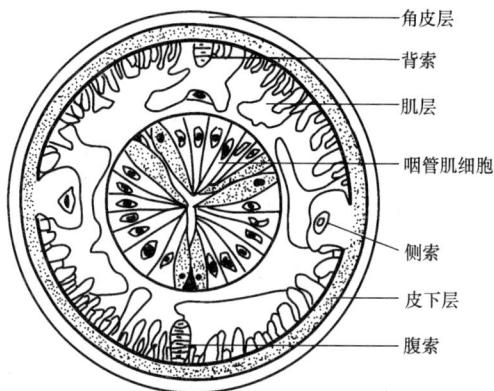

图 16 - 1　线虫横切面示意图，示体壁结构

①角皮层：由皮下层分泌形成，无细胞结构，含蛋白质（角蛋白、胶原蛋白）、糖类及少量类脂等化学成分，并含有某些酶类，具有代谢活性。角皮层覆盖虫体表面，具有弹性，是虫体的保护层，表面光滑有横纹。虫体前后端或体表常有乳突、唇瓣、嵴、刺、翼膜、口矛、交合伞、交合刺等结构，这些结构与感觉、运动、附着、交配等生理活动有关，也是鉴别虫种的重要依据。

②皮下层：由合胞体组成，无细胞界限，其主要功能是分泌形成角皮层。该层含丰富的糖原颗粒、线粒体、内质网及酯酶等。在虫体的背面、腹面和两侧面的中央，皮下层向内增厚、突出，形成 4 条纵索，分别称背索、腹索和侧索。背索和腹索较小，其内有纵行的神经干；2 条侧索较粗大，其内有排泄管穿行。两索之间部分称为索间区。

189

③肌层：由单层排列的肌细胞组成，被纵索分为 4 个区：2 个亚背区和 2 个亚腹区。肌细胞由可收缩纤维和不可收缩的细胞体组成，可收缩纤维邻接皮下层，呈垂直排列，含肌球蛋白（myosin）和肌动蛋白（actin），二者协同作用使肌肉收缩与松弛；细胞体突入原体腔，内含核、线粒体、内质网、糖原和脂类等，是能量的重要储存部位。根据肌细胞的大小、形状和数量可分为 3 种肌型：肌细胞多且突入于原体腔中的称多肌型（polymyarian type），如蛔虫；肌细胞大而少的称少肌型（meromyarian type），如钩虫；肌细胞细而密的称细肌型（holomyarian type），如鞭虫。虫体横切面肌型的辨认有助于虫种的鉴别。由于线虫体壁只有纵肌，加上原体腔中充满液体，所以线虫只能做蛇形的摆动。

（2）内部器官

①消化系统：包括消化管和腺体，是完全的消化道，呈简单直管状。消化管由口孔（mouth）、口腔（oral cavity）、咽管（pharyngeal tube）、中肠（midgut）、直肠（rectum）和肛门（anus）构成（图 16-2）。口孔位于前部顶端，周围常有唇瓣包绕。不同虫种的口腔形状不一，有的虫种口腔变大，形成口囊（buccal capsule），其内有齿状或矛状结构，用以虫体附着。咽管通称食道，呈圆柱形，下段常膨大，其形状和数目是分类的依据之一。咽管与中肠连接处有 3 叶活瓣，以控制食物的流向。多数线虫的咽管壁肌肉内有 3 个咽管腺：背咽管腺 1 个，较长，开口于口腔；亚腹咽管腺 2 个，开口于咽管腔。腺体分泌物含有多种酶，如淀粉酶（amylase）、蛋白酶（protease）、壳质酶（chitinase）、纤维素酶（cellulase）及乙酰胆碱酯酶（acetylcholine esterase）等，有助消化食物，并具有抗原性。肠管为非肌性结构，肠壁由单层柱状上皮细胞构成，内缘具微绒毛，外缘为基膜。肠细胞内含有丰富的线粒体、糖原颗粒、内质网及核蛋白体等，具有吸收和输送营养物质的功能。雄虫的直肠通入泄殖腔（cloaca），雌虫的直肠经肛门通向体外。

②生殖系统：雌雄生殖器官均为细长盘曲的管状结构（图 16-2）。雄虫生殖系统为单管型，由睾丸（testis）、输精管（vas deferens）、储精囊（seminal vesicle）、射精管（ejaculatory duct）及交配附器组成。睾丸末端与储精囊相连，通入输精管。射精管开口于泄殖腔（cloaca）。有些虫种在射精管处有一对腺体，能分泌黏性物质，交配后栓塞雌虫阴门。雄虫尾端多有 1 个或 1 对角质交合刺，可自由伸缩，其形状和大小是分类依据之一。雌虫多有 2 套生殖系统，称为双管型，分别由两个卵巢（ovary）、输卵管（oviduct）、受精囊（spermatheca）、子宫（uterus）及排卵管组成，多数虫种在输卵管近端有一受精囊，其远端与子宫相连。卵母细胞在受精囊内与精子结合受精。2 个排卵管汇合形成阴道（vagina），阴门的位置依虫种而异，但均在虫体腹面肛门之前。

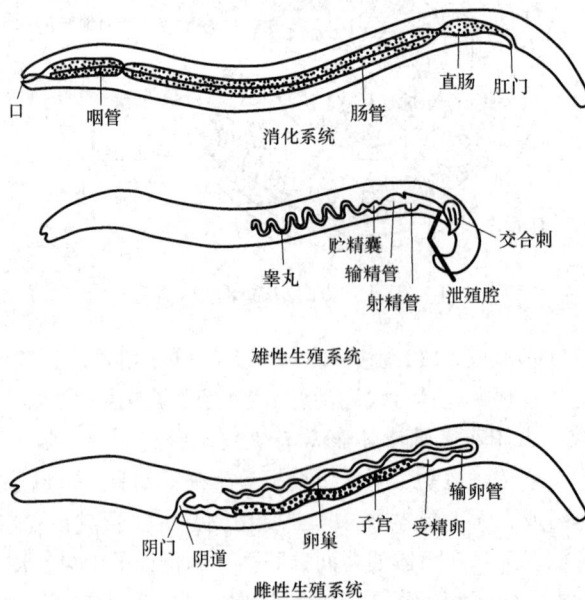

图 16-2　线虫消化系统和生殖系统结构模式图

③神经系统：咽部的神经环是中枢神经系统，向前发出 3 对神经干，支配口周的感觉器官；向后发出背、腹及两侧共 3~4 对神经干，包埋于皮下层或纵索中，分别控制虫体的运动和感觉。主要感觉器官是位于头部和尾部的乳突（papilla）、头感器（amphid）和尾感器（phasmid），可对机械性或化学性刺激起反应，并能调节腺体分泌。有些虫种缺尾感器，如无尾感器纲的旋毛虫、鞭虫、肝毛细线虫等。

④排泄系统：排泄系统有管型和腺型两种。尾感器纲的虫种为管型结构，无尾感器纲的虫种为腺型。管型的基本结构是 1 对长排泄管（excretory canal），由一短横管相连，可呈 H 形、U 形或倒 U 形等，因虫种而异。在横管中央腹面有一小管经排泄孔（excretory pore）通向体外。有的线虫尚有一对排泄腺与横管相通，其分泌物与虫体脱鞘有关。腺型则只有一个排泄细胞，位于肠管前端，开口在咽部神经环附近的腹面。

2. 虫卵　线虫卵无卵盖，一般为卵圆形，卵壳多为棕黄色、淡黄色或无色。在排出体外时有的线虫卵仅含一个尚未分裂的卵细胞，如蛔虫卵；有的卵细胞正在分裂中，如钩虫卵（4 个或 8 个卵细胞）；有的已发育成蝌蚪期胚胎，如蛲虫卵；有的虫卵胚胎在子宫内已发育成熟，产出时即是幼虫，如卵胎生的丝虫和旋毛虫。卵壳主要由 3 层组成，外层来源于受精卵母细胞的卵膜，称为卵黄膜或受精膜，光学显微镜下不易看到；中层为壳质层或壳质蛋白层，具有一定硬度，能抵抗机械压力；内层为脂层或蛔甙层，具有调节渗透作用，能阻止虫卵内水分的丢失，防止虫卵过快干燥、死亡，并可阻止外界一些化学性物质对卵细胞的毒害作用。蛔虫卵的卵壳除了以上 3 层外，还外附一层由子宫壁分泌物形成的蛋白质膜。

二、生活史

1. 基本发育过程　线虫的发育分为虫卵、幼虫、成虫 3 个基本阶段。线虫胚胎发育的时间、场所及所需条件因虫种而异。在适宜的外界环境（温度、湿度、氧等）中，某些线虫卵能发育成熟，并孵化出幼虫；有些虫卵是在外界发育至感染性虫卵，进入宿主后在宿主肠道内特殊环境条件（温度、二氧化碳和氧化还原电位等）刺激下，加之卵内幼虫分泌的含有多种酶类孵化液的作用，使幼虫孵出。线虫对人的感染期为虫卵或幼虫。

寄生人体的线虫，其幼虫发育是在人体内移行过程中完成的。除了蛲虫和鞭虫的发育无组织内移行，直接在肠腔中完成外，蛔虫、钩虫、粪类圆线虫和旋毛虫等线虫的幼虫均有在组织内移行和发育过程。线虫幼虫的组织内移行特征与其引起的病理损害和临床表现有关。

幼虫发育过程中最显著的特征是蜕皮（molting）。蜕皮时，在旧角皮下逐渐形成一层新角皮，在幼虫分泌的蜕皮液浸蚀下，旧角皮由内向外逐层溶解，导致破裂而被蜕去。线虫幼虫通常蜕皮 4 次，第 2 次蜕皮后发育为感染期幼虫，第 4 次蜕皮后进入成虫期。线虫释放的蜕皮液（molting fluid），可能是一种重要的变应原（allergen），可诱发宿主产生超敏反应，如蛔蚴性哮喘等。

2. 生活史类型　根据线虫生活史过程中是否需要中间宿主，可将其分为两大类。

（1）直接发育型　发育过程中不需要中间宿主，为土源性线虫。肠道线虫多属此型，但各种线虫之间仍有差别。如蛲虫卵产出不久即具有感染力；而蛔虫卵与鞭虫卵需在外界发育一段时期才成为感染期虫卵；钩虫卵则在外界孵出幼虫并发育至感染期幼虫。外界环境因素对虫卵和幼虫发育的影响，以温度、湿度、氧等更为明显。

（2）间接发育型　发育过程中需要中间宿主，为生物源性线虫。组织内寄生线虫多属此型。幼虫需在中间宿主体内发育为感染期幼虫，再感染人，寄生在组织内，如丝虫、旋毛虫等。外界环境因素可通过对中间宿主或媒介昆虫的生长、发育、生殖和种群数量的影响而间接影响生物源性线虫的生长发育。

三、生理

1. 营养与代谢　肠道寄生线虫，以肠内容物（如蛔虫）、血液和组织液（如钩虫、鞭虫）为食；组织寄生线虫（如丝虫、旋毛虫）以组织液和体液为食。虽然各种线虫成虫的寄生部位、营养来源有所不同，但获取能量的主要途径均是通过糖类代谢。线虫一般都具有较完善的三羧酸循环，完成糖类的有氧代谢，以获取能量。仅蛔虫较为特殊，由于长期适应于宿主肠腔的低氧环境，以具有较完善的糖酵解及延胡索酸还原酶系统的代谢途径获取能量。某些驱虫药物通过阻断线虫糖类代谢，切断能源，导致虫体死亡。在线虫生长、繁殖等过程中均存在蛋白质代谢，代谢的主要产物是氨，它能改变细胞的 pH，影响细胞的通透性等，对虫体有害。氨的排除主要通过体表扩散和肠道排出，而不是通过排泄系统。脂代谢是需氧的，氧气充分时，脂肪酸氧化释放能量；缺氧时，脂代谢变缓或停止，游离脂肪酸可形成三酰甘油。

2. 呼吸与渗透　线虫无呼吸器官，氧大多通过其体壁吸收并扩散到体内各组织。有的虫种，氧随食物被摄入消化道，然后向外周扩散。此外，许多线虫体内具有与氧有很高亲和力的血红蛋白，可贮氧，以供缺氧时使用。在线虫的吸收与排泄过程中，水的渗透作用很重要，体表及其他一些部位均能进行水的交换。

四、致病

线虫对人体的危害程度与虫种、寄生数量（或称虫荷，parasitic burden）、发育阶段、寄生部位、虫体的机械和化学刺激，以及宿主的营养及免疫状态等因素有关。

1. 幼虫致病作用　幼虫侵入宿主并在其体内移行过程中可造成相应组织或器官的损害。如钩虫的感染期幼虫侵入皮肤可致钩蚴性皮炎；蛔虫或钩虫的幼虫移行经肺部时，可引起肺部损害，甚至引起蛔蚴性或钩蚴性哮喘；旋毛虫幼虫寄生于肌肉内可导致肌炎。而一些寄生于犬、猫等食肉动物的线虫（犬弓首线虫、猫弓首线虫）感染性虫卵被人摄入，由于人不是其正常宿主，幼虫移行、窜扰，引起皮肤或内脏幼虫移行症。

2. 成虫致病作用　成虫摄取营养、机械性损害和化学性刺激以及免疫病理反应等都可致宿主营养不良、组织损伤、出血、炎症等病变。如肠道线虫可损伤局部肠黏膜，引起出血及炎性反应；淋巴丝虫可致淋巴系统的损害。组织内寄生线虫对人体的危害一般较肠道线虫严重。

五、分类

线虫动物门隶属动物界（Kingdom Animalia）、侧称亚界 3（Subkingdom 3 Bilateria）、蜕皮下界 1（Infrakingdom 1 Ecdysozoa），下属两个纲：分肠纲（Secernentea）又称尾感器纲（Phasmidea）和有腺纲（Adenophorea）又称无尾感器纲（Aphasmidea）（表 16-1）。

表 16-1　重要医学线虫的分类

纲 Class	目 Order	总科 Superfamily	科 Family	种 Species
分肠纲 Secernentea（尾感器纲 Phasmidea）	蛔目 Ascaridida	蛔总科 Ascaridoidea	蛔科 Ascarididae	似蚓蛔线虫 *Ascaris lumbricoides*
			异尖科 Anisakidae	异尖线虫 *Anisakis* sp.
	圆线目 Strongylida	钩口总科 Ancylostomatoidea	钩口科 Ancylostomatidae	十二指肠钩口线虫 *Ancylostoma duodenale*
				美洲板口线虫 *Necator americanus*
		后圆总科 Metastrongyloidea	管圆科 Angiostrongylidae	广州管圆线虫 *Angiostrongylus cantonensis*
		毛圆总科 Trichostrongyloidea	毛圆科 Trichostrongylidae	东方毛圆线虫 *Trichostrongylus orientalis*

（续　表）

纲 Class	目 Order	总科 Superfamily	科 Family	种 Species
		圆线总科 Strongyloidea	比翼科 Syngamidae	喉兽比翼线虫 *Mammomonogamus laryngeus*
	尖尾目 Oxyurida	尖尾总科 Oxyuroidea	尖尾科 Oxyuridae	蠕形住肠线虫 *Enterobius vermicularis*
	杆形目 Rhabditida	小杆总科 Rhabditoidea	小杆科 Rhabditidae	艾氏小杆线虫 *Rhabditis axei*
			类圆科 Strongyloididae	粪类圆线虫 *Strongyloides stercoralis*
	旋尾目 Spirurida	龙线总科 Dracunculoidea	龙线科 Dracunculidae	麦地那龙线虫 *Dracunculus medinensis*
		丝虫总科 Filarioidea	盘尾科 Onchocercidae	马来布鲁线虫 *Brugia malayi*
				班氏吴策线虫 *Wuchereria babcrofti*
				旋盘尾线虫 *Onchocerca volvulus*
				罗阿罗阿丝虫 *Loa loa*
		颚口总科 Gnathostomatoidea	颚口科 Gnathostomatidae	棘颚口线虫 *Gnathostoma spinigerum*
		旋尾总科 Spiruroidea	筒线科 Gongylonematidae	美丽筒线虫 *Gongylonema pulchrum*
		吸吮总科 Thelazioidea	吸吮科 Thelaziidae	结膜吸吮线虫 *Thelazia callipaeda*
有腺纲 Adenophorea（无尾感器纲 Aphasmidea）	嘴刺目 Enoplida	旋毛总科 Trichinelloidea	旋毛科 Trichinellidae	旋毛形线虫 *Trichinella spiralis*
			鞭形科 Trichuridae	毛首鞭形线虫 *Trichuris trichiura*

（崔　晶）

第二节　似蚓蛔线虫

似蚓蛔线虫（*Ascaris lumbricoides* Linnaeus，1758）属于分肠纲（Secernentea）、蛔目（Ascaridida）、蛔总科（Ascaridoidea）、蛔科（Ascarididae），简称人蛔虫或蛔虫，是人体最常见的寄生虫之一。成虫寄生于小肠，可引起蛔虫病（ascariasis）。蛔虫分布广泛，感染率高，多数蛔虫感染者无明显症状，但少数感染者可出现多种并发症。

一、简史

17世纪，英国医生 Tyson 首次详细描述了蛔虫的解剖学结构。1684年，被尊称为"寄生虫学之父"的意大利人 Redi 在其关于寄生虫的著作中，再次描绘了蛔虫的特征。1862年，法国医学家 Davaine 首次发现蛔虫病是由食入感染期卵所致，意大利科学家 Grassi 用蛔虫感染期卵感染自己，并在粪便中发现蛔虫卵，证实了蛔虫卵经口感染的感染途径。1922年，日本儿科医生 Koino 通过感染自己和一名志愿者，随后在自己的痰液中发现大量蛔虫幼虫，基本阐明了蛔虫幼虫移行路径和发育过程。祖国医学早在2400年前就有蛔虫的相关记载，称之为"蛟"或"蚘"。

二、形态

1. 成虫　长圆柱形，形似蚯蚓，头部较尖细，尾部较钝圆，活时淡红色或微黄色，死后呈灰白色。体表有细横纹，虫体两侧有两条明显的侧线。口孔位于虫体顶端，周围有3片排列呈"品"字形的唇瓣（图16-3），唇瓣内缘具有细齿，外缘有感觉乳突和头感器。口腔下连食道、肠管。雌虫明显大于雄虫，雌虫长 20~35cm，甚至达40cm以上，最宽处直径为 3~6mm；雄虫长 15~31cm，最宽处直径为 2~4mm。雌虫消化道末端开口于肛门，雄虫则通入泄殖腔。雌虫生殖系统为双管型，盘绕在虫体后 2/3 部分的原体腔内，阴门位于虫体腹面前、中 1/3 交界处。雄虫生殖器官为单管型，尾部向腹面弯曲，末端有一对镰刀状的交合刺。

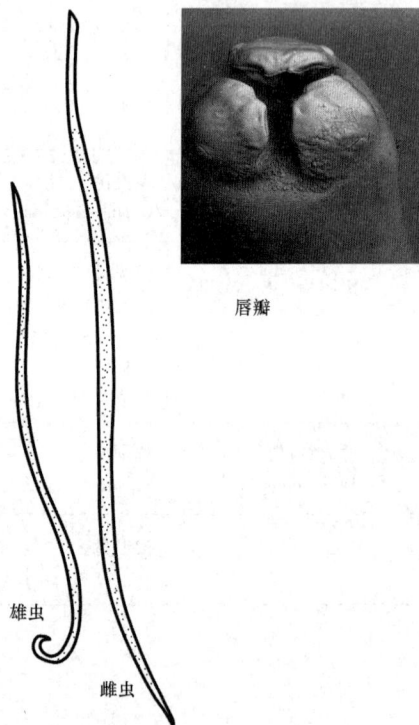

唇瓣

雄虫

雌虫

图16-3　蛔虫成虫与唇瓣

2. 虫卵　人体排出的蛔虫卵有受精卵（fertilized egg）和未受精卵（unfertilized egg）。受精卵呈短椭圆形，大小（45~75）μm×（35~50）μm，卵壳厚而均匀，卵壳分为3层，自外向内分别是受精膜、壳质层、蛔甙层，但在光学显微镜下难以分清。卵壳外有一层由虫体子宫分泌物形成的蛋白质膜，表面凹凸不平，被胆汁染成棕黄色。卵内含有1个大而圆的卵细胞，在其两端与卵壳之间有半月形空隙，随着卵细胞的发育、分裂，半月形空隙逐渐消失。未受精卵呈长椭圆形，棕黄色，大小（88~94）μm×（39~44）μm，卵壳与蛋白质膜均较受精卵薄，无蛔甙层，卵内含有许多大小不等、折光性较强的颗粒。受精卵或未受精卵有时可脱去蛋白质膜，成为卵壳透明的脱蛋白膜卵，应与其他虫卵鉴别，卵壳厚而透明是脱蛋白膜蛔虫卵的主要特征（图16-4）。

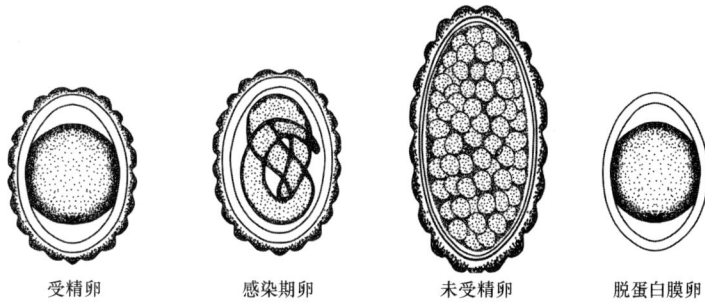

受精卵　　　感染期卵　　　未受精卵　　　脱蛋白膜卵

图16-4　蛔虫卵

三、生活史

蛔虫生活史为直接发育型，不需要中间宿主，包括虫卵在外界土壤中发育、幼虫在人体内移行与发育以及成虫在小肠内寄生3个阶段。

成虫寄生于人体小肠内，雌、雄成虫交配后产卵，卵随宿主粪便排出体外，只有受精卵才能进一步发育。在潮湿、荫蔽、氧气充分的泥土中，适宜温度（21～30℃）下，约经2周，受精卵内卵细胞即可发育为幼虫，1周后，卵内幼虫经第1次蜕皮发育为感染期虫卵（infective egg）（图16-5）。

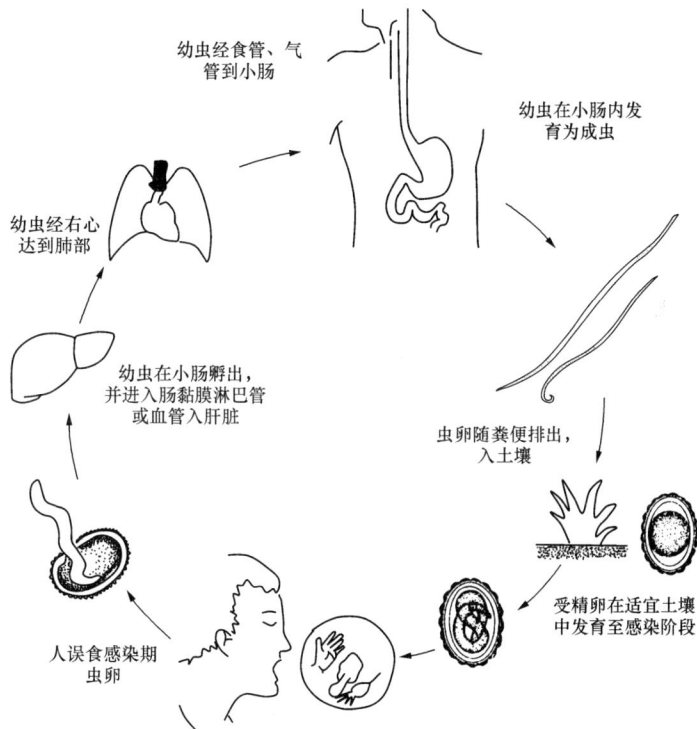

幼虫经食管、气管到小肠

幼虫在小肠内发育为成虫

幼虫经右心达到肺部

幼虫在小肠孵出，并进入肠黏膜淋巴管或血管入肝脏

虫卵随粪便排出，入土壤

人误食感染期虫卵

受精卵在适宜土壤中发育至感染阶段

图16-5　蛔虫生活史

人因误摄被感染期虫卵污染的食物或水而感染。在宿主小肠内，卵内幼虫释放孵化液（含酯酶、壳质酶及蛋白酶），消化卵壳，幼虫破壳逸出。幼虫侵入肠黏膜和黏膜下层，钻入静脉或淋巴管，经肝、右心到达肺部，穿过肺泡毛细血管进入肺泡，在此经2次蜕皮后，沿支气管、气管逆行至咽部，随吞咽进入消化道，在小肠内经第4次蜕皮后，再经数周发育为成虫（图16-5）。

幼虫在移行过程中也可随血流到达其他器官，在此一般不能发育为成虫，但可造成器官的损害。自人体感染虫卵到雌虫开始产卵需 60~75 天，1 条雌虫每天产卵约 24 万个，成虫在人体内的寿命一般为 1 年左右。

四、致病

蛔虫幼虫和成虫对人均有致病作用，但成虫为主要致病阶段。

1. 幼虫致病作用　幼虫经肝、肺等组织移行，可引起机械性损伤。尤其是在肺部移行穿过肺泡毛细血管时，引起点状出血以及嗜酸性粒细胞为主的炎性浸润，同时，幼虫的代谢产物及死亡虫体的分解产物还可引起宿主局部或全身的超敏反应。严重感染引起蛔蚴性肺炎，临床表现为咳嗽、哮喘、痰中带血、呼吸困难、发热及血液中嗜酸性粒细胞增多等。多数病例于发病后 4~14 天可自愈。有时幼虫还可侵入脑、肝、脾、肾、眼和甲状腺等器官，引起异位损害。也有幼虫通过胎盘进入胎儿体内寄生的报道。

2. 成虫致病作用　成虫的主要致病作用有掠夺营养、损伤肠黏膜、引起超敏反应及其钻孔习性引起的并发症。

（1）掠夺营养和破坏肠黏膜影响吸收　蛔虫以小肠内的半消化食物为营养，加之蛔虫唇齿的机械性损伤及虫体代谢产物的化学刺激可致肠黏膜损伤，影响人体对蛋白质、脂肪、糖类及维生素 A、B_2 和 C 的吸收，大量寄生时可致宿主营养不良、发育障碍。患者可出现消化道症状，如食欲不振、消化不良、腹泻、恶心、呕吐、间歇性脐周腹痛等；儿童患者常有神经精神症状，如惊厥、夜惊、磨牙，偶有异嗜症等。台湾省曾有一男童手术取出 1806 条蛔虫的记录。

（2）超敏反应　患者可出现荨麻疹、皮肤瘙痒、结膜炎、血管神经性水肿、过敏性紫癜、中毒性脑病等，可能是由于蛔虫变应原被人体吸收，引起 IgE 介导的超敏反应。

（3）并发症　蛔虫对人体最主要的危害是引起并发症。蛔虫在小肠内寄生时一般处于安静状态，一旦其寄生环境发生变化，如患者发热、肠功能紊乱、摄入过多辛辣刺激性食物、使用麻醉剂或服用不足量的驱虫药物时，可引起蛔虫骚动。当小肠内有大量虫体寄生时，虫体相互扭结成团，堵塞肠管，可引起机械性肠梗阻，梗阻部位以回肠末端或回盲部多见，少数严重患者可并发肠套叠、肠扭转甚至肠坏死等。因蛔虫具有钻孔习性，故可钻入开口于肠腔的各种管道（如胆管、胰腺管和阑尾），甚至钻入肝，不仅可引起胆道蛔虫症、蛔虫性胰腺炎、阑尾炎以及肝蛔虫病，甚至可上窜阻塞气管、支气管，造成窒息，也可引起尿道和生殖器官蛔虫病及其他组织器官的蛔虫卵肉芽肿。胆道蛔虫症是临床上最常见的并发症，占严重并发症的 64%，多数患者仅有 1 条成虫前半部钻入胆总管，尾部仍在十二指肠内。有时侵入胆管的蛔虫也可多达 10~20 条，由于 Oddi 括约肌与胆总管痉挛发生剧烈胆绞痛，继发胆道感染可引起胆管炎。在胆管内死亡的蛔虫碎片与蛔虫卵都可成为胆结石的核心。若虫体全部钻入肝内胆管则可引起化脓性胆管炎，甚至并发蛔虫性肝脓肿、胆道大出血、胆囊破裂、胆汁性腹膜炎等。蛔虫亦可引起肠穿孔和急性腹膜炎，病死率可达 15%。蛔虫病的严重并发症多见于重度感染的儿童。

五、诊断

病原学诊断主要是从粪便中检查虫卵或虫体。由于蛔虫产卵量大，常用直接涂片法检查虫卵，1 张涂片的检出率为 80%，3 张涂片可达 95%。直接涂片阴性者，可用沉淀法或饱和盐水浮聚法，浮聚法对受精蛔虫卵检出率较高，对未受精蛔虫卵效果较差。定量透明法（改良加藤厚涂片法）既可定性又可定量，且操作简单、方便，是目前现场调查蛔虫感染与蛔虫病时最常用的病原检查方法。

粪便中未检出虫卵而疑似蛔虫病者，可进行试验性驱虫，根据排出虫体的形态鉴别。胆道蛔虫症者可采用腹部 B 超或内镜检查。疑为蛔蚴性肺炎或哮喘者，痰中查到蛔虫幼虫即可确诊。

六、流行

蛔虫呈世界性分布，估计全球有 10 亿人感染，据 2001－2004 年全国人体重要寄生虫病调查，我国人群的蛔虫感染率平均为 12.72%，贵州省的感染率最高（42.41%），其次为湖南（30.82%）、四川（27.65%）、湖北（26.86%）、广西（23.26%）及重庆（20.91%），估计全国蛔虫感染人数为 8 593 万。人群感染的特点是农村高于城市，儿童高于成人。农村 12 岁以下儿童为高感染人群。粪便内含受精蛔虫卵者为传染源。

蛔虫感染普遍的主要原因：①生活史简单，不需中间宿主。②雌虫产卵量大。③用未经处理的人粪施肥和随地排便使虫卵污染土壤及蔬菜，鸡、犬、蝇类可机械性携带虫卵。④不良卫生行为，人接触被虫卵污染的泥土、蔬菜，经口食入附在手指上的感染期卵，或食用被虫卵污染的生菜、泡菜和瓜果等而受到感染。⑤虫卵对外界环境抵抗力强，在荫蔽的土壤中或蔬菜上，虫卵可活数月至 2 年以上，在无氧的条件下也可存活 2～3 个月。由于卵壳蛔甙层的保护作用，食用醋、酱油或腌菜、泡菜的盐水均不能杀死虫卵。人群感染蛔虫的季节与当地气候、生产活动等因素有关，主要在春、夏季。

七、防治

1. 普查普治，减少传染源　对患者和带虫者进行驱虫治疗，是控制传染源的重要措施。目前常用驱虫药物为阿苯达唑、甲苯咪唑和三苯双脒，均有较好的疗效。学龄儿童可采用集体服药，驱虫时间宜在感染高峰期之后的秋、冬季节。由于重复感染机会多，故在流行区应每隔 0.5～1 年驱虫 1 次。胆道蛔虫症保守疗法无效时可用内镜取出虫体，其他严重并发症主要靠外科手术治疗。

2. 管好粪便，切断传播途径　对粪便进行无害化处理，可用粪尿混合堆肥法、沼气池发酵等方法杀灭粪便中的蛔虫卵。在用干粪做肥料的地区，可采用泥封堆肥法，3 天后粪堆内温度可达 52℃或更高，可杀死蛔虫卵。

3. 健康教育，避免感染　加强卫生宣教，普及卫生知识，注意饮食卫生、个人卫生和环境卫生。不随地排便，做到饭前便后洗手，不喝生水，不生食未洗净的瓜果和生菜，以及灭蝇，避免食入感染期蛔虫卵。

（姜　鹏　崔　晶）

第三节　毛首鞭形线虫

毛首鞭形线虫（*Trichuris trichiura* Linnaeus, 1771）属于有腺纲（Adenophorea）、嘴刺目（Enoplida）、旋毛总科（Trichinelloidea）、鞭形科（Trichuridae），简称鞭虫（whipworm），呈世界性分布，成虫寄生于人体盲肠，可引起鞭虫病（trichuriasis）。

一、简史

1740 年，意大利科学家 Morgani 首先在 1 例患者的结肠内发现了鞭虫；1761 年德国科学家 Roedere 对鞭虫的完整形态进行了描述。我国人体感染鞭虫的最早记录为 1907 年在台湾省发现的鞭虫病例（Kubo, 1907）。1958 年 1 月，在湖北省江陵县发现一具公元前 278 年的古代女尸的腰椎和骨盆处内脏残存物中含有人鞭虫卵。法国学者曾在新石器时代的粪化石中发现鞭虫卵。

二、形态

成虫形似马鞭，前端3/5细长，其内含一细长的咽管，由杆状细胞组成的杆状体所包绕，杆状细胞分泌物具有抗原性。虫体后2/5较粗，内含肠管和生殖器官（雌、雄均为单管型），肛门开口于末端。雌虫较大，长3.5~5cm，尾端钝直，阴门位于虫体粗大部前端的腹面。雄虫稍小，长3~4.5cm，尾端向腹面呈螺旋状卷曲，有1根交合刺，外有鞘膜包绕（图16-6）。

虫卵纺锤形，黄褐色，大小为（50~54）μm×（22~23）μm，卵壳较厚，两端各有1个透明塞状突起，称透明栓或盖塞（opercular plug），卵内含1个尚未分裂的卵细胞（图16-6）。

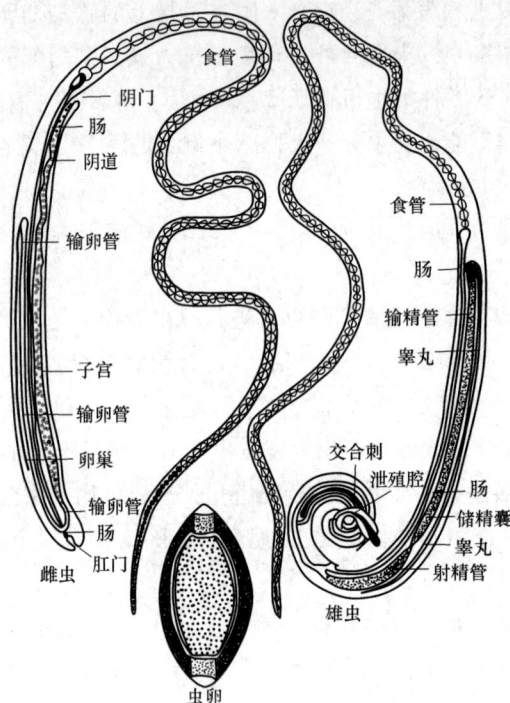

图16-6 鞭虫成虫和虫卵

三、生活史

鞭虫生活史属于直接发育型，不需要中间宿主。成虫主要寄生于人体盲肠，严重感染时也可寄生于阑尾、结肠、直肠甚至回肠下段。雌雄交配后，雌虫在肠腔产卵，虫卵随粪便排出，在外界温度、湿度适宜的条件下，经3~5周发育为含有幼虫的感染期虫卵。虫卵随被污染的食物、蔬菜或水源等经口感染。在小肠内，受消化液刺激，卵内幼虫活动加剧，并分泌壳质酶，溶解破坏一端的盖塞并逸出，侵入局部肠黏膜，摄取营养并发育。约经10天，返回肠腔并移行至盲肠发育为成虫。成虫以其纤细的前端钻入肠黏膜甚至黏膜下层，摄取宿主血液和组织液，虫体后端游离于肠腔。自食入感染期虫卵至发育为成虫并产卵，需1~3个月。1条雌虫每天产卵5000~20000个；成虫寿命一般为3~5年，长者可达8年以上。

四、致病

成虫以细长的前端侵入肠黏膜、黏膜下层甚至可达肌层，以组织液和血液为食。由于虫体的机械性损伤及其分泌物的刺激，可致肠壁组织充血、水肿或出血等慢性炎症反应。轻度感染者一般无明显症状。严重感染时，患者出现食欲减退、阵发性腹痛、慢性腹泻或便秘、粪便隐血或带有少量鲜血等症状，有的患者还可出现头晕、嗜酸粒细胞增多、消瘦，四肢水肿，甚至贫血和发育迟缓等全身反应。儿童重度感染常伴有营养不良，可引起直肠套叠、脱垂。

五、诊断

以粪便检查虫卵为确诊依据，目前主要采用改良加藤厚涂片法，也可采用生理盐水直接涂片法及饱和盐水浮聚法等。

六、流行

鞭虫分布与蛔虫分布相似，但感染率比蛔虫低，多见于热带、亚热带及温带地区。人是唯一的传染源。据 2001－2004 年全国人体重要寄生虫病调查，我国人群的平均鞭虫感染率为 4.63%，估计全国鞭虫感染人数 2 909 万。一般南方感染率较北方高（因南方的温湿度更利于鞭虫卵的发育），以海南省感染率（31.35%）最高，其次是广西（11.38%）、贵州（10.77%）及福建（10.34%）。儿童感染率较成人高。

其流行广泛与虫卵抵抗力强有关，在温暖（适宜温度为 30℃）、潮湿（适宜湿度为近饱和度）、荫蔽的土壤中，虫卵可保持活力达数年之久，但对干燥、高温及低温的抵抗力不如蛔虫卵强。

七、防治

基本同蛔虫。注意个人卫生和饮食卫生，做好水源管理和粪便管理。对患者及带虫者均给予驱虫治疗。常用有效药物为阿苯达唑和甲苯咪唑。

（姜　鹏　崔　晶）

第四节　十二指肠钩口线虫和美洲板口线虫

钩虫（hookworm）是钩口科线虫的统称，至少包括 18 个属和 100 个种，其中属于人兽共患的钩虫有 9 种。寄生人体的钩虫主要有 2 种，即十二指肠钩口线虫（*Ancylostoma duodenale* Dubini，1843）（简称十二指肠钩虫）和美洲板口线虫（*Necator americanus* Stiles，1902）（简称美洲钩虫）。锡兰钩口线虫（*Ancylostoma ceylanicum* Loose，1911）和犬钩口线虫〔（*Ancylostoma caninum*（Ercolani，1859）Hall，1913〕偶尔寄生在人体。巴西钩口线虫（*Ancylostoma braziliense* Gomez de Faria，1910）的感染期幼虫也可侵入人体，但一般不能发育为成虫，仅引起皮肤幼虫移行症（cutaneous larval migrans），因引起的皮疹呈匍行线状，故称匍行疹（creeping eruption）。钩虫寄生于人体小肠，引起钩虫病（hookworm disease）。在肠道线虫中钩虫的危害性最大，不但可损伤肠黏膜造成消化道功能紊乱，而且可使人体长期慢性失血，重度感染者可导致严重贫血。全世界钩虫感染人数约 9 亿，目前我国的感染人数约 3000 多万，是严重危害人民健康的寄生虫病之一。

一、简史

1838 年意大利医生 Dubini 在米兰市一具农村女尸的十二指肠中发现了十二指肠钩虫成虫，并将其命名为十二指肠钩虫。美洲钩虫则由 Stiles 于 1902 年首先在美洲发现并命名。1853－1854 年，Bilharz 及 Griesinger 先后将埃及萎黄病的病因归咎于钩虫寄生，首次将钩虫感染和相应症状联系起来；1879 年，意大利兽医 Perroncito 通过在 St. Gothard 矿井中的调查，认为矿工的萎黄、苍白与钩虫病有关；此后，Grassi、Parona（1878）和 Perroncito（1880）先后在贫血患者的粪便中发现钩虫卵，进一步确认了萎黄病确由钩虫感染所致。1880 年，Perroncito 发现了钩虫卵在土壤中孵化为杆状蚴和丝状蚴的发育过程。1898 年，德国蠕虫学家 Looss 在开罗的实验过程中不慎沾到含有钩虫丝状蚴的水滴，随后感觉局部灼痒，继而出现了典型的贫血表现，并在粪便中查获了钩虫卵，从而发现了钩虫经皮肤侵入人体的感染方式。在我国，1908 年 Maxwell 首先在我国台湾省检出钩虫卵；颜福庆（1919）在江西萍乡煤矿的调查中，证实了我国大陆有钩虫病流行。

二、形态

1. 成虫 虫体细长，1cm 左右，半透明，肉红色，死后呈灰白色。虫体前端较细，顶端有一发达的口囊，由坚韧的角质构成。因虫体前端向背面仰曲，形成颈弯，仰曲程度因虫种而异。口囊的上缘为腹面，下缘为背面。十二指肠钩虫的口囊呈扁卵圆形，其腹侧缘有 2 对钩齿，外齿一般较内齿略大，背侧中央有一半圆形深凹，两侧微呈突起。美洲钩虫口囊呈椭圆形。其腹侧缘有 1 对板齿，背侧缘则有 1 个呈圆锥状的尖齿。钩虫的咽管长度约为体长的 1/6，其后端略膨大，咽管壁肌肉发达，肌纤维的交替收缩与松弛形成"唧筒"样作用，有利于钩虫的吸血并挤入肠道。肠管壁薄，由单层上皮细胞构成，内壁有微细绒毛，有利于氧及营养物质的吸收和扩散。十二指肠钩虫与美洲钩虫尾端分别向背面、腹面弯曲，形成的体态可作为两种钩虫的鉴别特征之一。

虫体前端有 3 种单细胞腺体：①头腺 1 对，位于虫体两侧，前端与头感器相连，开口于口囊两侧的头感器孔，后端可达虫体中横线前后。头腺主要分泌抗凝素及乙酰胆碱酯酶，其分泌活动受神经控制。②咽腺 3 个，位于咽管壁内，其主要分泌物为乙酰胆碱酯酶、蛋白酶及胶原酶。乙酰胆碱酯酶可破坏乙酰胆碱，从而影响神经介质的传递作用，降低宿主肠壁的蠕动，有利于虫体的附着。③排泄腺 1 对，呈囊状，游离于原体腔的亚腹侧，后端可达虫体中、后 1/3 交界处，腺体与排泄横管相连，分泌物主要为蛋白酶，能抑制宿主血液凝固。

钩虫雄性生殖系统为单管型，由睾丸、贮精囊和射精管组成。雄虫末端膨大，为角皮延伸形成的膜质交合伞。交合伞由 2 个侧叶和 1 个背叶组成，其内有肌性指状辐肋，依其部位分别称为背辐肋、侧辐肋和腹辐肋。背辐肋的分支特点是鉴定虫种的重要依据之一。雄虫有一对交合刺。雌虫末端呈圆锥形，有的虫种具有尾刺，生殖系统为双管型，阴门位于虫体腹面中部或其前、后。阴门的位置亦可作为鉴别虫种的依据。

根据虫体外形、口囊特点，雄虫交合伞外形及其背辐肋分支、交合刺形态，雌虫尾刺的有无及阴门的位置等，十二指肠钩虫与美洲钩虫成虫形态和鉴别要点见表 16 - 2 和图 16 - 7 ~ 16 - 10。

表 16 - 2　二指肠钩虫与美洲钩虫成虫形态鉴别要点

鉴别要点	十二指肠钩虫	美洲钩虫
大小（mm）	♀：（10 ~ 13）×0.6	（9 ~ 11）×0.4
	♂：（8 ~ 11）×（0.4 ~ 0.5）	（7 ~ 9）×0.3
体形	前端与后端均向背面弯曲，体呈"C"形	前端向背面仰曲，后端向腹面弯曲，体呈"∫"型
口囊	腹侧前缘有 2 对钩齿	腹侧前缘有 1 对板齿
交合伞	撑开时略呈圆形	撑开时略呈扁圆形
背辐肋	远端分两支，每支再分 3 小支	基部先分 2 支，每支远端再分 2 小支
交合刺	两刺呈长鬃状，末端分开	一刺末端呈钩状，常包套于另一刺的凹槽内
阴门	位于体中部略后	位于体中部略前
尾刺	有	无

十二指肠钩虫　　　　　　　美洲钩虫

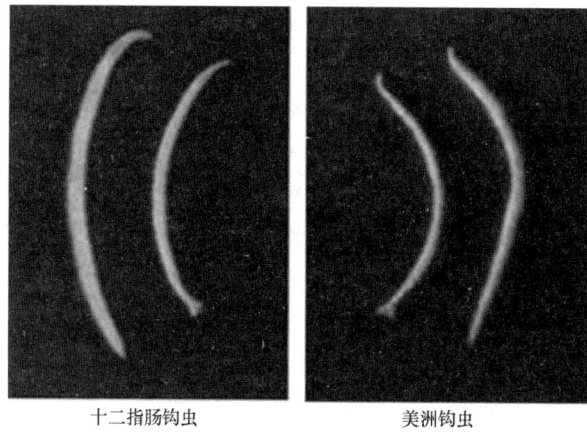

图 16 - 7　两种钩虫成虫

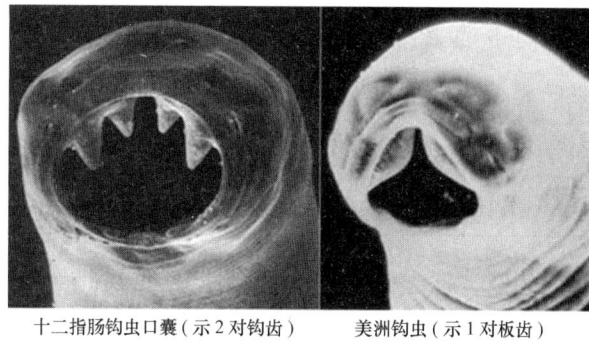

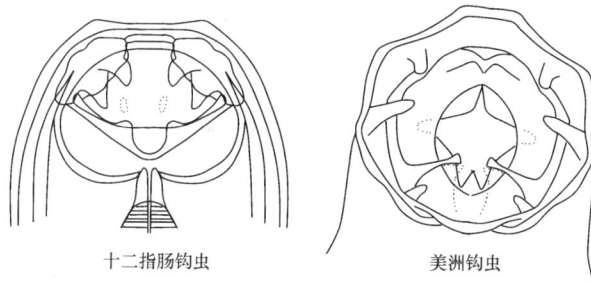

十二指肠钩虫口囊（示 2 对钩齿）　　　美洲钩虫（示 1 对板齿）

十二指肠钩虫　　　　　　　美洲钩虫

图 16 - 8　两种钩虫的口囊

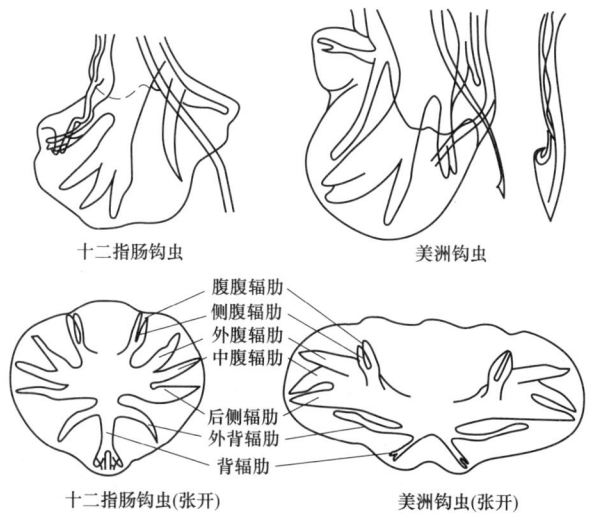

十二指肠钩虫　　　　　　　美洲钩虫

腹腹辐肋
侧腹辐肋
外腹辐肋
中腹辐肋
后侧辐肋
外背辐肋
背辐肋

十二指肠钩虫(张开)　　　　美洲钩虫(张开)

图 16 - 9　两种钩虫的交合伞

2. 幼虫 分为杆状蚴和丝状蚴。自卵内刚孵出的幼虫称杆状蚴（rhabditiform larva），为自由生活期幼虫，虫体体壁透明，前端钝圆，后端尖细，口腔细长，有口孔，咽管前段较粗，中段细，后段则膨大呈球状。杆状蚴有 2 期，第 1 期杆状蚴大小为 (0.23 ~ 0.4)mm×0.017mm；第 2 期大小约为 0.4mm×0.029mm。丝状蚴（filariform larva）大小为 (0.5 ~ 0.7)mm×0.025mm，体表覆盖鞘膜，为第 2 期杆状蚴蜕皮时残留的旧角皮，对虫体有保护作用。当丝状蚴侵入人体皮肤时，鞘膜即被脱掉。口腔封闭，在与咽管连接处的腔壁背面和腹面各有 1 个角质矛状结构，称为口矛或咽管矛。口矛既有助于虫体的穿刺作用，其形态也有助于丝状蚴虫种的鉴定。丝状蚴的咽管细长，约为虫体的 1/5。

由于两种钩虫的分布、致病性及对驱虫药物的敏感程度均有差异。因此鉴别两种钩虫丝状蚴在流行病学、生态学及防治方面都有实际意义。两种钩虫丝状蚴的鉴别要点见表 16 – 3。

表 16 – 3 寄生人体两种钩虫丝状蚴的鉴别

鉴别要点	十二指肠钩虫	美洲钩虫
外形	圆柱形，虫体细长，头端略扁平，尾端较钝	长纺锤形，虫体较短粗，头端略圆，尾端较尖
鞘横纹	不显著	显著
口矛	透明丝状，背矛较粗，两矛间距宽	黑色杆状，前端稍分叉，两矛粗细相等，两矛间距窄
肠管	管腔较窄，为体宽的 1/2，肠细胞颗粒丰富	管腔较宽，为体宽的 3/5，肠细胞颗粒少

3. 虫卵 椭圆形，两端钝圆，卵壳较薄，无色透明，大小为 (57 ~ 76)μm×(36 ~ 40)μm，随粪便排出时，卵壳内通常含 2 ~ 4 个卵细胞，卵壳与卵细胞之间有明显空隙（图 16 – 10）。在便秘者粪便内或粪便放置过久时，卵内细胞可继续分裂为多细胞期，呈桑葚状卵。十二指肠钩虫卵与美洲钩虫卵极为相似，不易区别。

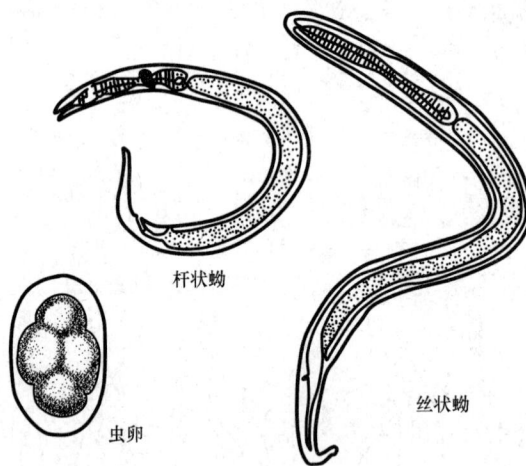

图 16 – 10 钩虫卵和幼虫

三、生活史

两种钩虫的生活史相似（图 16 – 11），成虫寄生于人体小肠上段，借口囊内的钩齿或板齿咬附于肠黏膜，吸取宿主血液为食，也可以淋巴液、肠黏液及脱落的上皮细胞为食。雌雄成虫交配后产卵，虫卵随宿主粪便排出体外，在温暖（25 ~ 30℃）、潮湿（相对湿度 60% ~ 80%）、荫蔽、含氧充足的疏松土壤中，虫卵内细胞不断分裂，24 小时内第 1 期杆状蚴自卵内孵出。此期幼虫以细菌及有机物为食，生长很快，在 48 小时内进行第 1 次蜕皮，发育为第 2 期杆状蚴。此后，虫体继续增大，并可将摄取的食物贮存于肠细胞内。经5~6天后虫体口腔封闭，停止摄食，咽管变长，进行第2次蜕皮后发育为丝状蚴，具有感染宿主的能力，又称感染期幼虫。丝状蚴口孔封闭而不进食，多生存于泥土表面或1~2cm深的表层土壤内，但只有当其为土粒上的薄层水膜围绕时方可生存，并常呈聚集性活动，在污染较重的一小块土中，常可检获数千条幼虫。此期幼虫还可借助覆盖体表水膜的表面张力，沿植物茎或草枝向上爬行，最高可达22cm左右。丝状蚴在土壤中的存活时间与温度有关。温度过高，丝状蚴活动增强，营养消耗多，并由于口孔封闭不能进食，随着体内营养大量消耗其感染能力逐渐下降甚至死亡。但温度过低，丝状蚴呈僵直状态，存活时间也很难长久。45℃时只能存活50分钟；－10~12℃时只能存活4小时，因此冬季钩虫幼虫大多死亡。干燥和直射的阳光，也不利于丝状蚴的生存，在阳光下曝晒仅2小时即死亡。十二指肠钩虫丝状蚴的适宜生存温度为22~26℃，美洲钩虫为31~34.5℃，在此条件下可存活6周左右。在感染季节气候条件适宜时，丝状蚴可存活15周或更久。

丝状蚴对环境温度的变化十分敏感，具有明显的向温性和向湿性，当与人体皮肤（通常为足和手）接触后，受人体表温度刺激，幼虫活动能力显著增强，依靠其机械的穿刺运动及酶的化学作用，通过毛囊、汗腺或皮肤破损处主动钻入人体皮肤内。多数幼虫进入皮肤时脱去鞘，约0.5~1小时后穿过皮肤，在皮下组织内移行，24小时后进入小静脉或淋巴管，经右心由肺动脉至肺。大部分幼虫穿过微血管进入肺泡，并借助于小支气管、支气管上皮细胞纤毛的运动，向上移行至咽，部分幼虫可随痰被咳出，大部分幼虫随宿主的吞咽活动，经食管、胃到达小肠，此过程大约需要1周。幼虫在小肠内迅速生长发育，经2次蜕皮发育为成虫。自幼虫钻入皮肤至成虫交配产卵需5~7周。雌虫产卵数因虫种、虫数、虫龄而不同，每条十二指肠钩虫日平均产卵为1万~3万个，美洲钩虫为0.5万~1万个。在冬季，人体内的钩虫有时会出现短期停止排卵现象。成虫在人体内一般可存活3年左右，个别报道十二指肠钩虫可活7年，美洲钩虫可活15年。

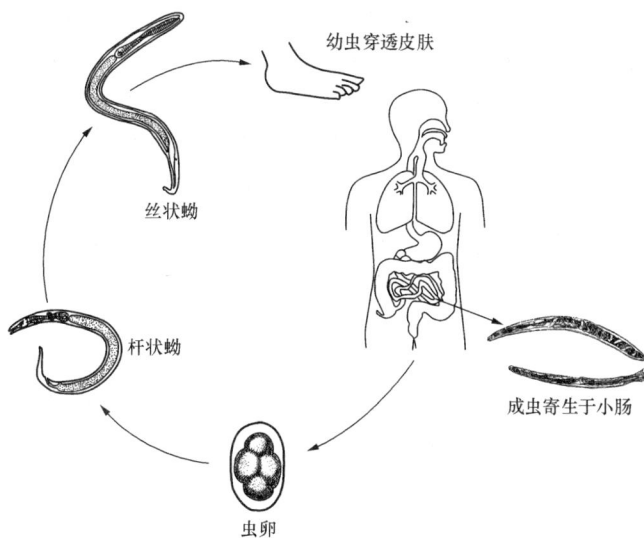

图16-11　钩虫生活史

十二指肠钩虫幼虫进入人体后的发育速度有很大差别，部分幼虫在进入小肠前可以"暂停发育"状态滞留于组织内，并长期在人体内移行，经过一段时间后再进入肠腔发育，这种现象称为迁延移行。幼虫的这种迁延移行现象原因尚不清楚，在美洲钩虫尚未发现此现象。

钩虫除主要经皮肤感染外，丝状蚴如被人吞食，少数未被胃酸杀死的幼虫也可直接在肠腔内发育成熟；而自口腔和食管黏膜侵入血管的幼虫，仍循上述途径到达肠腔发育为成虫。此外，还发现母体内的幼虫可通过胎盘侵入胎儿体内；有人报道在产妇乳汁中查见活动的第3期美洲钩虫幼虫，因此钩虫也有可能经母乳感染。除人体外，十二指肠钩虫偶可寄生于猪、狮、虎、犬、灵猫及猴等动物，美洲钩虫亦可寄生于猩猩、猴及犀牛等动物。这些动物可作为钩虫的转续宿主。人若生食这些动物肉类，也有受感染的可能。

四、致病

两种钩虫的致病机制相似，幼虫的入侵、入侵后在肺部的移行及成虫在小肠定居均可对人体造成损害，但以成虫在小肠寄生阶段对人体的危害最严重，可造成患者慢性失血。与美洲钩虫相比，十二指肠钩虫引起皮炎者较多，成虫导致的贫血亦较严重，同时还是引起婴儿钩虫病的主要虫种，因此，十二指肠钩虫较美洲钩虫对人体的危害更大。人体感染钩虫后是否出现临床症状，除与钩蚴侵入皮肤的数量及成虫在小肠寄生的数量有关外，也与人体的健康状况、营养条件及免疫力有密切关系。仅在粪便中查到钩虫卵而未出现任何临床表现者称为钩虫感染（hookworm infection）。在粪便中查到钩虫卵并有不同程度的临床表现者则称为钩虫病（hookworm disease）。

钩虫病的临床表现可分为 3 期，即幼虫的皮肤侵袭期、肺部移行期及成虫的肠道寄生期。

1. 幼虫所致病变及症状　病变主要是丝状蚴侵入皮肤和幼虫在肺部移行对宿主造成的损害。

（1）钩蚴性皮炎　人赤手赤足在田间劳动，接触土壤，丝状蚴侵入皮肤后数分钟至 1 小时后，足趾或手指间皮肤较薄处或足背部及其他暴露的皮肤处可出现充血斑点或丘疹，有烧灼感，即为钩蚴性皮炎。因患者病灶皮损处奇痒难忍，俗称"着土痒""地痒疹（ground itch）""痒疙瘩""粪毒"。搔破后常有继发感染，形成脓疮，最后经结痂、脱皮而愈，病程 2 ~ 3 周，继发感染时病程可达 1 ~ 2 个月。本病常见于春夏之交，人体接触含钩蚴的泥土后皮炎的发生率达 88% ~ 100%，以足部为多见，感染地点多为香蕉园、蔬菜园、甘蔗地及红薯地或矿井等地。

（2）呼吸系统病变　大量钩蚴急性感染时幼虫移行至肺，穿破微血管，可引起出血及炎症细胞浸润，患者可出现阵发性咳嗽、血痰及哮喘，甚至大量咯血。伴有发热、畏寒等症状，有时也表现咽喉部痒痛、干咳、声音嘶哑等。重者呈剧烈干咳和哮喘发作，表现为嗜酸性粒细胞增多性哮喘，胸部 X 线检查显示肺纹理增粗或点片状浸润阴影。由于幼虫移行至肺为一过性，故常在受染后 3 ~ 5 天出现症状，经数日至 10 余日可自愈，长者可达 1 ~ 2 个月。

2. 成虫所致疾病　成虫寄生于小肠，引起消化道症状和贫血。

（1）消化道症状　成虫以口囊内的钩齿或切板咬附在肠黏膜上，形成多处散在性出血点、小溃疡及糜烂病灶，病灶直径为 3 ~ 5mm，亦可形成大块片状出血性瘀斑，深度可达黏膜下层甚至肌层，可引起消化道出血或偶尔大出血。镜下可见肠壁黏膜层、固有层及黏膜下层均有嗜酸性粒细胞及淋巴细胞浸润。患者早期可出现食欲亢进、乏力、上腹部不适或隐痛，继而出现消化功能紊乱，如恶心、呕吐、腹痛、腹泻等症状。钩虫病引起的腹泻呈黏液样或水样便，临床上常被误诊为急性或慢性肠炎。腹痛的特点是持续性、弥散性，尤以上腹部及脐周为剧痛，每日常伴有 2 ~ 3 次痉挛性加剧。后期常因贫血、胃酸降低而致食欲减退、便秘、体重逐渐减轻等。重症患者胃肠道钡餐 X 线检查可见十二指肠下段和空肠上段的黏膜纹理紊乱、增厚、蠕动增加，易被激惹而呈节段性收缩现象等。

（2）贫血　钩虫对人体的主要危害是慢性失血引起的贫血。钩虫以钩齿或板齿及口囊咬附肠壁，摄取血液和肠黏膜为营养，使患者长期慢性失血，铁和蛋白质不断耗损，再加上患者营养不良，铁和蛋白质不能得到有效补偿，从而造成血红蛋白的合成速度比细胞新生速度慢，使红细胞体积变小、色泽变浅，故呈低色素小细胞性贫血。轻度患者表现为头昏、乏力、轻度气促、心悸等；中度患者表现黏膜苍白，下肢轻度水肿，明显气急、心悸、四肢乏力、耳鸣、视物模糊、头昏、心律增快等；重度患者除上述症状加重外，可出现皮肤蜡黄、面部及全身浮肿，尤以下肢为甚，以及胸腔积液、心包积液等贫血性心脏病的表现，劳动能力丧失。故钩虫病又俗称为"黄肿病"或"懒黄病"。长期严重贫血与缺氧可引起心肌脂肪变性，心脏扩大，甚至并发心力衰竭。组织缺氧与其他营养缺乏可引起指甲扁平、脆裂、反甲、毛发干燥脱落等。妇女则可引起停经、流产等。此类患者目前已较少见。

钩虫造成患者慢性失血的原因有：①钩虫以其锐利的钩齿、板齿咬破肠黏膜，损伤小血管引起出血；②钩虫吸血的同时头腺不断分泌抗凝素，从而利于吸血并使咬附部位黏膜伤口不断渗血，其渗血量与虫体本身的吸血量大致相等；③虫体吸血后将血液迅速经其消化道排出，这是因为咽管频繁收缩与扩张形成了"唧筒"样作用，增加宿主的失血量；④虫体经常更换咬附部位，形成新的伤口，原伤口仍继续少量渗血。不同虫种所导致的失血量不同，应用放射性核素^{51}Cr等标记红细胞或蛋白质，测得每条钩虫每天所致的失血量，美洲钩虫为 0.02 ~ 0.10ml。十二指肠钩虫可能因虫体较大，钩齿的结构及排卵量较多等原因，其所致失血量是美洲钩虫的 6 ~ 7 倍，为 0.14 ~ 0.40ml。此外，钩虫对肠道损伤，影响营养物质的吸收，也加重了贫血的程度。

（3）异嗜症：少数钩虫病患者表现为喜食一些粗硬食物，如生米、生豆等。贫血较重者，还喜食茶叶、碎纸、木屑、破布、煤渣、泥土、瓦片、炉灰、烟蒂等，此种现象称为"异嗜症"（allotriophagy）。异嗜症发生的原因不明，可能与铁的耗损有关，给患者服用铁剂后，症状可自行消失。

（4）消化道出血：钩虫病引起的消化道出血以黑便、柏油样便、血便和血水便为主，出血时间迁延不断而贫血严重。国内已报道 270 多例钩虫病消化道出血。钩虫病所致消化道出血常被误诊为消化道溃疡、食管胃底静脉曲张破裂出血等而致严重后果，应引起高度重视，如山东省沂水医学专科学校曾报道 2 例钩虫病引起的消化道大出血被误诊为溃疡病出血而施行胃次全切除术。

（5）婴幼儿钩虫病：几乎全部为十二指肠钩虫引起。临床症状为急性便血性腹泻，粪便呈黑色或柏油样、面色苍白、食欲减退、发热、精神萎靡、肺偶可闻及啰音，心尖区有明显收缩期杂音，肝脾肿大，贫血多较严重，生长发育迟缓等，近半数患儿有显著浮肿。国内报道的 500 多例婴儿钩虫病中，发病年龄多在 5 ~ 12 个月，其中有 25 例为出生后 26 天以内发病的新生儿钩虫病，包括出生后即发病 1 例，加上患婴母亲在孕期有钩虫感染史，故认为这 25 例患儿为先天性钩虫感染（胎内感染）。婴儿钩虫病的临床特征为：①贫血严重，80%的病例红细胞计数在 2×10^{12}/L 以下，血红蛋白低于 50g/L，可能与婴儿肠黏膜柔嫩、血管丰富，被钩虫咬附后容易出血有密切关系；②合并症多，出现支气管炎、消化不良合并症者达 30% ~ 40%；③严重影响生长发育，预后差，死亡率达 3.6% ~ 6.0%，甚至高达 12%。北京、山东及福建等地均有报道，婴幼儿钩虫病因严重贫血而输血达 10000 ~ 20000ml，但因未及时驱虫治疗而导致死亡。

（6）嗜酸性粒细胞增多：钩虫感染早期或急性期的患者，外周血中嗜酸性粒细胞常达 15% 以上，甚至高达 86%。由于感染钩虫后需要 5 ~ 7 周才能在粪便中检出虫卵，故早期不能从粪便中检出虫卵而易误诊，必须结合流行病学史、血中嗜酸性粒细胞增多和临床症状方可确诊。

五、诊断

粪便检查虫卵，或经钩蚴培养检出幼虫是确诊本病的依据。

1. 直接涂片法　简便易行，适用于感染率较高的地区，但对于轻度感染者易漏诊。

2. 饱和盐水浮聚法　钩虫卵比重约为 1.06，在饱和盐水（比重 1.20）中，容易漂浮。该方法操作简单，是诊断钩虫感染最常用的方法，检出率较直接涂片法高 5 ~ 6 倍。在大规模普查时，可用 15%、20% 的盐水，其检查效果与饱和盐水法相同。

3. 改良加藤法　采用定量板 - 甘油孔雀绿玻璃纸透明计数虫卵的方法，简单易行，能定量检测感染度，也可用于疗效考核及流行病学调查。操作时须掌握适宜的透明时间，若放置过久，钩虫卵透明过度则不易观察。

4. 钩蚴培养法　检出率与饱和盐水浮聚法相似，此法在光镜下可观察幼虫形态并鉴别虫种，但需培养 5 ~ 6 天才能得出结果，可用于流行病学调查。

在流行区患者如有咳嗽、哮喘等症状时，可作痰液检查，查出钩蚴也可确诊。

六、流行

1. 地理分布　钩虫病呈世界性分布，在欧洲、美洲、非洲、亚洲和大洋洲均有流行，以热带、亚热带为甚。目前全球钩虫感染人数约为9亿。钩虫病在我国分布极为广泛，在黄河以南的广大地区钩虫病流行较为严重，东北、华北、西北地区钩虫感染率较低。北方以十二指肠钩虫为主，南方则以美洲钩虫为主，但两种钩虫混合感染较为普遍，长江流域是以十二指肠钩虫为主的混合感染区。随着防治工作的开展，目前钩虫的感染率已有所下降，感染度也明显降低，大部分感染者为轻度感染，即每克粪便虫卵数低于3000。据2001～2004年全国重要寄生虫病调查，我国人群的平均钩虫感染率已降至6.12%（与1990年相比下降了60.72%），钩虫感染人数为3 039万，仍是以海南的感染率最高（33.18%），其次为广西（19.67%）、四川（18.01%）、重庆（16.49%）及福建（15.9%）；以农民的感染率最高，其次为家庭妇女，牧民最低。

2. 流行因素

（1）传染源　包括钩虫病患者和带虫者。

（2）流行因素　①含钩虫卵的粪便污染土壤；②气候温暖潮湿，适宜于虫卵、钩蚴的发育与存活；③人们在生产和生活过程中有接触疫土的机会，如在夏秋季种植红薯、玉米、桑、烟、棉等旱地作物并施用未经处理的人粪肥料，栽插薯秧、采桑、烟等生产活动时，皮肤与疫土接触而感染。钩虫卵及钩蚴在外界的发育需要适宜的温度、湿度及土壤条件，因而感染季节各地也有所不同。在我国南部如广东省，气候温暖、雨量充足，故感染季节较长，几乎全年均有感染机会；四川省则以每年4～9月为感染季节，5～7月为流行高峰；而山东省每年8月为高峰，9月即下降。若住房周围的土壤被粪便污染，也可造成流行。在矿井下的特殊环境，由于温度高、湿度大、空气流通不畅、阳光不能射入等，如粪便管理不善亦可引起钩虫病流行。此外，吃生菜也可导致钩蚴经口感染人体。

婴幼儿钩虫病的感染途径除极少数经胎盘和母乳感染外，主要仍是经皮肤感染。母亲在田间劳动时将婴儿放在有钩蚴的土壤上，或将尿布晾在被钩蚴污染的地面上或植物上，且未晾干即使用，造成感染期幼虫经皮肤感染。在北方某些农村，曾用沙土袋代替尿布包裹婴儿的臀部和会阴部，也可能造成感染。

七、防治

1. 局部治疗　钩蚴钻入皮肤后24小时，大部分幼虫尚停留在局部皮下，此时可采用皮肤透热疗法，将受染部位浸入53℃热水中约20分钟，或用热毛巾敷于皮炎部位10分钟，可杀死局部组织中的幼虫。左旋咪唑涂剂或15%噻苯哒唑软膏涂于皮炎处，能快速止痒消肿。

2. 病原治疗　常用的驱虫药物有阿苯哒唑和甲苯哒唑。两种药物并服法常有提高疗效的作用，如赛特斯片剂治疗钩虫病患者排虫快，副反应少而轻微，不需处理可自行缓解。此外，噻嘧啶（pyrantelum）及伊维菌素（ivermectin）也具有较好的驱虫效果，但噻嘧啶对美洲钩虫的效果较差。

钩虫病患者的贫血一般不需输血，但如果孕妇及婴幼儿钩虫病患者贫血特别严重、急需纠正时，可谨慎地给予小量输血，但速度要慢，以免发生心力衰竭与肺水肿。需强调指出，钩虫病患者在输血纠正贫血后和补充铁剂的同时，还必须给予驱钩虫治疗；否则，单纯输血或补充铁剂无效。

3. 粪便管理和个人防护　不在旱地作物施用未经处理的人粪，对粪便应采取无害化处理，提倡用泥封堆肥、沼气池、粪尿混合贮存等方法处理粪便，以杀灭粪便中的钩虫卵。在流行区的夏秋天钩虫易感季节不要赤足下地作业，应使用一些简单工具，尽量减少皮肤与土壤的接触机会。在手足等皮肤暴露处涂抹1.5%左旋咪唑硼酸乙醇或15%噻苯咪唑软膏等，可减少感染钩虫的机会。

（刘若丹　崔　晶）

第五节 蠕形住肠线虫

蠕形住肠线虫 [*Enterobius vermicularis* (Linnaeus, 1758) Leach, 1853] 属于分肠纲 (Secernentea)、尖尾目 (Oxyurida)、尖尾总科 (Oxyuroidea)、尖尾科 (Oxyuridae)，又称蛲虫 (pinworm)，主要寄生于人体小肠末端、盲肠、结肠等处，引起蛲虫病 (enterobiasis)。蛲虫病分布遍及全世界，是儿童常见寄生虫病之一。

一、简史

1758 年瑞典生物学家 Linnaeus 首次发现了蛲虫，后由 Leach 在 1853 年对其命名进行了订正。Leuckart (1865)、Grassi (1879) 和 Calandruccio (1888) 等学者先后研究并阐明了蛲虫的生活史。大量的考古研究证明，蛲虫是所有已知人体寄生虫中最古老的一种，也是地理分布最为广泛的一种。在北美，考古学家在位于美国西南部犹他州的古人类粪化石中发现了蛲虫卵，经过放射性碳元素测定，其年代可追溯至距今约 10 000 年前 (公元前 7837 年)。在非洲，研究人员同样找到了古代蛲虫感染的线索，证实在罗马占领时期的古埃及 (公元前 30 年 - 公元 395 年) 已存在蛲虫感染。我国西汉古尸体内存在有蛲虫卵的考古发现，证实蛲虫病在我国的流行历史至少有 2100 年以上。

二、形态

成虫乳白色，细小呈线头状，虫体角皮具有横纹，前端两侧的角皮膨大形成头翼 (cephalic alae)。口孔周围有 3 片唇瓣。咽管末端膨大呈球形，称咽管球 (pharyngeal bulb)。雌虫长 8~13mm，宽 0.3~0.5mm，虫体中部膨大，尾部直而尖细。生殖系统为双管型，阴门位于虫体前、中 1/3 交接处腹面，肛门位于虫体中、后 1/3 交界处腹面。雄虫较雌虫细小，长 2~5mm，宽 0.1~0.2mm，尾部向腹面卷曲，有尾翼及数对乳突，末端有 1 根交合刺，生殖系统为单管型 (图 16-12)。

虫卵浅灰黄色，呈不对称椭圆形，一侧扁平，另一侧稍凸，大小 (50~60)μm×(20~30)μm，卵壳较厚，由内向外依次为脂层、壳质层和光滑的蛋白质膜，但光学显微镜下仅可见内外 2 层。刚产出的虫卵内胚胎已发育至蝌蚪期。感染期虫卵内有 1 条盘曲的幼虫 (图 16-12)。

三、生活史

成虫寄生于人体盲肠、阑尾、结肠、直肠及回肠下段，重度感染时也可达小肠上段甚至胃及食管黏膜等处寄生。虫体可游离于肠腔，也可凭借其头翼或唇瓣附着于肠黏膜上。蛲虫以肠内容物、组织液或血液为食。雌、雄虫交配后，雄虫很快死亡并随粪便排出体外。发育成熟的雌虫子宫内充满虫卵 (每条雌虫子宫内含虫卵 5000~17 000 个)，雌虫常脱离肠壁，随肠内容物下移到直肠。在肠内低氧压的条件下，雌虫一般不排卵或仅产少量卵。当宿主睡眠后肛门括约肌松弛，部分雌虫可从肛门爬出，到达肛门或会阴周围，受温度、

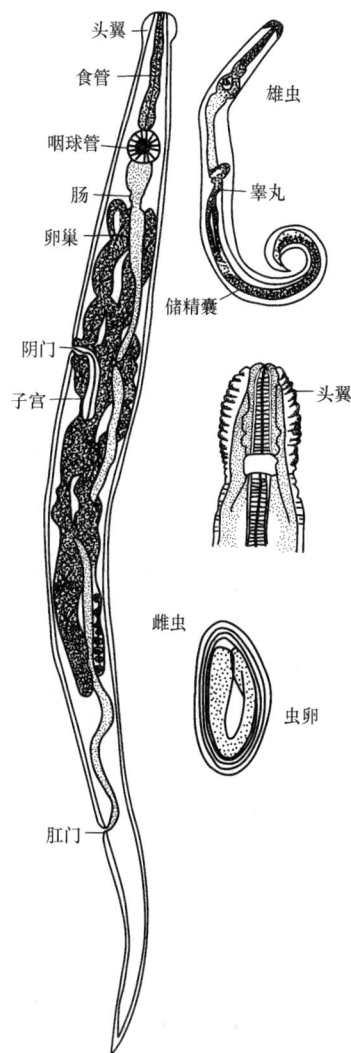

图 16-12 蛲虫成虫与虫卵形态

头翼
食管
咽球管
肠
卵巢
储精囊
阴门
子宫
肛门
雄虫
睾丸
头翼
雌虫
虫卵

湿度改变和空气的刺激，大量产卵。虫卵有黏性，黏附于肛周和会阴皮肤皱褶处。排卵后的雌虫大多枯萎死亡，少数可经肛门返回至肠腔，或误入阴道、尿道，甚至子宫、输卵管、盆腔、腹膜等处，引起异位寄生。黏附于肛周的虫卵，在适宜的温度、湿度和氧气充足的环境下，约经 6 小时，卵内胚胎发育为幼虫并蜕皮 1 次，成为感染期虫卵。

由于雌虫在肛周产卵，引起肛周皮肤瘙痒，当患者用手搔痒时，虫卵污染手指，经肛 – 手 – 口途径造成自身感染。感染期卵也可污染食物、玩具或床单、被褥等，人因误食或随空气吸入咽下而感染。误食的虫卵在十二指肠内孵化出幼虫，幼虫沿小肠下行，途中蜕皮 2 次，进入结肠内进行第 4 次蜕皮后发育为成虫（图 16 – 13）。自食入感染期虫卵至发育成熟并产卵需 2 ~ 4 周。雌虫寿命 2 ~ 4 周，一般不超过 2 个月。由于自身感染和虫卵污染食物与环境而引起的持续再感染的存在，使儿童蛲虫病迁延不愈。

若虫卵在肛门周围孵化，幼虫也可经肛门进入肠腔，并发育为成虫，这种方式称为逆行感染。

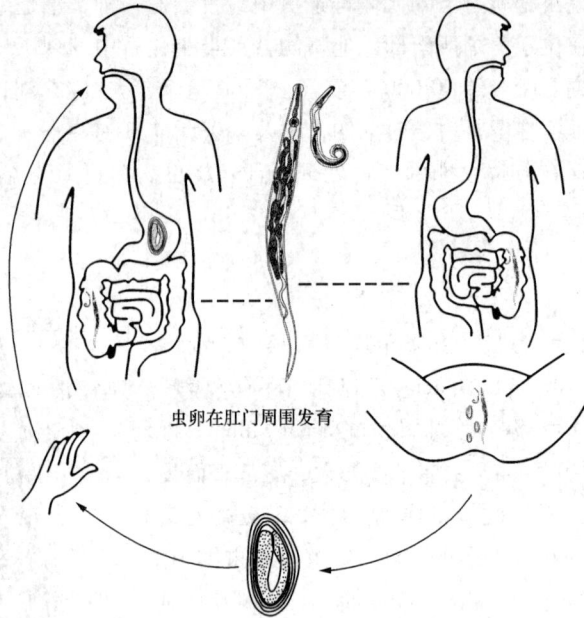

虫卵在肛门周围发育

图 16 – 13　蛲虫生活史

四、致病

雌虫产卵引起肛周及会阴部瘙痒和炎症是蛲虫病的主要症状。患儿常有烦躁不安、失眠、夜惊、夜间磨牙、食欲减退、消瘦等症状，长期反复不愈可影响儿童的身心健康。

由于虫体附着处的肠黏膜轻度损害，可致消化功能紊乱或慢性炎症，轻度感染者一般无明显临床症状，重度感染时可引起营养不良和代谢紊乱。如有异位寄生时，则可引起严重后果。如在肛周皮肤上产卵的雌虫侵入阴道可致阴道炎、输卵管炎、子宫内膜炎。虫体侵入泌尿系统，可出现尿频、尿急、尿痛等症状。蛲虫寄生于阑尾，可引起急性或慢性阑尾炎。此外，在某些异位寄生处可形成以虫卵为中心的肉芽肿，造成异位损害。

五、诊断

根据蛲虫在肛门周围产卵的特点，诊断本病最常采用的方法是透明胶纸拭子法，于晨起便前，粘擦肛周皮肤，以粘取虫卵进行检查。该法检出率较高。若为阴性应连续检查 2 ~ 3 天。也可在粪便中或夜间在肛门周围检获成虫作为诊断依据。也可采用棉拭子法进行检查。

六、流行

蛲虫呈世界性分布。国内各地的感染均较普遍，感染率一般儿童高于成人，尤其是幼儿园、小学等儿童集居的群体中感染率更高。据2001～2004年全国人体重要寄生虫病调查，12岁以下儿童平均感染率为10.28%，海南省的感染率（42.64%）最高，其次为甘肃（33.27%）、广东（30.38%）、广西（20.46%）及河北（20%）。2011年我国9个省（市、自治区）2～12周岁儿童蛲虫的感染率为17.8%（2 659/14 964），仍以海南省的感染率（51.1%）最高；农村儿童的感染率（28.5%）明显高于城市儿童（7.3%）。成虫的感染度一般不高，平均感染10余条，个别重度感染者高达5000～10000条。人是唯一的传染源，感染方式主要是经肛－手－口途径引起的自身重复感染及与患者密切接触引起的相互感染，吸入虫卵也可感染。

蛲虫卵抵抗力较强，在人体皮肤和指甲缝中可存活10天左右，适宜的外界条件下可存活约20天，2%苯酚、5%来苏儿、10%甲醛均不能杀死虫卵，但5%苯酚、10%来苏儿可杀死虫卵。

七、防治

根据蛲虫病的生活史与流行特点，应采取综合防治措施，防止自身重复感染和相互感染。若能避免重复感染，则可不治而愈。

1. 防止重复感染 加强卫生宣教，注意个人卫生及环境卫生。做到饭前便后洗手，勤剪指甲，勤换洗内衣裤，勤晒被褥，纠正儿童吸吮手指的不良习惯。睡前、清晨应清洗肛门及肛周皮肤；玩具及其他用具等用0.5%碘液浸泡5分钟或0.05%碘液浸泡1小时，可杀死虫卵。

2. 普查普治，消灭传染源 对儿童集居地的成员进行普查普治，对家庭或集居场所的患者应同时接受集体性治疗，以消灭传染源。有效驱虫药为阿苯达唑、甲苯咪唑和三苯双脒。局部外用药如3%噻嘧啶软膏、蛲虫膏、2%白降汞软膏，涂于肛门周围，有止痒杀虫作用。

（刘若丹 崔 晶）

第六节 班氏吴策线虫和马来布鲁线虫

丝虫（filaria）是由节肢动物传播的一类寄生性线虫，虫体细长如丝而得名。寄生在人体的丝虫有8种：班氏吴策线虫［*Wuchereria bancrofti*（Cobbold，1877）Seurat，1921］（班氏丝虫）、马来布鲁线虫［*Brugia malayi*（Brug，1927）Buckley，1958］（马来丝虫）、帝汶布鲁线虫［*Brugia timori*（Davie et edeson，1964）Partono et al，1977］（帝汶丝虫）、罗阿罗阿线虫［*Loa loa*（Cobbold，1864）Castellani and Chalniers，1913］（罗阿丝虫）、旋盘尾线虫［*Onchocerca volvulus*（Leukart，1893）Railliet and Henry，1910］（盘尾丝虫）、常现唇棘线虫［*Dipetalonema perstans*（Manson，1891）Orihel and Eberhard，1982］（常现丝虫）、链尾唇棘线虫［*Dipetalonema streptocerca*（Macfie and Corson，1922）Peeland chardone，1946］（链尾丝虫）及奥氏曼森线虫［*Mansonella ozzardi*（Manson，1892）Fanst，1929］（奥氏丝虫）。它们的寄生部位、传播媒介、致病、地理分布以及微丝蚴的主要形态特征、寄生部位及周期性特点有所不同（表16－4）。

班氏丝虫、马来丝虫引起的淋巴丝虫病（lymphatic filariasis）和盘尾丝虫引起的盘尾丝虫病［onchocercosis，亦称河盲症（river blindness）］是严重危害人体健康和流行广泛的丝虫病。在我国仅有班氏丝虫和马来丝虫两种，近年来回国人员有感染罗阿丝虫和盘尾丝虫的报道。此外，恶丝虫属的犬恶丝虫（*Dirofilaria immitis* Leidy，1856）与匐行恶丝虫（*D. repens* Railliet and Henry，1911）等动物丝虫也可感染人体，引起的恶丝虫病（dirofilariasis）是一种新现的人兽共患丝虫病。

表 16 – 4   8 种寄生人体丝虫的主要特征

虫种	寄生部位	传播媒介	致病	地理分布	微丝蚴形态特征与寄生部位
班氏丝虫	淋巴系统	蚊	淋巴结炎、淋巴管炎、鞘膜积液、乳糜尿、象皮肿	世界性，北纬 40° 至南纬 28°	具鞘膜、头间隙长＝宽、体核分布均匀、无尾核。在血液中，有夜现周期性
马来丝虫	淋巴系统	蚊	淋巴结炎、淋巴管炎、象皮肿	亚洲东部及东南部	具鞘膜、头间隙长：宽＝2：1、体核不均、有尾核。在血液中，有夜现周期性
帝汶丝虫	淋巴系统	蚊	淋巴结炎、淋巴管炎、象皮肿	帝纹岛和小巽他群岛	具鞘膜、头间隙长：宽＝3：1，有尾核。在血液中，呈亚周期性
盘尾丝虫	皮下组织	蚋	皮下结节、失明	非洲、中美和南美	无鞘膜、头间隙长宽相等，头端稍膨大，尾部较细，无尾核。寄生在皮下
罗阿丝虫	皮下组织	斑虻	皮下肿块；也可致各脏器损害	西非、中非	具鞘膜、头间隙长宽相等，核分布至尾尖部。在血液中，呈昼现周期性
链尾丝虫	皮下组织	库蠓	常无致病性	西非、中非	无鞘膜、头间隙长、尾部弯曲、有尾核、体核较少。寄生于皮下
常现丝虫	胸、腹腔	库蠓	无明显致病性	非洲、中美和南美	无鞘摸、头间隙长宽约相等，体核分布至尾端、尾钝圆。在血液中，无周期性
奥氏丝虫	腹腔	库蠓	无明显致病性，偶可致阴囊水肿	中美、南美	无鞘膜、头间隙长、体纤细、体核少、有尾核、尾端钝圆。在血液中和皮下，无周期性

一、简史

1863 年 Demarquay 在巴黎首次从 1 例来自哈瓦那患者的阴囊鞘膜积液中发现班氏丝虫微丝蚴。1866 年 Wucherer 在 1 例巴西患者的乳糜尿内找到本虫微丝蚴。1868 年 Da Silva 在 1 例巴西患者的血尿中发现同样的微丝蚴。1872 年 Lewkis 首次从 1 例印度患者的外周血液和淋巴液内找到本虫微丝蚴。乳糜腹水内的微丝蚴则由 Winckel 于 1876 年发现。本虫的成虫最早 1876 年 Bancroft 在澳大利亚布里斯班 1 例中国患者的手臂淋巴脓肿中发现的，但虫体已死，其后他又从 1 例鞘膜积液患者的精索获得 4 条活雌虫。1877 年 Cobbold 年将其命名为班氏丝虫。本虫的雄虫是由 Sibtherpe 首次在印度发现而由 Browne（1888）加以描述的。吴策属是由 da Silva Amujo 于 1878 年描述巴西患者血液中的微丝蚴时建立的。1871 年 Meadow 最早描述了我国浙江宁波一带的象皮肿患者。1872 – 1878 年 Manson 在福建厦门发现很多阴囊象皮肿患者，并在鞘摸积液内找到微丝蚴及一段雌虫。1877 年和 1879 年 Manson 在厦门首次报道了丝虫是由蚊子传播和微丝蚴具有夜现周期性的两个重要发现。Bancroft（1899）和 Low（1900）发现蚊体内发育成熟的丝虫幼虫可自蚊喙逸出，并经皮肤钻入人体而发育为成虫，从而澄清了班氏丝虫的生活史和传播途径。

1927 年 Lichtenstein 在苏门答腊的患者血液中首先发现了马来丝虫微丝蚴。Brug（1927）将其命名为马来丝虫。1940 年 Rao 和 Maplestone 首次在 1 例印度患者的前臂囊肿中发现本虫的两条雌虫和两条雄虫。冯兰洲（1933）首先发现我国有马来丝虫病流行，并于 1934 年证实中华按蚊和常型曼蚊为其传播媒介。陈子达（1957）详细描绘和测量了马来和班氏丝虫成虫并与文献资料作了对比。Buckley（1958，1960）根据在马来西亚地区的研究资料，将马来丝虫及其两个近缘虫种彭亨丝虫和派特丝虫列入布鲁属。

1909 年 Whyte 在广东省潮州县进行丝虫病调查，发现人群微丝蚴检出率为 8.11%。李宗恩于

1925 年首次证实江苏省北部有班氏丝虫病流行；冯兰洲（1933）、姚克方（1935）和胡梅基等（1937）发现浙江、福建等省地有马来丝虫病流行，证实了我国存在有两种丝虫病（班氏丝虫病和马来丝虫病），并提出中华按蚊是马来丝虫的传播媒介、致倦库蚊和淡色库蚊是班氏丝虫的传播媒介。

二、形态

1. 成虫　两种丝虫成虫的外部形态及内部结构相似。虫体细长，丝线状，乳白色，体表光滑。头端略膨大，口在头顶正中，周围有两圈乳突。雄虫尾端向腹面卷曲 2～3 圈。雌虫尾部钝圆，略向腹面弯曲。阴门靠近头端，生殖器官为双管型，卵巢起于虫体后部，子宫粗大，几乎充满虫体，近卵巢的一端内含无数小球，向前逐渐发育为不同阶段的虫卵。成熟卵壳薄而透明，内含卷曲的幼虫。在近阴门处，卵壳伸展变为鞘膜（sheath）包被于幼虫体表，此期幼虫称为微丝蚴（microfilaria）。雌虫直接产微丝蚴，故丝虫的生殖方式为卵胎生（ovoviviparous）。班氏丝虫雌虫大小（80～100）mm×（0.24～0.3）mm，雄虫约为 40mm×0.1mm，尾端具有两根交合刺；马来丝虫成虫大小约为班氏丝虫一半，雌虫为（43～55）mm×（0.13～0.17）mm，雄虫为（13～23）mm×（0.07～0.08）mm。两种丝虫的大小、头端及尾端乳突的数目均有不同，借此可进行鉴别。

2. 微丝蚴　两种丝虫微丝蚴的共同形态特征是虫体细长，头端钝圆，尾端尖细，外被鞘膜。角质层光滑具有纤细环纹。虫体大小为（177～296）μm×（5～7）μm。在新鲜血片中，光镜下可见虫体无色透明，作扭曲运动。经姬姆萨或瑞氏染色后，光镜下可见体内有很多圆形或椭圆形的体核。头部无核部位为头间隙。虫体前部 1/5 处有神经环，其后为排泄孔，排泄孔后有一个排泄细胞。腹侧有肛孔，尾部可有尾核。微丝蚴体表有无鞘膜、尾端有无尾核、头间隙长与宽比例、体核密度与分布情况等指标是鉴别不同种微丝蚴的要点。马来微丝蚴和班氏微丝蚴的形态鉴别要点见表 16－5 和图 16－14、16－15。

表 16－5　班氏微丝蚴与马来微丝蚴形态鉴别要点

鉴别要点	班氏微丝蚴	马来微丝蚴
长×宽（μm）	（244～296）×（5.3～7.0）	（177～230）×（5～6）
体态	柔和，弯曲较大	硬直，大弯上有小弯
头间隙	长度与宽度相等或仅为宽度的一半	长度约为宽度的 2 倍
体核	圆形，较小，大小均匀，排列疏松，相互分离，清晰可数	卵圆形，排列紧密，常相互重叠，不易分清
尾部	后 1/3 较尖细，无尾核	有两个尾核，前后排列，尾核处较膨大

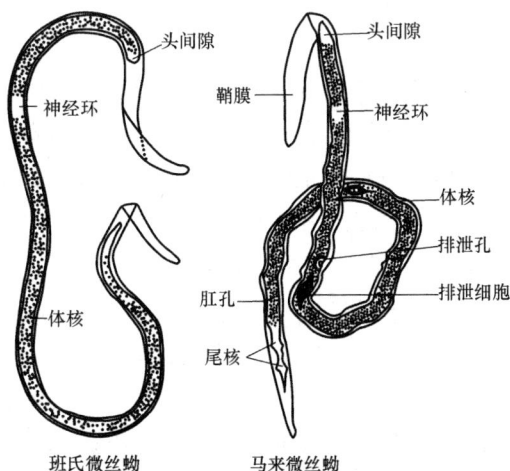

图 16－14　班氏微丝蚴与马来微丝蚴示意图

211

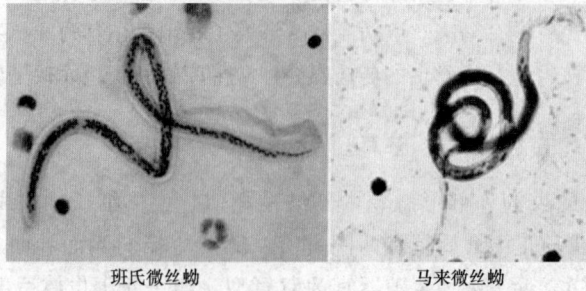

班氏微丝蚴   马来微丝蚴

图 16 – 15   班氏微丝蚴与马来微丝蚴形态图

3. 感染期幼虫（infective larva） 也称为丝状蚴（filariform larva），见于中间宿主蚊的胸肌或下唇部位。虫体细长，具有完整的消化道，尾端有 3 个乳突（背面 1 个，腹面 2 个）。班氏丝状蚴平均体长 1.617μm，马来丝状蚴长 1.304μm。丝状蚴的活动力强，当蚊虫叮刺人体时经皮肤侵入。

二、生活史

班氏和马来丝虫的生活史基本相同，都要经过 2 个阶段的发育，即幼虫在蚊体（中间宿主）内及成虫在人体（终宿主）内的发育阶段（图 16 – 16）。

1. 在蚊体的发育 当蚊虫叮吸含有微丝蚴的人血后，微丝蚴随血液进入蚊胃，经 1~7 小时，脱去鞘膜，穿过胃壁经血腔侵入胸肌，早在蚊吸血后 4 小时，即可在胸肌发现幼虫。此时幼虫活动减弱，虫体伸直，于 2~4 天内缩短变粗，形如腊肠，称腊肠期幼虫（sausage – shaped larva），即第 1 期幼虫（the first stage larva）。其后虫体经 2 次蜕皮后逐渐变长，内部组织分化，消化道形成，体腔出现，最后发育为感染期幼虫（infective larva），即丝状蚴或第 3 期幼虫（the third stage larva）。感染期幼虫活动力增强，离开胸肌，移入血腔，其中大多数到达下唇。当蚊再次叮人体吸血时，感染期幼虫自蚊下唇逸出，经吸血的伤口或正常皮肤钻入人体（图 15 – 16）。

幼虫在蚊体寄生阶段仅进行发育并无增殖。微丝蚴侵入蚊体后很多在胃内即可被消灭，有的可随蚊的排泄物排出，有的在蚊体内崩解，最后能形成感染期幼虫并到达蚊下唇者为数不多。微丝蚴对蚊体也有一定影响，如患者血液中微丝蚴密度过高，感染幼虫的蚊虫死亡率也增高。微丝蚴在血液中的密度须达到 15 条/20μl 以上时，蚊才能受染，高于 100 条/20μl 时，蚊又易死亡。

微丝蚴在蚊体发育所需要的时间与温度和湿度有关。最适合的温度为 20~30℃，相对湿度 75%~90%。在此温度、湿度条件下，班氏微丝蚴在易感蚊体内需 10~14 天发育成熟，马来丝虫则需 6~6.5 天。感染期幼虫侵入人体时，也需较高的温度及湿度。

2. 在人体的发育 感染期幼虫进入人体后的具体移行途径，至今尚不很清楚。一般认为幼虫可迅速侵入皮下的淋巴管内，再移行至大淋巴管及淋巴结，在此经 2 次蜕皮发育为成虫。雌、雄虫体相互缠绕，交配后雌虫产出微丝蚴。微丝蚴自淋巴系统进入血液循环。微丝蚴在人体内不能直接发育为成虫。过去认为全程约需 1 年，方能产出微丝蚴。但据我国的周期型马来丝虫感染期幼虫经腹腔接种长爪沙鼠的观察，接种后 57 天雌虫已发育成熟，在雌虫子宫内可见到微丝蚴。接种后 60 天，沙鼠腹腔液可出现微丝蚴。检查人体淋巴结组织，在感染后 3 个月可查到班氏丝虫成虫。

两种丝虫成虫寄生于人体的部位有所不同。班氏丝虫除寄生于浅表部淋巴系统外，还寄生于下肢、阴囊、精索、腹股沟、腹腔、肾盂等处的深部淋巴系统。马来丝虫则多寄生于上、下肢浅部淋巴系统。此外，两种丝虫，尤其是班氏丝虫，还可出现异位寄生，如眼前房、乳房、肺、脾、心包等处。

两种丝虫成虫的寿命一般为 4~10 年，但在淋巴系统中常因炎症反复发作而中途死亡。根据患者移居非疫区后的观察，发现丝虫在人体可活 40 年。微丝蚴的寿命一般为 2 ~ 3 个月，最长可活 2 年以上，在体外 4℃ 条件下可活 6 周。

人是班氏丝虫的唯一终宿主，尚未发现自然界有保虫宿主。马来丝虫除可寄生于人体外，还能在多种脊椎动物体内发育成熟。在国外，能自然感染亚周期型马来丝虫的动物有长尾猴、黑叶猴、群叶猴及叶猴，以及家猫、豹猫、野猫、狸猫、麝猫、穿山甲等，其中叶猴感染率可高达 70%。在我国，周期型马来丝虫接种长爪沙鼠获得成功，建立了动物模型（接种后 60、90 天可分别在其腹腔和外周血液检测到微丝蚴）。在印尼、马来西亚、菲律宾、泰国等，周期型马来丝虫引起的森林型动物丝虫病，已成为重要的动物源性疾病，不断发生动物至人和由人至人的传播。

微丝蚴一般白天滞留在肺毛细血管中，夜间出现在外周血液内。微丝蚴在外周血中表现为夜多昼少的现象称作为夜现周期性（nocturnal periodicity）。微丝蚴一般夜晚 8 时以后开始出现，9 ~ 10 时数量已很多。但两种微丝蚴出现的高峰时间略有不同，班氏微丝蚴为晚上 10 时至次晨 2 时，马来微丝蚴为晚上 8 时至次晨 4 时。世界上流行的丝虫大多具有明显的夜现周期性，但少数地区其周期性不明显。根据不同种丝虫微丝蚴在外周血出现的时间，可将其分为夜现周期性、昼现周期性（diurnal periodicity）、亚周期性（sub - periodicity）和无周期性。我国流行的两种丝虫均属于夜现周期型。关于微丝蚴夜现周期性的机制，迄今尚未完全明了，可能与人的中枢神经系统，特别是迷走神经的兴奋、抑制，微血管舒缩或氧气吸入量等有关，也与微丝蚴自身的生物学特性有关。此外，微丝蚴在外周血液出现的密度亦有季节性变化，其高峰时间与当地蚊媒活动季节相吻合，在流行病学调查时值得注意。

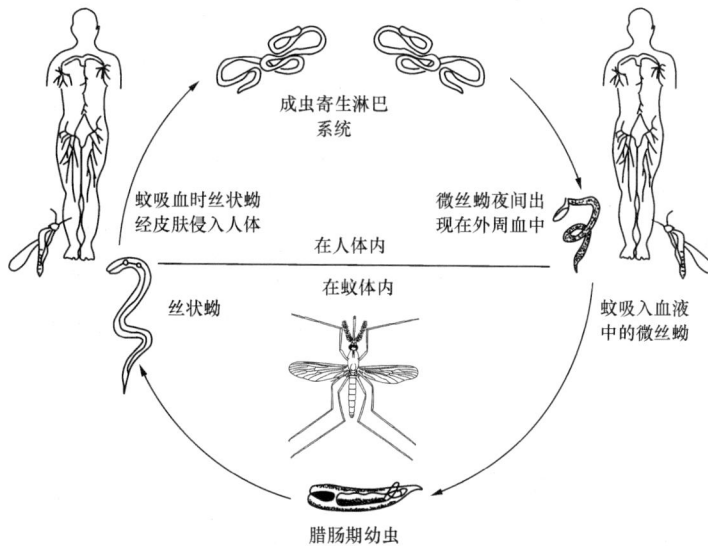

图 16 - 16　淋巴丝虫生活史

三、致病

丝虫的成虫、感染期幼虫和微丝蚴对人体均有致病作用，但以成虫为主。人体感染丝虫后是否出现临床表现，取决于患者的机体状态、感染程度、重复感染情况、丝虫侵犯的部位以及继发感染等。丝虫病的潜伏期多为 4 ~ 5 个月，也有 1 年甚至更长者。病程可长达数年至数十年。丝虫病的临床表现可分为以下几种类型。

1. 微丝蚴血症（microfilaremia）　潜伏期后血中出现微丝蚴，达到一定密度后趋于相对稳定，成为带虫者。患者一般无任何症状或仅有发热和淋巴管炎表现，如不治疗，微丝蚴血症可持续 10 年以上。

2. 急性期过敏及炎症反应 幼虫和成虫的代谢产物、幼虫的蜕皮液和蜕下的外皮、成虫子宫内的分泌物、死虫及其崩解产物等均可刺激机体产生局部及全身反应。在感染早期，淋巴管出现内膜肿胀、内皮细胞增生，随之管壁及周围组织发生炎症细胞浸润，导致管壁增厚，淋巴管瓣膜的功能受损，管内形成淋巴栓。浸润的细胞中有大量的嗜酸粒细胞。急性期炎症反应可发生于感染期幼虫侵入人体后几周，在患者血液中尚未发现微丝蚴时即可出现。在病变的淋巴管或淋巴结中不一定有成虫或微丝蚴，提示急性炎症与超敏反应有关。

患者临床表现为急性淋巴管炎、淋巴结炎及丹毒样皮炎等。一般在感染后数周或数月，机体抵抗力降低时发生。淋巴管炎发作时可见皮下一条红线自上而下发展，为逆行性（离心性）淋巴管炎，俗称"流火"或"红线"；上下肢均可发生，但以下肢多见。淋巴结炎常与淋巴管炎同时发作，常见部位为腹股沟及股部，表现为淋巴结肿大、疼痛，有时可形成脓肿。丹毒样皮炎为皮肤浅表微细淋巴管炎所致，发作时皮肤出现一片红肿、发亮，有压痛及烧灼感，状似丹毒，发作部位多见于下肢小腿内侧及内踝上方。班氏丝虫成虫寄生在精索、附睾和睾丸附近淋巴管内可引起精索炎、附睾炎和睾丸炎，常反复发作，是班氏丝虫病的主要特征。

患者在出现淋巴管炎、淋巴结炎局部症状的同时，多伴有畏寒、发热、头痛、乏力、不适等全身症状，称为丝虫热（filarial fever）。上述症状持续 2～3 日自行消退。也有的患者只有寒热而无局部症状，可能是深部淋巴管炎、淋巴结炎所致。丝虫性淋巴管炎的好发年龄以青壮年为多。首次发作最早可见于感染后几周，但多数见于感染后数月至 1 年，并常有周期性反复发作，每月或数月发作一次。一般在受凉、疲劳、气候炎热等机体抵抗力降低时发生。

3. 慢性期阻塞性病变 随着急性炎症的反复发作、死亡成虫和微丝蚴形成肉芽肿以及活成虫产生的某些因子与宿主的体液－细胞的炎症反应相互作用，局部出现增生性肉芽肿，肉芽肿的中心可见变性的虫体和嗜酸粒细胞，周围有纤维组织包绕，还有大量浆细胞、巨噬细胞和淋巴细胞。组织反应继续出现，最后可引起淋巴管的部分阻塞以至完全阻塞，导致局部淋巴回流受阻。受阻部位的远端淋巴管内压力增高而发生淋巴管曲张或破裂，淋巴液流入周围组织导致淋巴水肿或淋巴积液。由于病变部位不同，患者的临床表现也因之而异。

（1）象皮肿（elephantiasis） 是由于从淋巴管破溃流出含高蛋白的淋巴液积聚在皮下组织，刺激纤维组织增生形成的。初期表现为淋巴水肿（lymphedema），常见于下肢，多为可凹性水肿，提高肢体位置，可消退；此时进行淋巴造影发现病变部位的淋巴管扩张、扭曲，但淋巴液仍流通。随后出现局部皮肤和皮下组织显著增厚，皮肤弹性消失、变粗变硬而形成象皮肿，此时为非可凹性水肿，提高肢体位置不能消退。由于患者的局部血液循环障碍、皮肤的汗腺及毛囊功能消失，抵抗力降低，易并发细菌感染，局部常致急性炎症或慢性溃疡。这些感染又反过来促进淋巴管阻塞及纤维组织增生，而加重象皮肿的发展。近年来有学者认为丝虫性象皮肿为淋巴管曲张而不是阻塞，可能是由于丝虫引起的局部反应所致；成虫的活动破坏了淋巴管瓣膜的功能，从而导致淋巴回流障碍及淋巴液滞留。象皮肿多发于下肢和阴囊，也可见于上肢、乳房、阴茎、阴唇及阴蒂等处，是晚期丝虫病最常见的体征，病程最长者可达45年。由于两种丝虫寄生部位不同，上下肢象皮肿可见于两种丝虫病，而生殖系统象皮肿仅见于班氏丝虫病。一般在象皮肿患者外周血中不易查到微丝蚴。

（2）睾丸鞘膜积液（hydrocele testis） 多由班氏丝虫所致。阻塞发生在精索、睾丸淋巴管时，淋巴液可流入鞘膜腔内，引起睾丸鞘膜积液。患部坠胀沉重，外观阴囊肿大、不对称，皮肤光滑，无压痛。穿刺抽出的积液中有时可发现微丝蚴。

（3）乳糜尿（chyluria） 由班氏丝虫所致。由于主动脉前淋巴结或肠干淋巴结受阻，从小肠吸收的乳糜液经腰淋巴干反流至泌尿系统的淋巴管，经肾乳头黏膜破损处流入肾盂，混于尿中排出，引起乳糜尿。患者的尿液呈乳白色，如淘米水样，有些地方称为"米汤尿"。如果与淋巴管伴行的肾毛细血管在肾乳头部同时破裂，可出现乳糜血尿，呈粉红色。乳糜尿中含大量蛋白及脂肪，在体外放置后易凝结成胶冻状。乳糜尿中有时可查到微丝蚴。

（4）隐性丝虫病（occult filariasis）　也称热带肺嗜酸性粒细胞增多症（tropical pulmonary eosinophilia）或热带嗜酸性粒细胞增多症（tropical eosinophilia），约占丝虫病患者中的 1%。患者表现为夜间阵发性咳嗽、哮喘、持续性嗜酸性粒细胞增多和 IgE 水平升高，胸部 X 线可见中下肺弥漫性粟粒样阴影。在外周血中查不到微丝蚴，但可在肺和淋巴结的活检物中查到。其机制主要是宿主对微丝蚴抗原引起的Ⅰ型超敏反应。

此外，在临床上还可见到女性乳房丝虫性结节、眼丝虫病、丝虫性心包炎、乳糜胸腔积液、乳糜血痰以及脾、胸、背、颈、肾等部位形成丝虫性肉芽肿。有时可在患者的骨髓或宫颈、阴道涂片中查见微丝蚴。

四、诊断

在丝虫病流行区，居民出现反复发作性发热和淋巴管炎、淋巴结炎及泌尿系统炎症时，应考虑患本病的可能；若同时有鞘膜积液或乳糜尿或象皮肿等表现，则可基本建立诊断。进一步的诊断主要包括病原学和血清学诊断。

1. 病原学诊断　可取血液、尿液或其他体液查微丝蚴；活体组织检查发现成虫。

（1）血液检查微丝蚴　从外周血液中检出微丝蚴是诊断丝虫病的可靠依据，由于微丝蚴有夜现周期性，故采血时间以晚 9 时至次晨 2 时为宜。夏季或气候温暖时检查可提高微丝蚴的检出率。

①厚血膜法：取末梢血 3 滴（约 60μl），涂成厚血膜，干后溶血、固定、染色、镜检。此法简便，可鉴定虫种，是丝虫病诊断及普查中最常用的方法。

②新鲜血滴法：取新鲜血液 1 滴，置载玻片上，加生理盐水数滴，在低倍镜下查找做蛇状运动的微丝蚴。此法不能鉴定虫种，适用于教学和健康教育。

③浓集法：取静脉血 2ml，抗凝处理，加蒸馏水 10ml，溶血后离心沉淀，取沉渣镜检。此法可提高检出率，但需取静脉血。

④乙胺嗪（海群生）白天诱出法：白天给受检者口服海群生 50～100mg，15～30 分钟后外周血中微丝蚴接近高峰，2 小时后开始减少，故应在口服海群生后 30～90 分钟采血。此法用于夜间采血不便者，对血内微丝蚴密度低者易漏检。

（2）尿液和其他体液检查微丝蚴　对血检阴性并具有慢性丝虫病表现者，可取乳糜尿、鞘膜积液、淋巴液、乳糜胸腔积液、乳糜腹水及心包积液等离心沉淀涂片、染色镜检微丝蚴。有时尿中亦可查见丝虫成虫。含乳糜的液体可加入等量乙醚，将其中脂肪溶解，弃去上清，再加水稀释后离心沉淀。

（3）组织内活检成虫　对有淋巴结肿大或在乳房等部位有可疑丝虫结节的患者，可用注射器从淋巴结或肿块中抽取成虫或结节活检病理切片检查成虫或微丝蚴。丝虫性结节的病理表现是以成虫为中心，周围有大量炎症细胞、巨噬细胞、浆细胞和嗜酸性粒细胞浸润而形成的肉芽肿。

2. 血清学诊断　应用血清学方法检查患者血清中的特异性抗体或循环抗原，不仅对轻度感染者和阻塞期病变患者可作辅助诊断，而且可用于流行病学调查和疗效考核。目前较理想的方法有 IFA 和 ELISA 等，抗体检出率可达 90%～100%，抗原检出率为 54%～93%。目前，WHO 推荐应用免疫层析技术（Immunochromatographic technology，ICT）—试纸条快速诊断淋巴丝虫病，可用全血，操作简便，15 分钟观察结果，但不适用于低度流行区。

制备特异性 DNA 探针，应用 PCR – ELISA 可特异地检出 50μl 血内仅有 1 条马来微丝蚴的感染者。

3. 其他检查　超声波扫描技术对淋巴管（尤其是阴囊淋巴管、乳房与腹膜后淋巴管）检查时，可观察到丝虫成虫特有的快速移动特征"虫舞征"（filarial dancing sign，FDS），可用于评价杀虫效果，确认无微丝蚴的成虫带虫者及隐性丝虫病患者是否有活的成虫。该法仅适用于诊断班氏丝虫病。

五、流行

1. 分布与流行 丝虫病流行于热带、亚热带及部分温带地区，是全世界重点控制的十大热带病之一，也是我国重点防治的五大寄生虫病之一。班氏丝虫病分布遍及全世界，以亚洲及非洲较为严重。马来丝虫病仅限于亚洲，流行于东南亚、东亚和南亚的 10 个国家。

我国曾是世界上丝虫病严重流行的国家之一，除山东、海南与台湾只有班氏丝虫病流行外，其他地区两种丝虫病均有流行。丝虫病在新中国成立初期流行于 16 个省区市 864 个县，受威胁人口达 3.4 亿，估计有患者 3099 万，其中慢性丝虫病患者 540 万；1994 年达到基本消灭标准，并于 2000 年在全国范围内实现了阻断丝虫病传播的目标；2006 年，中国向第四届全球消除淋巴丝虫病联盟大会递交了《中国消除淋巴丝虫病国家报告》；2007 年，WHO 审核认可：中国成为全球第一个宣布消除丝虫病的国家。但目前全国尚有 100 多万晚期丝虫病患者。到 2020 年，按 WHO 的要求，将实现全球消灭淋巴丝虫病。

2. 流行因素 包括 3 个基本环节和影响流行的因素。

（1）传染源 血中有微丝蚴的患者及带虫者均为本病的传染源，而无症状的带虫者在流行病学上起的作用可能更大。在国外，马来丝虫病的传染源还包括保虫宿主。我国对丝虫病传播阈值的研究结果表明，人群中残存微丝蚴血症者的微丝蚴密度低于 5 条/60μl 时，即使不继续治疗，也可陆续转阴，传播可自行阻断。因此，在消除丝虫病的地区应加强对外来人口的查治，以防传染源的输入。

（2）传播媒介 我国传播丝虫病的蚊媒有 10 多种。班氏丝虫病的传播媒介主要是淡色库蚊（*Culex pipiens pallens*）和致倦库蚊（*C. pipiens fatigans*），其次是中华按蚊（*Anopheles sinensis*）；马来丝虫病的主要传播媒介为中华按蚊（*An. sinensis*）和嗜人按蚊（*An. anthropophagus*）；在我国东南沿海地带及岛屿，东乡伊蚊（*Aedes togoi*）是两种丝虫病的传播媒介。

（3）易感人群 在丝虫病流行区，男女老少均有被丝虫感染的可能。由于男女服装、职业和生活习惯的差异，受蚊叮吸的机会不同，感染率也有不同。

（4）影响流行的因素 自然因素主要是温度、湿度、雨量及地理环境等。温暖、潮湿的环境既适合蚊媒的生长、繁殖和吸血活动，也适合蚊体内丝虫幼虫的发育。丝虫病的感染季节多在 5～10 月份，但在南方如终年温暖的广东省，11 月仍可在蚊体查获感染期幼虫。社会因素在控制丝虫病流行方面具有决定性的作用，我国已阻断了丝虫病的流行。

六、防治

1. 普查普治 对流行区居民进行普查普治，及时发现患者及带虫者，以控制和消灭传染源。普查对象为 1 周岁以上的全体居民，95% 以上的居民都接受采血。对微丝蚴阳性者及微丝蚴阴性但有丝虫病体征者均应进行治疗。治疗药物主要是海群生（hetrazan），又名乙胺嗪（diethylcarbamazine，DEC），海群生对班氏及马来丝虫均有杀灭作用，但对马来丝虫的疗效大于班氏丝虫，对微丝蚴的作用大于成虫。治疗 1 次不一定能将微丝蚴全部杀灭，需反复查治以巩固疗效。我国治疗班氏丝虫病常用 4.2g 7 日疗法，治疗马来丝虫病常用 1.5～2.0g 3～4 日疗法。患者服药后可因大量微丝蚴的死亡而引起超敏反应，出现发热、寒战、头痛、皮疹、关节酸痛等症状，应及时处理；有些患者在治疗后出现皮下结节或精索结节，是因为成虫被包围或杀灭的结果。为了减少海群生的副作用，在防治工作中广泛采用了 0.3% 海群生药盐，食用半年，可使中、低度流行区的微丝蚴阳性率降至 1% 以下，且副作用轻微。

WHO（1999）推荐在丝虫病流行区应用阿苯达唑（albendazole）和伊维菌素（ivermectin）进行群体化疗，可明显降低微丝蚴血症水平，连续多年可控制淋巴丝虫病的传播。群体化疗方案：

①服用阿达唑 + 伊维菌素或 + 乙胺嗪，每年 1 次，连续 5 ~ 6 年；②服用阿苯达唑或伊维菌素药盐，连续 1 ~ 2 年。

对象皮肿患者除给予海群生杀虫外，WHO 对淋巴丝虫病象皮肿患者推荐的照料措施包括：①每天用肥皂和清水清洗患肢；②夜间休息时抬高患肢；③定期锻炼患肢促进淋巴液回流；④勤剪趾甲；⑤穿鞋；⑥在皮肤伤口处应用抗生素软膏。这些措施在巴西及我国的流行区应用后已取得了明显效果。对鞘膜积液者多采用手术疗法。乳糜尿发作时患者应卧床休息，少食脂肪，多饮水；轻者多可自愈，病情较重者可进行肾蒂淋巴管结扎或淋巴管 – 静脉吻合术。

2. 灭蚊防蚊　大力开展爱国卫生运动，针对主要传播媒介的生态习性，采取综合性措施，清除孳生地，杀灭成蚊、幼虫。同时应做好个人防蚊措施。

3. 消除丝虫病后的监测　监测内容包括人群监测、原微丝蚴血症人群监测、流动人口监测、蚊媒监测和血清学监测。

（崔　晶）

第七节　旋盘尾线虫

旋盘尾线虫 ［*Onchocerca volvlus*（Leuckart，1893） Railliet and Henry，1910］简称盘尾丝虫，是一种寄生在人体皮肤内，会造成严重的眼部损害甚至导致失明的病原体。本病又称河盲症（river blindness）或瞎眼丝虫病，在拉丁美洲又被称为 Robles 症。

一、简史

盘尾丝虫广泛流行于非洲、拉丁美洲和西亚的南、北也门等 34 个国家，WHO 在 1995 年估计，受威胁的有 9000 万人，受感染的有 1760 万人，致盲达 32.6 万人。最早的病例发生在 18 世纪，源发于非洲黑人。中国在非洲工作过的人员中亦有感染此病的报道。

二、形态

旋盘尾线虫的成虫形态呈丝线状，乳白色，半透明，其特征是角皮层具有明显的横纹，外有螺旋状增厚部使横纹更为明显。微丝蚴在雌虫子宫内具鞘，产出时已经脱鞘，大小为（220 ~ 360）×（5 ~ 9）μm，头间隙长宽相等，尾端尖细而无核，无核处长 10 ~ 15μm（图 16 – 17）。

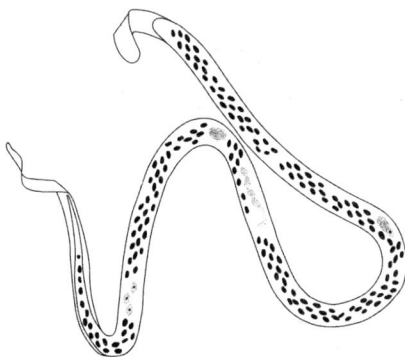

图 16 – 17　旋盘尾线虫微丝蚴

三、生活史

雌雄成虫成对寄生在人体皮下组织的纤维结节内，寿命可以长达 15 年，可产微丝蚴 9 ~ 10

年，估计每条雌虫一生可产微丝蚴数百万条。微丝蚴主要出现在成虫结节附近的结缔组织和皮肤的淋巴管内，也可在眼组织或尿内发现，无明显周期性。微丝蚴在人体各部位皮肤里的分布因不同的地理株而异。

本虫的中间宿主为蚋属昆虫（*Simulium* species），但其种类因地区而异。在非洲主要为憎蚋群和洁蚋群。当雌蚋叮人吸血时，微丝蚴即随组织液进入蚋的支囊，通过中肠，经血腔达到胸肌，经两次蜕皮发育为感染期幼虫并移至蚋的下唇。当蚋再叮人时，幼虫自蚋下唇逸出并进入人体皮肤而感染（图 16 – 18）。

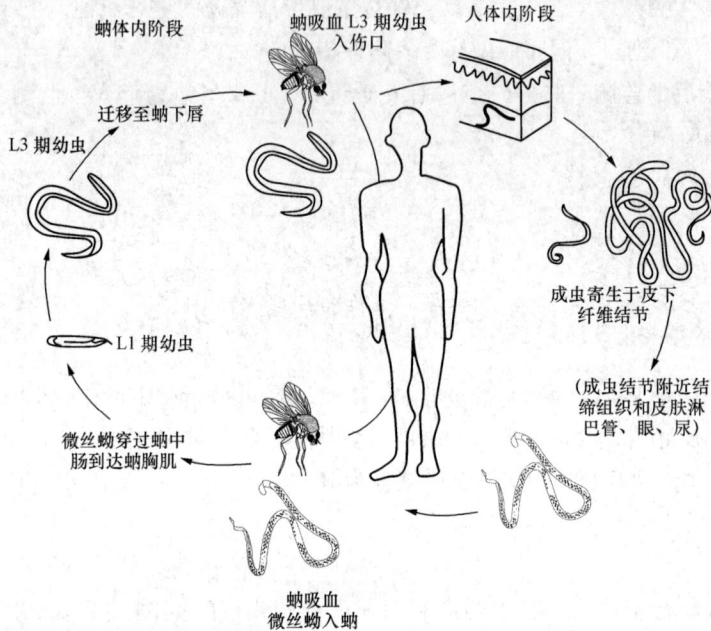

图 16 – 18　旋盘尾线虫生活史

四、致病

盘尾线虫的成虫和微丝蚴对人均有致病作用，但以后者为主。微丝蚴可进入宿主身体各部位的皮肤层和皮下淋巴管，引起各种类型的皮肤损害及淋巴结病变；微丝蚴可进入眼球引起眼部损害；在腹股沟部位的淋巴结受损，亦可引起阴囊鞘膜积液、外生殖器象皮肿或股疝。

皮肤病变系围绕死亡的微丝蚴所产生的炎症反应，以及微丝蚴释放抗原或产生溶胶原蛋白酶对皮肤内血管和结缔组织的损伤。病变类型因地而异，多表现为皮疹，初期症状为剧痒，继发细菌感染后，皮肤上常伴有大小不等的色素沉着或色素消失的异常区及苔藓样变。继之，皮肤增厚，变色，裂口。皮肤失去弹性，皱缩，垂挂。在非洲多发生于躯干及四肢，呈丘疹样。在拉丁美洲常发于头面部。

淋巴结病变表现为淋巴结肿大而坚实，不痛，淋巴结内含大量微丝蚴，这是盘尾丝虫病的典型特征。

眼部损害是盘尾丝虫病最严重的病损。在非洲某些地区，眼部受损者高达 30% ~ 50%，成人患"河盲症"者达 5% ~ 20%。眼部损害的发展较慢，大多数患者的年龄超过 40 岁。其致病过程为：微丝蚴从皮肤经结膜进入角膜，或经血流或眼睫状体血管和神经的鞘进入眼的后部，在微丝蚴死亡后引起炎症，导致角膜损伤，亦可侵犯虹膜、视网膜及视神经，影响视力，甚至失明。

成虫寄身于人体皮下组织的纤维结节内，雌虫可以产出微丝蚴，寄生于成虫结节附近的结缔组织和皮肤的淋巴管内，形成皮下包块。

五、诊断

在流行区根据典型的临床表现，从肿物穿刺液，或用皮样活检夹，取少量表皮置于载玻片上加生理盐水进行活检见微丝蚴，或用裂隙灯、检眼镜直接查见眼前房中的微丝蚴，或外科手术摘除皮下结节中查见成虫均可确诊。此外，微丝蚴偶可在尿及血液中找到。免疫荧光检查和 ELISA 试验准确率可达 60%~90%，尚需进一步研究。在盘尾丝虫的基因组中有一段长为 150kb 基因系列属于旋盘尾丝虫所特有，应用 PCR 技术扩增此段基因，在盘尾丝虫病的诊断中具有重要价值。

病原学诊断：血检微丝蚴晚 9 点到次晨 2 点采血；体液及尿液检查微丝蚴取尿液、鞘膜积液、淋巴液、腹水、乳糜尿浓集涂片染色镜检；成虫检查法组织内活检成虫。

血清学诊断：检测抗体、抗原：间接荧光抗体实验、免疫金银染色法、酶联免疫吸附试验；PCR 探针：PCR – ELISA 法（可检出：1 条微丝蚴/50 微升血）。

其他检查：外周血嗜酸性粒细胞数和 IgE 水平升高；从肿物穿刺液，或用皮样活检夹，取少量表皮，活检查见微丝蚴；或用裂隙灯、检眼镜直接查见眼前房中的微丝蚴；或外科手术摘除皮下结节中查见成虫。

鉴别检查：疥疮和皮癣是热带地区常见的刺激性皮肤损害，需与盘尾丝虫病鉴别。

六、流行

盘尾丝虫广泛流行于非洲、拉丁美洲和西亚的南、北也门，共 34 个国家，1995 年据 WHO 估计，受威胁的有 9000 万人，受感染的有 1760 万人，致盲达 32.6 万人。最早病例在 18 世纪，源发于非洲黑人。中国在非洲工作过的人员中亦有感染此病的报道。

七、防治

普查普治患者和消灭传播媒介蚋为预防本病的主要关键。在此病的流行区，应尽量避免被蚊子和黑蝇（蚋属）叮咬。

本病治疗除可用海群生和苏拉明外，伊维菌素在安全性、耐受性及药效等方面均优于海群生。服伊维菌素，能使皮肤内微丝蚴数量显著减少，其副作用反应比海群生轻。

1. 伊维菌素　本品对成虫无作用，但对微丝蚴和在子宫内正在发育的微丝蚴胚胎有较强作用，空腹顿服，1 年 1 次或 6 个月 1 次。1 次服药后在 1 个月内微丝蚴几乎全部消失，并维持低密度，达半年以后微丝蚴数量又逐渐上升。因此，在流行区需要 1 次/年治疗。

2. 乙胺嗪（海群生）　效果好，但副作用大，可作为不能使用伊维菌素治疗者的药物。

3. 舒拉明钠（苏拉明）　本品虽能杀死成虫但毒性大，除少数病例外不能作为常规应用。

（方会龙）

第八节　罗阿罗阿线虫

罗阿罗阿线虫［*Loa loa*（Cobbold，1864），Castellani and Chalmers，1913］简称罗阿丝虫，流行于非洲热带雨林地区，可寄生于人眼，是非洲的"眼虫"，引起罗阿丝虫病，亦称游走性肿块或卡拉巴丝虫性肿块（Calabar swelling）。

一、简史

罗阿丝虫病是由罗阿罗阿线虫引起的局限在非洲一些地域的寄生虫病。临床上主要表现为游走性皮下肿块以及虫体在患者眼睑或球结膜下移行出现的症状。估计全世界感染本病的总人数超过 1000 万。近年来，我国赴非洲的援外人员中就屡有本病感染者，迄今已有数十例的报道。随着我国与非洲国家和地区的人员交往日益增多，输入性病例可能会逐渐增多。

二、形态

成虫为白色线状（图 16 - 19），雄虫大小为（30 ~ 34）mm ×（0.35 ~ 0.43）mm，雌虫为（50 ~ 70）mm × 0.5mm，。虫体头端略细，口周围具 1 对侧乳突和 2 对亚中线乳突，均小而无蒂；体中部角皮层具有小圆顶状突起，尤以雄虫为多；雄虫具狭长尾翼。微丝蚴具鞘，头间隙长宽相等，体核分布至尾端，在尾尖处有一较大的核（图 16 - 20）。

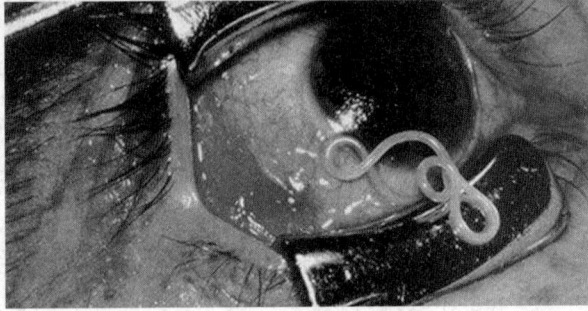

图 16 - 19　罗阿丝虫成虫

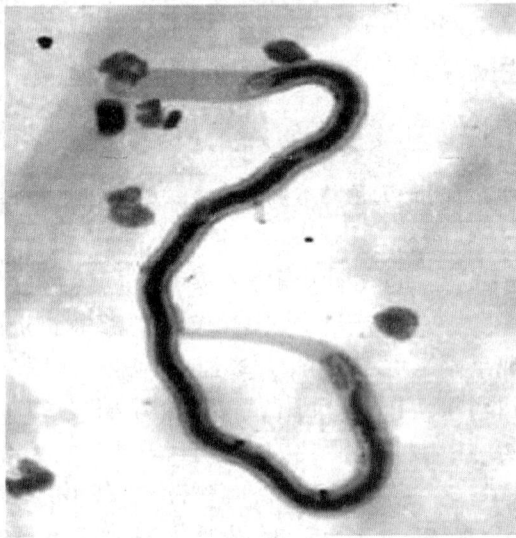

图 16 - 20　罗阿丝虫微丝蚴（姬姆萨染色）

三、生活史

罗阿丝虫成虫寄生于人体背、胸、四肢、腋、腹股沟、阴茎、头皮及眼等处的皮下组织，并可在皮下深部结缔组织内自由移动，形成游走性皮下肿块，偶可侵入内脏，成虫常周期性地在眼结膜下爬动。雌虫在移行过程中间歇性地产出微丝蚴，微丝蚴在外周血中呈昼现周期性。当被白天吸血的中间宿主雌斑虻吸入后，微丝蚴在斑虻中肠脱鞘后移行至虻腹部脂肪，经 2 次蜕皮发育为感染期幼虫，移行至斑虻口器。当斑虻再次吸血时，感染期幼虫自其口器逸出经皮肤伤口侵入人体，在皮下组织约经 1 年发育为成虫。成虫在人体内可存活 15 ~ 17 年，甚至更长时间（图 16 - 21、图 16 - 22）。

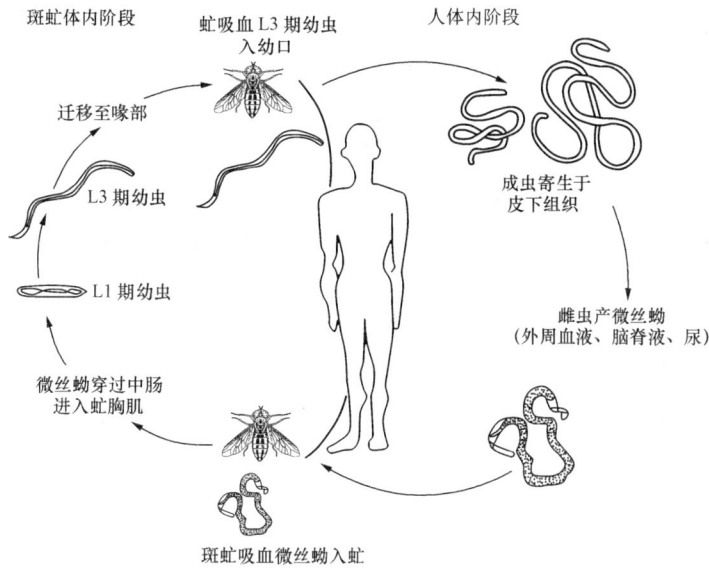

图 16 – 21　罗阿罗阿线虫生活史

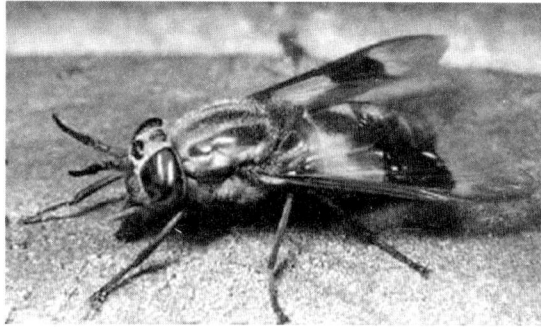

图 16 – 22　罗阿丝虫病的传播媒介——斑虻

四、致病

1. 皮肤症状　成虫移行于皮下组织，由于其代谢产物可引起变态反应，在局部形成迅速发展的游走性肿块，局部有外伤时尤为显著。肿块直径 5 ~ 10cm，质硬，有弹性。肿胀多持续 2 ~ 3 天，常见于前臂、手指间、大鱼际、大腿、腓肠肌、腰部等处，腹股沟、阴囊部位也可出现。成虫可从皮下爬出体外也可侵入体腔内如胃、膀胱等。检查患部皮下可及蠕动的条索状成虫，每分钟可移动约 1cm。

2. 眼部症状　较多见。成虫常侵犯眼前房，并在结膜下移行，引起不同程度的结膜炎。表现为结膜充血、水肿，畏光及流泪，伴有痒感及异物感，分泌物较少。在眼部亦可导致球结膜肉芽肿、眼睑水肿及眼球突出，眼睑部可见转移性肿块，成条索状，可由一侧眼部沿鼻根皮下转移至另一侧眼部。丝虫在结膜下有时可停留 2 ~ 3 小时。

3. 其他表现　虫体释放的代谢产物可引起全身瘙痒、疲倦或伴有发热；部分患者可出现四肢近端关节疼痛，有时局部肿胀，关节活动受限。

4. 预后及合并症　成虫可通过手术摘除，微丝蚴可采用药物治疗，绝大多数患者预后良好。合并症较为少见：罗阿丝虫感染与脑膜脑炎综合征（当外周血液中微丝蚴密度很高时，用乙胺嗪治疗常出现此症。在本病高度流行区，由于微丝蚴侵入脑脊液可引起严重脑膜脑炎，甚至死亡）；

偶可发生罗阿丝虫性心功能不全、心包炎、心肌炎、心内膜炎，还可表现为肾小球肾炎、视网膜病变、末梢神经炎、阴囊水肿、肠梗阻等。

五、诊断

1. 流行病学史 生活在流行区或曾在流行地区旅居过的人，有被斑虻叮咬史。

2. 典型的临床表现 典型的眼部奇痒，游走性皮下肿块，伴有皮肤瘙痒等症状；眼球球结膜下或皮下见到虫体蠕动。

3. 血常规检查 外周血嗜酸性粒细胞增多。

4. 病原学检查 外周白昼血中查找到微丝蚴；从眼结膜表浅病损区检出成虫；从游走性皮下肿块活检标本中找到成虫；有时可在尿液、脑脊液、阴道宫颈分泌液或子宫内膜分泌液中找到微丝蚴。

5. 免疫学检查 用酶联免疫吸附试验、免疫荧光方法检测特异性抗体及测定罗阿丝虫抗原。

六、流行

1. 流行地域 主要流行于西非、中非热带雨林及其边缘地带，北纬10°至南纬5°之间。重度感染地区为喀麦隆、尼日利亚、刚果（金）、安哥拉、刚果（布）、赞比亚、乌干达、苏丹等国，发病率为总人口的3%~35%，估计全世界感染本病的总人数超过1000万。

2. 传染源 罗阿丝虫感染者为本病的唯一传染源。

3. 传播媒介 斑虻，白天叮咬人吸血。

4. 易感人群 人群普遍易感，成人感染较儿童多见，男性感染高于女性。

七、防治

1. 预防 赴非洲疫区工作或旅游的人群，日间在野外停留时可用昆虫驱避剂（例如酞酸二甲酯）涂擦于暴露的皮肤上，防止斑虻叮咬；若在流行区长时期停留或工作时，可预防服药：乙胺嗪成人200mg/d，每月连服3天。

2. 治疗

（1）手术治疗 眼部和皮下肿物中的虫体可采用手术摘除。

（2）药物治疗

①乙胺嗪：能有效杀灭微丝蚴，对成虫也有一定效果，按体重每次2~3mg/kg，3次/日，连续3周。必要时，间隔4周复治。在本病高度流行区域或对于过敏体质的患者，应防止药物不良反应的发生。治疗开始时首剂1mg/kg，逐渐增至治疗剂量；也可在治疗前3天同时给予抗组胺药物或皮质类固醇激素。

②伊维菌素：可清除血液中绝大多数微丝蚴，对成虫无效。口服按体重0.3~0.4mg/kg单剂顿服。几周后如血中微丝蚴上升可重复使用。

（方会龙）

第九节 旋毛形线虫

旋毛形线虫 [*Trichinella spiralis* (Owen, 1835) Railliet, 1895] 简称旋毛虫，其成虫和幼虫分别寄生于同一宿主的小肠和骨骼肌细胞内。猪、鼠、熊等150多种动物及人可作为该虫的宿主。该虫引起的旋毛虫病（trichinellosis），是一种重要的食源性人兽共患寄生虫病，主要因生食或半生食含有旋毛虫幼虫囊包的猪肉或其他动物肉类所致,临床上主要表现为发热、眼睑水肿、皮疹、肌肉疼痛等,重症患者可因并发症而死亡。

自从旋毛虫被发现后,过去一直认为旋毛虫属只有一个种,即 *T. spiralis*,近年来根据生物学、遗传学、生物化学和分子生物学的研究,已将旋毛虫属分为 9 个种:旋毛虫(*T. spiralis*,T1)、乡土旋毛虫(或北方旋毛虫,*T. nativa*,T2)、布氏旋毛虫(*T. britovi*,T3)、伪旋毛虫(*T. pseudospiralis*,T4)、穆氏旋毛虫(*T. murrelli*,T5)、纳氏旋毛虫(或南方旋毛虫,*T. nelsoni*,T7)、巴布亚旋毛虫(*T. papuae*,T10)、津巴布韦旋毛虫(*T. zimbabwensis*,T11)及巴塔哥尼亚旋毛虫(*T. patagoniesis*,T12),以及 3 个分类地位尚未确定的基因型(genotype),即 *Trichinella* T6、T8 和 T9,其中伪旋毛虫、巴布亚旋毛虫及津巴布韦旋毛虫在肌肉内不形成幼虫囊包。我国已发现存在有 2 个种,即旋毛虫和乡土旋毛虫。*T. spiralis* 分布广泛,是引起人体旋毛虫病的主要病原体,多数死亡病例是由此种旋毛虫所致。

一、简史

1828 年 Peacock 在伦敦进行尸检时首次在人体肌肉中发现该虫。1835 年 Owen 描述了该虫的形态,并命名为旋毛虫(*Trichina spiralis*)。1895 年 Railliet 提出将旋毛虫的属名从 *Trichina* 改为 *Trichinella*,因为早在 1830 年 *Trichina* 已被用于蝇的一个属名,更改后的新名 *Trichinella spiralis* 被普遍接受并沿用至今。1846 年 Leidy 于美国费城在食用的猪肉中发现旋毛虫幼虫。1850 年 11 月德国的 Herbst 发现獾肉感染有旋毛虫,将獾肉喂 3 只幼犬,3 个月后 3 只幼犬均感染旋毛虫,此为食入旋毛虫病肉可感染旋毛虫的第 1 个实验证据。1857 年德国的 Rudolph Leuckart 将感染旋毛虫的肌肉喂饲小鼠,3 天后发现幼虫可在其小肠中发育为成虫。1859 年 7 月,德国的 Rudolph Virchow 将含有旋毛虫的肌肉喂犬,发现幼虫在肠道中的早期成熟并在肠系膜淋巴结及肌肉纤维内发现幼虫。1859 年 12 月,Zenker 在人肠道中发现成虫,随后在人肌肉中发现未成囊的幼虫,并认为幼虫可经淋巴管到达肌肉组织。1860 年 1 月,Zenker 在德国发现了世界上第 1 例人体旋毛虫病,从死亡数小时后的病尸上臂取小片肌肉,镜检发现了数十条活的旋毛虫幼虫。上述三位德国科学家对旋毛虫生活史的阐明、旋毛虫病的认识及本病的控制做出了重大贡献。1842 年,Bowditch 等在美国的病尸中亦发现了旋毛虫。1862 年德国的 Friedreich 对一例肌痛患者进行上肢肌肉活检,发现了旋毛虫幼虫,此为第 1 例生前诊断的旋毛虫患者。1896 年 Brown 发现旋毛虫患者外周血液中嗜酸性粒细胞增多,达 68%,此为诊断本病的重要线索。

Manson 于 1881 年首次在我国厦门猪肉中发现此虫,1964 年在西藏林芝地区发现第 1 例人体旋毛虫病,此后在云南、西藏、四川、广西、湖北、河南、山西、北京、辽宁、吉林、黑龙江等地先后发生数百起旋毛虫病暴发,估计目前全国感染人数超过 4000 万。

二、形态

1. 成虫 微小,细线状,乳白色,表皮光滑,头端较尾端稍细。雄虫大小为(1.0~1.8)mm ×(0.03~0.05)mm,雌虫为(2.5~3.5)mm×0.05mm。咽管为体长的 1/3~1/2,在咽管后段的背侧为杆状体(stichosome),是由数十个排列成串的单层圆盘状杆细胞(stichocyte)所组成,杆细胞分泌物经小管排入咽管腔,具有消化功能和抗原性。两性成虫的生殖器官均为单管型。雄虫末端有 2 片叶状交配附器(alae),无交合刺。雌虫子宫较长,中段含虫卵,后段和近阴道处则充满幼虫,自阴门产出,阴门位于虫体前 1/5 处(图 16-23)。

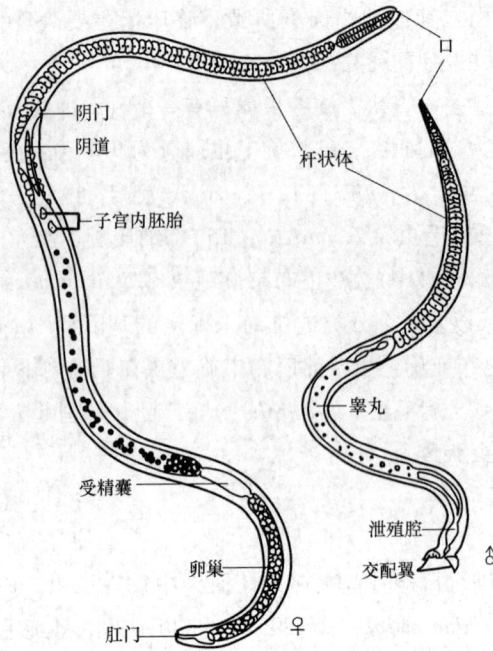

图 16 – 23　旋毛虫成虫

2. 幼虫　刚产出的幼虫称为新生幼虫（newborn larvae），大小约为 $124\mu m \times 6\mu m$。在横纹肌内发育为成熟的幼虫，亦称感染性幼虫、成囊期幼虫（encapsulated larvae）或肌肉期幼虫（muscle larvae），大小为 $1.0mm \times 0.03mm$。由于在幼虫假体腔内含有血红蛋白，幼虫呈淡橙红色，尤其是当大量幼虫集中在一起时这一特征更为明显。成熟幼虫卷曲于骨骼肌内的梭形囊包中。囊包大小为 $(0.25 \sim 0.5)mm \times (0.21 \sim 0.42)mm$，其长轴与骨骼肌纤维平行排列。一个囊包内通常含有 $1 \sim 2$ 条幼虫（图 16 – 24）。囊包壁由内、外两层构成，内层厚而外层较薄，由成肌细胞蜕变以及结缔组织增生形成。幼虫的咽管结构与成虫的相似。

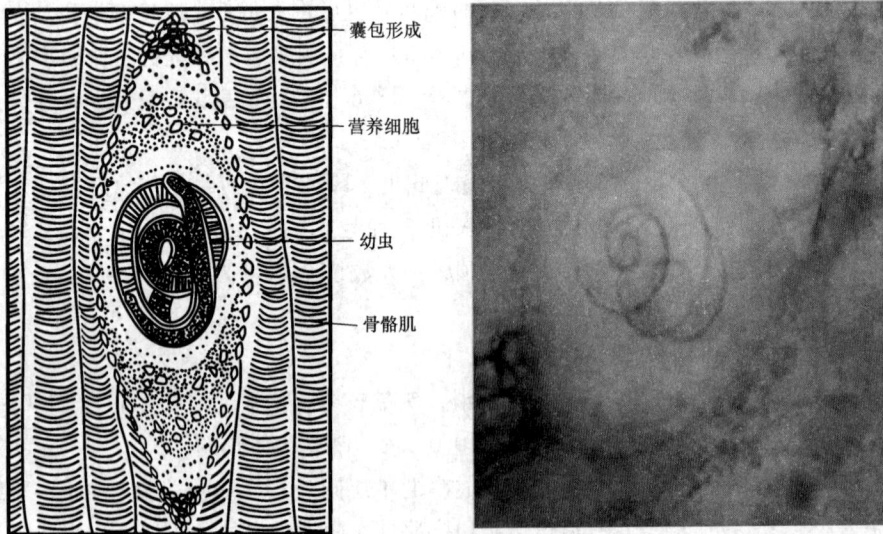

图 16 – 24　旋毛虫幼虫囊包

三、生活史

旋毛虫成虫寄生于宿主小肠，主要在十二指肠和空肠上段，幼虫则寄生于同一宿主的骨骼肌细胞内。因此，被旋毛虫寄生的宿主既是终宿主，也是中间宿主（图 16 - 25）。旋毛虫在完成生活史过程中不需要在外界发育，但必须转换宿主才能继续下一代生活史。人、猪、犬、猫、鼠、野猪及熊等多种野生动物和马等食草动物均可作为本虫的宿主。

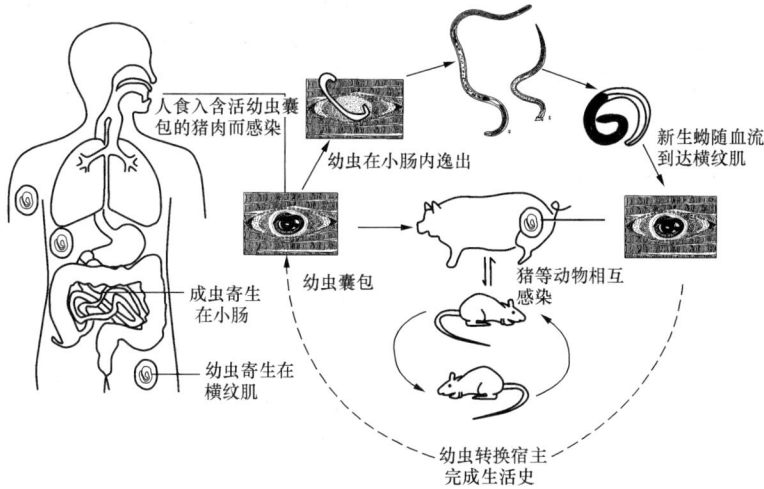

图 16 - 25　旋毛虫生活史

宿主主要是由于食入含有活幼虫囊包的肉类及肉制品而感染。囊包在胃内消化酶的作用下，幼虫自囊包内逸出，并钻入十二指肠及空肠上段的肠黏膜中；在感染后 48 小时内，幼虫经 4 次蜕皮发育为成虫。少数虫体可侵入腹腔或肠系膜淋巴结处寄生。感染后 3 ~ 5 天，虫体生殖系统发育成熟，雌雄虫交配，雄虫随即死亡，雌虫子宫内的虫卵发育为幼虫，约在感染后 5 天开始产幼虫。每条雌虫一生可产 1 500 ~ 2 000 条幼虫，产幼虫期可持续 4 ~ 16 周或更长。雌虫寿命一般为 1 ~ 2个月，少数达 3 ~ 4 个月。

产于肠黏膜内的新生幼虫，侵入局部淋巴管或小静脉，随淋巴和血液循环到达全身各处，但只有到达骨骼肌内的虫体才能进一步发育。因幼虫的机械性刺激及其代谢产物的化学性刺激，使肌细胞受损，出现炎症细胞浸润，纤维组织增生。受累的肌细胞出现了结构和功能的明显变化而转变为营养细胞（保姆细胞，nurse cell），其功能是给幼虫提供所需的营养物质并保护幼虫免遭宿主免疫反应的破坏。营养细胞被一层源于宿主的胶原所覆盖，胶原囊周围由毛细血管网包裹，至此形成了营养细胞 - 感染性第 1 期幼虫复合体（nurse cell - infective first stage larva complex），即旋毛虫幼虫囊包。约在感染后 1 个月幼虫周围形成囊包。幼虫最后定居于骨骼肌，被侵犯的肌肉以膈肌、咀嚼肌、舌肌、肋间肌、肱二头肌和腓肠肌等为多见。可能是因为这些肌肉活动频繁，血液供应丰富，侵入的幼虫数量较多以及肌糖原含量较低，有利于囊包的形成。成熟囊包对新宿主具有感染性，被新宿主吞食后，又可重复其生活史。囊包若无机会进入新宿主，多在感染后半年囊包两端开始钙化，幼虫则逐渐丧失感染能力并随之死亡，最后整个囊包钙化，但有时钙化囊包内的幼虫可继续存活数年。在人体内幼虫最长可存活 30 年，在其他哺乳动物体内幼虫则可生存到动物死亡。

四、致病

旋毛虫的主要致病阶段是幼虫，其致病作用与食入幼虫的数量、活力和幼虫侵犯部位以及人体对旋毛虫的免疫力等因素有关。轻者可无症状，重者临床表现复杂多样，如未及时诊治可在发病后 3 ~ 7 周内死亡。旋毛虫引起临床表现的最低感染剂量为 70 ~ 150 条幼虫。本病死亡率国外为6% ~ 30%，国内约为 3%，在暴发流行时可达 10%。根据虫体侵犯部位和临床表现，可将旋毛虫的致病过程分为连续的 3 个阶段。

225

1. 侵入期（肠道期） 幼虫在小肠内脱囊并钻入肠黏膜发育为成虫的过程，病程约 1 周。由于脱囊幼虫和成虫侵入肠黏膜，尤其是成虫以肠绒毛为食，加之虫体的排泄 - 分泌物及大量幼虫的刺激，引起十二指肠和空肠广泛炎症。病变局部充血、水肿、灶性出血，甚至出现表浅溃疡等。患者可出现恶心、呕吐、腹痛、腹泻或便秘等症状。除严重感染者外，患者的胃肠道症状一般较轻微，常被患者忽视。此期患者可同时伴有厌食、乏力、低热等全身反应。

2. 幼虫移行期（肠外期） 幼虫移行期也称肌肉期（muscular phase），即新生幼虫随淋巴、血液循环到达各器官及侵入骨骼肌内发育为幼虫囊包的过程，病程 2~3 周。新生幼虫在移行过程中可穿破各脏器的毛细血管，其毒性代谢产物引起全身中毒症状及变态反应，导致全身性血管炎和肌炎。患者的典型临床表现为发热、眼睑和面部水肿、过敏性皮疹、肌肉疼痛及外周血中嗜酸性粒细胞增多等。

一般在发病后第 2 周出现持续性发热，体温常在 38~40℃。水肿以眼睑、眼眶周围及面部最为常见，常在感染后 1 周内出现并可持续 1 周，消失后罕见复发；重者可伴有下肢甚至全身水肿、肺水肿、胸腔和心包积液等。部分患者可出现眼球结膜水肿、出血及指、趾甲下线状或半月形出血。幼虫侵入骨骼肌后，引起肌纤维变性、肿胀、排列紊乱、横纹消失、肌细胞坏死、崩解、肌间质轻度水肿并有炎症细胞浸润。全身性肌痛是本病最为突出的症状，肌肉肿胀，有硬结感，压痛与触痛明显，尤以腓肠肌、肱二头肌及肱三头肌为甚，重症患者常呈强迫屈曲状而不敢活动，几乎呈瘫痪状态。部分患者可伴有咀嚼、吞咽和说话困难，呼吸和动眼时均感疼痛，患者感觉极度乏力。眼部肌肉受累时可出现眼眶疼痛、斜视、复视等。幼虫侵入其他脏器时导致小动脉和毛细血管损伤，亦可引起急性炎症与间质水肿，如心肌炎、肺炎、脑炎等。心肌可有不同程度的损害，主要是心肌、心内膜的充血、水肿，间质性炎症甚至心肌坏死，可伴有嗜酸性粒细胞和单核细胞的浸润及肉芽肿形成，心肌炎并发心力衰竭是本病患者死亡的主要原因。幼虫移行损害肺毛细血管时可导致灶性出血或广泛性肺出血、肺水肿、支气管肺炎等。在重度感染者，幼虫可侵入中枢神经系统引起非化脓性脑膜脑炎和颅内压增高，大脑皮层下可见肉芽肿样结节。少数患者可出现眼眶蜂窝组织炎、眼球突出、视网膜静脉曲张、视网膜出血、视物模糊、皮下肿块、皮肌炎、肝和肾功能损害等。

3. 囊包形成期（恢复期） 囊包形成期为受损肌细胞修复过程，4~16 周。随着虫体长大、卷曲，寄生部位的肌细胞逐渐膨大呈纺锤状，形成棱形肌腔包绕虫体。囊包形成的同时，急性炎症消退，全身症状逐渐减轻或消失，但肌痛可持续数月之久。重症患者可因并发心肌炎、肺炎或脑炎等而死亡。

五、诊断

旋毛虫病因无特异性的症状和体征，临床诊断较困难，故流行病学资料非常重要。患者常有生食或半生食肉类的病史，在本病暴发时同批患者常能追溯到聚餐史。当同一个家庭或社区有 2 个以上成员出现发热、眼睑或面部水肿及肌痛时，应考虑本病并做进一步检查。

1. 病原学诊断 从患者肌肉组织中查出旋毛虫幼虫是最准确的诊断方法。一般于发病后 10 天以上从腓肠肌、肱二头肌或三角肌摘取米粒大小的肌肉（0.2~0.5g）压片镜检，查到旋毛虫幼虫或梭形囊包即可确诊，但因受摘取肌肉组织局限性的影响，在发病早期和轻度感染者肌肉活检阳性率不高。肌肉活检后应用压片镜检法可看清囊包的完整结构及其中所含的幼虫，一般不需肌肉组织切片检查。若对肌肉标本进行组织切片病理检查，则可发现旋毛虫幼虫的不同断面、胶原囊的存在、炎症细胞的浸润和肌细胞的嗜碱性转变。患者如有吃剩的残余肉类，也应镜检或做动物接种，以资佐证。

2. 血清学诊断 检测患者血清中的特异性抗体是目前诊断本病的主要辅助手段，包括间接荧光抗体试验（IFAT）、ELISA 及蛋白质印迹技术（Western blot）等，阳性检出率均可达 90% 以上。

其中以应用肌幼虫 ES 抗原的 ELISA 敏感性最高，是目前诊断人体旋毛虫病最常用的检查方法，当 ELISA 结果阳性时，应再进行 Western blot 检测，以进一步证实 ELISA 阳性标本或排除 ELISA 的假阳性结果。我国学者应用 Western blot 对旋毛虫肌幼虫 ES 抗原的分析结果显示，23 kD 分子为特异性抗原，诊断旋毛虫病具有很好的敏感性和特异性。应用双抗体夹心 ELISA 检测旋毛虫循环抗原具有早期诊断和疗效考核的优点。

3. 其他检查　外周血中嗜酸性粒细胞增多是诊断旋毛虫病的重要线索，感染后第 2 周嗜酸性粒细胞开始增多，3 ~ 4 周时达高峰，占白细胞总数的 10% ~ 40%，甚至高达 90%。此外，患者血清中肌组织特异的酶（如肌酸磷酸激酶、乳酸脱氢酶等）活性明显增高。

六、流行

旋毛虫病呈世界性分布，以前在欧洲及北美国家曾严重流行，以后通过严格的猪肉检疫，发病率已明显下降。目前，旋毛虫病在俄罗斯及东欧国家、墨西哥、智利、阿根廷、泰国、越南、老挝等地仍严重流行，且近年来在法国和意大利发生了多起因食马肉引起的本病暴发，在美国和加拿大发生了多起因食熊、海象、美洲狮等野生动物肉类引起的本病暴发，现已将其列入再现性疾病（re - emerging disease）。

旋毛虫病是一种动物源性寄生虫病，目前已知猪、野猪、犬、鼠等 150 多种动物自然感染有旋毛虫，这些动物互相残杀吞食或摄食尸肉而互相传播。猪的感染主要是由于吞食含有旋毛虫幼虫的肉屑（泔水或垃圾）、鼠类或污染的食料。我国除海南省以外的省（自治区、直辖市）均有动物感染旋毛虫的报道，河南个别乡镇猪的感染率曾达 50.4%。人体感染主要是因生食或半生食含幼虫囊包的猪肉及肉制品引起，猪是人体旋毛虫病的主要传染源。近年来随着居民饮食习惯的改变，已发生多起因食羊肉、马肉、犬肉及野猪肉等引起的本病暴发，在北美和欧洲野生动物肉类和马肉已成为当地的主要传染源。马、牛、羊等食草动物的感染可能是因其饲料中掺入了含旋毛虫的肉屑、泔水或在放牧时食入了被腐烂动物尸体污染的青草所致。

人体旋毛虫病的流行具有地方性、群体性、食源性和季节性的特点。据 2001 - 2004 年全国重要寄生虫病调查，10 个省（自治区、直辖市）的人群旋毛虫血清阳性率为 3.31%，最高的为云南（8.26%）。我国北方地区居民一般无食生肉的习惯，本病的暴发多因聚餐时吃"涮猪肉""涮羊肉""爆炒猪肉片"或未煮熟的肉馅饺子所致；散发病例多因家庭生熟刀砧不分、尝饺子馅等所致。

旋毛虫病虽可见于一年四季，但本病的暴发多发生在冬季，如在美国、立陶宛及黎巴嫩，本病暴发集中在圣诞节和元旦期间；在我国，本病的暴发多发生于冬至、元旦及春节前后。可能与冬季猪肉消费量增加及狩猎活动增多有关。

七、防治

旋毛虫囊包内的幼虫抵抗力强，耐低温，在 -15℃ 下可存活 20 天，在 -12℃ 时可存活 57 天，腐肉中可存活 2 ~ 3 个月。在我国长春市曾发生一起 9 人因摄入室外冰冻（ -15℃ 至 -22℃ ）保存 11 ~ 33 天的狗肉而患旋毛虫病。乡土旋毛虫对低温的抵抗力特别强，在 -18℃ 可存活 4 年，在 -20℃ 可存活 20 个月。熏烤、腌制及曝晒等常不能杀死囊包内的幼虫。旋毛虫幼虫不耐热，在肉块中心温度达到 71℃ 时囊包内的幼虫即可被杀死。因此，预防本病的关键措施是广泛开展健康教育，改变不良的饮食习惯和烹饪方法，不生食或半生食猪肉及其他动物肉类和肉制品，所有肉类均应充分做熟，生、熟食品刀砧分开，防止生肉屑污染餐具。

改善养猪方法，提倡圈养，管好粪便，保持猪舍清洁卫生，饲料应煮沸 30 分钟，以防猪的感染。消灭鼠类。加强肉类检疫，未经宰后检疫的肉类不准上市和销售，感染旋毛虫的肉类要坚决销毁。

阿苯达唑为目前国内治疗本病的首选药物，不仅能驱除肠内早期脱囊幼虫和成虫以及抑制雌虫产幼虫，还可杀死移行期幼虫和肌肉中幼虫。多数患者服药后2天开始退热，3~5天内体温恢复正常，水肿消退，肌痛明显减轻并逐渐消失。在本病暴发流行时应强调早期诊断和及时治疗，对于幼虫成囊后才就诊的患者应给予2个以上疗程。

多数患者仅给予病原治疗即可。虽然糖皮质激素有非特异性消炎、退热与抗过敏作用，因激素可延长旋毛虫感染的肠道期而增加患者的肌肉虫荷，故激素仅用于重症患者，且必须与阿苯达唑联合应用。

（王中全）

第十节　粪类圆线虫

粪类圆线虫 ［*Strongyloides stercoralis*（Bavay，1876）Stiles and Hassall，1902］最先是由 Normand 于1876年在一名腹泻的法国士兵的粪便中发现。该虫为兼性寄生，生活史包括自生世代和寄生世代。粪类圆线虫的感染性丝状蚴经皮肤或黏膜入侵人体引起粪类圆线虫病（strongyloidiasis）。当患者免疫功能正常，症状较轻或表现为慢性病程，一旦患者免疫功能受损，可呈全身播散性感染，导致病情加重，甚至死亡。近年来重型粪类圆线虫病的报道日益增多。

一、形态

1. 自生世代　雄虫大小为 0.7mm ×（0.04~0.05）mm，尾端向腹面卷曲，有交合刺两根，引带一个。雌虫大小为 1.0mm ×（0.05~0.075）mm，尾端较尖细，生殖器官为双管型，阴门位于虫体中部略后处。成熟雌虫子宫内有 4~16 个处于不同发育时期的虫卵。受精卵椭圆形，大小为 70μm × 40μm，部分虫卵内含有胚胎。丝状蚴细长，体长 0.60~0.77mm，尾端尖，具2细小分支。

2. 寄生世代　雌虫大小为 2.2mm ×（0.03~0.074）mm，尾端尖细，末端略呈锥形，半透明，体表角皮具细横纹。口腔短，内有4个不显著的唇瓣。咽管细长，为体长的 1/3~2/5。肛门位于虫体近末端。双管型生殖器官，子宫前后排列，每一子宫内各含虫卵 8~12 个，单行纵列。

虫卵大小为（50~58）μm ×（30~34）μm，形态似钩虫卵。杆状蚴大小为（0.20~0.25）mm × 0.016mm，咽管呈双球型。

二、生活史

1. 自生世代　成虫在潮湿的土壤中产卵，在适宜的条件下，卵内胚胎发育，在数小时内孵出杆状蚴。杆状蚴经 1~2 天发育，蜕皮4次后成为自生世代成虫。如环境适宜，自生世代能进行多代，此为间接发育。如环境不适，杆状蚴蜕皮2次，发育为丝状蚴，丝状蚴对宿主具有感染性。

2. 寄生世代　丝状蚴经皮肤或黏膜侵入人体，开始寄生生活，又称为直接发育。侵入人体的丝状蚴经过小血管和淋巴管进入血液循环，经右心至肺，在肺泡内发育 3~30 天，大部分虫体穿破肺泡，沿支气管、气管移行至咽部，被宿主吞咽至消化道，定居于小肠发育成熟，也有少数虫体能在肺部和支气管内发育为成虫。雌虫多钻入肠黏膜内寄生，每条雌虫每天约产卵50个。数小时后杆状蚴从卵内孵出并钻入肠黏膜，随粪便排出宿主体外。杆状蚴在外界经两次蜕皮发育为丝状蚴，可再侵入人体，或间接发育为自生世代成虫，开始自由生活。自丝状蚴侵入皮肤到粪便中排出杆状蚴至少需17天。

在严重腹泻的情况下，患者可排出含胚胎的虫卵。在肺部寄生的雌虫产卵，孵出杆状蚴，杆状蚴发育为丝状蚴可随痰排出。如寄生于泌尿生殖道，患者尿中可排出杆状蚴。在宿主免疫力低下或便秘时，寄生在肠道内杆状蚴可发育为具感染性的丝状蚴。

粪类圆线虫在人体内寄生时有自身感染的现象，并有三种不同类型。①直接体内自身感染：杆状蚴在黏膜内孵出，不出肠黏膜即侵入血循环继续发育。②间接体内自身感染：杆状蚴自肠黏膜钻出，在肠腔内迅速发育，蜕皮两次成为丝状蚴，经小肠下段黏膜或结肠黏膜侵入感染。③体外自身感染：丝状蚴随粪便排出后，从感染者肛门周围的皮肤侵入。

三、致病

粪类圆线虫的致病机制与其感染程度及人体抵抗力有密切关系，根据宿主的免疫状态，感染粪类圆线虫后有三种不同的临床类型：①感染者有效地清除了虫体，多无临床症状出现；②慢性自身感染，感染状态持续时间长，间歇性出现肠道症状，可长达数十年；③播散性超度感染，常见于长期应用免疫抑制剂或应用细胞毒药物及艾滋病患者，幼虫能侵入脑、肝、肺、肾脏等器官，引起腹泻、肺炎、出血、脑膜炎及败血症等，患者可因严重衰竭而死亡。

1. 皮肤损伤　丝状蚴侵入皮肤时可引起局部小出血点、斑丘疹、水肿，并伴有刺痛或痛痒感，搔破后致继发性感染。此外，还可出现移行性线状荨麻疹，并可持续数周，由于自身感染的原因，上述病变常可反复出现在肛周、腹股沟、臀部等处皮肤，由于幼虫在皮内移行较快，所引起的荨麻疹蔓延也快。因此荨麻疹的出现部位及快速蔓延，常常是粪类圆线虫病早期诊断依据。

2. 肺部病变及症状　本幼虫在肺部移行时所引起的病变类似钩蚴和蛔蚴造成的病变，肺部有出血、细支气管炎性细胞浸润。X线胸片呈局限性或弥漫性炎性阴影。患者出现咳嗽、多痰、哮喘、呼吸困难、发绀、嗜酸性粒细胞增多等，如虫体定居于肺、支气管时，继续产卵、孵出幼虫，则肺部症状更加严重，持续时间也长。

3. 消化道病变及症状　消化道症状主要是成虫寄生在黏膜内对组织破坏和代谢产物的毒性作用所致。轻度者主要表现为卡他性肠炎，肠黏膜充血，有小的出血点和溃疡，病理检查可见单核细胞浸润，腺窝中可见到粪类圆线虫。中度者为水肿性肠炎，肠壁增厚、水肿、黏膜皱襞减少，病理检查见肠绒毛扩大、黏膜萎缩、黏膜下水肿，在肠壁的各层都可见到虫体。重度感染表现为溃疡性肠炎，肠壁水肿、纤维化，肠壁增厚变硬，黏膜萎缩并有多处溃疡。病理变化为肠壁纤维化和黏膜下水肿，肌层萎缩，整个增厚的肠壁内都可发现虫体。患者常有烧灼样腹痛、稀便或便秘。重症患者常有恶心、呕吐，黏液性血性腹泻、麻痹性肠梗阻、腹胀、电解质紊乱，甚至脱水、衰竭。

4. 其他症状　虫体寄生和其代谢产物可引起超敏反应，如过敏性肺炎、过敏性关节炎；全身中毒症状，如发热、贫血、嗜酸性粒细胞增多等；神经系统的症状，如烦躁、抑郁、失眠和全身不适等。

四、诊断

粪类圆线虫病的临床症状缺乏特异性，易被忽略而误诊。应仔细询问患者是否有接触被污染土壤的病史，特别是同时有消化道和呼吸系统症状的患者，更应考虑是否感染了粪类圆线虫。

从粪便中查到粪类圆线虫幼虫是确诊的依据。幼虫排出有间歇性，一般要连续检查3次，甚至反复多次检查。用贝氏幼虫浓集法从粪便中分离幼虫，检出率可达98%，远高于直接涂片法和沉淀法，特别在粪便中幼虫数较少（低于0.5～3条/g粪便）时。24小时内的新鲜粪便中同时查到杆状蚴和丝状蚴，可以认为发生了自身感染。观察虫体时，滴加卢氏碘液，虫体黄染，形态清晰。在腹泻患者的粪便中，有时亦可查到虫卵，可采用生理盐水直接涂片法检查，但检出率较低，采用沉淀法或饱和盐水浮聚法则可提高检出率。重症患者的痰液、胃液和十二指肠液，播散型患者的脑脊液、尿液、支气管灌洗液中都有可能找到杆状蚴或丝状蚴。

用粪类圆线虫的虫体可溶性抗原作为诊断抗原进行酶联免疫吸附试验、用虫体冰冻切片抗原作间接荧光抗体试验，检测患者血清特异性 IgG，阳性率均在 90% 以上。

急性期外周血白细胞增多，一般为（8~30）×10^9/L，嗜酸性粒细胞一般在 0.25~0.30，最高者可达 0.75。

五、流行

粪类圆线虫主要分布于热带和亚热带地区，温带及寒带地区则多为散发感染。具有较显著的地方性，在雨量多的潮湿地区和卫生条件差的地区感染率较高。该病已被 WHO 列为重要的人类肠道寄生虫病之一，全球感染者有 3000 万~1 亿人。国外一些国家的人群感染率达 30% 左右。我国华南、华东、东北及华北等地均发现此病，人群的感染率大多在 10% 以下，但近年云南调查人群感染率已达 11.6%，对此应引起足够重视。粪类圆线虫病的传染源为患者及无症状带虫者。患者离开流行区后，其体内感染可持续多年，甚至可长达数十年。在美洲和非洲曾有狗和猴传染给人的报告。

六、防治

伊维菌素（ivermectin）为治疗粪类圆线虫感染的首选药物，可以减少幼虫的繁殖，治愈率较低。分 2 天连续口服或间隔 2 周服用伊维菌素，可达到寄生虫学的治愈，粪涂片检查阴性。噻苯达唑、阿苯达唑、坎苯达唑、氟苯咪唑，左旋达唑均能有一些治疗效果。预防原则与钩虫病基本相同。除加强粪便管理及个人防护外，尚须避免发生自身感染。临床使用激素治疗前、抗代谢治疗或手术前，应做粪类圆线虫常规检查，发现有感染，需给予彻底治疗。在流行区可用伊维菌素等药物进行群众性防治。

（夏　惠）

第十一节　广州管圆线虫

广州管圆线虫 [*Angiostrongylus cantonensis*（Chen, 1935）Dougherty, 1946] 是人兽共患寄生虫病的病原体。成虫寄生于鼠类肺部血管，幼虫偶尔可侵入人体中枢神经系统，引起嗜酸性粒细胞增多性脑膜脑炎或脑膜炎。感染严重时可导致患者死亡或留下后遗症。偶尔也可侵犯肺、眼睛和鼻，引起相应损害。

一、简史

广州管圆线虫最早由我国学者陈心陶（1933，1935）首先在广州的褐家鼠及黑家鼠肺部血管内发现，当时命名为广州肺线虫（*Pulmonema cantonensis* Chen, 1935），并对雌虫和雄虫进行了形态学描述。Matsumoto 于 1937 年在台湾报道该虫，经 Yokogawa（1937）协助鉴定，命名为鼠血圆线虫（*Haemostrongylus ratti*）；1946 年，Dougherty 发现上述两种线虫是同物异名，遂将其归类于管圆线虫属，定名为广州管圆线虫 [*Angiostrongylus cantonensis*（Chen, 1935）Dougherty, 1946]。Nomura 和 Lin 于 1944 年在台湾省发现首例广州管圆线虫患者。1955 年 Mackerras 和 Sandars 阐明了广州管圆线虫的生活史。1961 年 Horio 和 Alicata 报道了日本发生的第二例广州管圆线虫患者，随后太平洋、印度洋地区一些岛屿及东南亚各国先后出现散发或暴发病例，至 1992 年，全世界报道的病例已经超过 3000 例。中国内地第一例确诊病例于 1984 年由何竞智在广州报道，随后上海、广州、温州、牡丹江、天津、辽宁、福州等地先后报道病例并出现死亡病例，2003 年原卫生部将该病列为我国新发传染病，至 2006 年我国内地累计报道病例为 334 例。

二、形态

1. 成虫　虫体呈线状，细长，体表具微细环状横纹。头端钝圆，缺口囊，头顶中央有一小圆口。雄虫长 11～26mm，宽 0.21～0.53mm，交合伞对称，呈肾形。雌虫长 17～45mm，宽 0.3～0.7mm，尾端呈斜锥形，子宫双管形，白色，与充满血液的肠管缠绕成红、白相间的螺旋纹，十分明显，阴门开口于肛孔前方（图 16-26）。

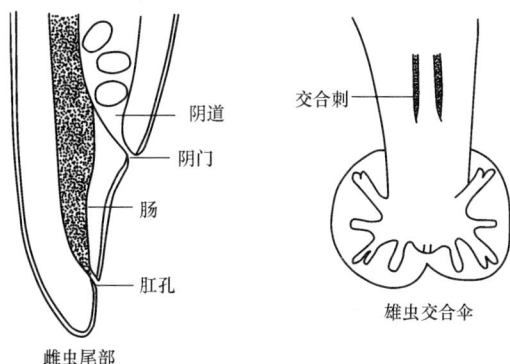

图 16-26　广州管圆线虫（雌虫与雄虫成虫）模式图

2. 虫卵　椭圆形，形似"初生鸡蛋"，卵壳薄而透明，新鲜虫卵多为单细胞期，常难以检获。

3. 幼虫　幼虫分为 5 期。第 1 期幼虫见于终宿主的粪便内，无色透明，大小为（0.25～0.29）mm×（0.014～0.018）mm；第 2 期幼虫较第 1 期幼虫略为粗大；第 3 期幼虫为广州管圆线虫的感染阶段，大小为（0.462～0.525）mm×（0.022～0.027）mm，虫体无色透明，体表具有两层外鞘。头端稍圆，尾部顶端骤变尖细，可见排泄孔、肛门及生殖原基（图 16-27）；第 4 期幼虫虫体雌雄区分明显，大小约为第 3 期幼虫的两倍，雌虫前端可见有双管形子宫，阴道止于虫体近末端的肛孔处。雄虫可见发育中的单生殖管位于虫体的后 1/3，交合刺和交合囊位于泄殖腔的背面，虫体后端膨大；第 5 期幼虫的体长和宽均较第 4 期增加，雌虫阴门已形成，生殖器官位于虫体的后半部。雄已具有一个小交合伞，与成虫相似，仅形态略小，交合刺和交合囊均清晰可见（图 16-27）。

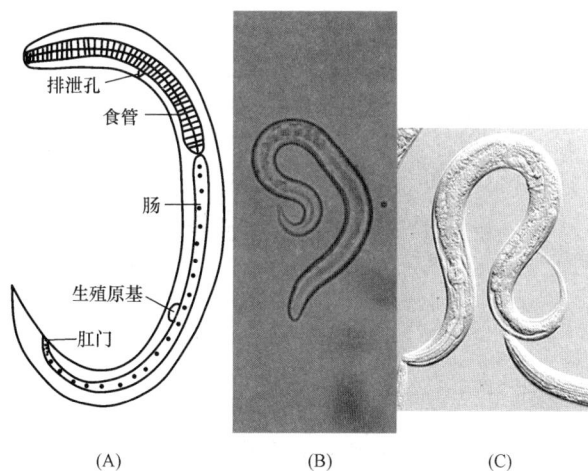

(A)　(B)　(C)

图 16-27　广州管圆线虫第三期幼虫模式图（A）与真实图（B、C）

三、生活史

广州管圆线虫完成其生活史过程需要在终宿主与中间宿主体内，经历成虫、卵、幼虫3个发育阶段（图16-28）。成虫寄生于黑家鼠、褐家鼠、黄毛鼠、白腹巨鼠、黄毛鼠和屋顶鼠等终宿主的肺动脉内，雌雄成虫交配产卵于肺动脉内，虫卵随血流进入肺毛细血管，第1期幼虫孵出后穿破肺毛细血管进入肺泡，沿气管上行至咽，经吞咽入消化道，随后与宿主粪便一起排出体外。故第1期幼虫可在终宿主的粪便中检出。第1期幼虫在外环境中不耐干燥，但可在体外潮湿或有水的环境中存活3周。当它被吞入或主动侵入螺类（如褐云玛瑙螺、福寿螺、皱疤坚螺、中国圆田螺、铜锈环棱螺、方形环棱螺）、蛞蝓以及短梨巴蜗牛等中间宿主体内后，幼虫可进入宿主肺及其他内脏、肌肉等处，在适宜温度（25~26℃）下，约经1周蜕皮为第2期幼虫，再1周后经第2次蜕皮发育成为第3期幼虫，为感染期幼虫。终宿主鼠类常因吞食含有第3期幼虫的中间宿主、转续宿主（如黑眶蟾蜍、沼水蛙、虎皮蛙、金线蛙、鱼、虾和蟹等）或摄入被幼虫污染的食物或水而受感染。幼虫在鼠胃内脱鞘后进入肠壁小血管，随血流经肝脏、右心、肺、左心到达身体各器官，但多数虫体沿颈总动脉到达脑部，在脑组织经过两次蜕皮后发育为第5期幼虫，进入蛛网膜下隙发育一段时间后，再重新进入血管，随血流从脑静脉系统经右心而到肺动脉定居。第3期幼虫感染终宿主后大约需5周才能发育为成虫，感染后6~7周可在终宿主粪便检出第1期幼虫。

人是广州管圆线虫的非正常宿主，常因生食或半生食含有第3期幼虫的中间宿主和转续宿主而感染，也可通过生吃被幼虫污染的蔬菜、瓜果或喝含幼虫的生水而感染。此外，动物实验还提示，第3期幼虫也可经皮肤主动侵入宿主。由于人是本虫的非适宜宿主，而幼虫又具有嗜神经性，故幼虫进入人体后滞留在中枢神经系统，也可出现在眼前房、后房、视网膜等部位，虫体停留在第4期幼虫或成虫早期（性未成熟）阶段，不在肺血管内完成其发育。但如果幼虫进入肺部也可完成发育，有报道在2岁以下婴幼儿死亡病例尸解时发现肺部有成虫。

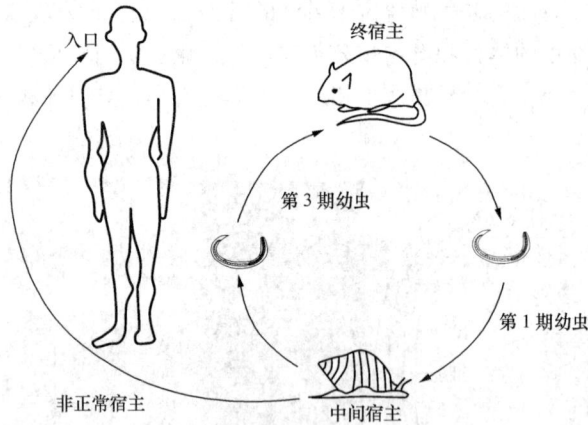

图16-28 广州管圆线虫生活史

四、致病

广州管圆线虫主要通过其幼虫在人体内的移行而致病，在临床上引起广州管圆线虫病（angiostrongyliasis）。广州管圆线虫的幼虫在人体内移行通过肠壁、肝脏、肺、脑时可引起机械性损伤及炎症反应，部分分泌物及脱落产物具毒性作用。广州管圆线虫的幼虫对人体中枢神经系统的危害最为严重，常引起嗜酸性粒细胞增多性脑膜脑炎或脑膜炎，临床上以脑脊液中嗜酸性粒细胞显著升高为特征。病变可发生在大脑、脑膜，还可波及小脑、脑干和脊髓，脑神经和脊神经也可受累。主要病理改变为充血、出血、脑组织损伤及由巨噬细胞、嗜酸性粒细胞、淋巴细胞和浆细胞所组成的肉芽肿性炎症反应。

根据受损器官，临床上将广州管圆线虫病分为 3 型。

1. 颅脑型　本型最为常见，危害严重。患者往往出现神经系统受损的症状和体征，如急性脑膜脑炎或脊髓炎或神经根炎的表现。典型症状为急性剧烈头痛、颈项强直等脑膜脑炎表现，可伴有颈部运动疼痛、恶心、呕吐、低度或中度发热。头痛一般为胀裂性乃至不能忍受，起初为间歇性，以后发作渐频或发作期延长，出现持续性头痛。镇痛药仅对少部分病例有短时间缓解。头痛部位多在额部，其次为颞、枕部，也可同时多部位。在严重病例中可出现发热伴有神经系统异常、视觉损害、眼部异常、缓慢进行性感觉中枢损害、全身酸痛，还有脑神经受损、眼外直肌瘫痪和面瘫等症状。部分患者出现头、躯干或四肢的感觉或功能异常，例如麻木、疼痛、烧灼感、针刺感，可有痛觉过敏、暂时性的面部或肢体麻痹、自主神经功能紊乱。早期常见间歇性嗜睡或昏睡，可随头痛减轻而好转，还可出现病理反射。少数患者可出现昏迷，为病情凶险征兆。

2. 肺型　广州管圆线虫幼虫在肺部移行，破坏肺组织出现咳嗽等症状，临床上肺部 X 线检查可见阴影。

3. 眼型　广州管圆线虫幼虫若侵入眼部，可寄生于眼睛的各部位，造成视力障碍。在已报道的病例中，约 16% 的患者有不同程度的视觉损伤，严重的可导致视力丧失或失明。

此外，幼虫侵犯消化系统可出现腹痛、腹泻或便秘，部分患者肝肿大。绝大多数患者预后良好，极个别感染严重者留有后遗症甚至死亡。

五、诊断

目前诊断该病主要依据流行病学史、临床表现及实验室相关检查进行综合诊断，诊断本病的依据如下。

1. 流行病学资料　近 2 个月内进食了生的或半生的淡水螺肉、转续宿主（鱼、虾、蟹、蛙、蛇等）的肉、未清洗干净的蔬菜或喝生水等。

2. 临床表现　起病较急、发热、剧烈头痛，出现神经系统受损的症状和体征，如急性脑膜脑炎或脊髓炎或神经根炎的表现。可伴有恶心、呕吐，检查时可有颈部强直或有各种部位的皮肤感觉异常（如麻木、疼痛、针刺感、烧灼感等）。

3. 实验室检查　血液常规检查可见白细胞总数增加，嗜酸性粒细胞百分比和绝对数轻至中度增多。脑脊液检查可见脑脊液压力增高，嗜酸性粒细胞增多（＞10%），蛋白、糖、氯化物可轻度增高或正常。

4. 免疫学检查　用酶联免疫吸附试验（ELISA）、间接荧光抗体试验（IFA）或金标法检测血液及脑脊液中抗体或循环抗原阳性。用 ELISA 检测患者血清中特异性抗体是目前诊断本病的最常用方法。

5. 影像学检查　头颅磁共振成像检查（MRI）表现多种多样，脑、脊髓内多发长条形影或结节状强化病灶和软脑膜强化。

6. 病原学检查　从脑积液中或眼内等部位查出幼虫或成虫可确诊，但一般检出率不高。

以上 1~5 项可作临床诊断依据。此外，本病需与病毒性脑膜脑炎、结核性脑膜炎、流行性乙型脑炎、流行性脑脊髓膜炎及其他寄生虫病相鉴别。

六、流行

广州管圆线虫病分布于热带和亚热带地区。泰国、越南、马来西亚、太平洋岛屿、日本、夏威夷以及中国都有确诊病例报道。中国总病例数已经超过 300 例，主要集中于台湾、香港、广东、浙江、福建、海南、天津、黑龙江、辽宁、上海、湖南、北京和云南等地。而全世界已有3000多例病例报道，多数呈散在分布，但也有局部地区暴发流行的报道。浙江省温州市（1997年）和北京（2006年）因食用凉拌的福寿螺肉暴发群体广州管圆线虫病。2007－2008年期间在云南大理地区确诊了广州管圆线虫病患者30多例。此病成为威胁我国人民健康的重要食源性寄生虫病。

广州管圆线虫终宿主种类繁多，成虫可寄生在几十种哺乳动物体内，包括啮齿类、犬类、猫类和食虫类，其中鼠类是本虫的主要传染源。国内外报道终宿主均以褐家鼠、黑家鼠和黄胸鼠较多见，此外还有黄毛鼠、臭鼩鼱、小家鼠、白腹巨鼠、屋顶鼠、板齿鼠和蛛猴。据近年调查，我国大陆广州管圆线虫自然疫源地主要分布在长江以南的浙江、江西、福建、湖南、广东、广西、海南等省（自治区）。自然疫源地鼠类的总感染率为0.08%～16.5%，台湾省报道褐家鼠感染率为8%～71%，日本报道褐家鼠的感染率为14.3%～77.0%。

本虫的中间宿主和转续宿主多达50余种。我国广东、海南、云南、浙江、台湾和香港等地发现的中间宿主主要为软体动物，如福寿螺、褐云玛瑙螺、蜗牛和蛞蝓。据调查，我国大陆福寿螺是主要的中间宿主，其广州管圆线虫幼虫的感染率为18.6%～69.4%，褐云玛瑙螺为12.7%～55.89%，蛞蝓为4%～49.2%。

人类感染广州管圆线虫主要是由于人们的不良饮食习惯引起的，主要方式有：①生吃或半生吃含有第三期幼虫的淡水螺类如褐云玛瑙螺、福寿螺等或转续宿主如蟾蜍、蛙等；②生食被感染期幼虫污染的蔬菜；③饮用被感染期幼虫污染的生水。本虫的中间宿主和转续宿主多与人类生活有密切关系，除可供食用外，它们还经常出没于房前屋后、庭院、花园、草地、沟渠，甚至厨房、卫生间等潮湿地方，本虫的幼虫有可能在这些动物活动过的地方，随其分泌的黏液遗留在各处。婴幼儿也可因在地上爬玩或玩弄这些动物而感染，成人也可通过这种方式感染。

七、防治

广州管圆线虫病是一种食源性疾病，预防本病主要是加强卫生宣教工作，增强群众自我保护意识。不喝生水、不吃生菜、特别要注意不吃生或半生的中间宿主（螺类）及转续宿主的肉，改变不良的饮食习惯。健全卫生执法监督体系，加强对市面上出售的淡水螺类食物的监测和管理，从事螺肉加工人员要避免污染。开展群众性环境卫生、灭鼠和灭螺工作，对预防本病有十分重要意义。

本病的治疗主要是对症和支持疗法。病原治疗常用药物为阿苯达唑，对本病有良好疗效，若诊断与治疗及时，临床效果好、预后佳。但临床使用药物治疗时要注意，凡眼部有虫者，应先经眼科医生治疗后，再进行杀虫治疗；颅压过高者需先行降颅压治疗，以防出现脑水肿、脑疝等严重并发症；使用杀虫药时应联合肾上腺皮质激素等抗炎药，以防止虫体死亡崩解所诱发的严重炎症反应。

（杨胜辉）

第十二节　结膜吸吮线虫

结膜吸吮线虫（*Thelazia callipaeda* Raillet and Henry，1910）隶属于吸吮科，吸吮属，其种类较多，主要寄生于犬、猫等家养动物，也可感染狐狸、狼、野生猫科动物等野生食肉动物以及人类。结膜吸吮线虫经中间宿主果蝇传染给人及动物引起人兽共患的吸吮线虫病（thelaziasis）。

结膜吸吮线虫隶属线形动物门（Phylum Nemathelminthes）杆形纲（Rhabditea），旋尾目

（Spirurida），吸吮科（Thelaziidae）的吸吮属（Thelazia）。该虫种类较多，据记载已有 33 种，以后陆续有新种报道，我国已记载 13 种。吸吮属线虫主要为动物寄生虫，寄生于鸟类和哺乳类的泪管、瞬膜或结膜囊内。在我国，牛眼寄生的吸吮线虫有罗德西吸吮线虫（*T. rhodesi*）、甘肃吸吮线虫（*T. Kansuensis*）、棒状吸吮线虫（*T. ferulata*）、短交合刺吸吮线虫（T. brevispi）、大口吸吮线虫（*T. gulosa*）和许氏吸吮线虫〔*T.*（*Thelaziella*）Shui〕等。其中只有结膜吸吮线虫（*Thelazia callipaeda* Railliet and Henry，1910）和加利福尼亚吸吮线虫（*Thelazia californiensis* Rofoid and Williams，1935）有人体寄生的报道。我国的人体病例报道皆为前者，后者仅见于美国西部的加利福亚州，少量病例也见于西雅图。

一、简史

结膜吸吮线虫最早于 1910 年 Railliet 及 Henry 首次在印度犬眼结膜内发现，是一种是由媒介昆虫传播的，少见的人畜共患眼部寄生虫。世界首例人体结膜吸吮线虫病由 Stuckey 于 1917 年在我国北京发现和报道，同年 Trimble 在我国福建一农夫眼内发现该虫。此后，全国多地区陆续有该虫体感染病例报道。其中以湖北、河南、山东、江苏安徽、山西及河北等省的发病人数较多。一百多年前人体结膜吸吮线虫病被国外医学界称为"华裔结膜吸吮线虫病（Chinese thelaziasis）"或"东方眼虫病（oriental eyeworm）"，表明当时该病主要分布于我国与东南亚其他国家。但是，近年在欧洲的意大利、法国、德国及西班牙发现犬、猫、狐等动物感染结膜吸吮线虫较为普遍，甚至发现有人体病例。

结膜吸吮线虫病也已被各国医学界，特别是备受病原生物学、畜牧兽医、动物学、疾病防治、流行病学、媒介防治、临床眼科及检验等学科的关注。在该病的病原、传播媒介、检查、诊断、治疗、预防等方面进行了深入的研究。在结膜吸吮线虫病的防治方面提出了科学理论与宝贵的实践经验，指导国内专业人员不断认识该病参与诊治工作，这种过去被视为罕见的寄生虫病的报道病例不断增加，而且对人体的危害也在不断上升。1945 年金大雄教授报道国内有 4 例患者，1954 年止陈启常报道国内有 8 例患者，1957 年金大雄报道国内有 13 例患者，1979 年沈一平等统计从 1917 – 1967 年的 50 年中，国内大陆仅见 19 例该病报道。1979 年吴中兴报道国内有 80 例患者，1986 年苏天运等报道国内已有 130 例，1991 年蒋则孝报道国内已有 246 例，分布于国内 21 个省区，2000 年许隆琪等报道国内已有 328 例患者。分布于 24 个省区，2005 年吴观陵报道国内已有 331 例患者。郑德福等 2010 年分析国内大陆 1917 – 2009 年 9 月期间人体结膜吸吮线虫病病例资料已达 380 例，分布于国内 25 个省区。王斯等报道我国至 2013 年，病例已经达到 613 例。

二、形态

1. 成虫　成虫虫体细长线状，乳白色、半透明，形似白线。头端钝圆，具外观呈圆形的角质性口囊，口孔呈六边形，无唇瓣。口囊外周具两圈乳突。体表除头部和尾部外，具有微细横纹，横纹边缘锐利呈锯齿形。雄虫大小为（4.5 ~ 17.0）mm ×（0.20 ~ 0.80）mm，尾端向腹面弯曲。交合刺两根，长短不一，形状各异。活体时可见交合刺从泄殖腔伸出，虫体死亡时长交合刺缩回虫体内。雌虫大小为（6.2 ~ 23.0）mm ×（0.30 ~ 0.85）mm。生殖器官为双管型。阴门位于体前端食管与肠支连接处的前方。生殖方式为卵胎生（ovoviviparity）。虫体后段子宫内的有大量虫卵，至虫体中段时可见卵内已有幼虫形成，接近虫体阴门段子宫内呈盘曲状的幼虫顺序排列，卵壳则演变成包被幼虫的鞘膜，幼虫经阴门直接产出。产出的初产蚴（newborn larva）幼虫大小为（350 ~ 414）μm ×（13 ~ 19）μm，体被鞘膜，盘曲状，尾部拖连一个鞘膜囊（图 16 – 29）。

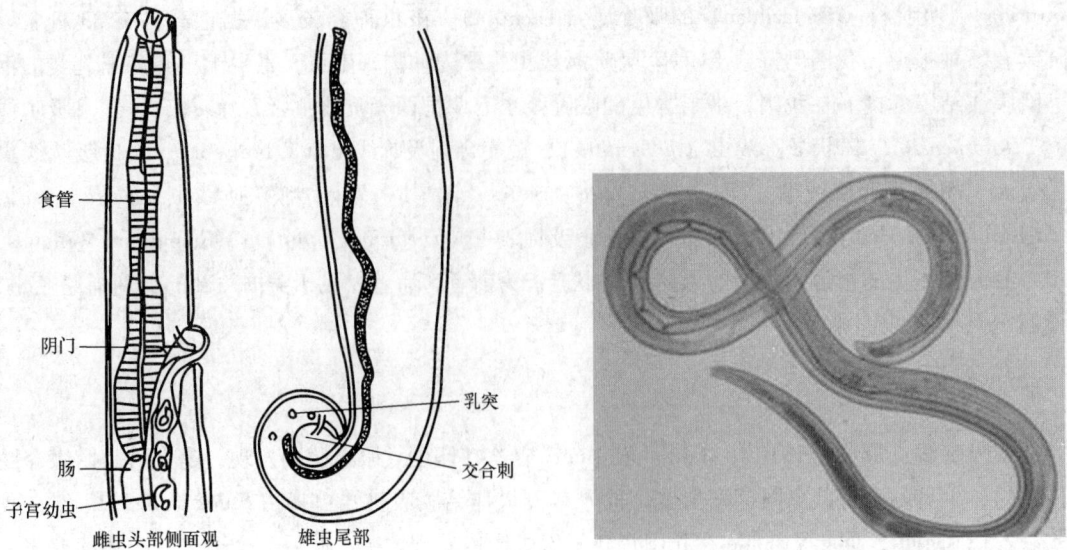

食管

阴门

乳突

交合刺

肠

子宫幼虫

雌虫头部侧面观   雄虫尾部

图 16 - 29　结膜吸吮线虫成虫

2. 虫卵　虫卵椭圆形，壳薄，大小为（54～60）μm×（34～37）μm。在近阴门端的虫卵，其内的卵细胞已发育为盘曲幼虫，卵壳则演变成包被幼虫的鞘膜。产出的幼虫大小（350～414）μm×（13～19）μm，盘曲状，尾部连接着一鞘膜囊。

三、生活史

结膜吸吮线虫生活史需要两个宿主。终宿主主要是犬、猫等家养动物。狐狸、狼、野生猫科动物等野生食肉动物以及人体也可有成虫寄生。至 20 世纪 90 年代本虫的中间宿主得以阐明。此前误认为家蝇为其中间宿主和传播媒介。王增贤等自 1981 年连续对我国结膜吸吮线虫生活史进行了系统的研究，证明冈田绕眼果蝇（*Amiota okadaiA. okadai*）是结膜吸吮线虫的中间宿主和传播媒介。

成虫寄生于终宿主的眼结膜囊及泪管内，雌虫产出具有鞘膜的初产蚴于眼结膜囊内，当果蝇舐吸终宿主眼部分泌物时，初产蚴随眼分泌物进入蝇的消化道，在中肠内脱去鞘膜，虫体逐渐变粗短，尾部尖如刺状，发育为呈"C"形弯曲的腊肠期蚴。腊肠期蚴逐渐变细长呈线状，消化道及生殖原基形成，随发育为感染期幼虫（亦称丝状蚴），此时幼虫极为活跃，卷曲在虫泡囊内不停地扭动，最后钻破虫泡囊而游离于果蝇血腔，然后经胸、颈和头部到达果蝇的口器。

当含有感染期幼虫的蝇再舐吸其他动物时，即可产感染期幼虫释放至动物眼内，经 2 次蜕皮，约一个月后发育成熟，雌虫开始产出幼虫。雌虫每日可产蚴 1～200 条，并存在着不规则的间歇期，间歇天数不等。从感染期幼虫进入终宿主至发育为成虫开始产卵的所需时间为 35～50 天。成虫寿命可达 30 个月以上。

四、致病

人群对结膜吸吮线虫普遍易感。不同年龄、不同性别、不同职业、不同地区、不同民族人群均可能被感染。单眼或双眼均可感染。患者年龄 2 个月～88 岁，农村幼童较多见。男性多于女性。这可能与男性更多的户外活动及露天睡眠有关。

结膜吸吮线虫均在人体眼部寄生，且以结膜囊和泪点上穹窿为常见，其次为下穹窿、内眦、前房、结膜下、皮脂腺管等部位。国内资料显示 97.11% 的病例眼部的虫体为单眼寄生，双眼患病者仅为 2.89%。虫体感染度 1～50 条。

当含有结膜吸吮线虫感染期幼虫的果蝇叮附人眼将幼虫接种后，眼部症状随之出现并逐渐加重。其致病作用与虫体数量和发育阶段有关。眼内的虫体经 5 周发育为成虫，雌虫开始产出初产蚴。产幼虫时伴有的分泌物以及虫体代谢产物也可形成化学性刺激；发育早期的童虫阶段的蠕动等刺激；成虫口囊吸附可产生机械性刺激；虫体锯齿形体表环纹锐利，在结膜囊内蠕动时可产生刺激或划伤结膜、角膜组织。虫体分泌、排泄物的刺激等作用，均可导致眼部的炎症损伤。使患者出现眼内异物感、疼痛、畏光、流泪、眼分泌物增多及结膜充血等症状，患儿可表现哭啼不安或扑地翻滚揉眼等。虫体寄生于眼前房，患者感到眼前有丝状物飘动，可有眼睑水肿，结膜充血、发炎或形成小溃疡面，甚至睫状体充血，房水混浊，瞳孔散大，视力下降，眼压增高，也可引起继发性青光眼等。虫体在泪小管内寄生时，可引起泪点外翻，若达球结膜或睑结膜下，可导致肉芽肿。国外曾报道由于本虫的寄生，刺激面神经而引起眼睑外翻及面瘫，伴有牵拉性疼痛。国内有虫体侵入眼前房或视网膜表面的病例，患者表现为视力下降、眼前黑影、畏光流泪、混合充血、房水浑浊，前房角下方有积脓。寄生于视网膜的病例，虫体周围还可出现纤维组织包绕。有的患者出现黄斑处白色液体渗出、视网膜血管少许渗漏、急性视神经视网膜炎、瞳孔扩大、角膜混浊、弥漫性视网膜色素上皮萎缩、急性视神经视网膜炎、结膜下肉芽肿、溃疡、瘢痕、面部痉挛或面瘫，重者致眼功能失去代偿，继发青光眼或引起大泡性角膜病变导致失明。

荧光素眼底血管造影检查，可发现患者视网膜血管普遍渗漏荧光，随后视网膜呈现普遍强荧光。

五、诊断

根据从患处眼部取出结膜吸吮线虫，镜检确诊。在夏秋季节对眼部有异物感等刺激症状者，可取其眼内眦处分泌物压片镜检，若发现结膜吸吮线虫即可确诊。对青少年与成人患者采取提起眼睑暴露结膜囊，或采用睑裂拉钩牵开上下眼睑，仔细观察结膜囊内有无活动或卷曲的虫体，用无菌眼科镊取出虫体，置入生理盐水中观察蠕动的虫体，镜下观察特征性的口囊即可确诊。镜检可辨别雌、雄虫而进一步明确诊断。对于难以配合检查的幼童，由于紧张致眼睑紧闭而难以暴露结膜囊，可采用 1% 地卡因或 2% 可卡因药液滴入眼内 3～5 滴，虫体受该药液作用约 5 分钟可随药液及泪液的溢出而外，取下虫体镜检即可诊断。

本病需与狂蝇幼虫致眼蝇蛆症鉴别诊断：①后者常突然发作，即有蝇扑向眼后即刻发病，检查眼部取出小蛆虫，在镜下辨别而明确诊断。②曼氏裂头蚴病：常有眼部炎症，有用蛙或蟾蜍敷贴眼部的病史，裂头蚴较粗，长短在伸缩活动中变化较大，放入生理盐水中伸缩很明显为特征。此外，亦有本虫感染而被误认为蛲虫感染眼部的病例，虽然两者的大小及颜色比较相似，但从尾部及口孔等特殊形态上区别两者并非难事。

六、流行

1. 传染源与传播途径 结膜吸吮线虫的中间宿主和传播媒，1989 年王增贤证实变色纵眼果蝇为其传播媒介，2001 年更名为冈田氏绕眼果蝇，而且证实了国内人体结膜吸吮线虫病的传染源主要是带有结膜吸吮线虫病原体的犬、猫或野兔等，其中犬的感染率最高。湖北、安徽等地调查结果显示，犬感染率高达 64.7%～95%，感染度平均为 51.8 条虫体/每犬。农村饲养犬、猫极其普遍，犬、猫等保虫宿主的存在为冈田氏绕眼果蝇将其传播于人提供了条件，也是造成农村患者明显多于城市的重要原因。学龄前儿童卫生习惯较差，特别是眼部卫生与防护欠佳均为学龄前儿童感染明显高于成人的重要因素。开窗或户外睡眠可增加感染的风险，已见有地震期间灾区居民在帐篷被感染的报道。据国内资料显示 97.11% 的病例眼部的虫体为单眼寄生，虫体感染度 1～50 条。

2. 季节性 人群发病季节以夏、秋季为常见，6 月为高峰，北方以 8－10 月为发病高峰季节，与蝇类的季节消长较为一致。病程 1～180 天，以 1～10 天居多（65.80%），其次为 11～180 天

（34.20%）。东北沈阳在冬季1月份发现1例9个月龄的患儿眼内有本虫寄生，其原因可能患儿因年龄太小不能表达，使其潜伏期或病程可长达4个月以上。

七、防治

1. 治疗　无论结膜吸吮线虫寄生于人体眼部的何种部位，采用不同的方式及时取出虫体，对患者进行消炎、抗菌、止痛、对症处理为其根本治疗措施。由于虫体不易一次取尽，故取虫后应作短期随访或复查，以便彻底清除眼内虫体。虫体取出后，用硝酸银液、0.9%氯化钠溶液、庆大霉素液等液体冲洗眼部。此后可采用0.25%氯霉素眼药液、庆大霉素眼药液、泰利必妥眼药液、15%磺胺醋酰钠眼药液、氯霉素眼膏、金霉素眼膏等1~2种对患者眼部进行滴注。

对睫状体充血、角膜下缘混浊、水肿的患者应采用2%地卡因局麻后穿刺取液并以抗生素及激素治疗，服用维生素C与加戴眼罩，7~10天即可恢复。个别眼部疼痛明显者可在眼部滴注1%地卡因或给予止痛、镇静药物服用。

该病预后一般良好，取出虫体或切除肉芽肿后经对症治疗即可痊愈。虫体寄生于眼前房的少数病例，术后视力及眼压均恢复正常。

如果虫体钻进眼前房和玻璃体内视网膜上的病例，需手术取虫。近年在意大利有用1% moxidection药液滴犬眼治疗，据称有效，较人工取虫方便。

2. 预防

（1）消灭传染源　人体感染结膜吸吮线虫最重要的传染源是家犬，其次为家猫，故控制家犬与猫的数量。在极端情况下于冬春季节采取杀灭成犬与猫，保留3个月以内的幼龄犬、猫，形成未被感染的换代犬、猫，减少宠物饲养不仅可杜绝和减少该虫在犬、猫中的流行，也是阻断与消灭该病的传染源，防止与减少人群感染最有效的措施。

（2）媒介防治　消除蝇类孳生场所，降低蝇密度，对减少该病传播具有重要作用，尤其对烂果类采用杀虫剂喷洒以控制其重要传播媒介冈田氏绕眼果蝇的生存条件。

（3）注意个人卫生与自我防护　养成良好的个人卫生习惯，注重儿童个人卫生，保持眼部清洁。人们在夏秋季节室外纳凉应注意防蝇，不宜在室外露宿，以防止冈田氏绕眼果蝇及其他蝇类通过舔食或吸取人眼分泌物或泪液时将结膜吸吮线虫传播于人体。

（安春丽）

第十三节　麦地那龙线虫

麦地那龙线虫 [*Drancunculus medinensis*（Linnaeus，1758）Gollandant，1773] 隶属于龙线虫科，龙线虫属。人或动物因误食含本虫感染期幼虫的剑水蚤而感染。成虫寄生在人和多种哺乳动物组织内，引起麦地那龙线虫病（dracunculiasis）。

一、简史

麦地那龙线虫又称几内亚龙线虫（Guinea Worm），早在古埃及和古希腊及古罗马时期人们对该虫就有了解，古代的人们即知用小棒卷虫法治疗本病。古代红海区域的犹太人，曾将该虫想象为"火蛇"，给人类带了瘟疫，因而给了龙线虫的命名。1870年俄国的Fedtschenko首次对该虫形态和生活史进行了详细描述。我国猫的感染报道较多，而人体感染至今仅见于安徽阜阳农村1例男童。

二、形态

麦地那龙线虫的雌虫为大型线虫，体长为 70～120cm，宽为 0.7～1.7mm，形似一根粗白线，头端钝圆，尾端向腹面呈鱼钩状弯曲，体表光滑，镜下可见细密的环纹。子宫为双管型，其内充满第一期幼虫。麦地那龙线虫的雄虫却小得多，体长为 12～40mm，宽为 0.4mm，末端向腹面卷曲，具交合刺 2 根。第一期幼虫（杆状蚴）长为 550～760μm，宽为 15～30μm，体表具有明显的纤细环纹，细长的尾部约占体长 1/3，于肛门后方两侧有尾感器 1 对。

三、生活史

第一期幼虫在水中被中间宿主剑水蚤吞食后，在适宜温度下经 12～14 天发育为感染期幼虫。当人或动物饮水误吞含感染期幼虫的剑水蚤后，在十二指肠处幼虫从剑水蚤体内逸出，钻入肠壁，经肠系膜、胸腹肌移行至皮下结缔组织。虫体经约 3 个月发育至性成熟，雌雄虫交配后，雄虫在数月内逐渐死亡，雌虫移行至终宿主（人或动物）皮下组织，经 8～10 个月子宫内幼虫即可完全成熟，产出第一期幼虫。幼虫产出期间引起宿主强烈的超敏反应，在皮下形成肿块，皮肤表面出现水疱，继而皮肤溃破。当宿主肢体与冷水接触时，雌虫受刺激，其头端从皮肤溃破部位伸出，体壁和子宫破裂，释放出数以万计的第一期幼虫。幼虫在水中可以存活 4～7 天。当溃破部位再次与水接触时，雌虫又重复这一产幼虫过程，雌虫产完幼虫后自然死亡，并被组织吸收，伤口亦即愈合。

四、致病

含感染期幼虫的剑水蚤被宿主吞食后，在其体内移行并发育，虫体经过或所在部位常无明显病变，患者处于潜伏期。雄虫交配后在皮下组织内死亡，除虫体周围引起纤维变性外，未有其他显著病变。本虫致病主要是雌虫移行至皮肤时，释放的幼虫及大量代谢产物引起的宿主组织强烈的超敏反应。患者可出现荨麻疹、发热、腹泻、恶心、呕吐、呼吸困难、头晕及局部水肿等症状。达皮下组织的成熟雌虫周围可出现条索状的硬结或肿块。自虫体前端破裂处逸出的幼虫可致皮肤表面丘疹，继而发展为水疱、脓疱、破溃，虫体可从破溃处外露。虫体若在人体组织内溶解破裂，则引起蜂窝组织炎或局部脓肿。溃疡组织愈合后留下永久性疤痕或肌肉损伤。虫体还可侵及神经系统引起瘫痪，亦可累及眼、心脏及泌尿生殖系统，引起病变。在体内深部组织内的雌虫死亡退化后，逐渐钙化，可致邻近关节发炎。变性的虫体也可释放大量抗原性物质，诱发无菌性囊液性脓肿。

我国报道的 1 例 12 岁男童，其病变部位为左侧腹壁皮下。手术时从肿块内取出一条雌性虫体的片段，头、尾部都已溶解消失。囊肿壁有炎症细胞浸润，腔内还含约 1ml 脓液，术后脓肿痊愈。

五、诊断

对皮肤上起水疱的可疑患者，水疱破溃后，用少量冷水置伤口上，取伤口表面液体涂片镜检，低倍镜下见到运动活泼的幼虫便可确诊。自伤口获取伸出的雌虫是最可靠的确诊依据，但需与皮下寄生的裂头蚴相鉴别。对皮下肿块和脓肿行穿刺作涂片，查出杆状蚴可明确诊断。X 线检查有助于宿主体内钙化虫体的诊断。免疫学试验，如皮内试验、IFA 或 ELISA 可作为辅助诊断。血检常见嗜酸性粒细胞增高。

六、流行

麦地那龙线虫病是一种人畜共患病，曾广泛流行于非洲、西亚南部一些国家及印度、巴基斯坦等许多热带和亚热带地区，南美也有轻度流行。1976 年统计世界发病总人数为 1000 万。日本、朝鲜和我国人体感染仅见个例报道。本病的流行主要有两个环节：饮用含有剑水蚤的生水及患者与水接触。动物保虫宿主有犬、猫、马、牛、狼、猴、狐等。本病感染多在农村，尤其经济欠发达地区。感染者年龄多在 14～40 岁，以 5～9 月发病最多。本病 20 世纪曾经严重危害人类健康，尤其是对青少年危害很大的寄生虫病。因此引起 WHO 对该病的重视，1995 年，WHO 确定了根除麦地那龙线虫的目标。经过多年的大力防治，2014 年全球报道的病例数已降至 126 例，且病例仅局限于少数非洲地区（南苏丹、埃塞俄比亚和马里），防治取得了巨大成功。

六、防治

发现有虫体自皮肤暴露时，先用冷水置伤口上，使虫体伸出产幼虫，然后用一根小棒卷上虫体，每日向外拉出数厘米，直至将虫体全部拖出。此过程操作必须小心谨慎，一旦虫体被拉断，幼虫逸出可致严重的炎症反应。也可手术取虫治疗。治疗药物有尼立达唑、甲硝唑和甲苯达唑等。

本虫感染是由于人饮用含剑水蚤的水所致，因此预防本病关键在于避免饮用不洁生水。预防性策略包括：改进饮用水供应，对开放性水体的水进行过滤；加强病例监测，

（夏　惠　常雪莲）

第十四节　兽比翼线虫

兽比翼线虫属（*Mammomonogamus* Railliet，1899；Ryjikov，1948），是一类主要寄生于牛、羊、虎、猫、河马和象等哺乳动物的鼻腔、咽腔、气管及中耳等特部位的线虫，其中喉兽比翼线虫（*M. laryngenus* Railliet，1899）和港归兽比翼线虫（*M. gangguiensis* sp. Nov Li，1998）偶尔可寄生于人体咽喉、气管、支气管等部位，引起人体兽比翼线虫病，或比翼线虫病。

一、简史

感染人类的比翼线虫病主要流行于南美及加勒比地区，1913 年首次被报道人类感染此种寄生虫，直至 20 世纪 90 年代全球范围内所报道总患病人数已超过百例，种类包括金氏比翼线虫、喉兽比翼线虫、鼻兽比翼线虫、野猫兽比翼线虫等。其中喉兽比翼线虫为常见种，呈世界性分布。20 世纪 50 年代以前我国仅有过 3 类比翼线虫报道，均为动物感染，其中福建、四川和广东等地发现了一种寄生在猫耳鼓室里的耳兽比翼线虫，另一种是气管比翼线虫。斯克里亚宾比翼线虫在国内首次于四川省成都市和崇庆县发现，感染幼鸡并发病，死亡率几乎高达 100%，成年鸡则很少发病。20 世纪 90 年代后期开始我国偶有报道人体感染病例。

二、形态

1. 成虫

（1）雌虫　活体雌虫为暗红色，体长 8.7～23.5mm，口囊内具脊状齿 8 个，阴门位于体前 1/4 处，尾部末端尖削。成虫的角皮薄而透明，低倍镜下可清楚地见到虫体内盘曲的生殖器官与消化道，以及血红色的体液。该液从食管膨大处直到虫体后末端。口囊呈杯状，具有较厚的几丁质内壁。港归兽比翼线虫口囊前方有 3 对几丁质样的唇瓣，其中 1 对唇瓣较为宽大，另两对较小，呈花瓣状互相对称排列，其中心为口孔。喉兽比翼线虫无唇瓣。耳兽比翼线虫唇瓣之间的凹处具有有乳突，港归兽比翼线虫无乳突。从口囊顶面观可见辐射状排列的脊状齿 8 个小齿，齿与口囊嵴部相连。雌虫阴门位于虫体前端，约占体长的 26.48%，子宫盘绕向后延展至肛门前，肛孔后缘至体后末端距约等于生殖管末端至体末端距。喉兽比翼线虫肛门具发达的括约肌。虫体尾部呈圆锥形，末端尖削。

（2）雄虫　活体雄虫为鲜橙红色，与雌虫体长的比例约为 1:4，为 3.0～6.3mm，平均 3.93mm，体宽 0.33～0.46mm，平均 0.39mm，内腔直径约 0.241mm，口囊直径约 0.31mm，内具脊状齿多个。交合伞较为宽且短，呈半圆形，伞外沿具有一条着色深的边缘带，长约 0.3mm，宽约 0.5mm，紧附于雌虫阴门，喉兽比翼线虫具有交合刺，港归兽比翼线虫无交合刺。将交合伞经剥离后可从侧面观见虫体内具有腹肋 2 根，基部连在一起，自基部离开后分叉成两条；侧肋 3 根，基部相连，外侧肋最长，中侧肋最短小，后侧肋长介乎前后两者之间；外背肋和背肋无法看清。背侧肋 1 根。

雌雄虫交配在一起多呈"Y"形（图 16 - 30）。

2. 虫卵　虫卵大小为（75～80）μm×（45～60）μm，呈较长的椭圆形，无色透明，形状与"钩虫卵"相似，但卵壳较钩虫卵厚，卵高倍镜下能清晰地看到壳外层透明且有皱纹样花纹。虫卵两端具有塞样卵盖，有时仅一端有，或两端均无卵盖，多细胞期时卵内内含数量不等的卵细胞或幼胚，呈桑椹样（图 16 - 31）。

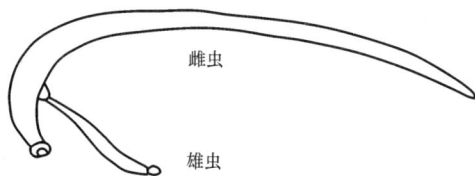

图 16 - 30　成虫

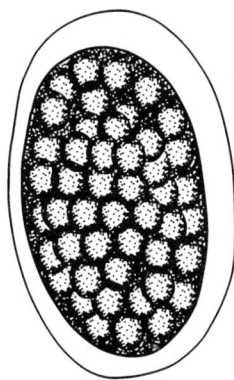

图 16 - 31　兽比翼线虫虫卵

三、生活史

比翼线虫病是典型的人畜共患病。目前所了解的病例多为成虫致病，兽比翼线虫的生活史和传播途径尚未完全研究清楚，目前学术界暂未提出其确切的传播途径和方式，但综合其他线虫的生物学资料进行分析，大致推测生活史如下：哺乳动物为其终宿主，虫卵由终宿主口腔分泌物和粪便中排出，在外界发育至含三期幼虫的阶段被认为是具有感染性的阶段，被此阶段的虫卵污染的食物或水经人类口食入，即可获得感染。虫卵在人体内发育成幼虫后，自小肠内逸出，穿过肠壁，经血液循环到肺部，最后定位寄生于咽喉部或气管发育为成虫。自感染至虫体发育成熟整个周期为 70 天左右。对鸡气管比翼线虫的生活史进行的实验研究发现，蛞蝓、蚯蚓、蜗牛以及淡水螺等动物可以吞食携带其成虫，起到类似中间宿主作用。因此如果喉兽比翼线虫的生活史与鸡气管比翼线虫相似，则本病的感染源和传播方式可能还需要经过中间宿主这一环节。

四、致病

兽比翼线虫病最常见的临床表现为发热、咳嗽、哮喘及咯血，极易与一般呼吸道感染混淆，临床上应特别注意予以鉴别。根据病例报道分析估测，人类感染喉兽比翼线虫后可能具有 6～11 天的潜伏期，患者通常在被感染后 10 天左右出现咳嗽，常干咳无痰，部分患者哮喘症状较为严重，可能与虫体在支气管内阻塞有关，如果虫体在咽喉部寄生，则局部可能有搔爬等刺激感；病程较长，不易痊愈；当患者出现咯血时有可能被误诊为"肺癌"。

五、诊断

1. 临床表现 患者常伴有发热，经抗生素类药物治疗效果不明显，部分患者有体重减轻等表现。当患者经抗蠕虫治疗后，上述咳嗽、哮喘、发热等症状迅速缓解或消失，提示患者体内虫体已被排除。但若不能对该疾病进行及时明确的诊断和治疗，则病程可延续数年，症状也将趋于严重。

2. 影像学检查 X线胸片下可见肺部短暂浸润性变化，提示虫体在体内可能存在一段肺期移行发育的过程。

3. 支气管纤维镜检查 支气管纤维镜检查可帮助发现寄生虫。

4. 实验室检查 嗜酸性粒细胞计数是重要的辅助诊断方法，患者通常外周血细胞计数显示，白细胞总数正常或增多，嗜酸性粒细胞计数显著增高，而嗜酸性粒细胞计数可供疗效判别参考。一般患者在病原寄生虫排除1个月后，嗜酸性粒细胞数会出现显著下降，部分患者该指标接近正常。国外有研究者发现，少数病例嗜酸性粒细胞计数并不明显升高，因此研究者提出嗜酸性粒细胞的增多与患者感染寄生虫数量并不呈正相关关系，而与寄生虫是否侵入宿主组织内寄生有关。

5. 病原学诊断 确诊本病的重要依据为：从患者气管、咽喉部冲洗液或分泌物，以及痰液中，检出兽比翼线虫成虫或虫卵。多数病例经检查仅发现1对虫体，发现多对虫体寄生的患者并不多见，但泰国曾经报道过1个病例，在4天之内从痰液中共检获成虫多达96对。新鲜虫体呈鲜红色，可用70%乙醇或10%甲醛固定保存，观察时用乳酸酚（Lectophenol，由乳酸1份、苯酚1份、甘油2份、蒸馏水1份配制）或酚酒精（Phenol alcohol，由苯酚80ml、100%乙醇20ml配制）处理至透明状态后，在低倍镜下观察其形态特征，进行虫种鉴定。

由于本病的临床表现与一般呼吸道感染难以区分，故对长期慢性咳嗽久治不愈，伴有咯血，疑似"肺癌"但肿瘤标志物检查无异常，支气管镜等检查无异常，但血常规结果显示患者外周血中嗜酸性粒细胞显著增多者，应进行寄生虫学病原学检查，若发现虫卵或虫体将有助于鉴别诊断。

六、流行

比翼线虫病是典型的人畜共患病，牛、羊、鹿等食草类动物均可成为喉兽比翼线虫的保虫宿主或传染源。从以往病例资料分析，兽比翼线虫病的传播流行具有明显的地域性，与人类的生活环境和饮食习惯密切相关。食用生冷食物有可能使此种罕见的人兽共患性寄生虫病获得传播扩散的机会。

七、防治

1. 预防 本病感染方式为引用了被虫卵或幼虫污染的食物或水源，因此，预防本病的主要措施为：①加强个人防护，搞好饮食、饮水和环境卫生，严格蔬菜瓜果洁净处理。②不吃生冷的蔬菜及动物性食品，不用新鲜蚯蚓、蛞蝓、蜗牛、淡水螺、昆虫等作偏方治病；生熟食物砧板不分开时感染机会较多，注意饮食卫生是预防感染的重要措施。③牧场草地附近地面水必须煮开饮用。

2. 治疗 在病原寄生虫自然排除后，轻度感染者的症状会得到迅速缓解或消失，可自然痊愈。重度感染者必须明确诊断，及时进行抗蠕虫治疗。目前常用甲苯达唑（Mebendazole），成人用量一般为400mg/d×3天或200mg/d×14天，其剂量和疗程可根据不同病情适当增减。

（李　辉）

第十五节　其他线虫

一、东方毛圆线虫

东方毛圆线虫（*Trichostrongylus orientalis* Jimbo，1914）是一种寄生于草食类动物如牛、绵羊、骆驼、马及驴等动物的胃和小肠内的寄生虫，也可寄生于人体，引起毛圆线虫病（trichostrongylosis）。人的感染是由于吃了受感染性幼虫污染的蔬菜或水。

1. 形态　成虫体纤细，无色透明，体表横纹不明显，口囊不显著，咽管为圆柱形，占体长的 1/7~1/6。雌虫大小为（5.5~6.5）mm×0.07mm，尾端呈锥形，阴门位于体后 1/6 处，子宫内含卵 5~16 个。雄虫大小为（4.3~5.5）mm×（0.072~0.079）mm，尾端具交合伞，有一对交合刺，末端有小钩（图 16-32）。

虫卵长椭圆形，无色透明，大小为（80~100）mm×（40~47）mm，卵壳薄，似钩虫卵而略长，一端较圆，但另一端较尖，卵膜与卵壳间空隙在两端较明显。新鲜粪便中的虫卵，内含 10~20 个卵细胞（图 16-32）。

2. 生活史　成虫寄生于胃和小肠，卵随粪便排出体外，在土壤中，孵出幼虫，后经蜕皮发育成为感染期幼虫（丝状蚴）。人常因生食受感染期幼虫污染的蔬菜或含吮草叶而经口感染。丝状蚴侵入小肠黏膜，生活数日，然后返回肠腔，发育为成虫。

3. 致病　本虫所引起的病理改变不甚明显。一般腹痛症状较钩虫感染者稍重。重度感染患者也可出现贫血及由虫体代谢产物所引起的毒性反应。因本虫常与钩虫混合感染，故不易对其所致的症状与钩虫病相区分。

4. 诊断　以粪便中查见虫卵为确诊依据。粪检方法常用饱和盐水浮聚法，亦可用培养法查丝状蚴。应注意与钩虫和粪类圆线虫的丝状蚴相鉴别。

5. 流行与防治　本虫呈世界性分布，尤其是在个人卫生条件差的农村地区较为多见，流行具有一定的地方性，如四川个别地区（潼南县）感染率可高达 50%。我国已有 18 个省（市、自治区）有本虫感染的报道，平均感染率为 0.026%，估计全国感染人数约 27 万。人体感染主要是因为误食了感染期幼虫，或接触了被感染期幼虫污染的土壤。本病防治原则与钩虫相同。

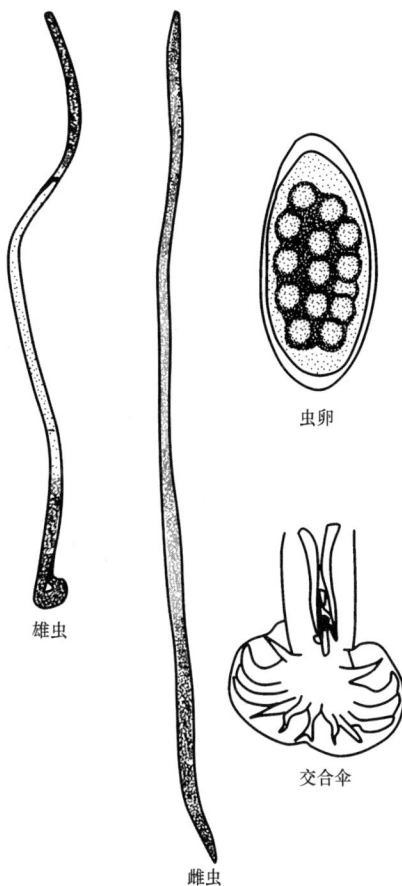

虫卵

交合伞

雄虫

雌虫

图 16-32　东方毛圆线虫成虫和虫卵模式图

二、美丽筒线虫

美丽筒线虫（Gongylonema pulchrum *Molin*，1857）寄生于反刍动物及其他哺乳动物的口腔、食管黏膜和黏膜下层，偶尔寄生于人体，引起美丽筒线虫病（*gongylonemiasis*）。

1. 形态　成虫细长，乳白色，寄生于人体内的虫体较寄生于反刍动物体内者为小。虫体前端表皮有纵行排列的许多大小不等、形状各异、数目不同的花缘状表皮突，背面及腹面各四行。近前端两侧各有一个颈乳突，其后为 1 对呈波浪状的侧翼。口孔小，漏斗形，周围有分 3 叶的唇，上有 8 个小乳突。雌虫平均大小为 52mm×0.3mm，尾端呈钝锥状，略向腹面弯曲，阴门位于肛门稍前方。雄虫平均大小为 25mm×0.2mm，尾部有明显的膜状尾翼，左右不对称，尾部末端有 4 对乳突，交合刺 1 对，大小不等，形状各异（图 16-33）。

虫卵椭圆形，大小平均为 48μm×27μm，壳厚而透明，内含幼虫（图 16-33）。

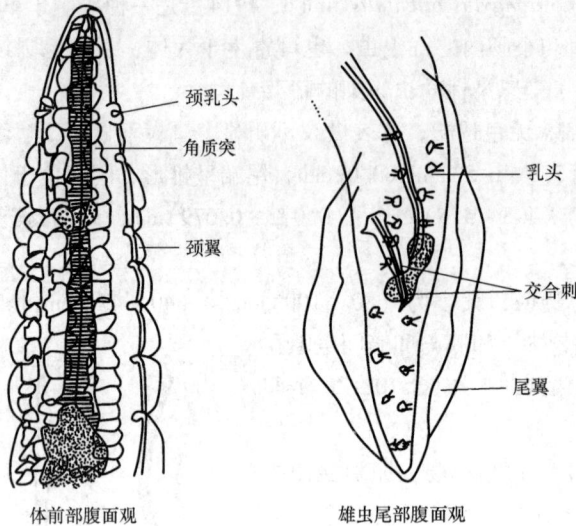

体前部腹面观　　　　雄虫尾部腹面观

图 16-33　美丽筒线虫成虫模式图

2. 生活史　成虫寄生于羊、牛、猪、熊、猴等动物及人的口腔、咽、食管的黏膜和黏膜下层。人为偶然宿主。中间宿主为屎甲虫、蜚蠊、螳螂、蝗虫、天牛等昆虫。

雌虫产出的虫卵自黏膜破溃处进入消化道中，随终宿主粪便排出体外，被中间宿主昆虫吞食后，卵内幼虫在其食管内孵出并穿过消化道进入体腔，经 2 次蜕皮发育为囊状体，即感染期幼虫。含此囊状体的中间宿主被终宿主吞食，或由于中间宿主落入水中，死后解体，幼虫逸出至外界环境，污染水源、蔬菜或食物，被终宿主误食。幼虫破囊而出，侵入胃或十二指肠黏膜内，再向上移行至食管、咽或口腔等处黏膜内寄生，发育为成虫。自吞食囊状体到发育为成虫约需 2 个月。成虫在人体寄生期多为 1 年左右，个别可长达 10 年。

3. 致病　成虫在人体主要寄生于口腔（如上、下唇，舌、颊、颚、牙龈等）、咽喉或食管等的黏膜及黏膜下层。由于虫体移行及寄生，对局部造成机械性刺激以及代谢物、分泌物等的化学刺激，使患处黏膜出现水疱、血疱及乳白色的线形弯曲隆起。临床上患者出现局部痒感、刺痛感、麻木感及虫爬感、肿胀、疼痛，少数病例出现咽喉痒感、声音嘶哑，说话困难。寄生于食管时可引起呕血，吞咽困难，有些患者可表现为精神不安、失眠、恐惧等精神症状。人体内寄生的虫数可为 1~10 余条，甚至数十条不等。

4. 诊断　根据口腔症状（黏膜上有异物爬行感）和病史应疑为本虫感染的可能。检查可用消毒针挑破患处条状或线状隆起黏膜，取出虫体镜检即可确诊。

5. 流行与防治　本虫呈世界性分布，终宿主包括牛、羊、马、骆驼、猪、熊、猴等多种动物，中间宿主包括屎甲虫、蜚蠊、螳螂、蝗虫、天牛等昆虫。人通常因误食本虫的中间宿主昆虫，或误食误饮了被本虫感染性幼虫所污染的食物或水而受感染。

预防感染的主要措施是注意个人卫生和饮食卫生，勿饮生水，禁食甲虫、蝗虫、蜚蠊等昆虫。治疗本病方法是从患处黏膜挑出虫体，也可在患处涂以奴夫卡因溶液，使虫体易从黏膜内移出。

三、棘颚口线虫

颚口线虫属于线形动物门（Nematoda）旋尾目（Spirurida）颚口科（Gnathostomatiidae）颚口属（Gnathostoma）。已确定的共有 10 种，其中在东南亚报道 5 种，在我国发现的有棘颚口线虫（G. spinigerum）、刚刺颚口线虫（G. hispidum）和杜氏颚口线虫（G. doloresi）。导致人体颚口线虫病（gnathostomiasis）的均由棘颚口线虫和刚刺颚口线虫引起。颚口线虫主要分布于亚洲，中国、日本、泰国、越南、马来西亚、印度尼西亚、菲律宾、印度、孟加拉和巴基斯坦均有人体感染的报道。

1. 形态　新鲜虫体呈淡红色，稍透明。头端呈球形膨大，其上有 11 横列小棘。全身都有小棘排列成环；体前部的棘较大，呈三角形，排列较稀疏；体后部的棘较细，形状如针，排列紧密。雄虫长 15～25mm，有交合刺 1 对，不等长。雌虫长 22～45mm。虫卵呈椭圆形，黄褐色，一端有帽状结构（图 16－34）。

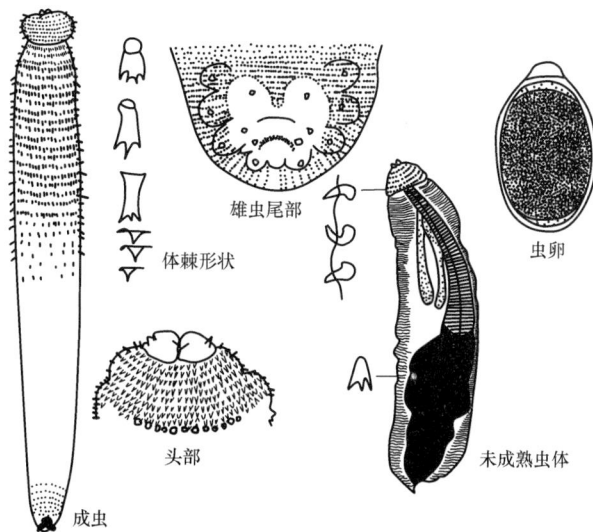

图 16－34　棘颚口线虫成虫、未成熟虫体和虫卵

2. 生活史　棘颚口线虫的发育需要 2 个中间宿主和 1 个终末宿主。终末宿主主要是猪、犬、猫等动物。第一中间宿主是剑水蚤，第二中间宿主主要是淡水鱼（主要为泥鳅、黄鳝等）。另外，有些动物如蛙、蛇、鸡、鸭、猪和多种灵长类动物可成为其转续宿主。

成虫寄生于终宿主胃壁肿块中，肿块破溃后虫卵落入肠腔，并随粪便排出。虫卵入水，孵出第一期幼虫，被第一中间宿主吞食后，幼虫脱去鞘膜，钻入宿主胃壁到达体腔，7～10 天后发育为第二期幼虫。当含有成熟第二期幼虫的剑水蚤被第二中间宿主吞食后，幼虫穿过胃壁移行至肌肉，1 个月后发育为第三期幼虫。终末宿主食入感染第三期幼虫的第二中间宿主后，第三期幼虫穿过宿主胃壁或肠壁，进入肝脏，然后移行于肌肉或结缔组织间，逐渐长大。在近成熟时，虫返回宿主胃壁，在黏膜下形成特殊的肿块。此外，终末宿主还可由活跃的第三期幼虫穿透皮肤，或经胎盘和口腔得到感染。

人体并非颚口线虫的适宜宿主，人体感染主要是因生食或食入未熟含有早期第三期幼虫的鱼、鸡肉、鸭肉和猪肉所致。但也有经皮肤或经胎盘感染的病例报道。

3. 致病　本虫的致病作用主要是幼虫在人体组织中移动，加上虫体的毒素刺激，可引起皮肤幼虫移行症和内脏幼虫移行症。损害部位广泛，几乎遍及全身各处。皮肤幼虫移行症表现为匐行疹或皮下游走性包块。局部皮肤红肿、可有灼热感、痒感。内脏幼虫移行症的临床表现因寄生部位的不同而异，如进入脊髓和脑引起嗜酸性粒细胞增多性脑脊髓炎，严重者可致死亡，在消化、呼吸、泌尿系统中移行或寄生，则引起相应的临床症状。

4. 诊断 在临床上对可疑病例，结合有生食或半生食第二中间宿主或转续宿主史，应考虑本病，并作进一步检查，如外周血液白细胞总数轻度增多，嗜酸性粒细胞比例常明显升高，皮下肿块组织活检为嗜酸性肉芽肿。亦可用免疫学方法作辅助诊断。

5. 流行与防治 颚口线虫病是人兽共患寄生虫病，人的感染大多是生食或半生食第二中间宿主或转续宿主引起，人体病例呈散在分布。治疗主要靠手术取虫，可用阿苯哒唑、噻苯哒唑杀虫。预防方法是不吃生或半生熟的鱼类、禽鸟类、两栖类或哺乳类动物的肉类。

（张玲敏）

第十七章　猪巨吻棘头虫

猪巨吻棘头虫 [*Macracanthorhynchus hirudinaceus* (Pallas, 1781) Travassos, 1961] 是一种寄生于猪肠道内的蠕虫，人类因生食或误食含活的感染性棘头体的甲虫而被感染，在临床上主要引起以急腹症为主要表现的猪巨吻棘头虫病。粪便镜检虫卵、诊断性驱虫治疗或通过手术在肠腔内发现虫体是确诊本病的依据。

一、简史

猪巨吻棘头虫属于棘头动物门（Acanthocephala），后棘头虫纲（Metacanthocephala），原棘头虫目（Archiacanthocephala），稀棘棘头虫科（Oligacanthorhynchidae），巨吻棘头虫属（*Macracanthorhynchus*）。棘头虫的种类比较多，寄生于包括爬行类、两栖类、鱼类、鸟类及哺乳类的多种动物。猪巨吻棘头虫主要寄生于野猪、家养猪肠腔，偶尔寄生于猫、犬及人体回肠，引起猪巨吻棘头虫病。本病是一种人畜共患病。自 Pallas 发现猪巨吻棘头虫以来，世界各国大批学者相继对其传播媒介进行了研究。我国研究者冯兰滨曾报道辽宁省发现两例猪巨吻棘头虫病，此后相继在辽宁、内蒙古、河北、山东、安徽、河南、四川、广东等地发现三百余病例。可见此病在我国并不罕见。在国外，除如前苏联伏尔加河流域等个别地区居民曾发生过本寄生虫病的流行外，较少有人体感染者。

二、形态

1. 成虫　猪巨吻棘头虫是一种体型较大的寄生虫，雌虫较大，长 300~680mm；雄虫较小，长 70~150mm。虫体略向腹面弯曲，外观呈乳白色或淡红色，背腹略扁平，体表有明显横纹，固定后呈圆柱形，虫体前部粗大，向后逐渐细小，尾端钝圆，前端具可伸缩的吻突，吻突周围有 5 排尖锐透明的吻钩，每排 6 个呈螺旋状排列。位于虫体前端吻鞘的两侧，各一个乳白色的吻腺，为细长扁平带状的囊，用以悬挂在原体腔上，表面附有一层薄膜，高倍率下可见其具有无数微孔，以利于虫从原体腔吸收营养液。当吻突浸入宿主组织时，分泌液体使吻突坚硬利于钻穿入宿主的肠壁组织（图 17-1）。

2. 幼虫　猪巨吻棘头虫的感染期幼虫为感染性棘头体，外形像芝麻粒，体表具有成排排列的小棘，自然状态固定标本，其大小为 2.20×1.45mm，表面具横向褶皱，前后端中央各具一凹陷。经压片后染色的标本呈长椭圆形，大小为 2.84×1.45mm，其前部较宽，后 1/3 较窄并具有 4~5 条横纹。吻突椭圆形，缩入吻鞘内，大小为 0.87~0.57mm。外层包裹一层白色较坚粗的结缔组织外膜。

3. 虫卵　成熟虫卵呈褐色，表面呈纵行的凹凸不平状，椭圆形，大小为 (67~110)μm×(45~65)μm，平均 90×53μm。卵壳由四层卵膜组成，较厚，外层薄而透明，易于破碎；第二层卵膜最厚，色深有纹，一端闭合不全，空隙呈透明状，易于虫卵从此破裂，幼虫由此处逸出；第三、四层卵膜薄而透明，在光学显微镜下观察时不易区分。用扫描电镜从断裂面观察卵壳结构，可见外层卵膜质均匀致密，第二层卵膜可分为 3 层，外层由致密而粗细不等的条索状物组成，中层卵膜质疏松，呈颗粒状，内层较薄，质致密而均匀；第三、四层质致密且均匀，前者与第二层之间有明显空隙，后者内侧面粗糙不平，与卵内幼虫之间通过大量细丝相连。成熟虫卵内含 1 个具小钩的幼虫，称为棘头蚴（acanthor）。

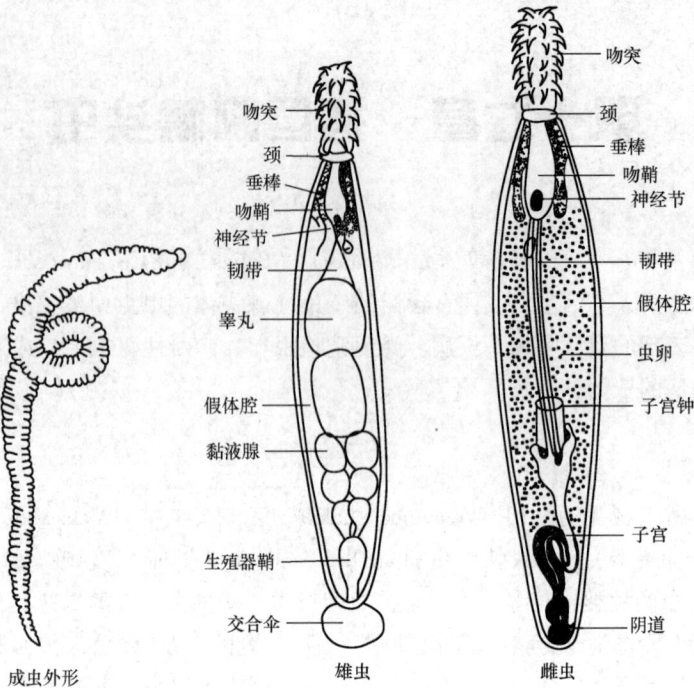

图 17-1 猪巨吻棘头虫成虫形态

三、生活史

　　猪巨吻棘头虫寄生于终宿主的小肠。雌雄成虫交配后，受精卵发育为成熟卵后产出。一条雌虫每天产卵数可达 57.5 万～68 万个。成熟虫卵随粪便排出外界，在土壤里被中间宿主天牛和金龟子等鞘翅目昆虫（甲虫）吞食，在昆虫肠道内孵化出棘头蚴。此期棘头蚴可利用其前端的小钩穿破肠壁进入昆虫血腔，发育为棘头体。在昆虫血腔内经 4～5 个月或一年以上发育为感染性棘头体。感染性棘头体为感染阶段，当含感染性棘头体的昆虫被终宿主吞食并到达终宿主小肠后，感染性棘头体可从昆虫血腔内钻出，脱去囊壁，伸出吻突，以吻钩固着在小肠壁上，经 1～3 个月发育为成虫。成虫在猪体内寿命为 1～2 年。除猪以外，国外文献记载野猪、松鼠、猫、家狗、金花鼠、猴等动物亦为猪巨吻棘头虫的终宿主，而经人工感染试验证明，猪巨吻棘头虫在绵羊、小牛、兔等家畜体内亦能发育成熟。人吃了体内有感染性棘头体的甲虫而发病，成为猪巨吻棘头虫的偶然宿主，但在人体内大多数棘头体不能发育成熟和产卵，故寄生于人体内的虫体较猪体内的小，一般长 2.5～30cm，且在人粪便中很少见到虫卵。

四、致病

　　本病患者往往因急腹症就诊，猪巨吻棘头虫多数寄生于回肠的末段 1m 以内，一般 1～2 条，以吻突叮吸在肠壁上。在其发育过程中，不断更换叮吸部位，致使肠壁多处受损，发炎、坏死以致穿孔，故 1 条虫子，可致多处小肠穿孔。肠壁受损区炎症刺激结缔组织大量增生会形成大豆粒大小白色棘头体结节，结节外观呈圆形，质硬又具弹性，中心发白，周围组织充血呈暗红色，结节突出于浆膜面，黏膜面较轻微。组织病理学观察结果显示结节为一肉芽肿，其中央为凝固性坏死，周边为肉芽组织带，由于凝固坏死的范围较广，所以除吻钩的机械性刺激以外，可能与毒素有关。大多数结节与大网膜组织或邻近肠管粘连形成包块，部分患者呈多发性粘连。随着虫体的吻突不断侵犯肠壁深层，累及浆膜层，甚至穿破肠壁造成穿孔，引起局限性腹膜炎。

机械性损伤引起肠腔充血、水肿、出血、粘连、结缔组织增生、色块、梗阻、溃疡、脓肿、腹腔积液、穿孔与坏死。虫体前端的吻腺腔内有 PAS 阳性的物质。此种物质经过管道通向吻突最前端，以螺旋形小孔开口于体外。坏死部位及其周围出现大量嗜酸性粒细胞浸润，可能与此种 PAS 阳性物质作为抗原性引起机体免疫反应有密切关系。实验动物接种棘头体后 3~5 周，棘头虫仅发育至童虫阶段即可使动物发病致死。此与人体发病相似，虫尚未发育成熟即可引起发病。

临床上，猪巨吻棘头虫病发病年纪较小，常见于儿童及青少年，男性多于女性，男女患病比例 4:1。由于虫体的机械损伤及其代谢产物的作用，发病初期患儿可有食欲不振、消化不良、乏力、恶心、腹泻、消瘦等表现。就诊时常出现右下腹痛、发热等症状。并发肠穿孔时，会出现不同程度的局限性或弥性腹膜刺激征。术中所见：相对应之小肠系膜淋巴结广泛肿大。剖开病变肠管常可见虫体叮吸在肠壁上。镜下可见送检肠管取材见间质大量嗜酸性类细胞及坏死组织，有明确的烧食天牛病史；发现的虫体有 3 例叮吸在切除的病变肠管上，虫体长度 8~18cm。

五、诊断

1. 临床表现　诊断本病主要根据流行病学及临床症状进行诊断，但是人体诊断较为困难，因为此虫在人体多不能发育为成虫，粪便中一般查不到虫卵，故以临床鉴别诊断为主。病史中，各种方式吞食中间宿主，以及发病的季节性有重要参考意义。国内冯兰滨等于 1964 年首先报道辽宁省绥中地区人体感染的病例，此后于 20 世纪 70-80 年代报道陆续增多，90 年代以后已很少有报道。多数患者从进食含有棘头体的甲虫感染本病后潜伏期常为 2~3 个月，病程一般为 20~30 天，部分患者病程达 40 余天，少数患者长达半年至 2 年。在感染早期无明显症状，一般在感染后 2~3 个月发病。小儿猪巨吻棘头虫病常常因急腹症就诊，腹痛多始于脐周，后转移至右下腹。多数地区发病人群以 1.8~14 岁的儿童为主，其次为 15~53 岁人群。轻者主要表现为食欲不振、腹痛、腹泻、消瘦等，重者表现为类似蛔虫所致肠穿孔、肠梗阻、阑尾炎、腹膜炎等急腹症症状入院。另外，有部分患者出现食欲不振、消化不良、消瘦、贫血面容、时有饥饿感、体重减轻、乏力、血便或脓血便、腹部膨隆。如为患儿则哭闹不安、不思饮食。查体可见腹肌紧张、压痛、反跳痛，尤以右下腹为甚。少数患者尚有咳喘，个别患者出现喜食纸张的异食癖，0.81% 患者可自行经肠道排出 1~2 条数量不等的棘头虫虫体。由于人体并非该虫的适宜宿主，99.20% 患者粪便中均不能检获到该虫的虫卵。患者无特殊的临床表现，临床绝大多数患者以阑尾炎、局限性或弥漫性腹膜炎、腹腔脓肿、腹腔积液、肠梗阻、肠穿孔、肠腔包块等诊断入院与手术，因此本病极易误诊。猪巨吻棘头虫多数寄生于回肠的末段 1m 以内，一般 1~2 条，以吻突叮吸在肠壁上，相对应之小肠系膜淋巴结广泛肿大。剖开病变肠管常可见虫体叮吸在肠壁上。镜下可见送检肠管取材见间质大量嗜酸性类细胞及坏死组织。

2. 影像学检查　患者并发肠穿孔时，会出现不同程度的局限性或弥漫性腹膜刺激征，X 线立位腹平片可显示膈下游离气体，小肠散在充气呈月形，并有液气平面。

3. 实验室检查　虫卵抗原对 11 例患者进行皮内试验，阳性率为 90.9%。血常规检查血红带白 70~80g/L，白细胞 (16~20)×10^9/L，嗜酸性粒细胞 7%~36%，中性粒细胞 70%~84%，粪便隐血（+）。

4. 病原学诊断　找到虫体是确诊的证据，若术中在肠壁上找到猪巨吻棘头虫结节，虽未找到虫体，仍可作为诊断的重要依据。因为其他人体寄生虫所致肠道疾病尚未见到肠壁上有形成结节的记载和报道。

六、流行

国内自 1964 年辽宁省冯兰滨首次报道在 1 例 42 岁女性粪便中检获 1 条猪巨吻棘头虫后，山东、河北、河南、广东、湖北、江苏、四川、北京、吉林、安徽、云南、西藏、海南、内蒙古等省、自治区、直辖市）陆续有人体猪巨吻棘头虫病的报道。国内 2012 年最新资料报告为 363 例，病例数以辽宁省居首（68.55%，170/248），其次为山东省（10.88%，27/248）、河北省（8.06%，20/248）、广东省（3.23%，8/248）、河南省（3.23%，8/248）、四川省、江苏省、湖北省、吉林省、北京市均仅见 2 例（0.81%，2/248），安徽省、云南省、海南省、内蒙古及西藏自治区均仅见 1 例（0.40%，1/248）。

至今为止在国外仅见以上 4 例人体猪巨吻棘头虫病的病例报道，分别是：Lamble 1859 年在捷克布拉格对 1 例死亡于白血病的 9 岁儿童尸解时，发现 1 条未成熟的猪巨吻棘头虫；1958 年 Skrinnik 报道苏联 1 例 5 岁男孩感染此病；Pradatsumdarasar 等 1965 年在泰国曼谷 1 例 32 岁死于心脏病的妇女尸检时，在患者肠腔溃疡检获 1 条 31cm 大小的猪巨吻棘头虫体。1968 年 Voelckei 在马达加斯加岛报告 1 例 1 岁女孩肠腔中发现该虫的寄生。

人体猪巨吻棘头虫病病例资料中，有明确年龄纪录的 68 例，结果显示患者最小年龄为 1.8 岁，最大年龄为 53 岁，其中 14 岁以下患儿占 82.36%。

猪是本病的主要传染源，人作为本病的传染源意义不大。鞘翅目昆虫在我国有 9 科 35 种可作为本虫的中间宿主，其中以大牙锯天牛、曲牙锯天牛和棕色金龟子的感染率最高。

人类感染主要与生食或半生食甲虫的习惯有密切关系。在流行区，儿童有捕食天牛和金龟子的习惯。该病的发病季节各地虽有不同，但都有明显的季节性，这与各地传播媒介的消长季节、甲虫羽化时间密切相关。同时与各类金龟子本身生长发育有况有关。金龟子感染棘头体有明显季节性变化与气温条件以及金龟种类有密切关系，金龟子种类不同，成虫出现的季节也不相同，一般集中在 4 月下旬至 9 月上旬，总的趋势为随着气温升高出现的种类逐渐增多。6、7 月金龟子盛期，种类多，感染率高，8 月气温下降，金龟子出现的种类明显减少，感染率也降抵，9 月金龟子基本消失，仅有个别种类活动。

七、防治

1. 预防　猪或人误食感染有棘头体的甲虫均可感染猪巨吻棘头虫。经近年来各地卫生部门大力的宣传，已很少有人食用甲虫，但仍有部分儿童捕捉食之，所以应加强预防教育工作，尤其应加强对经济落后地区的儿童教育的宣传教育，不捕食天牛、金龟子等甲虫。提倡生猪养殖以圈养代替放养，消灭此病流行。做好宣传教育，加强生猪饲养管理，对人畜粪便进行无害化处理，以杀灭虫卵中的猪巨吻棘头蚴。此外，还需提高医务人员的诊治水平，以上为防治该病的根本措施。

2. 治疗　对本病的治疗，各种广谱驱虫药都有效果。若出现腹膜炎，应积极手术治疗，因虫体位于肠穿孔附近有明显炎症的肠管内，若仅行修补，不做肠切除，可能会造成术后再次穿孔。术后应适时口服驱虫剂阿苯达唑。

（李　辉）

第四篇

医学节肢动物学

第十八章　医学节肢动物概述

节肢动物（arthropod）是动物界（Animal Kingdom）中的无脊椎动物，隶属于节肢动物门（Phylum Arthropoda），种类繁多，有 100 万种以上，占动物种类的 2/3 以上，是动物界中最大的门。节肢动物适应性强，分布广泛，几乎占据整个生物圈。其中与医学有关的种类，即可以通过骚扰、刺螫、吸血、毒害、寄生和传播病原体等方式危害人类健康的节肢动物，称医学节肢动物（medical arthropod）。研究医学节肢动物的分类、形态、生活史、生态、习性、地理分布、致病和防治方法的科学，称医学节肢动物学（medical arthropodology）。

一、医学节肢动物的共同特征

节肢动物的共同特征是：①躯体分节，两侧对称，体腔为三胚层真体腔，具有分节的附肢，附肢具关节；②体表骨骼化，由甲壳质（chitin）、含氮多糖（nitrogenous polysaccharide）、醌单宁蛋白（quinone tanned protein）和一些钙盐组成的体壳，内有肌肉附着，亦称外骨骼（exoskeleton）；③循环系统开放式，由管状心脏和血管组成。整个循环系统的主体称为血腔（haemocoele），内含血淋巴（haemolymph）；④繁殖为雌雄异体，生活史分为多个阶段，大多经历周期性蜕皮（ecdysis，molt）和复杂的变态（metamorphosis）。完整的消化道，大小从 0.1mm 到 60cm。

二、医学节肢动物的主要类群

节肢动物门常分为 13 个纲，其中与医学有关的节肢动物分属于以下 5 个纲，与医学关系密切的是昆虫纲和蛛形纲。

1. 昆虫纲（Insecta）　虫体分头、胸、腹 3 部分。头部具口器 1 套，复眼和触角各 1 对；胸部有足 3 对，翅 1~2 对或退化。与医学有关的常见种类有蚊、蝇、白蛉、蠓、蚋、虻、蚤、虱、臭虫、蜚蠊、桑毛虫、松毛虫和毒隐翅虫等。

2. 蛛形纲（Arachnida）　虫体分头胸部和腹部，或头胸腹愈合成躯体。头胸部无触角，无翅，有足 4 对。与医学有关的常见种类有蜱、革螨、恙螨、粉螨、蠕形螨、疥螨、蝎子和蜘蛛等。

3. 甲壳纲（Crustacea）　虫体分头胸部和腹部。头胸部有触角 2 对，步足 5 对，无翅。与医学有关的常见种类有：淡水蟹、淡水虾、蝲蛄和剑水蚤等。

4. 唇足纲（Chilopoda）　虫体窄长，腹背扁平，由头和若干形状相似的体节组成。头部有触角 1 对，躯干体节除最后 2 节外，各具足 1 对，无翅，第 1 对足变形为毒爪，螫人时，毒腺排出有毒物质伤害人体。与医学有关的常见种类有蜈蚣等。

5. 倍足纲（Diplopoda）　虫体呈长管形，由头及若干形状相似的体节组成。头部有触角 1 对，除第一体节外，每节有足 2 对，体节内腺体分泌物常引起皮肤过敏。与医学有关的常见种类有马陆等。

三、医学节肢动物对人类的危害

医学节肢动物对人类的危害包括两方面。其一是由节肢动物直接骚扰、吸血、螫刺、寄生和由其引发的超敏反应等引起的节肢动物源性疾病，此种危害称直接危害；其二是由节肢动物作为媒介传播病原体引起的虫媒病。至今虫媒病仍然是严重危害人类健康和阻碍全球经济发展的公共卫生问题，此种危害称间接危害。

（一）直接危害

1. 骚扰和吸血　多种节肢动物，如蚊、白蛉、蠓、蚋、虻、蚤、臭虫、虱、螨和蜱等均可叮刺吸血，在其种群数量高峰季节常常侵袭人体，造成骚扰，影响工作和睡眠。如吸血蠓叮刺人体可引起皮炎，局部可出现红斑、丘疹、肿胀与水疱等；虻叮刺可引起剧痛，皮肤产生大片红肿，叮刺时分泌的抗凝血物质常可导致局部流血不止，并可由此引起全身症状。

2. 螯刺和毒害　由于某些节肢动物具有毒腺、毒毛或有毒体液，螯刺时通常将分泌的毒液注入人体而使人受害，轻者可有短暂的刺激，局部产生红、肿、痛；重者可引起全身症状，甚至死亡。如桑毛虫、松毛虫的毒毛及毒液可引起皮炎、结膜炎；松毛虫还可致骨关节疼痛，严重者可致骨关节畸形、功能障碍等。

3. 超敏反应　医学节肢动物的唾液、分泌物、排泄物和脱落的表皮均是异源性蛋白质，为变应原，与过敏体质的人群接触常可引起超敏反应。如粉螨引起的过敏性哮喘、过敏性鼻炎等，以及由革螨和恙螨引起的螨性皮炎等。

4. 寄生　有些节肢动物可以寄生于人体内或体表引起病变，如某些蝇类幼虫侵入宿主体表或体内器官可引起蝇蛆病（myiasis）；潜蚤寄生于人体皮肤引起潜蚤病（tungiasis）；疥螨寄生于皮内引起疥疮（scabies）等。

（二）间接危害

医学节肢动物携带病原体，造成疾病在人和动物之间相互传播，这种由医学节肢动物传播病原体而引起的疾病称为虫媒病（arbo‑disease）（表17‑1），传播虫媒病的医学节肢动物称为病媒节肢动物（entomophilous arthropod），亦简称虫媒（insect vector）。依据病原体与医学节肢动物的关系，可将传播病原体的方式分为机械性传播和生物性传播两种类型。

表 17-1　常见虫媒病一览表

虫媒病	病原体	媒介
疟疾	疟原虫	中华按蚊、嗜人按蚊、微小按蚊、大劣按蚊
马来丝虫病	马来布鲁线虫	中华按蚊、嗜人按蚊
班氏丝虫病	班氏吴策线虫	致倦库蚊、淡色库蚊
常现丝虫病	常现盖头线虫	库蠓
欧氏丝虫病	欧氏曼森线虫	库蠓
盘尾丝虫病	旋盘尾丝虫	蚋
罗阿丝虫病	罗阿罗阿丝虫	斑虻
黑热病	杜氏利什曼原虫	中华白蛉、中华白蛉长管亚种、硕大白蛉吴氏亚种
非洲锥虫病	冈比亚锥虫	舌蝇
恰加斯病	枯氏锥虫	锥蝽
鼠疫	鼠疫耶氏菌	印鼠客蚤、方形黄鼠蚤、长须山蚤
地方性斑疹伤寒	莫氏立克次体	印鼠客蚤
流行性斑疹伤寒	普氏立克次体	人虱
北亚蜱媒斑疹伤寒	西伯利亚立克次体	硬蜱、软蜱
Q热	贝氏立克次体（贝纳柯克斯体）	各属硬蜱及软蜱，血厉螨、血革螨属等革螨
战壕热	五日热立克次体	人虱
恙虫病	恙虫东方体	纤恙螨（地里纤恙螨、小盾纤恙螨、高湖纤恙螨）
蜱媒回归热	波斯疏螺旋体、拉氏疏螺旋体	钝缘蜱

（续　表）

虫媒病	病原体	媒介
虱媒回归热	俄拜氏疏螺旋体	人虱
莱姆病	伯氏包柔氏螺旋体（伯氏疏螺旋体）	硬蜱（肩突硬蜱、全沟硬蜱、蓖子硬蜱等）
流行性乙型脑炎	日本脑炎病毒	三带喙库蚊
马脑炎	脑炎病毒	伊蚊、曼蚊
登革热	登革热病毒	埃及伊蚊、白纹伊蚊
森林脑炎	森林脑炎病毒	全沟硬蜱、嗜群血蜱、日本血蜱、森林革蜱等
流行性出血热	汉坦病毒	格氏血厉螨、柏氏禽刺螨等革螨、小盾纤恙螨
新疆出血热	克里米亚 - 刚果出血热病毒	璃眼蜱属的一些种
城市型黄热病	黄热病毒	埃及伊蚊
丛林型黄热病	黄热病毒	趋血蚊属的一些种
白蛉热	Charon 种病毒	白蛉
兔热病	土拉弗杆菌	花蜱、革蜱、血蜱、硬蜱等属
巴贝虫病	巴贝虫	硬蜱

1. 机械性传播　医学节肢动物对病原体仅起着携带、输送的作用。病原体可附着于节肢动物的体表、口器或经其消化道排出，通过污染食物、餐具等方式，机械性地从一个宿主被传播至另一个宿主。在携带和传播过程中病原体的数量和形态虽不发生变化，但仍保持感染力。如蝇传播痢疾、伤寒、霍乱等传染病，即属于此种方式。

2. 生物性传播　病原体必须在医学节肢动物体内经过一定时间的发育和（或）繁殖后才具有感染性，然后再被传播到新的宿主。根据病原体在虫媒体内的发育与繁殖情况，可将此种传播方式分为四类。

（1）**发育式传播**　病原体在医学节肢动物体内只有发育而无繁殖，即病原体仅有形态结构及生理功能的特化，并无数量增加。如丝虫幼虫在蚊体内的发育。

（2）**繁殖式传播**　病原体在医学节肢动物体内只有繁殖而无发育，即病原体仅有数量增加，并无形态变化。如黄热病病毒和登革热病毒在蚊体内、鼠疫杆菌在蚤体内、回归热螺旋体在虱体内和恙虫病立克次体在恙螨体内的繁殖等。

（3）**发育繁殖式传播**　病原体在医学节肢动物体内不但发育而且繁殖，即病原体既有形态变化，又有数量增加，这种病原体必须在虫媒体内完成发育和繁殖过程后才能传染给人。如疟原虫在蚊体内、杜氏利什曼原虫在白蛉体内的发育和繁殖等。

（4）**经卵传递式传播**　病原体在医学节肢动物体内不但繁殖而且能侵入卵巢，经卵传递至下一代，产生众多的具有感染性后代，造成病原体的广泛传播。如硬蜱体内的森林脑炎病毒、蚊体内的日本脑炎病毒、软蜱体内的回归热疏螺旋体等。

（三）病媒节肢动物的判定

病媒节肢动物的判定需要以下四个方面的证据。

1. 生物学证据

（1）与人类关系密切，吸血种类可嗜吸人血，非吸血种类可通过污染食物等造成人体感染。

（2）种群数量较大，是当地的优势种或常见种。

（3）寿命较长，以保证病原体能够在其体内完成发育和增殖。

2. 流行病学证据　病媒节肢动物的地理分布和季节消长应与虫媒病的流行地区及流行季节相一致或基本一致。

3. 实验室证据　在实验室条件下，可用人工感染的方法证明该病原体能够在某种节肢动物体内发育或增殖，并能感染易感实验动物。

4. 自然感染证据 在流行区和流行季节采集可疑病媒节肢动物，可经实验室检查、分离到自然感染的病原体，某些病原体须查到感染期。

若符合上述证据，即可初步判定某种节肢动物为某种疾病在某一地区的传播媒介。但由于各地区的地理环境、气温的差异，同一国家、同一虫媒病出现的时间可能不同。另外，媒介可有一种或数种，如有数种时，应区分主要媒介和次要媒介。

四、发育与变态

节肢动物的个体发育通常包括胚前发育（preembryonic development）和胚后发育（postembryonic development），在胚后发育过程中，从幼虫发育为成虫，其体积不断增大，而且所有的外部形态、内部器官、生理、生活习性以及行为特征等都发生了变化，这种由幼虫期状态转变为成虫期状态的现象，称为变态（metamorphosis）。按发育阶段的变化，变态主要分为完全变态（complete metamorphosis）和不完全变态（incomplete metamorphosis）两类。

（一）完全变态

节肢动物一生须经历卵、幼虫、蛹和成虫4个不同的发育期。幼虫阶段称为蛹前发育期，形态特征和生活习性均与成虫阶段有明显差别，生活环境和食性也完全不同。例如蚊的幼虫生活在水中，而成虫不在水中生活，且能在空中飞翔。蚊的幼虫以水中的小浮游生物和细菌为食，雌成蚊则靠叮吸高等动物的血液生存。节肢动物在发育过程中须经历蛹期才能发育为成虫的变态，称为完全变态，例如蚊、蝇、蛉、蚋、蠓、虻、蚤等。

（二）不完全变态

节肢动物一生只需经历卵、若虫和成虫3个不同的发育期，无蛹期，称为不完全变态。若虫（nymph）阶段称为成虫前的发育期，形态特征及生活习性与成虫差别不明显，主要区别为虫体较小，性器官未发育或未发育成熟，例如臭虫和蜚蠊等。

（三）蜕皮

节肢动物的体表外骨骼是一种主要由蛋白质和几丁质组成的结构。当其幼体生长到一定程度时，由于坚韧的体壁限制了它的生长，就必须脱去旧表皮，重新形成新表皮，这种过程叫做蜕皮（moulting）。前后两次蜕皮之间的虫态称为龄（instar），它所对应的发育阶段称为龄期（stadium），其一个生命历程就是一个世代。蜕皮时，表皮细胞分泌几丁质酶和蛋白酶，将几丁质溶解，使旧皮沿着预定的某些线裂开，身体蜕出，并重新形成外骨骼。在新的外骨骼未完全硬化之前，个体得以生长，增大体积。所以正在迅速成长的节肢动物蜕皮次数较多。不再继续长大时，蜕皮现象也就停止了。幼期伴随着生长的脱皮叫作生长蜕皮；而老熟幼虫或若虫脱皮后变为蛹或成虫的脱皮称为变态蜕皮。节肢动物的生长和蜕皮一般是交替进行的，其蜕皮次数与种类、性别和生理状态有关。一般把初孵的幼虫称为第1龄幼虫，蜕去第1次皮后称为第2龄，蜕第2次皮后称为第3龄。幼虫发育为蛹的过程称为化蛹（pupation）；成虫从蛹中蜕出的过程称为羽化（emergence）。例如蝇幼虫蜕皮2次，蚊幼虫蜕皮3次。

五、生态

生态是指一切生物生存所需环境的状态，以及它们之间和它与环境之间的相互关系。环境因素非常复杂，包括地理、季节、气候、温度、湿度、光线、食物、宿主和天敌等，对节肢动物生长、发育、繁殖、寿命、取食、栖息、越冬等具有重要的影响。例如某些按蚊在一些地区主要以成虫越冬；某些伊蚊主要以卵越冬；大部分库蚊以成虫越冬。节肢动物生态学主要是研究：①节肢动物个体生长繁殖、分布与环境的关系；②节肢动物群落的组织，种间关系及生存密度的稳定和变动；③种群的遗传性及在空间、时间上的存在状况及变动规律。

（一）温度

由于节肢动物是变温动物，温度是其生命活动的必需条件。环境温度可直接或间接地影响节肢动物的新陈代谢。依据节肢动物生命活动对环境温度的特殊需求，每种节肢动物都有一定的适温范围（optimum range）。例如家蝇在 7~8℃时不活动，9℃时可缓慢爬行，10.5℃触动后能飞，12℃能自由飞行，15℃觅食，17~18℃产卵，30℃活动最为活跃。温度除影响节肢动物的生长、发育、繁殖、活动和分布外，也可影响体内病原体的发育和繁殖。例如在 16℃时，按蚊体内的间日疟原虫难于发育为子孢子，而在 25℃时，按蚊体内的间日疟原虫只需 11 天就可完成孢子增殖。

（二）湿度

湿度主要参与节肢动物水分的平衡和代谢，且往往与温度相关联，从而影响节肢动物的生长、发育、活动和分布。不同种类或同一种类不同的发育阶段对湿度的需求不同。例如雌蚊在相对湿度70%~80%，温度 16~17℃时开始吸血，并可完成卵巢发育和产卵；当相对湿度下降至52%以下，雌蚊则不能叮咬吸血，且易死亡。粉尘螨在含水量低于 9.80%的培养料中难于存活，随着培养料中含水量的逐渐增加，粉尘螨在培养料中的密度也不断增高，当含水量达到 12.00%~12.30%时，粉尘螨的密度达到高峰。此后，若含水量再增加，粉尘螨的密度反而下降。

（三）光照

自然界中光照有非常稳定的昼夜变化规律，随昼夜交替光照强度会发生周期性的变化。经过长期进化，节肢动物形成了与之相适应的节律性生命活动。例如蚊、蠓等昆虫一般在黄昏和黎明进行群舞交配；淡色库蚊雌蚊在日照时间短于 13 小时就开始滞育越冬。节肢动物对光照反应还可表现为趋光性和避光性，如蛉蠓、按蚊及库蚊、伊蚊的部分蚊种等都喜欢在夜间活动、吸血、觅食，白纹伊蚊则多在白天吸血、产卵；蝇、虻等也多在白天活动、觅食。

（四）季节性

节肢动物的活动和分布随季节变化而出现规律性变化。不同季节日照长度和气温变化较大，节肢动物与之相适应而出现季节消长。虫媒病的发病季节往往与节肢动物的季节消长规律呈现出一致性。例如长江流域疟疾发病季节与媒介中华按蚊季节消长呈现出一致性，中华按蚊的密度高峰在 7~9 月，而疟疾发病季节为 9~10 月。

（五）生物因素

影响节肢动物的生物因素包括食物、植被、天敌、寄生虫和病原体等诸多因素。节肢动物的营养主要于来源食物，只有有了充足的食物才能维护其生长、发育、繁殖等生命活动所需能量。因此，食物是影响节肢动物数量和分布的重要因素。不同种类的节肢动物对食物的选择性不同，而且幼虫和成虫的食性也不同。就医学节肢动物而言，其食性可分为血食性和非血食性，前者以人和动物血液为食，如蚊、白蛉、蠓、虻、蚤的成虫等；后者以腐败物、微生物、植物汁液为食，如蛉蠓和多数蝇类等。一般单血食的传病范围窄，多血食的传病范围广。如人虱只吸人血，仅在人与人间传播疾病；蚊、蚤、蜱等可刺吸人和多种动物血，传播的疾病种类就多，除传播人类疾病外，还可传播人兽共患性疾病。

六、医学节肢动物的防治

医学节肢动物的防治是虫媒病防治工作中的重要环节。对于大多数医学节肢动物来说，由于其繁殖力和适应力强、生态习性复杂、种群数量大，仅凭单一措施常很难奏效，必须采取综合防治的办法才能达到有效控制的目的。医学节肢动物综合防治（integrated medical arthropods management）是从医学节肢动物与生态环境和社会条件的整体观点出发，采取综合防治的方法，降低医学节肢动物的种群数量或缩短其寿命，将其种群数量控制在不足以传播疾病的密度。

医学节肢动物的综合防治方法包括环境防治、化学防治、物理防治、生物防治、遗传防治和法规防治等。

（一）环境防治

环境防治是根据媒介节肢动物的孳生、栖息、行为习性及其他生态学特点，通过合理的环境处理、改造，减少或清除媒介节肢动物赖以生存的孳生及栖息场所。与此同时，要注意保护益虫及天敌的生存环境，最终达到控制医学节肢动物种群的目的。具体内容包括以下几点。

1. 环境改造　如基础卫生设施的改造和修建、排水沟渠的改造等。

2. 环境处理　如清除杂草、改变水位、间歇灌溉、水闸冲刷、填堵洞穴、翻盆倒罐和垃圾、粪便的无害化处理等。

3. 改善人群居住条件　搞好环境卫生，以减少或避免人－媒介－病原体三者的接触机会，从而减少或防止虫媒病的传播。

（二）物理防治

物理防治是利用机械力、热、光、声、放射线等方法，捕杀、隔离或驱走节肢动物。物理防治使用方便、不污染环境、不存在抗药性。如用蚊蝇拍打杀蚊蝇，开水烫蝇蛆，粘蝇纸粘蝇，装纱窗纱门防蚊蝇进入室内，挂蚊帐防止蚊虫叮咬；用热水及蒸气喷浇床板、缝隙灭臭虫及体虱；利用灯光、声波和紫外线诱杀、诱捕或驱避医学节肢动物等。

（三）化学防治

化学防治系指使用天然或合成的化学物质，以不同的剂型和途径毒杀、驱避或诱杀医学节肢动物。化学防治虽然存在抗药性和环境污染问题，但它具有使用方便、见效快、适于大规模应用等优点，所以仍然是目前病媒节肢动物综合防治中的重要手段。使用化学杀虫剂前必须了解有关病媒节肢动物的食性、栖性、活动和对杀虫剂的敏感性，以选择最佳种类或剂型。常用的化学杀虫剂主要包括有机氯类、有机磷类、氨基甲酸酯类、拟除虫菊酯类和昆虫生长调节剂等。

（四）生物防治

生物防治是通过利用其他生物（如捕食性天敌、寄生虫或病原微生物等）或其代谢产物（如昆虫信息素等）来控制医学节肢动物的方法。生物防治特异性强、对非目标生物和有益生物无害，不污染环境，已成为目前医学节肢动物防治的方向之一。现在用于医学节肢动物生物防治的生物主要有：捕食性生物，如养鱼以捕食蚊幼虫等；致病性生物，种类较多，包括寄生性生物和病原微生物，主要有病毒（奥柔普西热病毒、乙脑病毒）、细菌（苏云金杆菌、球形芽孢杆菌）、真菌（大链壶菌、绿僵菌）、原虫（微孢子虫）、线虫（罗索线虫）和寄生蜂等。

（五）遗传防治

遗传防治是通过不同方法改变或移换节肢动物的遗传物质，以降低其繁殖势能或生存竞争力，从而达到控制或消灭种群的目的。目前遗传防治尚处于实验阶段。如将转基因蚊虫或大量经射线照射、化学剂、杂交等方法处理产生的绝育雄虫释放到环境中，使之与自然种群的可育雄虫竞争与雌虫交配，产出未受精卵，如此自然种群逐渐减少。另外，也可尝试通过培育并释放遗传变异（包括杂交不育、胞质不育、性畸变和带致死因子等）的物种与目标种群交配的方法，已达种群自然递减的目的。

（六）法规防治

利用法律、法规或条例，以防媒介节肢动物传入本国或携带至其他国家和地区。如登革热曾在某国严重流行，为防治此病，该国政府通过全民动员消除埃及伊蚊的孳生地，基本控制了登革热的流行。又如我国已有通告，要求加强对农林医学节肢动物的检验检疫，防止地中海实蝇（*Ceratitis capitata*）从国外输入，执行后效果显著。

（李朝品）

257

第十九章 昆 虫 纲

昆虫纲的主要特征是虫体分头、胸、腹 3 部分；头部有触角 1 对；胸部有足 3 对，故又称六足纲。昆虫纲是世界上种类最多、种群数量最大的一类动物，与人类经济和健康关系密切，也是医学节肢动物中最重要的组成部分。

一、形态

昆虫纲的成虫体躯左右对称，分为头、胸、腹 3 部分。

1. 头部 为感觉和取食的中心，有触角（antenna）1 对，司嗅觉和触觉；复眼（compound eye）1 对。头部前方或腹面有取食器官，称为口器（mouthpart），通常由上唇（labrum）、上颚（mandible）、舌（hypopharynx）、下颚（maxilla）及下唇（labium）组成。根据形状和取食方式不同，口器可以分为多种形式，其中与医学有关的有咀嚼式（如蜚蠊）、刺吸式（如蚊、蚤、虱）和舐吸式（如蝇）。

2. 胸部 分前胸（prothorax）、中胸（mesothorax）和后胸（metathorax）。各胸节的腹面有足 1 对，分别称为前足、中足和后足。多数昆虫的中胸及后胸的背侧各有翅 1 对，分别称前翅和后翅。双翅目昆虫仅有前翅，后翅退化成棒状的平衡棒（halter）。

3. 腹部 分节，通常由 11 节组成，但各类昆虫的体节常有愈合变形，所以外表可见的腹节数目差别很大。雌虫的尾端具有各种形状的产卵器，雄虫的尾端具有构造复杂的外生殖器，形态结构因种而异，是昆虫种类鉴定的重要依据。

二、生活史

昆虫从幼虫到成虫性成熟的整个发育过程称为胚后发育，它经历从外部形态、内部结构、生理功能到生态习性、行为的一系列变化，此过程称为变态（metamorphosis）。昆虫个体发育过程中需要经历蛹期的，称为完全变态（complete metamorphosis），蛹前的发育期称为幼虫，其外部形态、生活习性与成虫有显著差别，如蚊、蝇、白蛉及蚤等；发育过程不需要经过蛹期的，称为不完全变态（incomplete metamorphosis），成虫前的发育期称为若虫（nymph），其形态特征及生活习性与成虫差别不显著，通常仅表现为虫体较小，性器官未发育或未发育成熟，如虱、臭虫、蜚蠊等。在昆虫胚后发育过程中，幼虫或若虫通常需要蜕皮数次，两次蜕皮之间的虫态称为龄，其所对应的发育时间称为龄期（stadium）；幼虫发育为蛹的过程称为化蛹（pupation）；成虫从蛹皮中脱出的过程称为羽化（emergence）。

与医学有关的昆虫纲分属 9 个目，本章按照蚊、白蛉、蠓、蚋、虻、蝇、蚤、虱、臭虫、蜚蠊、毒隐翅虫分节阐述。

（李朝品）

第一节 蚊

蚊属于双翅目（Diptera）、蚊科（Culicidae），是最重要的医学昆虫。蚊分布广泛，在热带、亚热带、温带甚至北极圈均有分布，可存在于海拔 5500m 的高山或海平面以下 1250m 的深处。蚊种类繁多，迄今为止全球已记录的蚊虫共有 3 个亚科（按蚊亚科、库蚊亚科和巨蚊亚科），43 个属，约 3500 多种和亚种，中国已发现 18 个属近 400 种（亚种）。按蚊亚科共分 3 个属（按蚊属、皮蚊属和夏蚊属），其中按蚊属又分为按蚊亚属和塞蚊亚属。目前中国已知按蚊亚属（*Anopheles*）共 40 种，塞蚊亚属（*Cellia*）共 31 种；库蚊亚科是蚊科中最大的类群，包括 34 个属近 2000 种。在众多蚊属蚊种中，按蚊、库蚊、伊蚊 3 个属与疾病关系最为密切。

一、简史

蚊 "mosquito" 一词是由西班牙语的 "*mosca*" 和 "*ito*" 组成，意为 "小飞虫"。早在 1.7 亿年前的侏罗纪就已经演化出蚊子的始祖。与现代蚊种相似的最古老的蚊子化石证据则发现于 7900 万年前的白垩纪的岩层当中，最初演化出蚊子的区域是在现今的南美洲，接着逐渐往北迁徙到北方大陆，接着再度往南迁徙到热带地区。蚊子的祖先大约是现存种类的三倍，与幽蚊科（Chaoboridae）有密切的关系。研究发现 4600 万年前的蚊子化石与现代蚊子之间的形态变化很少，这也是迄今为止发现的最古老的仍有血液保存在蚊子腹部的化石。尽管发现的白蛉化石均没有早于白垩纪，但最近的研究表明，最早的按蚊和库蚊亚科的分支发生在 2.26 亿年前。

蚊虫分类学从林奈《自然系统》第 10 版中记录用双名法命名的尖音库蚊（*Culex pipiens* Linnaeus, 1758）以来，迄今已有 230 余年历史。Theobald（1901 – 1910）记录了 156 属 960 种，Edwauds（1932）总结了 30 个属 89 亚属 1400 种，Knight & Stone（1977）、Knight（1978）及 Ward（1984）编著的《世界蚊类名录》和《补遗》共记录了 38 属 3357 种。我国蚊类自钟惠澜等（1929）对华南局部地区的调查报告后，冯兰洲（1938）总结了 12 属 98 种，孟庆华（1955）记载 14 属 141 种。以后许多学者对蚊的分类进行了大量研究，陆续报道了新的蚊种。还运用细胞生物学、基因组学、蛋白组学等新技术对不同蚊种进行研究。

二、形态

蚊和其他双翅目昆虫的主要区别是：①喙细长，比头部长数倍，便于吸食液体食物或穿刺吸血；②翅脉特殊，被以鳞片；③足细长，足及身体其他部分均有鳞片。

1. 成蚊外部形态 成蚊体长 1.6 ~ 12.6mm，呈灰褐色、棕褐色或黑色，分头、胸、腹 3 部分（图 19 – 1）。

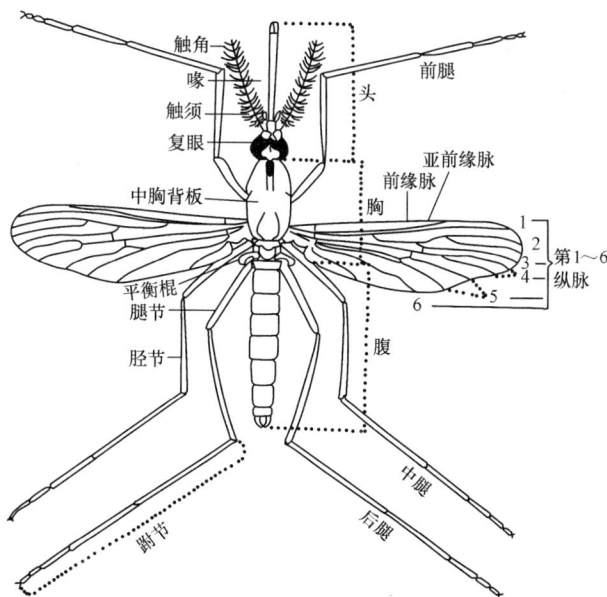

图 19 – 1 成蚊外部形态

（1）头部　半球形，有复眼、触角和触须各1对。触角（antenna）分15节，第1、第2节分别称为柄节（scape）、梗节（torus），第3节以后各节均细长称鞭节（flagellum）。各鞭节具轮毛，雌蚊的轮毛稀而短，雄蚊的轮毛密而长。在雌蚊触角上，除轮毛外，还有另一类短毛，分布在每一鞭节上，这些短毛对空气中化学物质的变化有反应，对二氧化碳和湿度尤其敏感，在雌蚊寻觅吸血对象时起重要作用。库蚊、伊蚊的雌蚊触须甚短，不足喙之一半；库蚊雄蚊触须长于喙，伊蚊雄蚊触须与喙等长。按蚊触须两性均与喙等长，雄蚊的触须末端膨大。蚊的口器属刺吸式，又称喙（proboscis），由上、下颚各1对，上内唇、舌各1个，共同组成6根细长的针状结构，包藏在下唇之内。上内唇腹面凹陷构成食物管的内壁，舌位于上内唇之下，与上颚共同组成食管。舌的中央有一条唾液管。上颚末端较宽如刀状，其内具细锯齿，下颚末端较窄呈细刀状，其末端具有锯齿，是蚊吸血时用以切割皮肤的工具。下唇末端分为二片，称唇瓣（labella）。当雌蚊吸血时，针状结构刺入皮肤，而唇瓣在皮肤外挟住所有针状刺吸器官，下唇则向后弯曲而留在皮外，具有保护与支持刺吸器官的作用。雄蚊的上、下颚退化或几乎消失，不能刺入皮肤，因而不适于吸血（图19-2）。

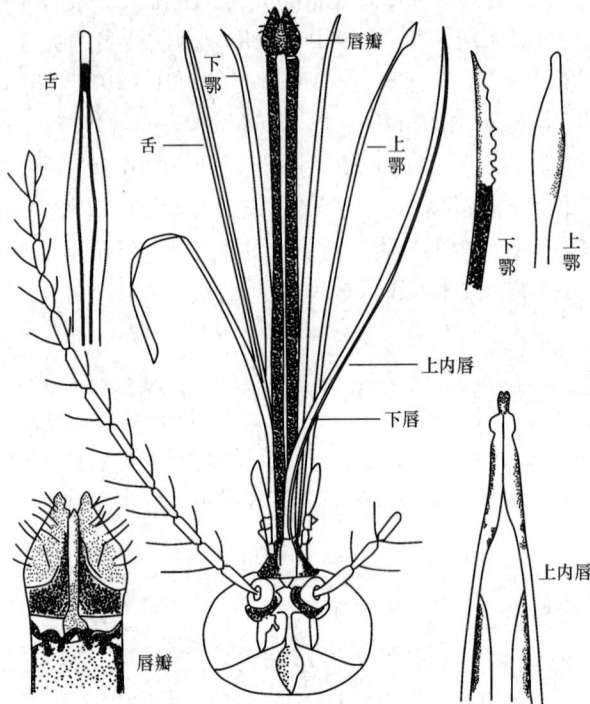

图19-2　蚊头部

（2）胸部　分前、中、后3个胸节。每胸节各有足1对，中胸有翅1对，后胸有平衡棒1对，是双翅目昆虫的特征。中胸、后胸各有1对气门。中胸特别发达，其背板几乎占据全胸背，由前而后依次为盾片、小盾片及后背片。库蚊和伊蚊的小盾片呈三叶状，按蚊的小盾片后缘呈弧形。蚊翅膜质，较窄长，翅脉简单，上有鳞片覆盖，翅的后缘有较长的鳞片，称翅遂。鳞片可形成斑点或条纹，是按蚊分类的重要依据。蚊足细长，对应着胸节分别称为前足、中足和后足。足上常有鳞片形成的黑白斑点和环纹，为重要的分类特征。

（3）腹部　分11节，第一节不易察见。第2～8节明显可见，在其背面，有的蚊种具有由鳞片组成的淡色横带、纵条或斑。最末3节变为外生殖器；雌蚊腹部末端有尾须1对，雄蚊则为钳状的抱器，构造复杂，是鉴别蚊种的重要依据。

2. 成蚊内部结构　蚊具有消化、呼吸、循环、排泄及生殖等系统。与叮人吸血及传病有关的主要是消化和生殖系统。

（1）消化系统　包括口腔、咽、食管、中肠（胃）、后肠及肛门。中肠是消化道的主要部分，食物的消化与吸收均在此进行。有唾液腺 1 对，各分 3 叶，每叶有一小唾液腺管，最后汇合成总唾液腺管，通入舌内。唾腺贮存和分泌唾液。唾液中含有抗血凝素（anticoagulin）、溶血素（hae-molysin）和凝集素（agglutinin）等多种酶。当蚊叮人吸血时，这些酶可防止血液凝固和破坏红细胞。

（2）生殖系统　雄蚊有睾丸 1 对，每一睾丸各发出 1 根输精管，在输精管的远端膨大为储精囊，两者会合成射精管。射精管远端为阴茎，阴茎两侧有抱器。雌蚊有卵巢 1 对，各发出一输卵管，两输卵管在汇成总输卵管前有一膨大部，称为壶腹（ampulla）。总输卵管与阴道相连，在阴道远端有受精囊（spermatheca）和 1 对副腺的开口，阴道则开口于第 8、9 腹节交界处的腹面。每个卵巢由数十个至数百个卵巢小管组成。每个卵巢小管包含有 3 种发育程度不同的卵泡（folli-cle）。顶端的为增殖卵泡，中间为幼小卵泡，靠近输卵管的为成卵卵泡，卵泡依次逐个发育成熟。当成卵卵泡中的卵成熟后即排出，每排出一次卵，在卵巢小管上就留下 1 个膨大部（inflation）。

三、生活史

蚊的发育为完全变态，生活史分四个时期，即卵、幼虫、蛹和成虫。前三个时期生活于水中，成虫生活于陆地（图 19 - 3）。

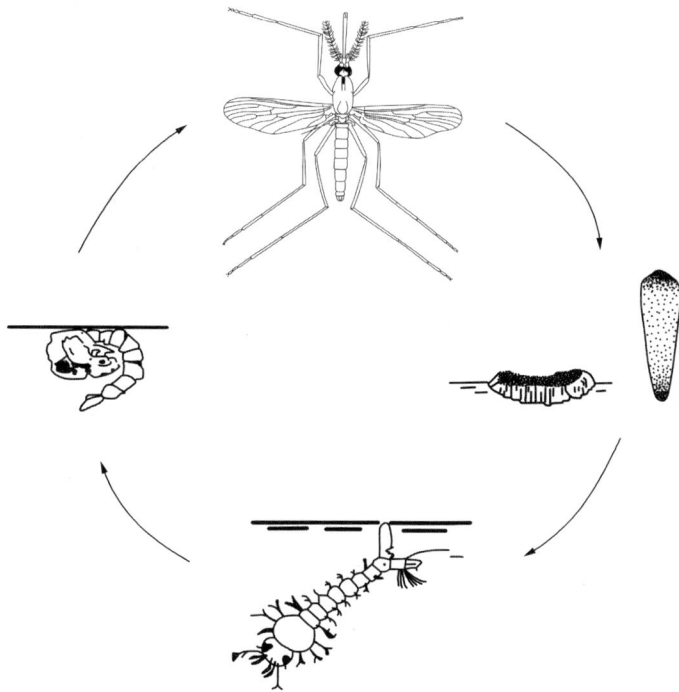

图 19 - 3　蚊生活史图

1. 卵　蚊卵小，长不足 1mm。按蚊卵呈舟形，两侧有浮囊，产出后单个浮于水面；库蚊卵呈圆锥形，产出后粘在一起形成卵筏，浮于水面；伊蚊卵一般呈橄榄形，产出后单个沉在水底。蚊卵必须在水中才能孵化，在夏天通常经 2～3 天后幼虫孵出。

2. 幼虫　蚊子的幼虫称为孑孓。幼虫共分四龄。初孵出的幼虫长约 1.5mm，经 3 次蜕皮，发育为第四龄幼虫，此时体长可达 12mm。幼虫体分为头、胸、腹 3 部分，各部着生毛或毛丛。头部有触角、复眼、单眼各 1 对，口器为咀嚼式，两侧有细毛密集的口刷，借助口刷的迅速摆动以摄取水中的食物。胸部略呈方形、不分节。腹部细长，可见 9 节。前 7 节形状相似，第 8 节背面有气门或细长的呼吸管，是幼虫期分类的重要依据。库蚊呼吸管细长，伊蚊呼吸管粗短；按蚊缺呼吸管，但有气门，按蚊各腹节背面有掌状毛（float hair），具有漂浮作用。在夏季和食物充足的条件下，幼虫期经 5 ~ 8 天，蜕皮 4 次，发育为蛹（pupa）。

3. 蛹 蚊蛹侧面观似逗点状，胸背两侧各有呼吸管 1 对，是分属的重要依据。蚊蛹不摄食，但可在水中游动，常停息于水面，遇惊扰时迅速潜入水中。蛹的抵抗力强，在无水情况下，只要保持一定的湿润，仍能羽化为成蚊。

4. 成蚊 新羽化的成蚊发育 1 ~ 2 天，即行交配、吸血、产卵。从卵发育到成蚊所需时间取决于温度、食物及环境等诸因素，在适宜条件下需 9 ~ 15 天，一年可繁殖 7 ~ 8 代。

三属蚊生活史各期主要鉴别特征见图 19 - 4，表 19 - 1。

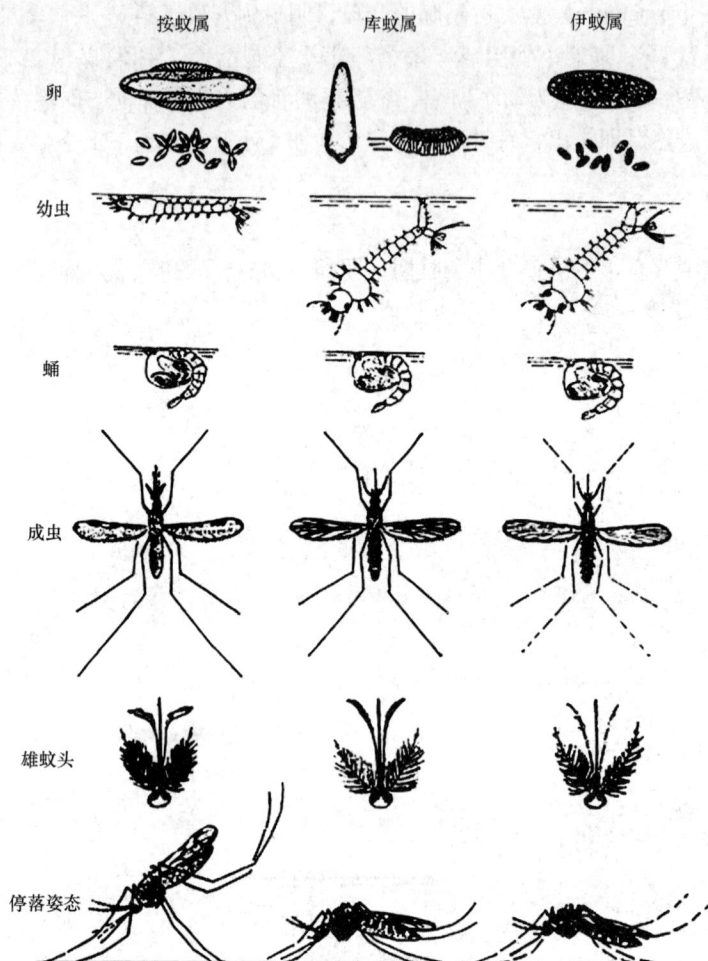

图 19 - 4 三属蚊生活史各期形态区别

表 19 - 1 按蚊、库蚊、伊蚊生活史各期主要鉴别特征

	按蚊	库蚊	伊蚊
卵	舟形，有浮囊，分散，常排成图案状浮于水面	圆锥形，无浮囊，集成卵筏，浮于水面	橄榄形，无浮囊，分散，沉于水底
幼虫	无呼吸管，具气门；有掌状毛；静止时与水面平行	呼吸管长而细，有呼吸管毛多对；无掌状毛；静止时头下垂，与水面呈角度	呼吸管短而粗，有呼吸管毛 1 对；无掌状毛，静止时状态同库蚊
蛹	呼吸管粗而短、漏斗状、口阔、具深裂隙，体大多灰褐色	呼吸管细长、管状、口小、无裂隙，体大多棕褐色	呼吸管长短不一、口斜向或三角形、无裂隙，体黑色

（续 表）

	按蚊	库蚊	伊蚊
成蚊	雌、雄触须与喙等长，雄蚊末端膨大呈棒状，翅多具黑白斑，足有无白环不定，停息时体与喙成一直线，与停落面成一角度	雌蚊触须甚短，短于喙之半，雄蚊则比喙长，翅多无黑白斑，足多无白环，停息时体与喙有角度，体与停落面平行	触须雌蚊同库蚊，雄蚊与喙等长，翅无黑白斑，足有白环，停息时同库蚊

四、生活习性与生态

1. 孳生习性 成蚊产卵地点为幼虫的孳生地，不同蚊种对孳生环境的选择不同，可分为下列5 种类型。

（1）稻田型 此型主要包括稻田、沼泽、芦苇塘、池塘、草塘、沟渠、人工湖等大型清洁积水场所，是我国疟疾传媒中华按蚊、嗜人按蚊和流行性乙型脑炎传媒三带喙库蚊的主要孳生地。

（2）缓流型 主要包括洁净的小溪、沟渠、溪床、积水梯田等，是我国南方山区疟疾主要传媒微小按蚊的主要孳生地。

（3）丛林型 主要包括丛林浓荫下的山涧小溪、石穴、泉潭等小型清洁积水体，我国海南山麓疟疾传媒大劣按蚊是本型的代表。

（4）污水型 主要包括下水道、污水坑（池）、沙井、阴沟、清水粪缸、积肥坑等，是我国班氏丝虫病主要传媒淡色库蚊和致倦库蚊的主要孳生地。

（5）容器型 包括积水的人工容器（如桶、盆、缸、罐、坛、碗、瓶、石穴、废旧轮胎等）和植物容器（如竹筒、树洞、叶腋、椰子壳等），我国登革热传媒白纹伊蚊和埃及伊蚊是本型的代表。

2. 吸血习性 雌雄蚊可吸食植物汁液及花蜜以维持生命。但雌蚊必须吸食人或动物的血液卵巢才能发育、产卵，同时在吸血过程中获得和传播病原体。

蚊虫对宿主的选择因种而异。嗜人按蚊、大劣按蚊、淡色库蚊、致倦库蚊、白纹伊蚊、埃及伊蚊等嗜人血；中华按蚊、三带喙库蚊等偏嗜家畜。嗜吸人血的蚊可兼吸动物血，反之，嗜吸动物血的也可兼吸人血。即使是同一蚊种，在不同地区其吸血习性也可发生变化，如微小按蚊在海南岛主吸人血，而在大陆则不同程度地吸食家畜血液。偏嗜人血的蚊，可传播人体疾病，往往是蚊媒疾病的主要媒介。因蚊能兼吸人和动物的血，故能传播人兽共患疾病。蚊吸血习性是判断其与疾病关系的一项重要内容。

3. 栖息习性 雌蚊吸血后即寻找比较阴暗、潮湿、避风的场所栖息。在室内，多栖于蚊帐内、床下、屋角、门后、墙面及杂物上。室外多栖于草丛、洞穴、树下及人畜房舍附近的农作物中。栖性可分为3 类：①家栖型：蚊吸饱血后仍停留室内，待胃血消化、卵巢成熟才飞离房舍，寻找产卵场所，如淡色库蚊、嗜人按蚊。②半家栖型：吸血后稍在室内停留，然后飞出室外栖息，如中华按蚊。③野栖型：自吸血至产卵完全在野外，如大劣按蚊。即使同一蚊种，因地区、季节或环境的不同，其栖性也会改变。蚊虫的活动和栖息习性关系到杀虫剂的应用效果，特别是室内滞留喷洒和蚊帐处理的效果。

4. 成蚊交配与活动 蚊羽化后1～2 天便可交配，交配常在未吸血之前在群舞时进行。群舞（group dancing）是几只乃至数百、数千只雄蚊成群地在草地上空、屋檐下或人畜上空飞舞的一种性行为。雌蚊飞入群舞队伍，与雄蚊完成交配，然后离去。通常雌蚊一生只需交配一次。

蚊的活动主要是指寻觅宿主吸血的行为，其活动能力与温度、湿度、光照及风力等有关。多数蚊种在清晨、黄昏或黑夜活动，伊蚊多在白天活动。在我国偏嗜人血的按蚊活动高峰多在午夜前后，如微小按蚊、嗜人按蚊、大劣按蚊；兼嗜人畜血的多在上半夜，如中华按蚊。

5. 生殖营养周期和生理龄期 蚊每次从吸血到产卵的周期称为生殖营养周期（gonotrophic cycle）。生殖营养周期分为3个阶段：①寻找宿主吸血；②胃血消化和卵巢发育；③寻找孳生地产卵。3个阶段所需的时间主要取决于胃血消化和卵巢发育的速度，并受温度和湿度影响。正常情况下，两次吸血的间隔时间与其卵巢周期发育相一致，称为生殖营养协调，通常约为2天。但也有个别蚊种需吸血2次以上才使卵巢发育成熟。一般蚊一生中有生殖营养周期3~7次，产卵总数几十个至几百个不等。雌蚊的生殖营养周期的次数称为生理龄期（physiological age），是蚊虫存活时间的一个度量指标。蚊虫每产卵一次，在卵巢小管上就留下一个膨大部，根据卵巢小管上膨大部的数目多少，可以判断雌蚊的生理龄期。生理龄期的次数越多，传播疾病的机会也越多，故生理龄期的判断在流行病学上具有重要意义。

6. 季节消长和越冬 蚊的季节消长与温度、湿度和雨量等关系密切。我国气候南北悬殊，各地蚊种季节消长亦不同。即使在同一地区的不同蚊种，或不同地区的同一蚊种，也因蚊本身的习性和环境因素的影响而有不同的季节消长情况。如中华按蚊，在长江中下游一带，每年3月初出现，成蚊密度在5月开始上升，7月达高峰，9月以后下降；但在台湾省每年4月至9月间有两个高峰。媒介蚊虫的季节消长与虫媒病流行的季节有关。

越冬是蚊对气候季节性变化而产生的一种生理适应现象。在冬季，蚊本身规律性生理状态受到抑制，进入休眠或滞育状态。以成蚊越冬（如致倦库蚊、淡色库蚊、中华按蚊等）的雌蚊表现为不吸血，卵巢停止发育，脂肪体增大，隐匿于山洞、地窖、墙缝、暖房、地下室等阴暗、温暖、潮湿、不通风的地方，不食不动，新陈代谢降至最低点；到次年春暖时，蚊开始复苏，飞出吸血产卵。以卵越冬的多见于伊蚊，嗜人按蚊也可以卵越冬。以幼虫越冬的多见于清洁水体孳生的蚊种，如微小按蚊，骚扰阿蚊的幼虫也能越冬。在热带及亚热带地区，全年平均温度均达10℃上，蚊虫无越冬现象。越冬机制复杂，受外界因素如温度、光照和蚊本身的内分泌调节、种的遗传性等各种因素的影响。

五、与疾病的关系及重要的传病种类

1. 疟疾 本病主要表现为周期性寒战、高热和出汗退热三个连续阶段。长期多次发作后，可引起贫血和脾肿大。病原体为疟原虫，传播媒介为雌性按蚊。在我国，嗜人按蚊、中华按蚊是广大平原地区的重要媒介，微小按蚊是南方山区的重要媒介，大劣按蚊是海南以及云南西部少数地区的主要传媒。

2. 丝虫病 本病主要表现为急性期淋巴管炎和淋巴结炎，慢性期象皮肿、睾丸鞘膜积液和乳糜尿等。病原体为班氏丝虫和马来丝虫，传播媒介：班氏丝虫病为淡色库蚊和致倦库蚊；马来丝虫病为中华按蚊和嗜人按蚊。

3. 登革热 传播媒介为埃及伊蚊和白蚊伊蚊；病原体为登革病毒，分为4个血清型，在人体引起不同症状的疾病，即登革热、登革出血热和登革休克综合征。该病在非洲、美洲、地中海东部、东南亚和西太平洋等100多个国家和地区。我国在南方多地有流行报道。

4. 流行性乙型脑炎 又称日本脑炎。病原体为乙脑病毒，在我国传播媒介主要是三带喙库蚊。本病是以脑实质炎症为主的中枢神经系统急性传染病，广泛流行于亚洲的大部分地区。猪是本病的主要传染源。

5. 黄热病 是一种由黄热病毒引起，经埃及伊蚊传播的急性传染病。临床主要表现为发热、黄染、出血等。主要在中南美洲和非洲的热带地区流行，亚洲的热带国家也有分布。患者和猴是本病的主要传染源。

6. 基孔肯雅热 病原体为基孔肯雅病毒，传播媒介为白纹伊蚊和埃及伊蚊。本病以发热、关节痛/关节炎、皮疹为主要临床表现。主要流行于非洲、东南亚地区、印度洋沿岸及岛屿、西太平洋地区的热带或亚热带区域。2010年中国有本土病例报道。

7. 西尼罗热 病原体为西尼罗病毒，传播媒介主要是库蚊的一些种类。本病主要感染鸟类、人类和马、牛等哺乳动物。可侵犯中枢神经系统,引起脑炎。本病流行于非洲、南欧、中东、中亚和西亚、北美等地。我国尚未发现西尼罗病毒感染引起的疾病。

8. 其他马脑炎 包括东方马脑炎、西方马脑炎、委内瑞拉马脑炎等。

六、防治

对蚊虫的防治多采用综合措施,包括环境制理、化学防治、生物防治、遗传防治和法规防治。

1. 环境治理 通过改造或处理环境,消除或减少孳生场所。对稻田型孳生地采用间歇灌溉、铲除岸边杂草和稻田养鱼;对污水型孳生地采用疏通下水道、污水沟、将明沟改为暗沟并加盖封闭、填平污水池等方法;对容器型孳生地采用翻盆倒罐、堵塞树洞、填坑平洼、处理竹筒及清除废弃器皿、加强轮胎堆放的管理,搞好环境卫生等措施。

2. 化学防治 灭蚊幼虫常用的杀虫剂有双硫磷、倍硫磷、毒死蜱、杀螟松和辛硫磷。灭成蚊可采用室内速杀、室内滞留喷洒和室外灭蚊等方法。

(1)室内速杀 通常采用化学药物复合配合剂,用喷雾器、气雾罐等器械对室内或蚊栖息场所进行喷洒。

(2)室内滞留喷洒灭蚊 对家栖蚊类效果明显,多用于按蚊的防治,是疟疾防治的主要措施之一。常用的杀虫剂有马拉硫磷、甲嘧硫磷和拟除虫菊酯类等。可湿性粉剂配制的水悬剂适合于喷洒吸水性强的砖墙、泥墙;乳剂适用于木板、水泥等光滑的墙面。

(3)室外灭蚊 一般用于登革热或乙脑等蚊媒病流行时,对区域或病家周围环境的处理。多采用超低容量喷洒法灭蚊,在居民区一般用辛硫磷及马拉硫磷合剂;在村庄周围可用马拉硫磷乳油。

3. 生物防治 包括放养食蚊鱼和释放生物杀虫剂。如在水沟、水池放养柳条鱼,在水缸、公园内的水池放养观赏鱼,在稻田放养鲤鱼、非洲鲫鱼等,对污水池、蓄水池等可投放生物杀虫剂如苏云金杆菌或球形芽孢杆菌制剂。

4. 法规防治 利用法律法规防止媒介蚊虫的传入,对蚊虫防治进行监督及强制性灭蚊。对机场和港口的检疫,防止媒介蚊虫入境,通过运输工具扩散。

(张玲敏)

第二节 蝇

蝇属于双翅目、环裂亚目昆虫。一般根据成蝇头部触角上方的额囊缝的有无分为无缝群和有缝群,在有缝群中又可根据腋瓣的有无分为有瓣类和无瓣类。有瓣类蝇在医学与兽医学上较为重要,是研究的主要对象。据 20 世纪 70 年代末统计,全世界已知蝇类 64 科 34000 余种,中国已知4209 种。该科分若干亚科,其中绝大部分非吸血性,而螫蝇亚科则为吸血性。两类的主要区别在于口器。依蝇类与人类的关系,可将其分为农林害虫、害虫天敌、传粉昆虫、法医昆虫、医学与兽医昆虫、食用昆虫、实验材料、药物昆虫、仿生材料和文化昆虫等。

与人类疾病有关的蝇类多属蝇科(Muscidae)、厕蝇科(Fanniidae)、丽蝇科(Calliphoridae)、麻蝇科(Sarcophagidae)、狂蝇科(Oestridae)、皮蝇科(Hypodermatidae)、胃蝇科(Gasterophilidae)和舌蝇科(Glossinidae)等。

一、简史

蝇字由"虫"和"黾"组成,"黾"为"吃食少而繁殖多"的意思,"蝇"本义是"吃食少繁殖多的虫子"。蝇类历史悠久,公元前 1200 多年前《诗经》的《小雅》中就有一首题名"青蝇"的诗,《诗经》曰:营营青蝇止于樊,恺悌君子,无信谗言……字形取其态,发音取其声。在历代浩如烟海的史书和专著中对蝇类的形态、习性、危害、防治都有丰富的记载。

蝇类分类研究历史:19世纪-20世纪50年代是外国学者为主的研究阶段,20世纪初-20世纪50年代,为外国人主持下的国人启蒙阶段,少数外国学者和少数国内学者对中国有瓣蝇类做过零星调查。国内学者包括陶善敏(1927)蝇科幼虫形态比较、何琦(20世纪30年代)、胡经甫(1940)。20世纪50年代以后有一些外国学者发表中国种类,如Kano et lopos 1969,Nandi 1976,Hennig 1957,Zimin(1902-1970)Emden(1898-1958)1965,Sifner 1999,Chillcott(1929-1967),Nishida 1975,Carvalho(1951)等。中国蝇类分类研究特点是起步较晚、进展惊人,成果丰硕。物种不断增加、新种报道不断上升。范滋德(1965)编著的《中国常见蝇类检索表》(第一版)为中国蝇类研究起到了奠基性、规范性的作用。以后各地分别进行了生态地理区蝇类调查,中国经济昆虫志、动物志的编写、综合性蝇类专著的问世、《中国常见蝇类检索表》(第二版)等将蝇类分类研究推向一个新高潮。

二、形态

成虫体长4~14mm。体呈暗灰、黑灰、黄褐、暗褐等色,有部分蝇带有蓝绿、青、紫等金属光泽。全身被有鬃毛(图19-5)。

1. 头部 近半球形。复眼大,通常雄蝇两眼间距离较窄或相接,雌蝇较宽,或雌雄复眼距离区别甚微,或无区别。头顶有3个排成三角形的单眼。颜面中央有1对触角,分3节,第3节最长,其基部前外侧有1根触角芒。非吸血蝇类的口器为舐吸式,由基喙、中喙和口盘(含1对唇瓣)组成,基喙上有1对单节触须。口器可伸缩折叠,以口盘直接舐吸食物(图19-6)。吸血蝇类的口器为刺吸式,中喙较细长而坚硬,唇瓣退化,喙齿发达。

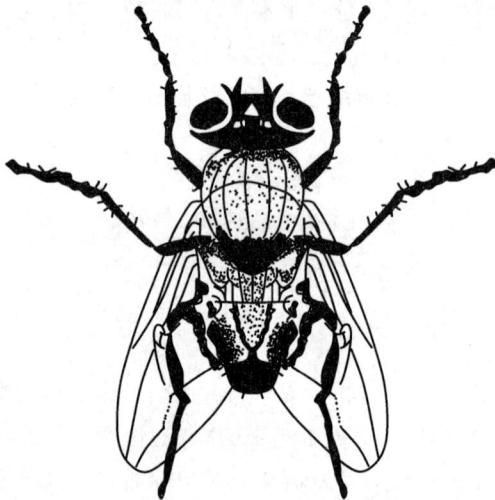

图19-5 蝇成虫

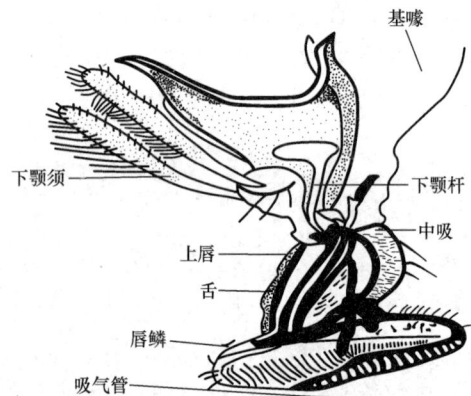

图19-6 蝇口器

2. 胸部 前、后胸退化,中胸特别发达。中胸背板上鬃毛的排列、斑纹等特征是分类的依据。在中胸背板两侧有膜质翅1对,除短的前缘脉和亚前缘脉外,有6条不分支的纵脉和1条腋脉,其中第4纵脉末端的弯曲形状为分类鉴别特征。翅基部有翅瓣和上、下腋瓣,下腋瓣有的不发达或退化。在后胸侧板的上方有1对平衡棒。足上多毛,跗节分5节,末端具爪及发达的爪垫各1对和单一的刚毛状爪间突,爪垫密布纤毛,可分泌黏液具黏附作用并能携带病原体。

3. 腹部 圆筒形,末端尖圆。背板可见4~5节,其余各节形成尾器。雌蝇通常形成产卵器,产卵时伸出。雄蝇外生殖器的特征是蝇种鉴定的重要依据。

三、生活史

蝇生活史属完全变态，发育过程有卵、幼虫、蛹和成虫4期（图19-7）。多数种类产卵，有少数种类（如狂蝇、舌蝇、多数麻蝇等）直接产幼虫。

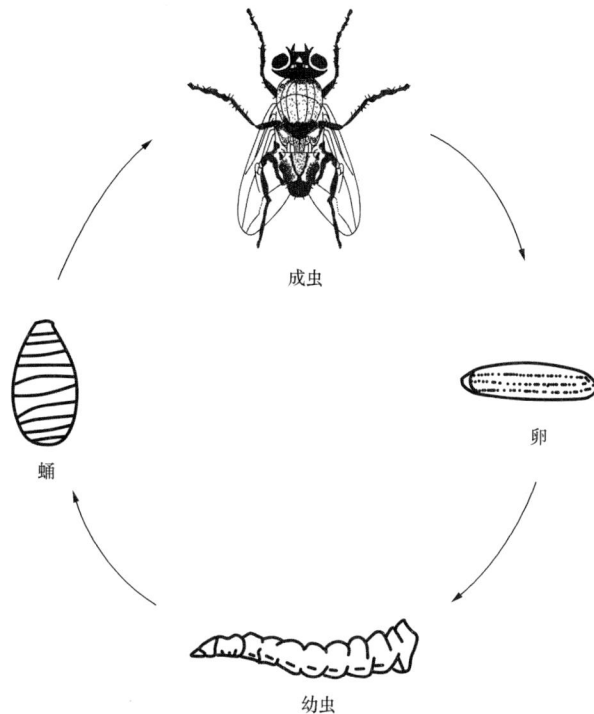

图19-7 蝇生活史

1. 卵　香蕉形，乳白色，长约1mm。常数十至数百粒卵堆积成块。在夏季，卵产出后1天即可孵出幼成。

2. 幼虫　圆柱形，前尖后钝，乳白色，无足无眼，长1~13mm。分3龄。头部尖细，有1对外露的口钩；胸部分3节，第1节两侧有前气门1对；腹部分10节，腹部背面可见8节，后2节很小位于第7、8节的腹面，第8节后侧有后气门1对，由气门环、气门裂和气门钮组成。气门裂数：1、2龄幼虫为2个，而3龄幼虫有3个。幼虫的后气门形状是分类的重要依据。幼虫在孳生场所经2次蜕皮发育为成熟的3龄幼虫后，即爬到孳生物周围疏松的土层内，虫体缩短，表皮变硬而化蛹。在夏秋季，家蝇幼虫期为4~7天，而专性寄生的幼虫可长达9~11个月。

3. 蛹　圆筒形，棕褐色至黑色，长5~8mm。蛹不食不动。一般经3~17天羽化。蛹内成虫借其额囊的膨胀和收缩，顶破蛹壳前端，形成一环状裂缝钻出。

4. 成虫　羽化1~2天后进行交配，一般一生仅交配1次，数日后雌虫产卵。一生约产卵3~8次，每次产卵数十至数百粒。在合适的温度、湿度条件下，蝇完成生活史需8~30天。成蝇寿命一般1~2个月。在越冬状态下家蝇可生活半年。

蝇类每年可繁殖7~8代，在我国南方可达10代以上。

四、生态

1. 孳生习性　蝇幼虫可分为自生和寄生两类。自生生活的幼虫可根据蝇类孳生物（地）性质的不同，将其分为5类：人粪类、畜禽粪类、腐败的动物质类、腐败的植物质类和垃圾类。蝇种不同，其孳生场所不同。对孳生物性质的要求有的蝇种较严格，而有的蝇种不太严格。

2. 食性　成蝇的食性分为3类：①不食蝇类口器退化，不能取食，如狂蝇、皮蝇和胃蝇科蝇类，此类蝇主要引起蝇蛆病；②吸血蝇类，以人和动物的血液为食，雌、雄性均吸血，如螫蝇属和舌蝇属的蝇种,此类蝇可生物性传播疾病;③非吸血蝇类,其食性包括蜜食性(如污蝇食花蜜)、粪食性(如腐蝇和厕蝇喜食人粪)和杂食性(如居住区多种蝇类)。杂食性蝇类以腐败的动植物、人和动物的食物、排泄物、分泌物和脓血等均可为食。此类蝇取食频繁,且边吃、边吐、边排粪,该习性在蝇类机械性传病方面具有重要意义。

3. 活动与栖息 蝇类的活动、栖息场所因种类而异。大多数蝇类在白天活动,夜间常栖息在白天活动的场所,如室内的天花板、电线或悬空的绳索上;室外的树枝、树叶、篱笆等处。蝇类的活动主要受温度和光照的影响,如家蝇在4~7℃仅能爬动,20℃以上才比较活跃,在30~35℃时最活跃。蝇善飞翔,如家蝇每小时可飞行6~8km,通常活动范围以孳生地为中心的100~200m半经范围内活动觅食,有时可随车、船、飞机等交通工具扩散。

4. 季节消长 蝇对气候的适应性因种而异。不同蝇种在同一地区和同一蝇种在不同地区表现为不同的季节分布。根据不同的季节消长,可将中国蝇类分为春秋型(如夏厕蝇、巨尾阿丽蝇)、夏秋型(如丝光绿蝇、大头金蝇、黑尾黑麻蝇)、夏型(如厩腐蝇)、秋型(如家蝇),其中以夏秋型和秋型蝇类与夏秋季肠道传染病的关系最为密切。蝇类一般每年可完成7~8代,而在南方则可达10代以上。

5. 越冬 蝇除卵外的各期均可越冬。越冬虫期因虫种或地区不同而异。大多数蝇类以蛹越冬,如厩螫蝇、金蝇、丽蝇、麻蝇等属的一些种类;少数蝇类以幼虫越冬,如厕蝇属、绿蝇;或以成虫越冬,如厩腐蝇、红头丽蝇。而家蝇的幼虫、蛹或成虫均可越冬。以幼虫越冬者多在孳生物底层;以蛹越冬者多数在孳生地附近的表层土壤中;成虫则在暖室、地窖、地下室等温暖隐蔽场所越冬。

五、常见蝇种

1. 家蝇(*Musca domestica*) 体长5~8mm,灰褐色。胸部背面有4条黑色纵纹;翅第四纵脉末端向上急弯成折角;腹部橙黄色,并具有黑色纵条。幼虫主要孳生于腐败的植物类、畜粪和垃圾中,成虫在温暖季节通常在室外,秋凉季节则侵入室内。全国均有分布。

2. 丝光绿蝇(*Lucilia sericata*) 体长5~10mm,胸腹部带有绿色金属光泽,中胸背板上有发达的鬃毛,腋瓣上无毛。幼虫主要孳生于腐败的动物质中,成蝇喜在腥臭腐烂的动物质及垃圾等处活动,在繁殖盛期也常飞入住室或食品店及菜市场。全国均有分布。

3. 大头金蝇(*Chrysomyia megacephala*) 体长8~11mm,躯体肥大,头宽于胸,全身被以青绿色金属光泽。复眼深红色,颊为杏黄或橙黄色,腋瓣棕色有毛。幼虫常孳生在人畜粪便、禽粪、垃圾和腐肉中。成虫活动于腐烂的蔬菜、瓜果及粪便周围。全国性分布,但以长江以南数量最多。

4. 巨尾阿丽蝇(*Aldrichina grahami*) 体长5~12mm,胸部暗灰色,腹部背面有深蓝色金属光泽。颊黑色,腋瓣上有长细毛。幼虫主要孳生在人粪尿中,也可在腐败的动物质和垃圾中,成蝇主要在室外活动。出没在垃圾、厕所及人的食物等处。

5. 黑尾黑麻蝇(*Helicophagella melanura*) 体长6~12mm,暗灰色,胸背面有3条黑色纵纹,腹部背面有黑白相间的棋盘状斑。幼虫孳生在人畜粪便中,成虫活动于室外,也可飞入室内。全国均有分布,但以东部地区为主。

6. 厩螫蝇(*Stomoxys calcitrans*) 体长5~8mm,暗灰色,形似家蝇,刺吸式口器,胸部背面有不清晰的4条黑色纵纹,翅第四纵脉末端呈弧形弯曲。幼虫主要孳生在禽、畜粪或腐败的植物质中,成虫在室外活动,刺吸人畜血液。

六、与疾病的关系

蝇除骚扰人、污染食物和吸血蝇的叮刺吸血外,更重要的是可传播多种疾病和引起蝇蛆病。

1. 传播疾病 蝇类传播疾病包括机械性传播和生物性传播两种方式。

(1)机械性传播 非吸血蝇类可通过其体表、足部密布的鬃毛和消化道携带各种病原体,另外,蝇类取食频繁,且边吃、边吐、边排粪的特有习性,可将病原体传播扩散。蝇可传播消化道疾病，如痢疾、霍乱、伤寒、副伤寒、脊髓灰质炎、肝炎、肠道原虫病、肠道蠕虫病；呼吸道疾病如结核病；皮肤病如细菌性皮炎、雅司病；眼部疾病如沙眼和结膜炎。吸血蝇类可实验传播脊髓灰质炎、炭疽、螺旋体病以及皮肤利什曼病等。

（2）生物性传播 吸血蝇类舌蝇（Glossina）（又称采采蝇）能传播人体和动物的锥虫病（或称睡眠病），其病原体为布氏冈比亚锥虫和布氏罗得西亚锥虫，该病流行于非洲。此外，冈田绕眼果蝇（Amiota okadai）是结膜吸吮线虫的中间宿主。

2. 蝇蛆病（myiasis） 蝇的幼虫寄生于人和脊椎动物组织器官而引起的损害称为蝇蛆病。按临床寄生部位分可为以下类型。

（1）皮肤蝇蛆病 以纹皮蝇和牛皮蝇幼虫所致的病例最多。当雌蝇产卵于人的毛发或衣服上，孵出的幼虫钻入皮内，在皮下移动，形成游走性皮下肿块，最后幼虫向表皮移动并开一小孔，幼虫可从小孔中逸出或被人用手挤出。人感染通常1~2条。侵犯部位以头、胸部最多。个别病例幼虫可移行到深部组织器官如胸腔、腹腔、眼、脑等。胃蝇1龄幼虫可钻入人体皮内并移行，凿成一条曲折的隧道，呈现出血性条纹状匐形疹。在隆起的末端可用针挑出虫体。分布于美洲的人肤蝇和分布于非洲的嗜人瘤蝇，其幼虫对人的侵害与皮蝇相似，在皮肤的钻入部位形成疖样肿块，但不移行。

（2）眼蝇蛆病 以狂蝇属和鼻狂蝇属的1龄幼虫所致病例最多。蝇在飞行过程直接冲撞眼部将幼虫产于眼结膜和角膜上导致急性结膜炎或角膜溃疡。偶见有家蝇、丝光绿蝇、纹皮蝇和牛皮蝇幼虫侵害人眼的病例。

（3）胃肠道蝇蛆病 通常因人误食被蝇卵或幼虫污染的食物或饮水，或蝇在肛门附近产卵或幼虫进入肠内所致。患者可有恶心、呕吐、腹痛、腹泻和食欲不振等。蝇种有蝇科、麻蝇科、丽蝇科和胃蝇科的一些蝇种。

（4）耳、鼻、咽和口腔蝇蛆病 人的感染主要是由于患病器官有臭味分泌物，可诱蝇类产卵或产幼虫而致病。致病蝇种有家蝇、厩腐蝇、大头金蝇、丝光绿蝇、铜绿蝇、又丽蝇、黑尾黑麻蝇、羊狂蝇、黑须污蝇和蛆症金蝇等。

（5）泌尿生殖道蝇蛆病 人感染常因赤身裸体，由尿道或阴道排泄物的臭味诱蝇产卵，孵出的幼虫进入泌尿生殖道而致病。致病蝇种有家蝇、夏厕蝇、大头金蝇、丝光绿蝇、铜绿蝇和棕尾别麻蝇等。

（6）创伤蝇蛆病 由于创伤出血、化脓所发出的气味诱蝇产卵或幼虫而致病。蝇种中以蛆症金蝇的病例较多。其他有家蝇、黑须污蝇、丝光绿蝇、红头丽蝇和肥须亚麻蝇等。

七、防治

灭蝇的基本环节是搞好环境卫生，清除蝇的孳生场所。根据蝇的生态和生活习性，杀灭越冬虫态和早春第一代及秋末最后一代成蝇可收到事半功倍的效果。可采取环境治理、物理防治、化学防治、生物防治等综合防治措施。

1. 环境治理 采取多种方法，限制蝇的孳生，如及时清除垃圾、粪便，生活垃圾装袋密封等以达到消灭孳生物及孳生场所。

2. 物理防治 安装纱门纱窗防蝇飞入室内。用淹、闷、捞出烫煮、堆肥等方法杀灭幼虫及蛹；用直接拍打、捕蝇笼诱捕和粘蝇纸粘捕等方法杀灭成蝇。

3. 化学防治 在成蝇栖息场所可用滞留喷洒或空间喷雾，或将杀虫剂放入饵料中诱杀成蝇。在蝇幼虫孳生场所喷洒杀虫剂以杀灭幼虫。灭蝇常用药物有美曲膦酯、溴氰菊酯、氯氰菊酯、二氯苯醚菊酯、残杀威和灭多威等。

4. 生物防治 用蝇类天敌和致病性生物灭蝇，如寄生蜂寄生于蝇蛹。苏云金杆菌H-9的外毒素能杀灭蝇幼虫。

（张玲敏）

第三节　白　蛉

白蛉属于昆虫纲，双翅目，丝角亚目，毛蛉科，白蛉亚科，迄今全球共报道约有 600 个种名，新、旧大陆约各占一半。公认的蛉属有六个（Lewis，1977；Young，1994）：旧大陆的白蛉属（*Phlebotomus* Rondani & Berte，1840）、司蛉属（*Sergentomyia* Franca & Parrot，1920）、秦蛉属（*Chinius* Leng，1987）和新大陆的鲁蛉属（*Lutzomyia* Franca，1924）、班蛉属（*Brumptomyia* Franca & Parrot，1921）和瓦蛉属（*Warileya* Hertig，1948）等六个蛉属。白蛉属和鲁蛉属蛉种是人畜疾病的主要传媒，司蛉属和班蛉属蛉种是一些动物疾病的传媒，秦蛉属和瓦蛉属蛉种是地球上残存的古老蛉种。中国的蛉种，属于旧大陆的所有三个属；亦有学者 Artemiev 及 Neronov（1984）和冷（1997）认为另两个亚属：异蛉亚属（*Idiophlebotomus* Quate & Fairchild，1961）和格蛉亚属（*Grrasomyia* Theodor，1958）应升为属级阶元，这样中国就共有 5 个蛉属，即白蛉属、司蛉属、秦蛉属、异蛉属和格蛉属。国内现已报道的蛉种约 48 种。

一、简史

白蛉一词的拉丁学名为 Phlebotomus，英语为：Phlebotomine Sandfly/Phlebotomus，法语为：Phlebotomes，德语为：Schmetterlingsmucken/Phlebotomus，意大利语为：Flebotomus/Pappataci，西班牙语为：moscas de arena/Flebotomus，日语为：刺蝶蝇（さしちょばえ）/フレボト－ゥムス，俄语为：Москит/Флеботомус。中文名则以冀东的民间俗名而称为"白蛉子"，日后的"白蛉"学名由此而来。

1691 年 Bonanni 称白蛉为"Sarapico"。此后 1786 年 Scopoli 描述了巴氏白蛉（*Phlebotomus papatasi* 又名静音白蛉），称之为 Bibio papataci。1840 年 Rondani 创立了白蛉属（Genus *Phlebotomus*），在他的第三篇论文中（1843）报道了巴浦白蛉（*Phlebotomus papatasi* Scopoli，1786）、微小白蛉（*Phlebotomusminutus* sp. nov.）和白虾白蛉 *Phlebotomus modestus* Costa，1840）。Rondani（1840）使用了"Flebotomus"的属名，但在 1843 的文章中被错印为"Hebotomus"，而在 1856 年又使用了白蛉科"Phlebotomida 一词。此后最初使用的 Phlebotomus 一词被普遍接受。依国际动物命名法（International Code of Zoological Nomenclature，ICZN）的规定，最原始的命名必须保留——Phlebotomus 一词被公认为正式的白蛉属学名。"Flebotomus"和"Hebotomus"二词则予废除。Grassi（1907）在其经典著作《白蛉的研究（Richerche sui Flebotomi)》中，首次科学地描述了巴氏白蛉的形态学，把以前的同物异名进行了归纳整理，并又报道了一个新蛉种——马希替白蛉（*P. mascittii* Annandale & Brunetti，1908）自印度描述了银足白蛉（*P. argentipes* Doer，Franz 和 Taussig，1909）发现了在地中海地区白蛉可以传播由病毒引起的白蛉热（papatasi fever，sandfly fever），以后又相继证实本亚科一些蛉种是人类和动物某些病毒和原生动物病原的传播媒介。

中国白蛉的近代研究始于 1915 年，清华学堂的校医 Bolt 描述了他在清华校园、北京西山和北戴河捕获的白蛉，1916 年 Newstead 发现并命名了中华白蛉（*P. chinensis*）之后，Young 及 Hertig（1926）在徐州使用中华白蛉叮咬感染了人体内脏利什曼病病原体大地鼠，20 世纪 30 年代后我国学者承担起了白蛉研究的主要工作。姚永政、吴征鉴（1938－1946）报道了新中国成立前发现的蛉种。新中国成立后，冷延家普查了国内的蛉种，建立了中国白蛉分类体系而与国际接轨（冷 1997）。

二、形态

1. 成虫　成虫体小，多毛，胸部隆起（俗称"背驼"），灰褐色。虫体分头、胸、腹三部分（图 19－8）。

（1）头部　呈半球形，有1对大而黑的复眼、1对触角、1对下颚须和1个刺。

（2）胸部　分前、中、后胸3部分，前胸和后胸均很小，中胸最为发达，向上隆起，侧面观似"驼背"；两侧生有翅1对。后胸有1对匙状的平衡器（或平衡棒，halter）。3对足分别发自前、中、后胸腹侧面，长于体长。

（3）腹部　白蛉腹部细长，由10节组成。前7节形状相同，第8节显著缩小变形，第9、10节特化为外生殖器。雄外生殖器发达，为爪状，雌蛉尾部钝圆。

腹2~6节背板上着生毛，有些种类完全竖立，有些种类完全平卧，也有些种类是互相交杂的，依此可把白蛉分为竖立毛（errect - haired）、平卧毛（recumbent - haired）和交杂毛（inter-mediate - haired）三大类，是分类的依据。

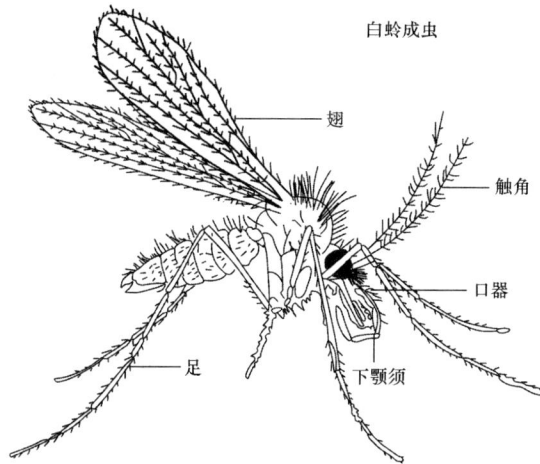

图 19 - 8　白蛉成虫

2. 卵　卵呈长椭圆形，两端钝圆，大小为（0.2~0.5）mm×（0.1~0.15）mm。初生卵色灰白，在空气中很快就变成深褐或黑色。卵壳（egg shell）上有由卵壳表面的突起形成的有规则形状变化的斑纹，这些斑纹的形状和蛉卵的大小随蛉种而异，可借此分类，

3. 幼虫　幼虫呈蠕虫状，乳白或淡褐色，共有四个龄期。虫体分为头、胸、腹3部分。头部几丁化强，有1对短小的触角，无眼，咀嚼式口器，胸部分前胸、中胸和后胸3节，各胸节的背面、侧面和腹面上均有许多鬃毛，腹部共11节，前7节腹侧面各着生肉质足1对，借此可作匐匍运动。1龄幼虫腹部末端有1对尾鬃，2~4龄幼虫尾鬃为2对。

3. 蛹　刚化蛹时呈乳白色，2~3小时后变成淡黄色或灰褐色，外观似鼓槌状，头胸部似捶头，腹部似捶柄。在蛹的尾端有化蛹时蜕下的4龄幼虫皮附着。2对尾鬃清晰可见，是白蛉蛹的特征。

三、生活史

白蛉属于完全变态昆虫，生活史分为卵、幼虫、蛹和成虫四个发育阶段（图19-9）。在热带地区，完成一代生活史约需4周，一年可繁殖2代，而在温带地区，由于有滞育期，完成一代生活史可长达10个月以上。

卵、幼虫及蛹一般生活在土壤中，或在森林的腐落树叶之下。雌蛉吸血后3~10天方可产卵，在偶然情况下某些蛉种的个别个体可不吸血亦可产出成熟虫卵。雌蛉产卵后大量死亡。卵发育完成后，卵内幼虫破壳而出，一龄幼虫期一般为1~2周。以后经过数次蜕皮逐渐发育为二龄、三龄和四龄幼虫。幼虫以腐败的有机质为食，不耐干旱又怕湿。化蛹前四龄幼虫离开取食地方，寻找干爽场所固着、蜕皮，蜕下的四龄幼虫皮附着在蛹的尾部。蛹期常需1~2周时间。羽化时成虫由

蛹壳背面裂开的 T 形口蜕出，通常于破晓前的黑暗中羽化，雄蛉比雌蛉先行羽化，羽化后展翅至活动需 2~3 小时。

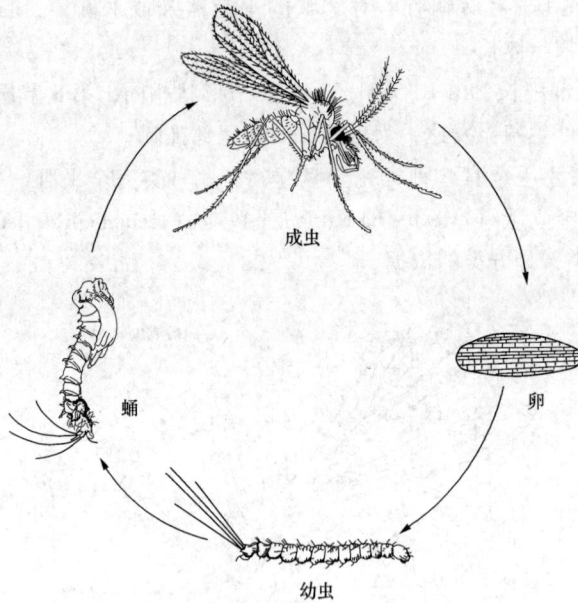

图 19-9　白蛉生活史

四、生活习性与生态

1. 食性　白蛉幼虫为咀嚼式口器，主要吃固体的有机物质，如兔粪粉、血粉、酵母粉、肝粉及各种腐败有机物、霉菌等。成虫口器为刺吸式，雄雌白蛉皆吸食植物汁液，只有雌蛉吸血。不同种类的白蛉，吸血习性不同，白蛉属雌蛉多吸食哺乳动物血或人血；几乎全部司蛉属雌蛉吸食蜥蜴或其他变温动物血，但亦有兼吸哺乳类动物者；通常雌蛉吸血是在黄昏以后至清晨之间，室内室外均可。侵入居民点的白蛉多在入夜开始吸血、午夜后吸血蛉数减少，天明后停止。白蛉吸血时的最适宜温度是 20~24℃。

2. 交配与生殖　白蛉一般在羽化后即行交配，此后雄蛉迅即死去，雌蛉交配后立即吸血，以供卵巢的发育和育卵。交配时间及场所无特殊限制，雌蛉一生仅交配 1 次，但可吸血多次。有少数蛉种可不经交配而行孤雌生殖。

3. 孳生地　白蛉幼虫生活在土壤之中，深度不超过 10cm，如房屋内角及屋内墙壁与地面交角的泥土中，居室内床下、家具或箱柜下的泥土中，房屋附近堆积物如木料、旧砖、草堆的泥土中，有鼠居住的沙鼠洞和家屋中的鼠洞皆为合适的孳生场所。

4. 栖息与活动　白蛉多栖止于阴暗、无风、安静的场所。近家栖型的蛉种可栖息于人房和畜舍，墙面上的壁龛、墙角以及墙面与屋顶交界处，野栖型蛉种主要栖息于包括山洞、树洞、树根夹缝、森林的腐烂树叶缝隙、动物洞穴（鼠洞、兽穴）、白蚁山（非洲）、岩石缝隙、土洞、土、石、砖墙的缝隙，废弃的窑洞、矿坑和防空洞以及枯井和荒芜的野寺之中。白蛉一般在栖息场所附近活动，主要夜间活动吸血。通常在黄昏以后开始活动，至翌日清晨为止。白蛉的飞翔能力较弱，只做短距离跳跃式飞行，活动范围常在 30m 之内。

5. 季节消长与越冬　白蛉的季节分布因地而异。某一地区内的不同蛉种，其季节分布亦不相同。旧大陆的温带地区白蛉季节在春初至初秋之间，如中华白蛉活动季节在 5~9 月，新疆吐鲁番的亚历山大白蛉在 5 月下旬已有相当数量，6 月下旬出现第一个高峰，7 月下旬开始下降，至 8 月上旬出现第 2 个高峰，此后缓慢下降，至 9 月中旬仍有少量白蛉存在。热带地区某些蛉种则终年繁衍。幼虫一般以四龄幼虫越冬。

五、与疾病的关系

白蛉作为吸血昆虫除叮人吸血外，可传播多种人类和动物疾病，包括利什曼原虫病、白蛉热、巴尔通氏小体病（奥洛亚热）、某些动物锥虫病等，其中以传播利什曼原虫病最为重要。在我国，传播人类利什曼病传病蛉种为中华白蛉、长管白蛉、四川白蛉、斯氏白蛉和亚历山大白蛉。

1. 叮咬　初次被白蛉叮咬的人，常有明显反应。出现局部瘙痒、丘疹，严重者引起全身过敏，出现荨麻疹样皮疹，时常由于抓痒而引起继发性感染。多次叮咬后反应减轻。

2. 利什曼原虫病　利什曼原虫病广泛分布于亚、欧、非、拉美等大洲的许多国家，是由多种利什曼原虫引起的对人体危害严重的人兽共患疾病。据 WHO 2001 年报告，在 88 个国家发现有利什曼原虫病，约 3.5 亿人生活在这些热带、亚热带地区而受到疾病的威胁，受感染人口达 1200 万，估计每年有新发病例 150 万 ~ 200 万，其中内脏利什曼病患者约 50 万，皮肤利什曼病患者 100 万 ~ 150 万。

根据临床病变的不同，可将利什曼病分为三种不同类型：以损害内脏器官（如肝、脾、骨髓等）而致病的内脏利什曼病（Visceral leishmaniasis，VL）。在印度，这类患者皮肤常有暗的色素沉着，并伴有发热，故称 kala azar，即黑热病；以皮肤损害为主的皮肤利什曼病（Cutaneous leishmaniasis，CL）和以原虫寄生于皮肤内引起皮肤病变，也可经淋巴或血液侵入鼻咽部黏膜内致黏膜病变的皮肤黏膜利什曼病（Mucocutaneous leishmaniasis，MCL）。

（1）内脏利什曼病　病原体包括：分布在旧大陆的杜氏利什曼原虫 [*Leishmania donovani*，(Laveran & Mesnil, 1903) Ross, 1903]、婴儿利什曼原虫（*L. infantum*）以及分布在新大陆的恰氏利什曼原虫（*L. chagasi*）。热带利什曼原虫（*L. tropica*）偶尔可引起内脏利什曼病。内脏利什曼病在亚洲主要流行于南亚的印度、尼泊尔、孟加拉国，中东地区的伊拉克、巴勒斯坦；欧洲的地中海沿岸的一些国家；非洲的苏丹。

在我国，人体内脏利什曼病（visceral leishmaniasis）主要的传病蛉种包括中华白蛉（*Phlebotomus chinensis*）、长管白蛉（*P. longiductus*）、亚历山大白蛉（*P. alexandri*）、斯氏白蛉（*P. Smirrnovi*，同物异名：吴氏白蛉 *P. wui*）、四川白蛉（*P. sichuanensis*）。

（2）皮肤利什曼病　病原体包括：分布在旧大陆的热带利什曼原虫 [*L. tropica*（Wright, 1903），Luhe 1906]、埃塞俄比亚利什曼原虫（*L. aethiopica*）、硕大利什曼原虫（*L. major*）以及分布在新大陆的巴西利什曼原虫（*L. braziliensis* Vianna, 1911）、墨西哥利什曼原虫 [*L. mexicana*（Biagi, 1915）Garnham, 1962]、亚马逊利什曼原虫（*L. amazonensis*）、圭亚那利什曼原虫（*L. guyanensis*）、委内瑞拉利什曼原虫（*L. venezuelensis*）、巴拿马利什曼原虫（*L. panamensis*）、秘鲁利什曼原虫（*L. peruviana*）。杜氏利什曼原虫、婴儿利什曼原虫和恰氏利什曼原虫有时也可导致皮肤利什曼病。皮肤利什曼病在亚洲主要流行于阿富汗、伊朗、伊拉克、黎巴嫩、也门、叙利亚、土耳其和沙特阿拉伯；在非洲则以苏丹、阿尔及利亚、突尼斯和塞内加尔等国多见；在欧洲流行于地中海沿岸的一些国家和前苏联的部分地区；在美洲流行广泛，主要分布在中美洲的哥斯达黎加、尼加拉瓜、巴拿马，南美洲的巴西、委内瑞拉、哥伦比亚、秘鲁、巴拉圭、圭亚那，其中以巴西流行最为严重。

（3）皮肤黏膜利什曼病　病原体包括：分布在旧大陆的杜氏利什曼原虫（主要在非洲）和分布在新大陆的巴西利什曼原虫。皮肤黏膜利什曼病广泛分布于中、南美洲，非洲的埃塞俄比亚和苏丹也有病例报道。

3. 细菌性疾病　奥洛亚热（Oroya fever）又称卡里翁病（Carrion's disease），是流行于南美洲的秘鲁、哥伦比亚和厄瓜多尔的一种人体疾病。病原体为杆菌状巴氏体（*Bartonella bacilliformis*），由疣肿鲁蛉（*Lutzomyia verrucarum*）和野口白蛉传播。巴氏体仅存在于白蛉喙中，因而被认为是机械性传播。在临床上分为两型：急性期又称奥洛亚热（Oroya fever），起病急，表现为发热，严重的溶血性贫血，并伴有肌肉、关节疼痛，全身淋巴结肿大，暂时性精神错乱或昏迷。此期不加治疗，病死率可达 40%。慢性期又称秘鲁疣肿（verruga peruana），表现为粟粒性或结节性的皮肤损害，出现皮疹，直径达 1.6~4cm，有触痛，破溃后形成溃疡，并引起出血，常发生在头部和四肢。

4. 病毒性疾病　白蛉热（sandfly fever, papatasi fever）亦称三日热（Three - day fever）。由滤过性病毒 Toscana virus（TOSV）所致，传播媒介为静食白蛉（*P. papatasi*）、恶毒白蛉（*P. perniciosus*）和 *P. perfiliewi* 为。白蛉热主要发生在从尼罗河到印度一线，地中海地区，如意大利、西班牙、塞浦路斯、葡萄牙、希腊，中亚地区和中国沿海曾有病例报道。病毒可在白蛉体内经卵传至下代，故白蛉既是传播媒介（vector），又是保虫宿主（reservoir），但病毒在人体内就进入了"死胡同"、无病毒血症出现。

此外，白蛉还可传播鼠类、蜥蜴间某些锥虫病、鼠利什曼氏原虫病等。

六、防治

白蛉防治以药物杀灭成蛉为主，结合环境治理和个人防护可较好地达到防治目的。杀灭成蛉的药物有溴氰菊酯、氯氰菊酯、马拉硫磷、杀螟松等，用以进行室内滞留喷洒。环境治理包括清除周围环境内的垃圾、废物、填补墙缝等以清除幼虫孳生地。个人防护可用蚊帐、纱窗，涂擦避蚊胺（DEET）等驱避剂或用艾蒿烟熏等。

（张玲敏）

第四节　蠓

蠓（midge）俗称"墨蚊"或"小咬"，是一类微小型昆虫。属于节肢动物门（Arthropoda）、昆虫纲（Insecta）、双翅目（Diptera）、蠓科（Ceratopogonidae）。吸血蠓（blood - sucking midge）是重要的医学昆虫。目前全世界已知吸血蠓包括 4 个属：库蠓属（*Culicoides*）、蠛蠓属（*Lasiohelea*）、细蠓属（*Leptoconops*）和澳蠓属（*Austroconops*），共 1671 种。我国吸血蠓类有库蠓属、蠛蠓属、细蠓属 3 个吸血蠓属 413 种。其中库蠓属是蠓科中最大的一个属，也是吸血蠓属中分布最广、种类最多、与人畜关系最密切的一个属，可兼吸人和动物血液，传播疾病，危害人畜健康。

一、简史

蠓在我国《尔雅》中就有记载。晋郭璞《尔雅注》（约在公元 300 年）载有："小虫似蚋，喜乱飞，单呼曰蠓……"唐白居易《长庆集》（编于公元 821 - 825 年）记述："蜀中又小而黑者为蟆子，微不可见，能透衣入人肌肤，啮成疮毒，人极苦"。这里蟆子就指蠓。

国外最早关于吸血蠓的相关论述发表于 1932 年，我国的研究起步较晚，有关吸血蠓类的首篇论文是 1951 年张本华发表的《四川省三种吸血蠛蠓的分类研究》。1956 年我国著名生物学家胡经甫教授发表了《中国蠓科昆虫初步名录》，文中记述了发现于我国的 96 种蠓类，其中包括吸血蠓类 28 种，且均由外国学者采集记录，此后我国蠓科昆虫的研究才逐渐兴起。

二、形态

吸血蠓成虫较小，体长 1~4mm，为褐色或黑色，由头、胸、腹三部分组成。头部近似球形，复眼为肾形且发达。雄蠓两眼邻接，雌蠓大多两眼间距较远。单眼退化或不明显。有丝状触角 1 对，各 15 节，雄蠓触角上有长的轮毛。口器发达，为刺吸式。前胸、后胸退化，中胸发达，具有短宽的膜质翅 1 对，翅上有斑和微毛。后翅退化为平衡棒。足 3 对，细长。腹部 10 节，雌虫尾端有尾须 1 对，雄虫有钳状外生殖器。

三、生活史

吸血蠓是完全变态昆虫。其生活史的发育过程为卵、幼虫、蛹、成虫 4 个阶段（图 19 - 10）。吸血蠓的发育受种类、温度、湿度、营养及幼虫孳生环境等因素的影响而有差异。在条件适宜的情况下，完成整个发育需要一个月。

虫卵长 0.35～0.65mm，呈长椭圆形或香蕉形，卵壳表面光滑或有结节样突起。虫卵在适宜的温度下，约经 5 天孵化。幼虫细长，多呈蠕虫状，发育需经过 4 个龄期，4 龄幼虫为 5～6mm。幼虫头部呈浅棕色，胸、腹部淡黄或灰白色，通常为 3 个胸节和 9 个腹节。幼虫生活在湿润的疏松土壤或水中，以菌、藻类以及一些原生动物为食。

蛹分为头胸部和腹部，体长 2～5mm。早期淡黄色，羽化前呈深褐或黑色。头部有眼 1 对，胸背面有呼吸管 1 对。胸腹部有结节。蛹不活动，可见于水中或少量积水的淤泥中，5～7 天羽化。整个生活史需 4～7 周。蠓一般以幼虫或卵越冬，越冬幼虫可经 5 个月化蛹。成虫寿命约 1 个月。雌雄交配后，雄蠓 1～2 天死亡。雌蠓吸血，3～4 天后卵巢发育成熟并产卵，一次产卵数量为 50～150。雌蠓寿命约一个月。蠓一年可繁殖 2～4 代，视种类与地区不同而异。

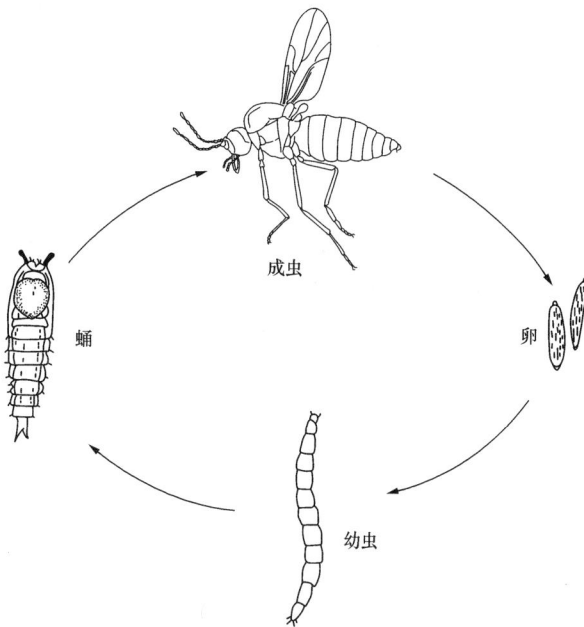

图 19 - 10　蠓生活史

四、生态与习性

吸血蠓类的孳生地极其广泛，根据其幼虫孳生习性的不同可分为 3 种类型：水生型、陆生型和半水生型。库蠓幼虫主要孳生于静水、流水、淡水等各种水体或水质中，多数属于水生型或水陆兼栖；蠛蠓幼虫主要孳生荫蔽湿润疏松的土质，具有典型陆生型特点；细蠓幼虫主要孳生湿润的沙质土壤，海岸或内陆岸滩高咸的粘土、砂土中，属于半水生型。羽化的成蠓约 2d 后开始群舞、交配。

雌蠓吸血，雄蠓吸食植物汁液。雌蠓的吸血习性及对宿主的选择因种而异，如台湾蠛蠓等偏嗜吸人血和猪血，原野库蠓和尖喙库蠓偏嗜吸哺乳血，也嗜吸人血。根据吸血蠓成虫的群舞和刺叮活动的时间不同，吸血蠓可分为白昼和黄昏 - 黎明活动两种类型。细蠓和蠛蠓在白天进行刺叮吸血活动，每次刺叮吸血可持续 3~5 分钟。库蠓多数在黄昏－黎明活动，有日出和日落 2 个吸血高峰期，晚间高峰更明显，对禽、畜舍有明显的趋向性且密度较高，活动于禽、畜舍周围 20~30m 范围。

吸血蠓的发生和季节消长与蠓种和气候条件有着密切的关系。热带地区全年成虫都可以出现，温带、寒带地区常表现出明显的季节性，一般夏季 7 月左右是活动高峰期。我国常见的蠓有台湾蠛蠓和原野库蠓。

五、医学重要性

1. 直接危害　蠓吸血和骚扰，人体被叮刺部位常出现红点或红斑、丘疹、肿胀、水疱，严重者还可出现过敏性休克。因叮咬部位剧烈痛痒，抓挠使皮肤破损，还可引起继发性细菌性感染。吸血蠓刺叮骚扰可引起人烦躁不安、食欲不振，影响人的正常工作和睡眠。

2. 传播疾病　吸血蠓类可携带多种病原生物，通过机械性传播和生物性传播的方式，传播多种人和动物的寄生虫病、病毒和细菌性疾病。库蠓可传播流行于非洲及拉丁美洲的链尾曼森丝虫病和欧氏曼森丝虫病。在我国，蠓与人体疾病的关系了解得尚不清楚。在福建和广东，曾于自然界捕获的台湾蠛蠓体内分离出流行性乙型脑炎病毒，但该蠓是否可作传播媒介，尚有待证实。

六、防治

当被蠓叮咬后，立即用碱性溶液如碳酸氢钠溶液或氨水外搽，可减轻局部反应的程度。也可外搽各种止痒剂，如 1% 薄荷炉甘石洗剂等治疗。

吸血蠓的种类多，数量大，孳生地广，在防治措施上，必须结合实际情况和具体条件采取综合防治。

1. 个人防护　在有吸血蠓类的地区，野外作业人员应涂抹防蠓驱避剂防止叮咬，或燃点艾草、树枝以烟驱蠓。使用防蚊蚊帐虽然可有效地防止蚊虫的叮咬，却不能阻挡身体更小的蠓类的出入，因此防蚊蚊帐应将纱孔直径减到 0.75mm 以下时方才能有效防蠓。

2. 环境治理　填平坑洼，平整地面；清除积水，疏通沟渠；堵塞树洞；及时清除垃圾污物；畜圈、禽舍要勤扫、勤垫、勤除，保持清洁干燥，使蠓类无栖息和滋生之地。对一时难以清理的滋生场所如污水坑、沟、水塘及沼泽地等，可定期喷洒药剂杀灭蠓幼虫。

（吴　伟）

第五节　蚋

蚋（black flies）俗称黑蝇，古称蚋，属于节肢动物门昆虫纲双翅目（Diptera）、蚋科（Simuliidae）。在我国不同地区对蚋有不同称谓，"刨锛""挖背""佗背""小咬"等。蚋不但骚扰吸血，同时又是多种人、畜疾病的传播媒介，是医学昆虫中的一个重要类群。

一、简史

早在公元前 2 世纪就有书记述"小虫似蚋"，可以说是这种小昆虫的最早记载。古人曾蚊、蚋不分，东汉的《说文解字》中记述："蚋，秦晋谓之蚋，楚谓之蚊，从蚋声。"直至李时珍在《本草纲目》中才明确将蚊、蚋区别，"蜀中小蚊名蚋子……能透衣入人肌肤，啮成疮毒，人极苦之，惟捣楸叶傅之则瘥。"虽然文字早有记载，但对于这类昆虫的基础研究却比较滞后。国外蚋科昆虫研究起步相对较早，学者在 18 世纪首次报道我国有两种蚋，但当时将其纳入蚊科的库蚊属。至 19 世纪初才首次建立蚋属，随后逐渐形成蚋科。20 世纪初，世界范围对于蚋的研究才大规模展开。虽然我国蚋害严重，但相关研究却明显落后。第一个涉足这一领域的是原南京金陵女子大学校长吴贻芳，她在 1931 年发表了一篇英文文章《A Contribution to the biology of *Simulium*（Diptera）》。而此后几十年国内都没有相应的报道，直到 20 世纪 70 年代对蚋的研究开始活跃，一系列调查报告相继问世。

二、形态

蚋成虫体小，长 1.5 ~ 5mm，多为黑色或棕褐色，有些种类有白色、银白或黄色的斑饰（图 19 - 11）。头部圆球形，有复眼 1 对。雌虫复眼接眼式（复眼间距很小，两眼几乎相连）、雄虫离眼式（复眼间距明显）。口器刺吸式。中胸有 1 对宽阔的翅，后胸可见由翅退化而来的 1 对平衡棒。

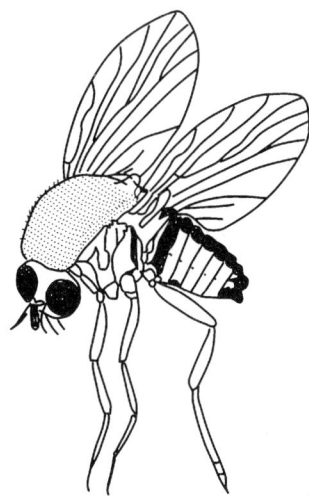

图 19 - 11 蚋成虫模式图

三、生活史

蚋为全变态昆虫，生活史有卵、幼虫、蛹、成虫 4 个时期（图 19 - 12）。蚋卵很小，长 0.1 ~ 0.5mm，初产出的卵呈灰白色，后逐渐变成黄色或棕色。卵壳硬，壳外有一层黏性外膜，卵可借助这层外膜聚集成卵块，并可黏附在流水中的石块和植物表面。幼虫生活在流动性好、富含氧的水中，外形特殊，后腹部明显膨大，体长 4 ~ 15mm 因种而异。口器咀嚼式，取食水中的单细胞藻类、细菌、原生动物和浮游生物等，有时还可吞食其他昆虫、线虫的残渣碎片，甚至出现自相残杀的现象。幼虫做尺蠖式移动，还可吐丝借以"漂游""移居"，甚至"回迁"。幼虫 6 ~ 9 龄，其在水中的发育时间因虫种、孳生地区不同而差别很大，短至 1 周长至 6 个月。在人工条件下，水温 20℃时 2 ~ 3 周可完成发育。蚋蛹可见头、胸、腹 3 部分，以蛹的后端黏附在水中石块和植物上，不食不动待羽化。成虫在每年的 6 ~ 7 月为活跃高峰期。

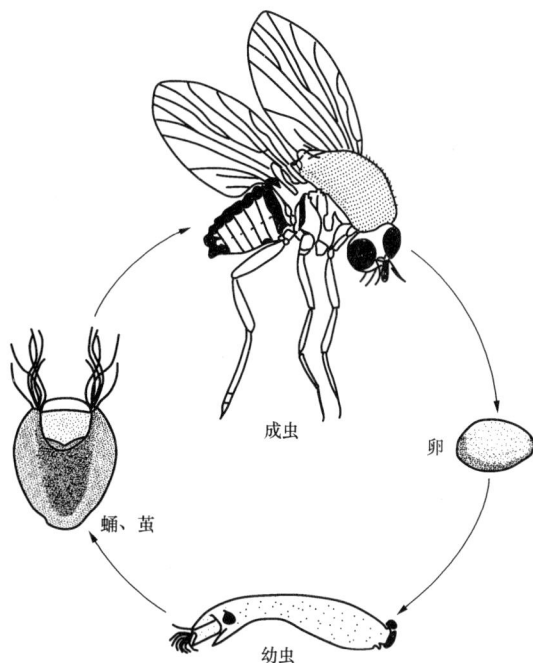

图 19 - 12 蚋的生活史

四、生态与习性

雄蚋的口器退化不能吸血，以植物汁液为食，交配后几天便死亡。雌蚋刺吸式口器，可刺吸人畜禽类的血，也可以植物汁液为食。成虫吸血多在白天室外进行，吸血前通常会在宿主周围盘旋随后停落皮肤表面，爬爬停停寻找适宜的吸血部位。蚋在吸血的同时唾液腺可分泌抗凝素，确保血液不凝固便于其吸血。饱餐后雌蚋便寻找隐秘安全场所，待胃血消化、卵成熟后选择适宜的产卵地。雌虫寿命 2 周至几个月不等。

在蚋的活动高峰期，由于它们的叮咬骚扰使人类的野外活动受阻，在我国的珍宝岛和新疆的哈巴河等地区，蚋对部队活动影响严重。蚋的刺叮吸血可严重危害牲畜，使肉类和乳品减产、皮毛质量下降，严重的时候还可导致家畜大量死亡，造成巨大经济损失。

277

五、与疾病关系

1. 吸血 蚋刺叮吸血可致宿主出现蚋病（simuliosis），也称黑蝇热（black fly fever）。初时宿主无感觉，稍后出现痛痒感，刺叮处有出血点并可渗出组织液，随后出现小疱、红肿，叮咬局部温度升高。严重者可导致局部炎症、溃烂，如宿主属于过敏体质，则可出现全身性反应。

2. 传播疾病 蚋还是多种疾病的传播媒介，如盘尾丝虫病、欧氏曼森线虫病等。

（1）盘尾丝虫病（onchocerciasis） 主要流行于非洲和拉美，病原体为盘尾丝虫（*Onchocerca* spp.）。主要特征是致盲因此也称"河盲症"（river blindness），拉美称"Robles病"，在西非也叫kru kru病。本病虽然不在中国流行，但我国在非洲工作过的人员有感染报道。蚋是这种疾病的唯一中间宿主和传播媒介。

（2）欧氏曼森线虫病 主要分布于美洲和加勒比海地区，蚋是其中间宿主之一。

六、防治

对蚋的防治以综合治理效果显著，通过改造环境、清除滋生地可减少、防止繁殖；同时采用化学防治，辅以生物防治，可提高灭蚋效率。

（贾默稚）

第六节 虻

虻（tabanid fly）属昆虫纲（Insecta）、双翅目（Diptera）、短角亚目（Brachycera）、虻科（Tabanidae）。虻俗称"牛虻"，亦称"瞎虻"。目前，我国虻科昆虫大约有450种。其中斑虻属（*Chrysops*）、虻属（*Tabanus*）、麻虻属（*Haematopota*）和瘤虻属（*Hybomitra*）种类最多。

一、简史

《神农本草经》记载："蜚虻味苦微寒，主逐瘀血，破下血积，坚痞，癥，瘕，寒热，通利血脉及九窍。"《神农本草经》有木虻和蜚虻之别。李时珍《本草纲目》记有"蜚虻即虻虫"。唐以前的本草仅有其药用记载而无形态等描述，唐至明代的"本草"对虻虫形态和习性描述"大如蜜蜂，黄黑色或黄色或黄绿色，食牛马血。"虻虫为传统活血化瘀中药，故唐以后所用虻虫为今之昆虫复带虻（*Tabanus bivittatus*）。

二、形态

虻成虫为体型中、大的昆虫，体长6~30mm。呈棕褐色、黑色或黄绿色，多有鲜艳色斑和光泽，体表多细毛。头部宽大，等于或宽于胸部。复眼明显，多具金属光泽。雄虻两复眼相接，雌虻两复眼较宽。触角短，分3节，第三节端部有2~7个环节。大多数雌虻口器为刮舐式（具有刺吸和舐吸式口器的综合特征），取食时刺破皮肤，由唇瓣上的拟气管吸血，雄虫和少数雌虫口器退化。胸背突出，中胸特别发达。有翅一对，翅宽，透明或具色斑。足粗壮。腹部可见7节，其颜色和斑纹是分类依据，第8~11节演化为外生殖器。

三、生活史

虻为完全变态昆虫，生活史有卵、幼虫、蛹、成虫4期（图19-13）。

1. 卵 多呈纺锤形，长1.5~2.5mm，初产时乳白色，随后颜色逐渐变深至黑色，常以200~500粒卵集成堆或形成块，多见于稻田、沼泽、池塘边的草叶或小枝上。约1周孵化为幼虫。

2. 幼虫 为细长纺锤状，两端尖，淡黄色。有 5 ~ 11 龄，体长自 2 ~ 4mm 至 22 ~ 25mm，腹部第 1 ~ 7 节有疣状突起，尾部有长呼吸管和气门。幼虫以小型节肢动物、软体动物及其他有机物为食，幼虫期可长达数月至一年以上。成熟幼虫移至土壤中化蛹。

3. 蛹 为裸蛹，可见明显的头胸部和腹部。早期呈黄棕色，而后渐变黑。蛹不食，在适宜的条件下经 1 ~ 3 周羽化。虻一年可繁殖 1 ~ 3 代，视种类与不同地区而有差异。

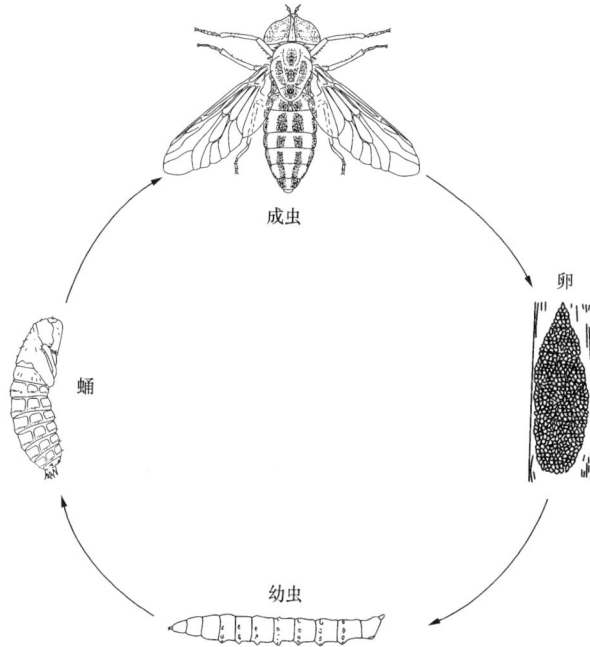

图 19 - 13 虻的生活史

四、生态与习性

雄虻以植物汁液为食，雌虻吸血，主要刺吸牛、马、驴等大型家畜的血，有时也侵袭其他动物和人。虻白天活动，以阳光强烈的中午吸血最为活跃。雌虻口器非常发达，上、下颚及口针极锋利。吸血时口器首先划破动物的皮肤包括坚韧的牛皮。雌虻的吸血量一般约等于体重，一群虻在叮咬吸血时常使牛、马浑身血迹斑斑。成虫栖息于草丛及树木中，以河边植被上多见。虻的飞翔力极强，外表如特大号的苍蝇，每小时可飞行 45 ~ 60km。在热带，虻可全年活动。而在我国北方，虻的活动季节在 5 月中旬至 8 月下旬之间，以 7 月份为高峰。一般雄虻在交配后数天死亡，雌虻一生交配一次，产卵 3 ~ 6 次，雌虻可存活 2 ~ 3 个月。虻以幼虫越冬，常在堤岸 3 ~ 25cm 深的土层中。国内常见种类有四裂斑虻（*Chrysops vanderwulpi*）、中华斑虻（*C. sinensis*）、华广原虻（*Tabanus signatipennis*）、三重原虻（*T. trigeminus*）、江苏原虻（*T. kiangsuensis*）、土灰原虻（*T. amaenus*）、中华麻虻（*Haematopoata sinesis*）等。

五、医学重要性

虻叮咬人体可引起荨麻疹样皮炎，国内曾有几例虻叮咬引起休克的报道。虻可传播牲畜的锥虫、血孢子虫、梨浆虫等原虫病、马传染性贫血病以及人畜共患的土拉弗氏菌病和炭疽等细菌性疾病。此外还可传播流行于非洲的罗阿丝虫病。

六、防治

虻孳生地高度分散，类型多样，防治比较困难。应加强环境改造，消除虻孳生地。在虻的栖息场所喷洒杀虫剂，杀灭成虫和幼虫。野外工作时应加强个人防护，穿防护服，戴防护帽，在裸露皮肤涂擦驱避剂。

第七节　蚤

蚤（fleas）属于节肢动物门昆虫纲蚤目（Siphonaptera），是一类小型无翅体外寄生虫。成虫寄生哺乳动物和鸟类体表，吸血为食。因极擅长跳跃，故常被称为"跳蚤"。蚤是烈性传染病鼠疫的传播媒介。

一、简史

蚤可作为媒介传播多种疾病，其中对人类威胁最大的非鼠疫莫属。史书记载，鼠疫在世界范围内曾有三次大流行。但有专家提出在公元前430－公元前427年的"雅典瘟疫"很可能就是历史上最早的鼠疫流行。这场瘟疫使雅典人的称霸梦想破灭，进而构成西方文明史上的"转折点"。有文字记载的第一次鼠疫大流行爆发于6世纪中叶，查士丁尼大帝统治下的东罗马拜占庭帝国，持续近200年，史称"查士丁尼鼠疫"。它源自中东，经北非再到欧洲，横扫整个罗马帝国。这场浩劫加速了东罗马帝国的衰落，从而影响了世界古代史的进程。第二次世界性鼠疫大流行就是14世纪－17世纪末18世纪初的"黑死病"，在这300多年间，瘟疫在欧洲多次爆发，鼠疫、战争、饥荒，使得欧洲人口骤减一半。第三次大流行在19世纪末源于香港，20世纪30年代已波及5大洲的60多个国家和地区，可以说是范围最广的一次。

二、形态

一般成蚤长约3mm左右，钻入宿主皮下寄生的潜蚤可达9mm。体色呈黄褐色至棕褐色，全身被有许多鬃（bristle）和刺（spine），可作为分类鉴别依据。鬃和刺的发育情况与蚤的生态习性有关，原始的蚤和宿主的关系较疏远，它们有较发达的鬃和刺；现代蚤类特化程度高、和宿主关系密切，鬃和刺少而简单。

蚤的身体分为头、胸、腹三部分（图19－14）。头部是感觉和摄食中心，有触角（antenna）1对，分为3节，是重要的感觉器官，雄蚤的触角还有辅助交配的作用；口器（mouthparts）刺吸式（piercing－sucking mouthparts），用于吸食宿主血液（图19－15）。

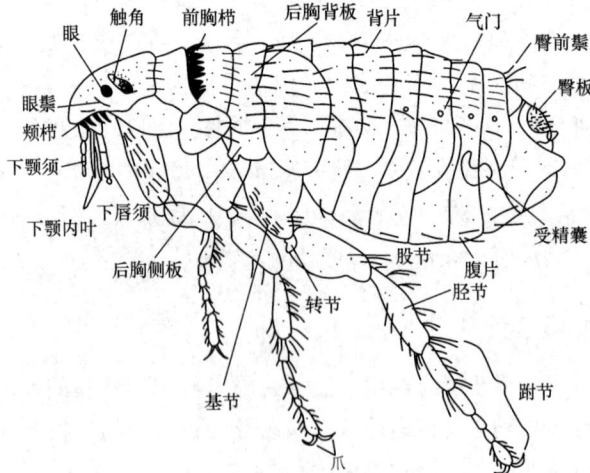

图19－14　蚤成虫

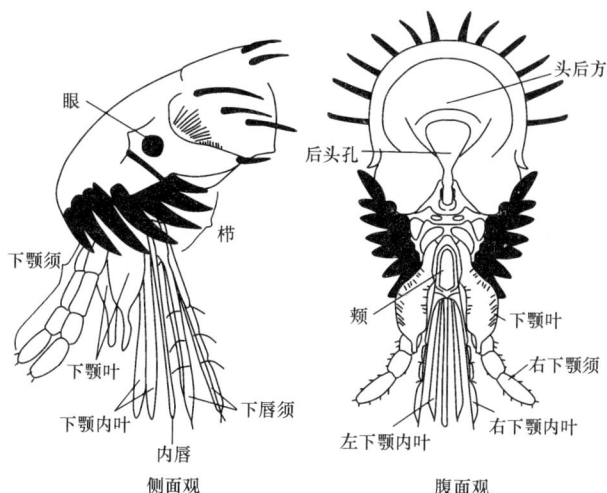

图 19 - 15　蚤头部和口器

胸部是蚤的运动中心，分为前、中、后 3 节，每节均由 1 块背板、1 块腹板和左右两块侧板组成。每个胸节有足 1 对，足分为 5 节，其中最后 1 节的末端有爪 1 对。蚤无翅，但其祖先是有翅昆虫，如今在蚤成虫胸部仍可清楚看到翅膀退化的痕迹。蚤以擅长跳跃而闻名，跳跃可以使其逃离危险，并且利于寻找宿主。人蚤（致痒蚤，*Pulex irritans*）的跳跃能力最强，高度可达 70cm，是其体长的 200 倍左右。蚤的后胸有一骨化侧脊，这条侧脊的背方有个呈拱形的结构，称为侧拱，侧拱内储存有大量弹性蛋白（节肢弹性蛋白，resilin），这种蛋白质可以释放很大的能量。会飞的昆虫利用这种弹性蛋白使翅膀快速抖动（如蝇），而经过长期的进化演变，蚤的翅膀逐渐退化消失，翅上的弹性蛋白"转移"到了侧拱，弹性蛋白释放能量，与蚤身体的其他相应结构"完美结合"，将蚤弹射出去。可见，蚤的运动能力并不是真正意义上的"跳跃运动"，而是"被弹射"。节肢弹性蛋白受压后可快速恢复，并具有超强的持久性。目前科学家已通过生物基因技术成功合成仿节肢弹性蛋白材料，这种材料应用前景广阔。

腹部是蚤的营养、排泄及生殖中心，共分 10 节，前 7 节称为生殖前节（pregenital segments）；雄蚤的第 8、9 腹节和雌蚤的第 7～9 腹节称为生殖节（genital segments）；第 10 腹节为生殖后节或称肛节。

三、生活史

蚤属于全变态昆虫，发育过程有卵、幼虫、蛹和成虫 4 期（图 19 - 16）。多数蚤类将卵产在宿主的活动和栖息地，这样的环境可为幼虫提供充足的食物和养分。蚤卵长 0.4～2mm，卵期因周围温度变化而不同，一般数日。孵化的幼虫蛆形，口器咀嚼式，可以有机碎屑为食；而成虫排出的消化、未消化血便更是幼虫最喜爱的食物。幼虫 3 龄，1～2 周后化蛹。蛹期 1～2 周，雌蚤羽化快于雄蚤。蛹羽化为成虫需要外界刺激，如空气扰动、地面震动、环境温度升高等等，有了这些刺激蚤即破茧而出，否则可能长期保持虫蛹时期。当人进入一间长期无人的房间时会发现很多跳蚤"拔地而起"，这正是因为人的走动刺激了虫蛹，使得房间内长期静止的蚤蛹突然羽化。成虫羽化后很快就可吸血、交配、产卵，正常条件下成蚤寿命为 1～2 年。

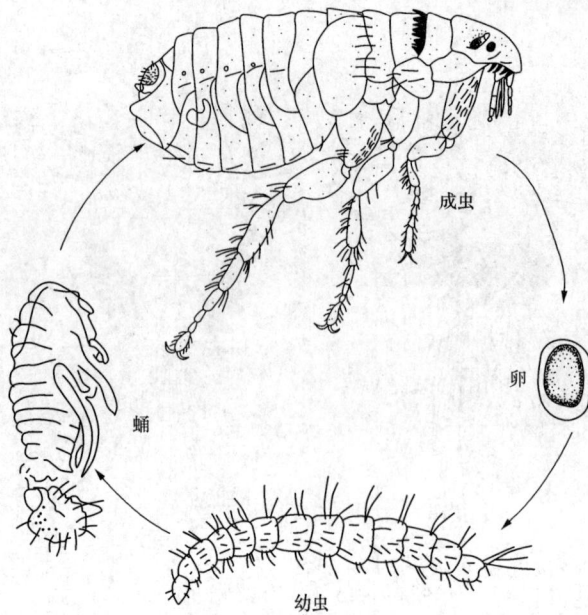

图 19-16　蚤的生活史

四、生态与习性

蚤是一类变温动物，生活环境的温湿度对其体温和新陈代谢影响很大，虫卵的孵化、蛹的发育时间都与温湿度紧密相关。不同蚤的最适温湿度有所不同，但规律相同：在适宜温湿度条件下，温度越高各期发育时间越短。成蚤对宿主体温变化也极其敏感，一旦宿主体温升高或者降低，它都会离开原宿主去寻找新的适宜宿主。

蚤对宿主的选择性因种不同，宿主广泛的蚤类称为多宿主型蚤。如与人类关系密切的人蚤，其宿主多达 130 多种，喜吸狗和猪等家畜血液。人蚤的原始宿主可能是某些野生肉食类动物，随着人类进化并开始驯养野生动物，原本生活在动物体表的蚤也逐渐适应环境并开始寄生于人而成为现在的人蚤。寡宿主型蚤最常见，它们在一定条件下寄生于若干种宿主。对宿主有严格选择性的蚤称为单宿主型。蚤类在没有适宜宿主的情况下，会吸食非适宜宿主的血以维持生命，但其生长发育会受到一定影响，有时甚至会影响寿命。

五、与疾病的关系

1. 直接寄生　蚤可直接寄生人体致病，潜蚤属（*Tunga*）即为此类，其中只有穿皮潜蚤（*Tunga penetrans*）寄生于人体。雌蚤偏好寄生于人足趾的柔软处，整个身体钻入皮下，仅留一小孔与外界相通，营永久性寄生生活，可致潜蚤病（tungiasis）。人感染后剧烈痛痒，行走困难。寄生蚤死后寄生部位可发生溃疡，伤口还可能引起继发感染。

2. 传播疾病　蚤不仅吸血骚扰、作为病原体直接致病，还可作为媒介传播多种疾病：鼠疫、鼠型斑疹伤寒、绦虫病等，其中对人类威胁最大的非鼠疫莫属。

（1）鼠疫（plague）　是我国法定甲类传染病之一，病原体为鼠疫耶尔森菌（*Yersinia pestis*），俗称鼠疫杆菌。鼠疫是自然疫源性传染病，经蚤在啮齿动物间传播，人被带菌的蚤类叮咬后可感染。被感染的蚤叮咬后引起的鼠疫为腺鼠疫，即鼠疫杆菌进入人体，在吞噬细胞内增值，沿淋巴管移向附近淋巴结，造成淋巴结肿大、坏死。如果蚤叮咬人时鼠疫杆菌直接进入血液（原发），或因腺鼠疫的细菌入血（继发）可引起败血症型鼠疫，死亡率高。最恐怖的是肺鼠疫，细菌可经呼吸道在人群中传播，可原发也可继发。因肺鼠疫而死亡的人皮肤呈现很多黑斑，因此又得名

"黑死病"。

（2）鼠型斑疹伤寒（murine typhus） 即地方性斑疹伤寒，是一种由莫氏立克次体（*Rickettsia mooseri*）引起的自然疫源性疾病，人类的感染与啮齿类动物关系密切。在自然疫源地以鼠－蚤－鼠的循环流行，鼠感染后大多无症状。鼠蚤是鼠型斑疹伤寒最重要的传播媒介，病原体可以在蚤体内长期繁殖，而受染蚤的寿命不受影响。蚤受染后数小时即可经粪便排出病原体，这种释放病原体的能力可伴随终身。当受染蚤吸人血时，排出的立克次体可经皮肤破损处进入人体。如蚤被压碎，其体内病原体也可同样侵入人体。食入被病原体污染的食物和饮水也可导致感染，此外，干蚤粪内的病原体可形成气溶胶，经呼吸道或眼结膜感染宿主。人群的发病率常因接触鼠类机会不同而有所差异，在鼠类活动频繁的场所发病率较高。

（3）绦虫病（cestodiasis） 蚤可作为一些绦虫的中间宿主，如微小膜壳绦虫（*Hymenolepis nana*）、犬复孔绦虫（*Dipylidium caninuta*）等，人因误食入含感染阶段的蚤而受染。

五、防治

对蚤的防治应从其宿主及周围环境治理入手，尤其要注意灭鼠。宠物要保持清洁，注意灭蚤。化学防治仍是目前重要的措施之一，拟除虫菊酯类药物低毒高效可用于杀蚤。选用杀虫剂时须注意减少对环境的污染，同时亦要考虑抗药性的问题。

（贾默稚）

第八节 虱

虱（lice）属于节肢动物门昆虫纲虱目（Phthiraptera），是一类体外专性寄生虫。寄生人体的虱有三种：人头虱、人体虱和耻阴虱。事实上，关于头虱和体虱究竟属于不同种还是不同亚种，一直都有争议，直到1802年学术界才达成基本一致的观点：两者属于同种。但争论平息没多久，头虱和体虱属于不同种的观点又被学者提出，他们分析研究后认为头虱是独立的种，并在此基础上建立1个新的属—嗜人虱属。目前寄生人体的虱目昆虫基本分类如下：

虱目 Phthiraptera

  虱科 Pediculidae

    虱属 *Pediculus*

      人体虱 *Pediculus corporis*（*P. humanus humanus*）

    嗜人虱属 *Anthropophthirus*

      人头虱 *Pediculus capitis*（*P. humanus capitis*）

  阴虱科 Pthiridae

    阴虱属 *Pthiris*

      耻阴虱 *Pthiris pubis*

一、简史

现在认为人体虱是当人类开始穿上衣服之后，由头虱分化而来，生活在热带地区的人着装较少，所以通常只有头虱寄生。而由虱传播的疾病，如稍后将提及的斑疹伤寒主要在偏冷地区流行，因此只有体虱作为其传播媒介。研究人员对头虱和体虱进行DNA序列检测，结果显示两者大约于7万年前分开，误差为4万年。由于寄生虫倾向于与其宿主同步进化，因此有学者提出：头虱"移居"到衣服上成为体虱的时间就是人类开始穿上衣服的时候。据此，研究结果提示是现代人而不是穴居人首先穿上了衣服。人类学家则表示不能接受这一惊人的结论，他们认为一直以来的证据都证明原始人类在很早之前就开始用兽皮包裹自己。而且如果穴居人没有衣服，他们如何能经受冰河时代的风吹雨打？为了御寒他们的身体至少需要额外多出 60kg 的脂肪，而目前的骨骼研究没有发现人类有这样的体重变化。

虱可传播多种疾病，现有证据表明体虱为主要传病媒介。史书中记载拿破仑的军队于 1812 年入侵俄国，在征战途中遭遇严寒天气，最终军队在饥饿、伤病及士气低落下不得不退回法国，这场战争的溃败最终导致法兰西第一帝国土崩瓦解。而法国国家科学研究中心的研究人员对拿破仑军队士兵的遗骸进行分析后确得出结论：拿破仑远征军入侵俄国时遭到溃败是由虱所传播的疾病造成的，包括流行性斑疹伤寒、战壕热和虱媒回归热。20 世纪 40 年代原苏联卫国战争时期，斑疹伤寒、回归热曾猖狂流行，对此列宁还曾提出"不是虱子消灭苏维埃，就是苏维埃消灭虱子"。在我国，斑疹伤寒、回归热都曾在全国蔓延，而如今人们的生活环境、文化教育水平、卫生状况都有很大改善，所以虱的感染也逐渐减少。很多人尤其是年轻人可能都不知"虱"为何物，更不用提那些由虱所传播的疾病了。但是，只要虱这种生物没有被彻底消灭，那么它所传播的疾病就有暴发的可能。

二、形态

头虱和体虱外形差异不大，因此常被统称为人虱。人虱体长 2～4mm，雌虫大于雄虫，背腹扁平，头部呈菱形，为无翅昆虫。成虫有 3 对粗壮的足，足的基、转、股、胫、跗节各一节，胫节末端有一指状胫突，可与跗节末端粗大的钩状爪对握，用以抓牢宿主的毛发和衣物纤维（图 19 - 17）。阴虱又称耻阴虱，外形短宽似蟹，长 1.5～2mm。前足细小，中后足粗壮，胫节形成粗大有力的爪，可以牢固地攫附于较粗的阴毛和睫毛上（图 19 - 18）。

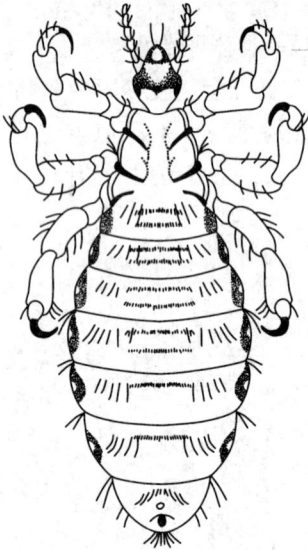

图 19 - 17　人虱成虫

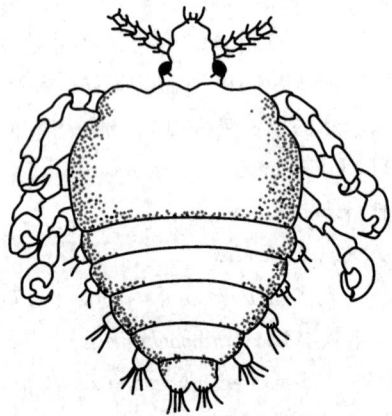

图 19 - 18　耻阴虱成虫

三、生活史

虱属于不完全变态昆虫，生活史分为卵、若虫、成虫 3 个时期（图 19 - 19）。虱卵俗称虮子（nit），白色，长椭圆形，有卵盖。人虱和耻阴虱的虫卵外形相似，人虱卵长约 0.3mm，卵盖小；阴虱卵较小、卵盖较突出。雌虫产卵时分泌胶黏质，可将虫卵牢固胶着于毛发或衣物纤维上使其不易脱落。若虫 3 龄，与成虫外形相似。虱的平均产卵量为人虱 7 个、阴虱 3 个，成虫平均寿命 30 天左右。

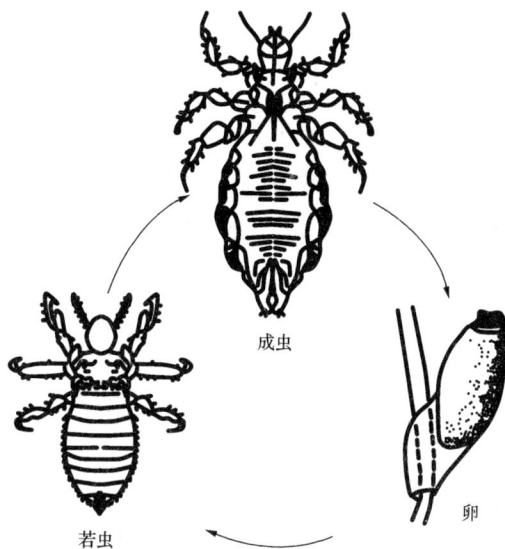

图 19 - 19　虱的生活史

四、生态与习性

虱的生态比较简单，若虫和成虫均吸血为生。头虱寄生在有头发的部位；体虱多生活于贴身衣物内侧；而阴虱除寄生在阴毛外，还可附着于腋毛、胸毛、睫毛、眉毛甚至胡须。人虱每天吸血多次，每次持续时间短至几分钟长至几小时不等。人虱"贪吃"，常常因为吸血过量导致消化道破裂而死亡。阴虱一次吸血时间长，常牢固附在阴毛根部吸血数日。由于寄生在人体表面，环境稳定少变化且食物来源丰富，这种长期"养尊处优"的生活使得虱尤其是人虱对于外界不良环境的抵抗力很弱。虱在30℃、相对湿度76%的环境中最为适宜。当人体温升高或者降低、大量出汗时，虱都会离开原宿主寻找新的适宜人体。

五、与疾病关系

人虱通过接触传播，一般流行于卫生状况不良的地区。人体的直接接触及互穿衣帽、共用被褥都可导致这种寄生虫的传播。阴虱主要通过性接触传播，WHO已将阴虱病列为性病之一。

虱吸血后可引起体虱病、头虱病和阴虱病，出现瘙痒、丘疹等，挠破后可导致继发感染。除直接致病外，虱还可传播多种疾病。

1. 流行性斑疹伤寒（epidemic typhus） 也称虱媒斑疹伤寒（louse - borne typhus），病原体为普氏立克次体（*Rickettsia prowazeki*）。虱吸食流行性斑疹伤寒患者的血液时，立克次体就进入虱体内并大量繁殖，最后可遍布虱全身并随粪便排出。当携带病原体的虱叮咬健康人时，立克次体随其吸血注入人体。由于虱寄生引起瘙痒，当抓挠碾破虱体后病原体可通过破损的皮肤侵入人体。虱吸血时有一个"习惯"：边取食边排泄，这样的"恶习"使得疾病更易被传播——虱粪中的立克次体通过叮咬的伤口、破溃的皮肤表面就可进入人体。

2. 战壕热（trench fever） 病原体为五日立克次体（*Rickettsia quintana*），可在无细胞的人工培养基中生长，对外界抵抗力较强，在干燥的虱粪中仍可存活数日并具有感染性。在战乱年代，公共卫生设施被大量破坏，人群健康状况堪忧，容易引起战壕热的流行。但近年来，这种疾病在国外的流浪人群中又有"抬头"的趋势。虽然没有直接的感染报告，但基因序列分析显示头虱可以传播本病。

3. 虱媒回归热（louse - borne relapsing fever） 病原体为回归热螺旋体（*Borrelia recurrentis*）。

病原体进入虱体内最终达到血腔，当虱被碾碎后病原体释放，通过人皮肤伤口侵入。

六、防治

虱的流行与传播与人群生活环境、卫生习惯、经济发展情况息息相关。注意个人卫生，勤洗澡、勤换衣服和卧具可预防虱的感染；避免不正当的性行为是防止阴虱感染的基本原则。药店销售及医院自配的灭虱药均有疗效，而一些外用药膏只能缓解症状但并不起根治作用。

（贾默稚）

第九节　臭　　虫

臭虫（bed bug，bed‑bug，bedbug）属昆虫纲（Insecta）、半翅目（Hemiptera）臭虫科（Cimicidae），约 70 多种。我国嗜吸人血的有温带臭虫（*Cimex lectularius*）和热带臭虫（*C. hemipterus*）两种。热带臭虫分布于长江以南地区，而温带臭虫分布于南北各地。

臭虫也叫木蚤，在我国古时又称床虱、壁虱。臭虫有一对臭腺，能分泌一种异常臭液，此种臭液有防御天敌和促进交配之用，臭虫爬过的地方，都留下难闻的臭气，故名臭虫。

一、简史

臭虫在中世纪的欧洲及希腊古典作品和塔木德经中就有相关的记录，考古学家已发掘出 3550 年前古埃及法老时期的臭虫化石残骸。专家推测，臭虫的祖先是蝙蝠身上的寄生虫，人类穴居时代臭虫转移到人体，当人类祖先从游牧生活方式向永久定居方式转变时，臭虫与人类的寄生关系延续了下来。在臭虫困扰古埃及村庄近 1000 年后，希腊和罗马学者记录了这种虫子，还提到了它们的医疗用途，如臭虫用来治疗蛇咬伤、治疗发烧甚至"歇斯底里"等多种疾病。

清《本草纲目拾遗》（公元 1765 年）载："壁虱，俗呼臭虫……不洁易生此物。亦有远行于旅店驿舍中带入衣被归家即生，极易蓄育。……老则黑，次则枣皮红，初生者色黄而细小，其子如蚁子，白色，卵生与虱同。初生便啮人，生一二日即能蜕皮，愈蜕愈大，渐渐而老，色转红而黑，啮人愈毒，多藏蒻荐中及壁内或桌凳床缝间，其身扁而易入，至冬则入蛰"。以上详细记述了臭虫的变态、食性、栖性以及播散途径。

二、形态

臭虫椭圆形，大小约 5mm×3mm。雌虫较雄虫稍大。成虫背腹扁平，红褐色。头扁宽，两侧有复眼 1 对；触角 1 对，分四节，能弯曲；口器为刺吸式，平时弯向胸部腹面，藏于沟内，吸血时前伸。胸部 3 节，翅膀退化，前胸大，其前缘有较深的凹陷，头部嵌在其内；中胸小，胸背面两侧有椭圆形翅基 1 对；后胸背面大部分被翅基遮盖。在中、后足基节间有新月形的臭腺孔。足 3 对，各足跗节有 3 节，末端有爪 1 对。腹部 10 节，通常只能见到 8 节。雌虫腹部末端钝圆，有角质生殖孔。第五节腹面后缘一侧有个三角形小凹陷，称为柏氏器（organ of Berlese），为精子的入口。雄虫腹部末端狭窄且尖，有一个角质交尾器，镰刀形，弯曲储于尾器槽中。

两种臭虫形态很相似，温带臭虫前胸的前缘凹陷深，两侧向外延伸成翼状薄边，柏氏器呈管状；热带臭虫前胸的凹陷较浅，两侧缘不外延，柏氏器呈块状且明显（图 19‑20）。

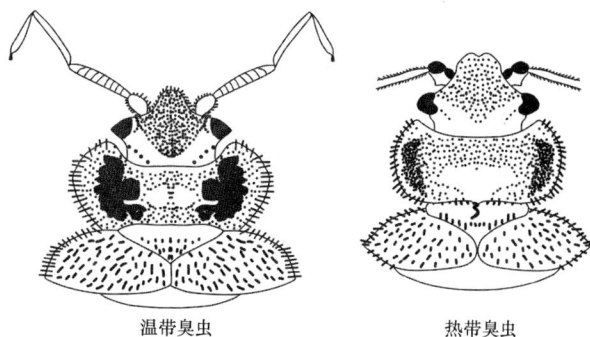

温带臭虫   热带臭虫

图 19 - 20　温带臭虫和热带臭虫的头胸部

三、生活史

臭虫的发育为不完全变态，生活史有卵、若虫、成虫三期（图 19 - 21）。

卵黄白色，椭圆形，卵壳有网状纹，前端有盖，偏于一侧。卵在 25℃ 左右的环境中，约 1 周孵出若虫。若虫分 5 个龄期，外形似成虫，体型较小，色浅，无翅基。若虫很活跃，吸血后才能蜕皮进入下一个龄期，经 4 次蜕皮发育为成虫。由卵发育为成虫的时间为 6 ~ 8 周，而在适宜温度（35 ~ 37℃）时发育至成虫仅需 1 个月左右。臭虫通过创伤性授精（traumatic insemination）交配。交配后 2 ~ 3 天产卵，每次产卵 2 ~ 8 粒，一生可产 75 ~ 200 粒卵。在气候温暖环境中臭虫 1 年至少可繁殖 5、6 代。臭虫多以成虫或高龄若虫越冬，成虫寿命约 1 年。

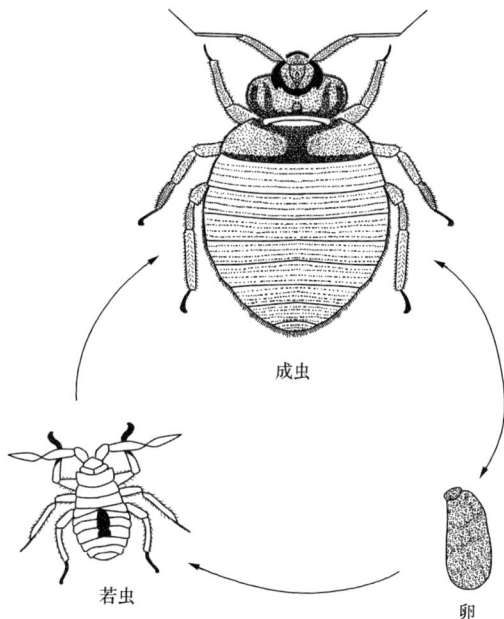

成虫

若虫   卵

图 19 - 21　臭虫生活史

四、生态与习性

臭虫雌、雄虫及若虫均嗜吸人血，若虫每次吸血 6 ~ 9 分钟，成虫则需 10 ~ 15 分钟。一般臭虫一生大概要吸血 160 多次。此外，臭虫还可嗜吸鼠类、蝙蝠、鸡及其他温血动物血，但温带臭虫不吸羊血。

臭虫通常白天隐蔽在缝隙里，夜晚出来活动吸血觅食。其行动敏捷，爬行速度较快，每分钟 1 ~ 2 米。臭虫可侧行、倒退，稍有惊扰便隐蔽起来。活动高峰多在熄灯入睡后 1 ~ 2 小时和黎明。

臭虫对声音敏感，听到响动马上逃离。臭虫具群栖性，身体扁平，善于钻缝，惧光，多在狭窄的缝隙中栖息。臭虫成虫、若虫和卵多见于床板、褥垫、箱缝、墙隙或墙纸的褶缝中，在卫生条件差的交通工具如火车以及公共场所的桌椅缝隙中亦有孳生。在上述处所及其附近常有许多棕色的粪迹，可作为判断有无臭虫栖息的指征。臭虫的传播主要随衣物、家具、行李等物品的搬动而迁移。

臭虫的天敌包括猎蝽、蟑螂、蚂蚁、蜘蛛、白蚁和蜈蚣，厨蚁的毒素对臭虫来说是致命的。我们的祖先在《本草纲目遗拾》载："臭虱性畏蚁，山中有一种红蚁喜食之，故近山及山寺僧舍此物甚少，有带入者辄为山蚁含去"。这里记载红蚁为臭虫的天敌。

五、医学重要性

臭虫对人的危害主要是骚扰吸血，臭虫吸血时，能分泌碱性唾液，防止血液凝固便于吸血，同时还起到麻醉作用，使叮咬者无感觉。臭虫吸血后引起叮咬部位出现丘疹，红肿、奇痒，影响睡眠。严重时可导致贫血、神经过敏、失眠及身体虚弱。臭虫虽然在自然界中臭虫体内可检查出立克次体，用实验方法可使臭虫感染多种病原体如乙肝病毒和人类免疫缺陷病毒，但至今尚未证实在自然条件下臭虫可传播疾病。

六、防治

在杀虫剂如DDT出现前，除虫菊粉提取物通常用于臭虫的控制。除虫菊粉的杀虫效果首次在伊朗发现，早期杀虫剂品牌波斯粉在19世纪中叶上市，随着高效有机氯农药如DDT的生产使用和公众卫生意识的提高，且DDT价格低廉杀虫效果持续时间长，使用后臭虫在西方国家几乎销声匿迹。但在1947后，DDT抗性在许多地区有报道，加之其对环境的污染导致了秃鹫和鹰的数量下降，还被认为可能致癌，美国在1972年禁止了DDT的使用。在21世纪后，臭虫突然卷土重来，全球各大城市都有臭虫死灰复燃的报告。如2009年美国纽约市收到近11000例关于臭虫侵扰的报告，而2004年这一数字仅为500例。在我国1960年包括除臭虫的"除四害"运动是新中国爱国卫生运动的重点内容之一，到1988年10月，上海、南京、杭州、哈尔滨4个市通过国家灭臭虫达标考核，武汉、沙市通过省级考核，余姚通过市级考核。然而近年来臭虫在火车、旅馆、家庭叮咬人的情况屡有报道。

目前防治臭虫的主要方法是环境治理，对家具、地板、墙壁等处的缝隙可采用开水烫或用油灰封堵；也可喷洒常用的杀虫剂。搬迁或旅行时，应仔细检查家具行李是否携带臭虫，以避免引起播散。

（吴伟）

第十节　蜚　蠊

蜚蠊（cockroach）俗称蟑螂，属网翅目（Dictyoptera）、蜚蠊亚目（Blattaria），为不完全变态昆虫，全世界已知的有5000多种，我国记录的有250余种。蜚蠊能携带结核、伤寒、霍乱等多种病原体，可作为美丽筒线虫等寄生虫的中间宿主，因而蜚蠊体内外可机械携带多种病原体，通过污染食物和餐具而传播多种疾病。此外，蜚蠊的体液和粪便可作为变应原，引起过敏反应性哮喘和皮炎。

一、简史

蜚蠊起源于志留纪，距今已有4亿多年历史，因而其流行历时相当长，对人类和动物的危害十分严重。引起人类感染疾病的蜚蠊虫种主要有：德国小蠊（*Blattella germanica*），体长10～14mm，淡褐色，前胸背板上有两条直的暗黑色纵带，该虫种是我国的优势种，多见于车、船、飞机等交通工具内。美洲大蠊（*Periplaneta americana*），体长 28～32mm，红褐色，前胸背板淡褐色，中部有黑褐色蝶形斑，接近前缘处有"T"形淡黄色斑，该虫种亦为我国广布优势种。多见于厨房、储物间和卫生间等处。黑胸大蠊（*Periplaneta fuliginosa*），体长 24～30mm，棕褐色，前胸背板与体色一致，无花纹。此外，还有澳洲大蠊（*Periplaneta australasiae*）、日本大蠊（*Periplaneta japonica*）、褐斑大蠊（*Periplaneta brunnea*）、东方蜚蠊（*Blatta orientalis*）、中华地鳖（*Eupolyphaga sinensis*）等虫种也可导致人类感染。

二、形态

蜚蠊成虫椭圆形，背腹扁平，体长者可达 100mm，小者仅 2mm，一般为 10～30mm，呈黄褐或深褐色，因种而异，体表具油亮光泽。

头部小且向下弯曲，活动自如，Y 形头盖缝明显，大部分为前胸覆盖。复眼大，围绕触角基部，有单眼 2 个。触角细长呈鞭状，可达 100 余节。口器为咀嚼式。前胸发达，背板椭圆形或略呈圆形，有的种类表面具有斑纹；中、后胸较小，不能明显区分。前翅革质，左翅在上，右翅在下，相互覆盖；后翅膜质。少数种类无翅。翅的有无和大小形状是蜚蠊分类依据之一。足粗大多毛，基节扁平而阔大，几乎覆盖腹板全部，适于疾走。腹部扁宽，分 10 节。第 6、7 节背面有臭腺开口；第 10 节背板上着生 1 对分节的尾须。尾须的节数、长短及形状亦为分类的依据（图19－22）。雄虫的最末腹板着生 1 对腹刺，雌虫无腹刺，据此可分别雌雄。雌虫的最末腹板为分叶状构造，具有夹持卵鞘的作用。

三、生活史

蜚蠊为渐变态昆虫，生活史有卵、若虫和成虫 3 个发育阶段（图19－22）。雌虫产卵前先排泄一种物质形成卵鞘（卵荚）。其鞘坚硬、暗褐色，长约 1cm，形似钱袋状。卵成对排列储列其内。雌虫排出卵荚后常夹于腹部末端，少数种类直至孵化（如德国小蠊），大多数种类而后分泌黏性物质使卵鞘黏附于隐蔽场所或物体上。每个卵鞘含卵 16～48 粒。卵鞘形态及其内含卵数为蜚蠊分类的重要依据。卵鞘内的卵通常 1～3 个月后孵化。刚孵化出的若虫需经一次蜕皮，才成为普通活动态的若虫。若虫较小，色淡无翅，生殖器官尚未成熟，生活习性与成虫相似。若虫经 5～7 个龄期发育才羽化为成虫。每个龄期约为 1 个月。成虫羽化后即可交配，交配后约 10 天开始产卵。一只雌虫一生可产卵鞘数个或数十个不等，产间隙为 7～28 天。整个生活史所需时间因虫种、温度、营养等不同而异，一般需数月或一年以上。雌虫成虫寿命约半年，雄虫寿命较短。

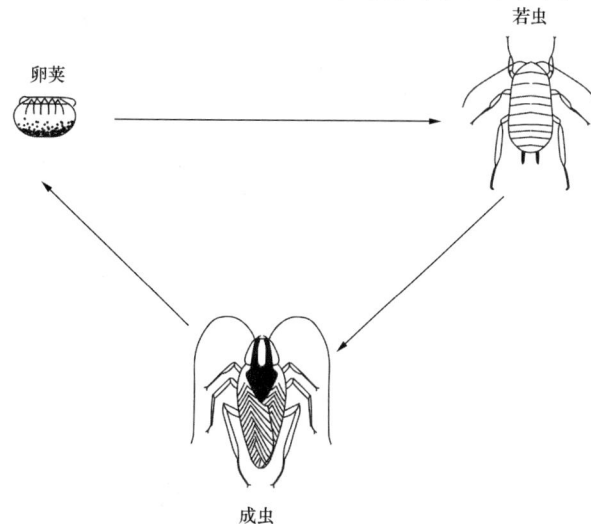

图 19－22 蜚蠊生活史

四、生态

1. 食性 蜚蠊为杂食性昆虫，人和动物的各种食物、排泄物和分泌物以及垃圾均可作为其食物。尤嗜食糖类和肉食类，并需经常饮水。蜚蠊进食时有边吃、边吐、边排便的习性，借此可以传播多种疾病。蜚蠊的耐饥力较强，德国小蠊在有水无食时可存活 10～14 天，在无水有食时存活 9～11 天，在无水无食的条件下仍可存活 1 周。在过度饥饿下，有时可见蜚蠊蚕食其同类及卵鞘。

2. 栖息与活动 大多数蜚蠊种类栖居野外，仅少数种类栖息室内。后者与人类的关系密切。这些种类尤其喜栖息于室内温暖、潮湿且与食物、水源靠近的场所，如厨房的碗橱、食堂的食品柜、灶墙等处的隙缝中和下水道沟槽内。蜚蠊昼伏夜行，白天隐匿在黑暗而隐蔽处；夜间四出活动，其活动高峰因种类而异，如德国小蠊夜晚 21 时至次日凌晨 2 时为其活动高峰；美洲大蠊为 24 时至次日凌晨 1 时。蜚蠊主要用足行走，爬行迅速，每分钟可达 21m，活动范围为几十至几百米。有翅种类的飞翔力甚差，飞行距离一般仅限于室内。蜚蠊活动的适宜温度为 20～30℃。低于 15℃时，绝大多数不动或微动；高于 37℃时呈兴奋状，超过 50℃时死亡。蜚蠊的臭腺能分泌一种气味特殊的棕黄色油状物质，是其驱避敌害的一种天然防御功能。该分泌物留于所经过之处，通常称为"蟑螂臭"。

3. 季节消长与越冬 蜚蠊的季节消长受温度的影响较大，同一虫种在不同地区可表现不同的季节分布。北方地区多在 4 月中、下旬出现，10 月开始越冬；而南方地区大多在 3 月上旬出现，12 月开始越冬。而在有取暖设备的室内常年活动。当室温低于 7.5℃时，便进入越冬状态。各期均可越冬，但以卵荚多见，成虫以雌虫为主。越冬场所与栖息场所一致，多为黑暗、无风的隐蔽场所。

五、与疾病关系

蜚蠊能通过体表或体内（以肠道为主）携带多种病原体而机械性地传播疾病。近年来，国内外报道从蜚蠊体内分离到细菌、病毒、真菌、寄生虫卵和原虫包囊等。细菌中主要以肠道致病菌为主；病毒中以肠道病毒为主。不同病原体在蜚蠊体内可存活较长时间，如黄曲霉菌可存活 3 个月，鼠伤寒沙门菌 16 天，鼠疫耶尔森菌 10 天，霍乱弧菌 6 天，乙肝病毒 5 天。蜚蠊还可作为美丽筒线虫、东方筒线虫、念珠棘头虫和缩小膜壳绦虫的中间宿主。此外，国外报道蜚蠊分泌物和粪便可成为变应原，在临床上引起过敏性皮炎和哮喘等疾病。

六、防治

控制蜚蠊的滋生与致病需要从下列几个方面来进行。

1. 保持室内清洁卫生，妥善储藏食品，及时清除垃圾，堵塞缝隙。彻底清除柜、箱、橱等缝隙内的卵鞘，予以焚烧或烫杀。

2. 对于成虫，除用诱捕器或诱捕盒捕杀外，可采用溴氰菊酯、二氯苯醚菊酯、顺式氯氰菊酯等拟除虫菊酯类杀虫剂等化学药物灭杀。

3. 临床上对蜚蠊变应原皮试阳性的哮喘和皮炎患者，可以使用蜚蠊重组变应原进行脱敏治疗。

（杨胜辉）

第十一节 毒 隐 翅 虫

毒隐翅虫属于毒隐翅虫属（*Paederus*）。在临床上毒隐翅虫主要引起隐翅虫皮炎、结膜角膜炎、虹膜炎、球结膜水肿和眼睑水肿，甚至暂时性失明等疾病，对人类危害严重。

一、简史

毒隐翅虫是一种主要引起隐翅虫皮炎、结膜角膜炎、虹膜炎、球结膜水肿和眼睑水肿，甚至暂时性失明的致病性昆虫。该昆虫广泛分布于全球热带和亚热带地区。在分类上，毒隐翅虫属于动物界（Animality）、节肢动物门（Arthropoda）、昆虫纲（Insecta）、鞘翅目（Coleoptera）、隐翅虫科（Staphylinidae）、毒隐翅虫亚科（Paederinae）、毒隐翅虫属（*Paederus*）。该属全球已知有600 多种，在我国约有 20 种，其中褐足毒隐翅虫（*Paederus fuscipes*）、黑足毒隐翅虫（*P. tamulus*）和圆胸毒隐翅虫（*P. gemellius*）等三种是常见而且毒性较强的虫种。

隐翅虫科（Staphylmidae）是鞘翅目中的一个特大科。全世界已知 45707 多种，隶属于 32 亚科 3845 属，占鞘翅目的 14% 和所有动物种类的 5%，分布于世界各地。自 1980 年起，每年新增约400 新种。毒隐翅虫亚科（Paederillae）是隐翅虫科中最大的亚科之一，全世界有 225 属 5962 种。毒隐翅虫亚族（Paederina）是毒隐翅虫亚科中较大的一个类群，已知 634 种。最早研究隐翅虫学者林奈，在 1758 年出版的巨著 *Systema Naturae* 第 10 版中，记载了 19 种隐翅虫，到 *Systema Naturae*（1767）第 12 版时，他已将隐翅虫增加至 26 种，并全部归入隐翅虫属（*Staphylinus*）。Fabricius（1775）建立了巨须隐翅虫属（*Oxyporus* Fabricius，1775）和毒隐翅虫属（*Peaderus Fabricius*，1775），确定了毒隐翅虫的属级地位。

毒隐翅虫虽然给人类健康带来严重影响，导致人类毒隐翅虫皮肤黏膜炎，但近年来研究发现，毒隐翅虫素 pederin（毒隐翅虫素、拟毒隐翅虫素、毒隐翅虫酮）可抑制细胞的有丝分裂，阻碍蛋白质与 DNA 的合成，可医治慢性坏死溃疡湿疹、神经性皮炎，甚至恶性肿瘤等。在癌症治疗及细胞生物学研究中有着重要意义，现已成为一种试验性抗生素。因而，尽管毒隐翅虫能导致人类的皮炎，但在农业上和医学方面起着重要作用，与人类的关系非常紧密，深入认识和了解毒隐翅虫，才能更好利用和发挥毒隐翅虫的巨大价值，预防其造成的影响。

二、形态

以褐足毒隐翅虫为例介绍形态与大小。虫体长 6.5 ~ 7mm，红褐色，有光泽，全身背负细毛。头部黑色，刻点粗大。复眼褐色。触角 11 节，丝状，第 3 节长约为第 2 节的 2 倍，除第 3、4节外，其余各节黑褐色。咀嚼式口器。触须 4 节。前胸背板比头略窄，呈长圆形，后部略窄。前翅特化为鞘翅，长方形，比前胸背板大，呈黑色，带有青蓝色金属光泽，刻点粗大。后翅膜质，静止时叠至鞘翅下。足粗短，后足股节末端及各足跗节 V 黑色。腹部可见 8 节，外露的前 4 节两侧有下陷而后隆起的镶边，其后两节黑色，末端有黑色尾须 1 对（图 19 - 23）。

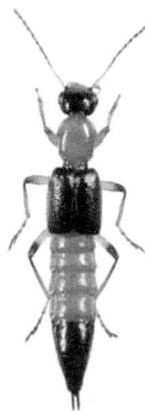

图 19 - 23 褐足毒隐翅虫成虫

三、生活史

毒隐翅虫的整个发育过程包括虫卵、幼虫（两龄）、蛹和成虫等 4 期。幼虫和成虫营捕食性生活，食物的范围非常广，捕食可捕食水稻、小麦、棉花、玉米、豆类等多种农作物上的蚜虫、叶蝉、飞虱、蓟马、盲蝽、棉红蜘蛛等多种害虫，是一种农业益虫。但在食物短缺时，也能以腐殖质为食。昼伏夜出。白天栖息于潮湿的草地或石下阴暗处，一般不飞行，但受惊吓时快速爬行或短距离飞行。夜晚有趋光向高飞行的习性，特别是在潮湿闷热的夜晚受灯光引诱时常飞入室内。每年成虫大量出现季节为 4 ~ 11 月，以 7 ~ 9 月为高峰。成虫每年繁殖 1 ~ 3 代，以成虫越冬。

四、致病史

毒隐翅虫致病主要发生在每年的夏秋季节，毒隐翅虫的血液和淋巴液内含有剧烈的接触性毒素，称为毒隐翅虫素（pederin）。该毒素是非常复杂的非蛋白物质，包括毒隐翅虫素、拟毒隐翅虫素、毒隐翅虫酮。在虫体发育的各期都含有这种毒素，具防御性功能。当虫体被压碎或击碎时，毒素与皮肤接触引起毒隐翅虫皮炎（paederus dermatitis）或称线状皮炎（dermatitis linearis）。人体与毒素接触的方式主要有两种，一是直接与破碎虫体接触；二是毒液经手指携带到身体其他部位或其他人的皮肤和黏膜，引起炎症。主要表现为受损部位有灼热感、痒感及辣痛，严重者出现头痛、低热及附近淋巴结肿大。局部皮肤初成红斑，稍有水肿，随后发生密集小丘疹，继之可出现水疱、脓疱等。病程一般为 7~8 天。皮损以线状多见，其余依次为斑片状，混合型和点状等。好发于头面部，其次为颈部、上肢与躯干，少数可侵犯阴囊、腹部和腰部等。皮损可见表皮有轻度角化，水疱及脓疱均发生于角质层下。表皮细胞内水肿，有网状变性。真皮上部有水肿，小血管扩张，胶原纤维有水肿变性。

五、诊断

根据病损处的典型皮损、自觉症状、有毒隐翅虫接触史等即可确诊。在诊断过程中要注意与其他原因引起的接触性皮炎和急性湿疹等进行鉴别。

六、流行

毒隐翅虫皮炎遍及世界的热带和亚热带地区。我国自 1959 年在四川首次报道以来，已有 13 个省、市、自治区有散发或暴发流行，主要分布于东、南、西部，如安徽、重庆、福建、广东、广西、贵州、海南、河南、湖北、湖南、江苏、山东、上海、新疆等省市、自治区。重庆和四川一直是高发区。好发于农村或城郊附近居民。好发季节为夏秋季，以秋季多见。

毒隐翅虫的生活环境多种多样，但大多情况下生活于潮湿的环境中，如沼泽、河流、河滩、稻田及杂草中。有些种类生活在比较干燥的生境中，如树林、庭园、耕地，甚至岩石表面。与其他隐翅虫不同，毒隐翅虫常处在暴露的环境中，幼虫和成虫的生活环境相同。喜白天活动，但白天很少飞行，受惊时可短促飞起，夜晚飞行距离较长。当种群密度过大或新一代成虫羽化不久，常飞行，且多在暴雨之前的闷热傍晚，中雨和光可刺激飞行。对光特别是对荧光有较强的趋性。毒隐翅虫每年发生的世代数与温度、湿度和食物的不同有关。如褐足毒隐翅虫（*Paederus fuscipes* Curtis, 1826）每年在中国江苏、广西发生 3 代。以成虫越冬，但一些地区毒隐翅虫的越冬不是在冬天，其活动限度与数量消长不是由低温而是由旱季的低湿度引起的。毒隐翅虫发育期经过卵、幼虫、预蛹、蛹及成虫等阶段。虫卵为圆球形，初产时为灰白色，而后渐变为淡黄色至黄色，单产于潮湿的土壤基层；幼虫 2 龄，具骨化头壳及适于穿刺的镰刀形上颚，腹部末节具一对尾突；预蛹外形似幼虫，但静止不动，呈 "C" 字形；蛹为离蛹，淡黄色，在浅表层土室中，借助前胸与腹节上的毛 3~19 天，一龄幼虫 4~22 天，二龄 7.36 天，预蛹 1.7 天，蛹 3.12 天。成虫寿命约 11 个月，活动能力强，活动范围大，具有自相残杀的习性。感染人类的毒隐翅虫虫种主要包括 20 种，其中褐足毒隐翅虫（*Paederus fuscipes*）、黑足毒隐翅虫（*P. tamulus*）和圆胸毒隐翅虫（*P. gemellius*）等三种的毒性强，危害最为严重。

七、防治

毒隐翅虫皮炎好发于农村或城郊附近居民。好发季节为夏秋季，以秋季多见。预防措施主要包括：清除杂草等孳生地；夜间关好纱门窗和蚊帐，防止成虫飞入室内；当虫子落到皮肤上时应小心吹走，切忌在皮肤上拍打和压碎虫体；在虫活动高峰季节，在室内外喷洒药物杀虫。

　　局部治疗主要包括：当皮肤与虫体接触后应立即用清水冲洗后进行湿敷，可选用1:（5000～8000）高锰酸钾溶液、0.1%依沙吖啶溶液、5%碳酸氢钠或1:10聚维酮碘溶液等；皮肤破损处涂薄荷炉甘石洗剂或氧化锌油。新鲜马齿苋捣烂湿敷于患处，每日2～3次，或者用南通蛇药片6～8片，加水调成糊状局部外用。有感染者可用莫匹罗星软膏。眼睑受累者可用可的松眼药水，严重者可短期内服糖皮质激素。

（杨胜辉）

第二十章 蛛形纲

蛛形纲中与医学有关的有蜱螨亚纲（Acari）、蝎亚纲（Scorpiones）和蜘蛛亚纲（Araneae）。蜱螨亚纲是本纲中的重要类群，其中有些种类可传播疾病，有些可通过叮咬、吸血、毒害、寄生或致敏等引起蜱螨源性疾病。

蛛形纲成虫具足4对，无触角，无翅，仅具单眼（数目不超过12个）。躯体分头胸部及腹部或头胸腹愈合成躯体。头胸部由6节组成，背面通常包以一块坚硬的背甲，腹面有一块或多块腹板，或被附肢的基节遮住。腹部由12节组成，除蝎类外，大多数蛛形纲动物的腹部不再分成明显的两部分。螯肢在口的前方，2~3节，钳状或非钳状；触肢（即须肢）6节，钳状或足状；足4对，通常分为基节、转节、股节、膝节、胫节和跗节6节，跗节末端有爪。气门有或无，其位置和数目各类群不同。生活史可分为卵、幼虫、若虫和成虫四期。若虫期数因类群而异。幼虫有足3对，若虫有足4对。若虫与成虫形态相似，但生殖器官尚未成熟。蜱螨有卵生（oviparity）或卵胎生（ovoviviparity）。生殖方式主要是两性生殖，也有些种类行孤雌生殖（parthenogenesis）。

本章将介绍蜱螨亚纲中有重要医学意义的蜱、革螨、恙螨、蠕形螨、疥螨、尘螨和粉螨等。

第一节 蜱

蜱（ticks）是体外寄生虫，寄生于人和多种动物刺叮吸血，还可传播多种疾病，是传播病原体种类最多的媒介节肢动物，给人类健康、畜牧业生产及野生动物带来极大危害。

一、简史

据《本草纲目》记载，我国早在公元前200年就发现了蜱类节肢动物对人畜的威胁。一直以来，关于蜱的分类地位如何，学者们意见各异。20世纪初期多数学者将蜱列入节肢动物门蛛形纲蜱螨目中的蜱总科，50年代提升为蜱螨目中的蜱亚目，至70年代学者将蛛形纲划分为11个亚纲，原有的蜱螨目提升为蜱螨亚纲。这一分类体系后来被广泛采用，即蜱属于节肢动物门、蛛形纲、蜱螨亚纲、寄螨目、蜱亚目、蜱总科。随着分子生物学的发展和广发应用，蜱的分类地位也在发展，有学者在20世纪90年代提出蜱属于节肢动物门、蛛形纲、蜱螨亚纲、寄螨总目、蜱目，蜱目下分3个科：硬蜱科（Ixodidae）、软蜱科（Argasidae）和纳蜱科（Nuttalliellidae），其中纳蜱科仅在非洲发现。近年来，这一分类体系逐渐受到人们的重视并开始应用。

二、形态

成蜱椭圆形或圆形，未吸血时身体扁平，体长2~13mm，吸饱血后体积增大，可至20~50mm甚至更大。虫体分为颚体（gnathosoma，又称假头capitulum）和躯体（idiosoma）两部分。

硬蜱颚体位于躯体前端，从虫体背面就可看见（图20-1）；软蜱颚体则位于腹面前方或陷于颚体窝（camerostome）内，从虫体背面无法看到这一结构（图20-2）。颚体由颚基（gnathobase）、口下板（hypostome）、1对螯肢（chelicera）及1对须肢（pedipalps）构成。口下板腹面倒生有逆齿，吸血时可将虫体固定在宿主皮肤上。口下板与螯肢（具有切割功能）紧贴一起，形成一管腔，蜱以此叮刺、吸取宿主血液。须肢在蜱吸血时，起辅助口器固定和支撑身体的作用。

躯体位于颚体后呈卵圆形、扁平，但吸饱血后可膨胀数十倍。硬蜱科的雄蜱整个躯体背面都是坚硬的几丁质盾板（scutum），其他各期虫体背面的盾板仅覆盖了虫体的前部，其余部分为柔软的革质。有些硬蜱雄虫的覆面还有几丁质腹板。软蜱没有背板和腹板，整个躯体都是柔软的革质，体表有颗粒状的突起、碎骨化片等等，使得软蜱躯体表面粗糙不光滑。

幼蜱有 3 对足，若蜱和成蜱均 4 对足。成蜱足位于躯体腹面靠近前端，每对足有 6 节，即基节、转节、股节、胫节、后跗节和跗节。软蜱的若虫和成虫第 2、3 对足基节间有基节腺，可分泌基节液，吸血时随着基节腺分泌物的污染，病原体进入宿主体内。蜱的各跗节末端有一对角化的爪，硬蜱的爪上有发达程度不一的爪垫，软蜱的爪上无爪垫或爪垫不发达。蜱的第一对足跗节亚端部背面有一重要的嗅觉器官——哈氏器（Haller's organ），许多与嗅觉、触觉有关的感毛都集中在哈氏器及附近。

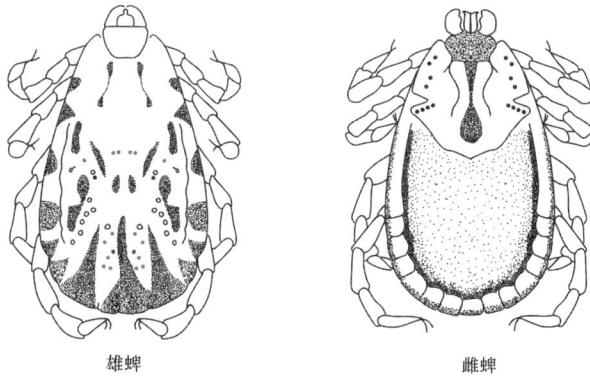

雄蜱　　　　　　　　　　雌蜱

图 20-1　硬蜱成虫模式图

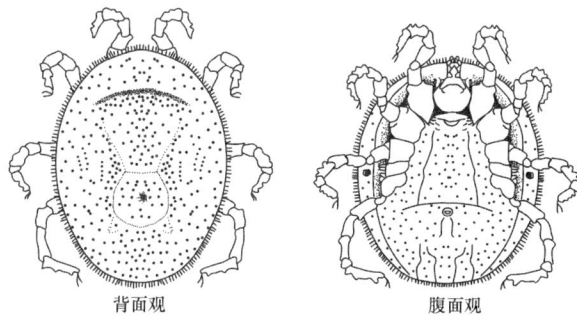

背面观　　　　　　　　腹面观

图 20-2　软蜱成虫模式图

三、生活史

蜱的生活史包括卵、幼蜱、若蜱（nymph）和成蜱 4 个时期，完成一代发育所需时间因种不同，短至 6 周，长达 3 年。硬蜱的若虫只有一个龄期，而软蜱的若虫多达 5 龄。硬蜱一生产卵 1 次，产卵时间可持续 4~40 天，产卵量数百至数千不等。软蜱一生产卵数次，每次 50~200 个，总量可达数千。

四、生态和习性

蜱的滋生场所多为草原、森林、灌木丛、荒漠地区，呈世界性分布。除卵外，蜱的各期都需要吸血才能完成发育，并且宿主范围广泛，包括陆生哺乳动物、鸟类、爬行类和两栖动物。蜱的吸血量很大，吸饱血后体重可剧增甚至百倍。蜱对宿主的吸血部位有一定的选择性，常在皮肤薄嫩、不宜被宿主察觉的部位寄生。

在蜱的生活史中有更换宿主的现象，根据其更换宿主的次数可分为 4 种类型：单宿主蜱（各期都在同一宿主寄生）；二宿主蜱（幼虫、若虫在同一宿主寄生，成虫寄生另一宿主）；三宿主蜱（幼虫、若虫、成虫分别寄生不同宿主，多数硬蜱属于此型）；多宿主蜱（幼虫、若虫、成虫以及雌蜱每次产卵都寻找新的宿主，软蜱由于若虫阶段多因此多为此型）。硬蜱多在白天寻找宿主吸血，且一次吸血时间长，可多达数天。吸血后一般不脱离宿主，有些种类也会离开宿主落地完成蜕皮。软蜱只有在吸血的时候才寻找宿主，吸血后即离开，每次吸血时间因种而异，少则1小时左右多则几天，寻找宿主的活动在夜间进行。

五、与疾病关系

1. 直接危害 某些种类的硬蜱在吸血时唾液中所含毒素进入宿主体内，毒素作用于神经肌肉接头处，导致宿主运动神经纤维传导阻滞，出现麻痹即为蜱瘫痪（tick paralysis）。起初是下肢无力，继而波及上肢、颈部和咽部肌肉，患者最后因呼吸麻痹而死亡。

2. 传播疾病 蜱类主要通过唾液、基节液、中肠回流物及排泄物等传播病原体，在此介绍几种我国重要蜱传疾病。

（1）蜱媒森林脑炎（tick-borne encephalitis） 由病毒引起的神经系统急性传染病，病毒属黄病毒科黄病毒属，是一种自然疫源性疾病，脊椎动物是该病的传染源，硬蜱为其传播媒介。病毒在蜱体内可长期保存，并可经变态发育期及经卵传递传播到下一代甚至几代。我国的东三省及内蒙古自治区东北部地区是稳定的疾病自然疫源地。新疆天山及阿尔泰山林区中的全沟硬蜱体内分离出森林脑炎病毒，当地的牛、马和羊中体内也检测到病毒抗体。在云南，从当地人和动物血清中曾检测到该病毒抗体，从捕获的蜱和啮齿动物中也分离出病毒。但新疆和云南迄今尚无森林脑炎病例报道，因此将其列为可疑的森林脑炎自然疫源地。西藏林芝和米林地区人血清中曾检测到森林脑炎病毒抗体，但未发现病毒也无病例报道，因此认为西藏是森林脑炎的可疑疫源地。

（2）克里木-刚果出血热（Crimean-Congo hemorrhagic fever） 即新疆出血热，是荒漠牧场的自然疫源性疾病，病原体为克里米亚-刚果出血热病毒。该病的传染源主要是家畜，尤其是羊、牛、马和骆驼等。硬蜱为其主要传播媒介，某些软蜱体内也可分离出病毒。病毒可经蜱叮咬传播，也可因急性患者或病畜的血经皮肤表面伤口而感染。感染者突发高热，随后皮肤、黏膜、鼻出血，严重者有血尿、消化道大出血，死亡者多因大出血导致。我国1965年在新疆巴楚县首次从患者血液、尸检脏器和硬蜱分离到新疆出血热病毒。

（3）发热伴血小板减少综合征（severe fever with thrombocytopenia syndrome） 病原体属布尼亚病毒科白蛉病毒属。2009年起，我国多次出现蜱叮咬人事件（"蜱虫病"），并且检测到该病毒。感染者为突然发病，以发热、血小板减少、贫血及消化道、呼吸道症状为主，患者多因多器官衰竭而死亡。根据国家卫生和计划生育委员会调查数据显示：病例分布在13个省，死亡率约为10%。目前已确定硬蜱是该病的传播媒介，同时研究也证实病毒可通过患者的血液引起人-人传播。调查发现大部分患者居住在丘陵及山区，或者从事野外林木、农作、采茶工作。目前的研究尚未证实该病毒能引起动物疾病，也不能确定人类感染是否因接触已感染的家畜，但在对流行区的一些家畜进行检测发现：部分动物体内携带有低水平的病毒RNA。进一步对这些动物进行血清抗体检测，结果显示有部分为阳性，表明流行区的这些家畜可能被蜱叮咬并感染病毒，因此这些家畜在疾病传播中的作用不容忽视。

（4）莱姆病（Lyme diseases） 由伯氏疏螺旋体引起的一种自然疫源性疾病，危害人和多种动物，可造成全身感染。流行病学研究表明，这种病原体在我国分布相当广泛，至少在29个省、自治区和直辖市存在人群感染，且自然疫源地几乎覆盖我国所有山林地，其中东北和内蒙古林区是主要疫区。硬蜱叮人时病原体进入人体，早期可见叮咬处出现红色斑疹或丘疹，一般无痛感，或是灼热、瘙痒感，有时局部或全身荨麻疹，同时伴有恶心、头痛、肌肉酸痛，症状类似感冒，偶可见局部淋巴结肿大。在感染中期出现神经系统和心脏损害，后期则表现为关节炎，病程可持续数周或数年。

（5）蜱媒回归热（tick – borne relapsing fever） 又称地方性回归热，由携带病原体的软蜱叮咬而引发的自然疫源性螺旋体病。人因被感染的软蜱叮咬或受损皮肤被软蜱基节液污染而感染。病原体可在软蜱体内经变态发育期传递，且能持续感染唾液腺，因此软蜱在叮咬时 30 秒内即可将病原体传递至宿主。我国病例首见于 1957 年新疆喀什地区，流行病学研究表明至少 7 个省区存在蜱媒回归热感染。感染者主要表现为发热并伴有肌肉、关节疼痛，肝脾肿大并具出血倾向，重症者出现黄疸。

六、防治

蜱的防治方法很多，其中利用化学杀虫剂仍是目前最主要的方法，使用的杀虫剂包括有机磷类、氨基甲酸酯类、拟除虫菊酯类等。此外利用天敌进行生物防治、利用多种方法使蜱产生染色体易位从而失去生殖能力的遗传防治、应用疫苗进行免疫防治等都不失为有效的防治措施。

（贾默稚）

第二节 革 螨

革螨（gamasid mite）属于寄螨目、革螨总科（Gamasoidea），在动物分类上隶属于蛛形纲、蜱螨亚纲、寄螨目中的中气门亚目（Mesostigmata）。中气门亚目包括 7 个总科，其中，皮刺螨总科（Dermanyssidae）、血革螨科（Haemogamasidae）和厉螨科（Laelaptidae）的很多种类与医学和农业密切相关。

一、简史

1914 年，Hirst 首次报道了革螨可引起革螨性皮炎，拉开了革螨研究的序幕。在 1949 年以前，我国的革螨研究几乎完全空白，从 20 世纪 50 年代开始，特别是改革开放以来，我国的革螨研究进展很快。革螨与疾病特别是肾综合征出血热病关系的研究更是促进了革螨研究的发展，并逐步培养了相应的人才队伍。目前，我国记载的革螨已达到 23 科 45 属 677 种。

二、形态

1. 成虫 呈卵圆形，黄色或褐色，长约 0.2 ~ 3.0mm，表皮有膜质，背、腹部具有骨化板。螨体分颚体和躯体两部分（图 20 – 3）。

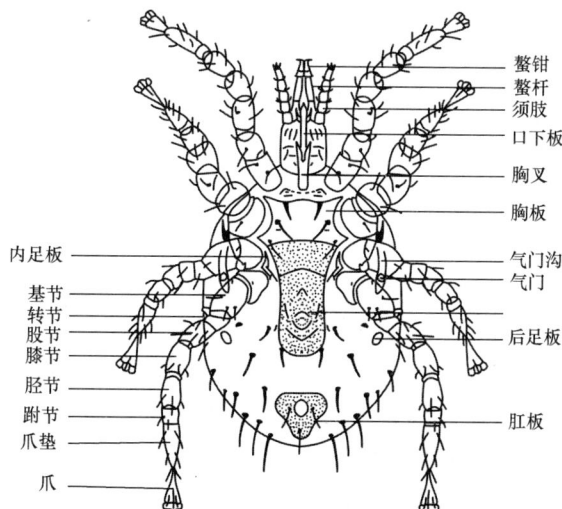

图 20 – 3 革螨成虫模式图

(1) 颚体　位于躯体前方，由颚基、螯肢及须肢组成。颚基紧连躯体，形状不一，有分类意义。螯肢由螯杆和螯钳组成，雄螨的螯钳演变为导精趾。寄生种类的螯肢呈剪刀状或针状；自生生活种类的螯肢呈钳状。须肢呈长棒状，因基部与颚基愈合，故仅见 5 节：须转节、须股节、须膝节、须胫节和须跗节。

(2) 躯体　背面具背板，大多 1 块，少数种类 2 块。背板上的刚毛数目和排列的毛序，因种而异。躯体腹面靠近颚体后缘的正中有一个叉形的胸叉。雌螨腹面有几块骨板，由前而后分别为胸板、生殖板、腹板及肛板，有些虫种的生殖板和腹板可愈合为生殖腹板。雄螨腹面的骨板常愈合为一块全腹块。雌虫的生殖孔呈横缝隙状，位于胸板之后，被生殖板遮盖；雄虫的生殖孔位于胸板前缘，呈漏斗状。气门 1 对，呈圆孔状，位于第 3、4 对足基节间的外侧，有向前延伸成管状的气门沟。足 4 对，分 6 节，足 I 跗节背面亚端有一个跗感器，司嗅觉。

2. 幼虫　无色或淡黄色，3 对足，无气门和气门沟，体毛少。

三、生活史

革螨发育过程分为卵、幼虫、第一若虫、第二若虫和成虫五期（图 20-4）。

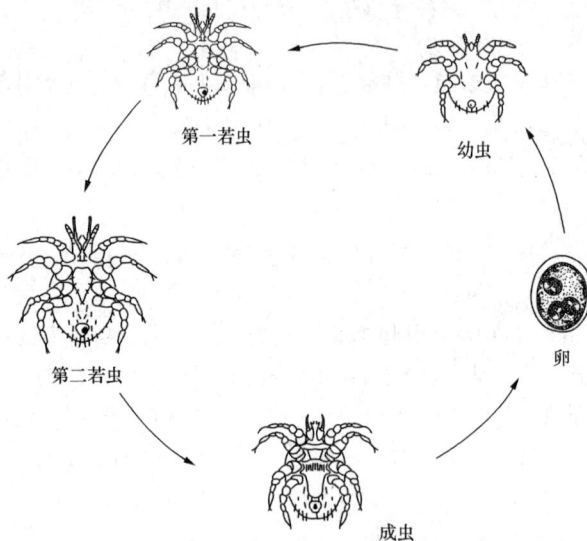

图 20-4　革螨生活史示意图

卵需 1~2 天可孵出幼虫，幼虫无气门，不摄食，经 24 小时内蜕皮为第一若虫。再经 2~6 天蜕皮形成第二若虫，此期开始摄食，经 2~5 天蜕皮形成成虫。完整生活史需 1~2 周。交配时雄虫用导精趾将精囊置于雌虫生殖孔内而受精。革螨分为卵生或卵胎生，也有孤雌生殖的。寄生型革螨一生产卵从几个到百余个不等，其中，柏氏禽刺螨寿命最长，高达 5~6 个月，毛栖型革螨寿命仅有几十天。

四、生态

革螨是从自由生活向寄生生活过渡的类群，营自生生活的革螨生活环境及生态习性比较复杂，大多与医学没有直接关系。寄生性革螨是革螨中一个特殊类群，主要寄生于哺乳类（特别是鼠类）、鸟类、爬行类的体表、巢穴甚至体内，与医学关系比较密切，属于医学革螨的范畴。医学革螨除了可以引起革螨性皮炎外，还是传播某些人畜共患病的重要媒介。

1. 生活方式　革螨大多数营自生生活，少数营寄生生活。营自生生活的革螨孳生于枯枝烂叶下、草丛和土壤里、禽畜粪堆和仓库贮品中。寄生生活的革螨，多数寄生于宿主的体表；少数寄生于体内，如鼻腔、呼吸道、外耳道、肺部等。体外寄生的革螨根据其寄生时间的长短又分为两个类型：①巢栖型：整个发育和繁殖过程都在宿主巢穴中进行，仅在吸血时才与宿主接触，对宿主无严格的选择性，如血革螨属、禽刺螨属、皮刺螨属等。②毛栖型：长期寄生在宿主体上，较少离开宿主，可在其巢穴里生活，对宿主有较明显的选择性，如赫刺螨属、厉螨属等。

2. 食性 营自生生活的革螨主要捕食小型节肢动物，也可以腐败的有机物质为食。寄生性革螨以刺吸宿主的血液和组织液为营养。巢栖型革螨的吸血量较大，耐饥力较强；毛栖型革螨一般吸血量较小，耐饥力差。与医学有关的革螨可分为兼性吸血和专性吸血两类：①兼性吸血类：既可刺吸血液，也能食游离血，又可捕食小节肢动物或者取食动物性废物和有机质，如格氏血厉螨、茅舍血厉螨等。②专性吸血类：仅以宿主血液为食，如柏氏禽刺螨、鸡皮刺螨等，此类吸血量大，一次吸血可超其原体重 10 多倍。

3. 活动性 革螨的活动受温度、湿度和光线的影响。对这些条件的适应性因种而异。柏氏禽刺螨适应于 25～30℃，毒厉螨为 23～35℃。多数革螨喜潮湿环境，但鸡皮刺螨在相对湿度 20% 时最活跃。有的种类在光亮条件下较活跃，另一些种类则避光，如鸡皮刺螨白天躲藏在缝隙内，夜间侵袭宿主。多数革螨昼夜均可吸血。

4. 季节消长 大多数革螨整年活动，但有明显的繁殖高峰。其季节消长取决于宿主活动的季节变化，宿主巢穴内微小气候条件及宿主居留在巢穴中的久暂等。一般密度在 9 月以后逐渐增高，10～11 月可出现高峰，入冬后渐降，春夏季最少。如格氏血厉螨、耶氏厉螨和上海犹厉螨是秋冬季繁殖；柏氏禽刺螨和鸡皮刺螨在夏秋季大量繁殖。

五、主要种类及分布

1. 柏氏禽刺螨（Ornithonyssus bacoti） 中型，体长约 678μm，宽约 395μm。雌虫螯肢细长，背板狭长，在第二对足水平处最宽，以后逐渐狭窄，末端稍尖。背面表皮密生长刚毛，其长度与背板的刚毛约等长。生殖板狭长，后端尖细，肛板长椭圆形。雄虫螯肢发达，螯钳呈剪状，导精趾长于动趾，生殖孔位于全腹板前缘。本虫专性吸血，为巢栖型，寄生鼠类，也侵袭人。宿主主要为褐家鼠、小家鼠等室内鼠类。分布世界各大洲和全国各地。

2. 鸡皮刺螨（Dermanyssus gallinae） 中型偏大，长卵形，长约 824μm，宽约 553μm。雌虫螯肢刺针状或鞭状，背板前端宽后端窄，末端平直，胸板宽度大于长度，拱形，生殖板末端钝圆，肛板呈圆三角形。雄虫全腹板由胸板与生殖板融合为胸殖板，腹板与肛板融合为腹肛板，两板紧接。本虫属巢栖型，寄生于家鸡和其他禽类，常自禽窝中爬至人体叮刺。分布世界各大洲和我国多数省份。

3. 格氏血厉螨（Haemolaelaps glasgowi） 中型，卵形，淡黄色，背毛 38 对。雌螨螯肢发达，螯钳有齿，钳齿毛中部膨大，端部细长病弯曲成钩状，为重要特征之一。雄螨螯肢较小，无齿，导精趾末端 1/3 处向下弯曲。本虫以杂食性为主，兼营吸血，属巢栖型，寄生于鼠类，也能叮吸人体血液。主要宿主为黑线姬鼠。国内分布广泛。国外分布包括日本、原苏联、朝鲜以及欧洲、美洲和大洋洲一些国家。

4. 毒厉螨（Laelaps echidninus） 大型，体长 1.0～1.4mm，宽卵形，棕黄色，骨化强。雌螨螯肢发达呈钳状，动趾有 2 齿，定趾有 1 齿，钳齿毛较细长，末端呈钩状。胸板很大，近正方，胸板狭长，后胸板呈滴水状，生殖腹板呈烧瓶状，后缘内凹。雄螨全腹板在足基节后明显膨大，全部跗节上均有棘状刚毛。属毛栖型，寄生于鼠类，主要为褐家鼠和黄毛鼠。世界性分布，国内分布广泛。

六、致病

革螨不仅通过直接寄生和叮咬宿主引起危害，还可传播细菌、病毒、立克次体和螺旋体等引起多种疾病。

1. 螨性皮炎　革螨侵袭人体刺吸血液或组织液，局部皮肤出现丘疹，中央奇痒。少数病例伴有全身反应，可能与革螨叮咬过程中释放的代谢产物及分泌物的刺激、过敏有关。侵袭人体的革螨，常见者为柏氏禽刺螨和鸡皮刺螨。

2. 流行性出血热　流行性出血热又称为肾综合征出血热（HFRS），病原体为汉坦病毒（流行性出血热病毒），流行十分广泛，以欧洲和亚洲为甚，我国绝大多数地方都有流行，传染源主要是鼠类。以发热、出血倾向、休克和肾损害为特征。多种革螨可作为本病的传播媒介，病毒在革螨体内可经卵传递。

3. 森林脑炎　此病主要是通过硬蜱叮刺吸血传播的，我国的主要媒介是全沟硬蜱（*Ixodes persulcatus*）。有研究资料表明，革螨也有可能作为森林脑炎的传播媒介或贮存宿主，国外曾从格氏血厉螨、柏氏禽刺螨、厩真厉螨、巢栖血革螨、淡黄赫刺螨和野田厉螨体内分离到病原体。

4. 立克次体痘　革螨是该病唯一的传播媒介（通过叮刺吸血传播），主要媒介是血红异皮螨和柏氏禽刺螨由血红异皮螨（*Allodermanyssus sanguineus*）经卵传递传播的伴有疱疹的发热性疾病。立克次体痘主要流行于美国东北部，我国究竟有无该病存在尚不能定论。

5. 其他　革螨还可传播 Q 热、地方性斑疹伤寒、细菌性疾病和螺旋体病等疾病。

七、流行病学

革螨有千余种，分布呈全世界性，国内分布也极为广泛，在自然界中可携带多种病原体。与医学有关的主要有厉螨科、血革螨科和皮刺螨科，革螨寄生形种类在小哺乳动物和鸟类上数量大，能反复吸血，从而传播病原体。其中柏氏禽刺螨、鸡皮刺螨等叮咬人能引起皮炎；格氏血厉螨、厩真厉螨、野田厉螨与传播出血热有关；格氏血厉螨、厩真厉螨可传播森林脑炎，此外革螨还能传播 Q 热、立克次体病、地方性斑疹伤寒、野兔热等。高隆声等（1981 年）通过流行病学调查发现衡阳医学院流行 46 例革螨性皮炎，传播媒介为黄胸鼠。

江苏省卫生防疫站及苏州医学院寄生虫学教研组分别于 1976－1978 年，在出血热疫区检出专性或兼性寄生类革螨，说明它可以离开鼠体而存在于人们的生活环境中。这就具备了将出血热病原体由鼠传播给人的媒介条件。

八、防治

1. 环境防治　加强卫生宣教，整洁室内外卫生，清除杂草、垃圾，住宅区禁止养家禽，发现家禽窝巢内有革螨孳生，尽早药物杀灭。

2. 化学防治　有机磷类是杀灭革螨高效、价廉的首选药物，如敌敌畏、敌百虫、乐果、倍硫磷、杀螟松、马拉松等，杀螨效果颇佳。

3. 灭鼠　与人病有关的革螨大多与鼠有关，灭鼠是防治革螨的重要环节，主要有机械捕鼠和化学毒饵两类。死鼠应深埋或焚烧，以防鼠体革螨游离扩散。

4. 个人防护　对裸露的手、脸、颈部等处皮肤，可涂擦驱避剂，如邻苯二甲酸二甲酯（DMP）、避蚊胺（EDTA）乙烯基四氢喹啉（E701）、驱蚊灵等。将驱避剂药带系于手腕、脚腕等处，防螨侵袭。

（周必英）

第三节　恙　螨

恙螨（chigger mite）属真螨目（Acariformes）、恙螨科（Trombiculidae）、列恙螨亚科（Leeuwenhoekiidae）。全世界已发现的恙螨有 3000 多种，其中约有 50 种可侵袭人体。我国记录的有 3 个亚科、40 多属约 400 多种，其中地里纤恙螨和小盾纤恙螨是危害人体的主要种属。恙螨的成虫和若虫营自生生活，只有幼虫营寄生生活，可寄生于人、家畜和其他动物的体表，吸取宿主的组织液等，引起恙螨性皮炎，或者作为传播媒介引起恙虫病，是一种急性传染病。恙螨已证实是致病的立克次体和病毒的储存宿主。媒介恙螨传播的恙虫病是我国较早发现的一种传染病。

一、简史

1919 - 1938 年最早报道的是台湾省的 6 种，1947 年云南发现地里纤恙螨，1952 年梁柏龄在广州报道了地里纤恙螨和印度囊棒恙螨及种名不详的背展恙螨属 1 种，1953 年甘怀杰等发表了 5 种恙螨，1955 年陈心陶、徐秉锟描述了广东与福建发现的中国恙螨 12 种，包括 1 新属、6 新种及 2 新变种。根据国内学者报告的恙螨种类材料被寄生的动物已达 250 种左右，其中哺乳类 195 种，鸟类 50 种，爬虫类 4 种与甲壳类 1 种。就地形说恙螨的分布有海岛、平原、丘陵区、山区、高原等各种各样的地区。

我国晋朝葛洪在公元 313 年首先发现恙虫病，1942 年魏曦在昆明和 1948 年刘纬通在兰州，先后发现疑似恙虫病例。1940 - 1945 年报道 5 例恙虫病（昆明 1，贵州 4），并在昆明发现地里纤恙螨（Millspauch&Fuller，1947），并先后在广州、福建、广西、云南、浙江、四川、西藏等地区的患者和地里纤恙螨中分离出恙虫病立克次体等。日本受我国医书启发，于公元 98 年介绍恙虫病流行病学、症状、治疗和预防方法。

二、形态

多数恙螨种类的若虫和成虫尚不了解，因此目前分类以幼虫为主。幼虫大多椭圆形，红、橙、淡黄或乳白色。初孵出时体长约 0.2mm，经饱食后体长达 0.5 ~ 1.0mm 以上。虫体分颚体和躯体两部分。颚体位于躯体前端，由螯肢及须肢各 1 对组成。螯肢的基节呈三角形，端节的定趾退化，动趾变为螯肢爪。须肢圆锥形，分 5 节，第一节较小，第四节末端有爪，第五节着生在第四节腹面内侧缘如拇指状。颚基在腹面向前延伸，其外侧形成一对螯盔（galea）。躯体背面的前端有盾板，呈长方形、矩形、五角形、半圆形或舌形。盾板上通常有毛 5 根，中部有 2 个圆形的感器基（sensillary base），由此生出呈丝状、羽状或球杆状的感器（sensillum）。多数种类在盾板的左右两侧有眼 1 ~ 2 对，位于眼片上。盾板后方的躯体上有横列的背毛，其排列的行数、数目和形状等因种类而异。气门如存在，则位于颚基与第一对足基节之间。足分为 6 或 7 节，如为 7 节则股节又分为基股节和端股节。足的末端有爪 1 对和爪间突 1 个（图 20 - 5）。

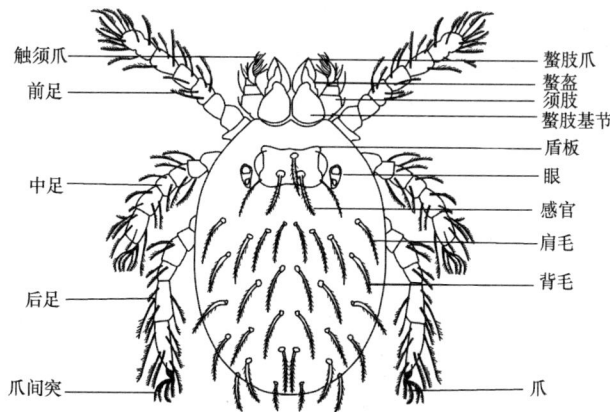

图 20 - 5　恙螨幼虫模式图

三、生活史

恙螨生活史分为卵、前幼虫、幼虫、若蛹、若虫、成蛹和成虫等 7 期。幼虫具有 3 对足，若虫与成虫都具有 4 对足。现以地里纤恙螨为例作简介（图 20 - 6）。

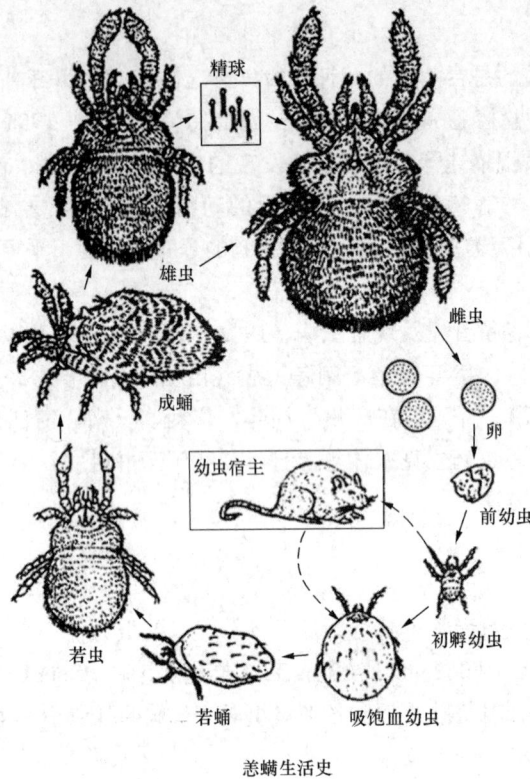

恙螨生活史

图 20 - 6　恙螨生活史示意图

雌虫产卵于泥土表层缝隙中，卵为球形，成堆，淡黄色，直径约 0.15mm。经 5 ~ 7 天卵内幼虫形成，卵壳破裂，逸出一个包有薄膜的前幼虫（prelarva）。再经 10 天左右发育，幼虫才破膜而出。遇宿主即爬到体上寄生，在宿主皮薄而湿润处叮刺，经 2 ~ 3 天饱食后，坠落地面缝隙中，3 ~ 7 天后静止不动形成若蛹（nymphochrysalis），蛹内若虫发育成熟后，从蛹背逸出。自幼虫静止至若虫孵出约需 12 天。若虫经 10 ~ 35 天静止变为成蛹（imagochrysalis），成蛹经 1 ~ 2 周发育为成虫。若虫与成虫的形状相似，躯体多呈葫芦形，体被密毛，状似红绒球，有足 4 对，第 1 对特别长，具触角功能。雄虫性成熟后，产精胞以细丝粘于地表，雌螨通过生殖吸盘摄取精胞并在体内受精。经 2 ~ 3 周开始产卵，一生产卵 100 ~ 200 个，完成一个世代约需 3 个月，每年完成 1 ~ 2 代，成虫寿命平均 288 天。

四、致病

1. 恙螨性皮炎（trombiculosis）　由于恙螨幼虫的唾液能够溶解宿主皮下组织，被叮刺处有痒感，出现红色丘疹，进而形成水疱，之后形成黑褐色焦痂，脱落后形成潜在性溃疡。

2. 恙虫病（tsutsugamushi disease）　恙螨传播恙虫病，其病原体为恙虫病东方体（*Orientia tsutsugamushi*），并可经卵传递到下一代幼虫。临床表现起病急、持续高热、皮疹、局部或者全身淋巴结肿大。目前已证实的可传播恙虫病的恙螨有地里纤恙螨、红纤恙螨、小盾纤恙螨、微红纤恙螨、高湖纤恙螨、苍白纤恙螨和海岛纤恙螨。

3. 其他虫媒病　恙螨除传播恙虫病外，还可传播其他病毒或立克次体虫媒病。小盾纤恙螨体内有流行性出血热病毒，已证实该螨有自然感染，并可叮刺传播和经卵传递，是陕西疫区野鼠型流行性出血热的传播媒介。有些学者对须纤恙螨作为流行性出血热传播媒介可能性做了研究，发现其具有传播该病的先决的条件，但能否经卵传播尚须进一步研究。

五、诊断

1. 流行病学资料为发病前有野外活动或草地接触史。
2. 临床表现有发热、局部淋巴结肿大、皮疹、肝、脾肿大或多器官损害。
3. 发现特征性焦痂或溃疡。
4. 外斐试验阳性 1∶160 以上。

具备以上至少 3 项者符合恙虫病诊断。

六、流行

恙螨和恙虫病的记载，早在公元 313 年，我国晋代葛洪著的《抱朴子内篇》和《肘后方》中有记载，这些文献写的"沙虱热或沙虱毒"即恙虫病，沙虱为恙虫病的主要传播媒介，该著作论及沙虱对人体健康的关系，并简单地描述了它的形态。这些著作的记载包括流行病学、症候学、预防学和治疗学等，是恙虫病最早的科学文献。在日本，恙虫病有洪水热、河流热和水灾热之称。1918 年 Kawamura 报道红纤恙螨的幼虫是日本恙虫病传播媒介。1919 年日本学者 Hatori 又报道红纤恙螨是我国台湾省恙虫病的传播媒介。1950 年前我国对恙螨与恙虫病一直未予以注意，仅有零星的研究；恙螨种类的记载最早是几位日本科学家在台湾报道 6 种，1947 年，Millspaugh 和 Fuller 在云南滇缅公路线昆明的西南发现了几种寄生在啮齿动物和一种鸟类体上的地里纤恙螨，同时他们报道了昆明和贵阳的几个恙虫病病例，并指出"昆明热"即恙虫病；1952 年刘冬盛和梁徐曾在内科学报中发表有关桂林市恙虫病的病例，共分析了 25 例，但并未提及该病的虫媒。到目前为止，广西方面仍缺恙虫病种类的报道。梁柏龄在广州报道了地里纤恙螨，甘怀杰接着又记录了 5 种恙螨，以后各地陆续进行区系调查，直到 1996 年恙螨的种类已达 120 余种。1956 年，绪方把恙虫病分为古典型恙虫病和副恙虫病，前者指日本东北新泻、秋田、山形 3 县的恙虫病，以红纤恙螨为媒介，后者指其他地区以红纤恙螨以外的恙螨品种为媒介的恙虫病（如异所型恙虫病、丛林斑疹伤寒、热带型恙虫病、七岛热、二周间热、二十日热等）。恙虫病在西方文献上，常见的一个病名是丛林斑疹伤寒，还有称为螨斑疹伤寒。1974 年，Traub 和 Wisseman 把自然界动物的自然感染称为恙螨传立克次体病，把人类的疾病称为恙螨传斑疹伤寒等。我国恙螨截至 1993 年 12 月为止，已经发表和有关资料报道统计约有恙螨 400 余种，分隶于 40 多个属。

恙虫病是由媒介恙螨传播的自然疫源性疾病，我国已发现地里纤恙螨、微红纤恙螨、红纤恙螨、高湖纤恙螨、小板纤恙螨、苍白纤恙螨、于氏纤恙螨、印度纤恙螨、中华无前纤恙螨和巨螯齿纤恙螨等自然感染恙虫病立克次体，地里纤恙螨和小板纤恙螨在国内外已确定为恙虫病的传播媒介。在我国，1986 年以前经病原学证实恙虫病暴发流行。1974 年我国陕西省的流行性出血热的流行病学调查认为：小板纤恙螨可（疑）能为该地流行性出血热的传播媒介，宿主为黑线姬鼠。

媒介恙螨和宿主研究，多为 20 世纪 50 年代初期开始，1952 年广州首先从家栖的褐家鼠、黄胸鼠、食虫类臭鼩鼱以及媒介地里纤恙螨分离恙虫病立克次体获得成功，野栖鼠类感染于 1955 年雷州半岛的黄毛鼠、板齿鼠及其寄生的地里纤恙螨得到证实。随后云南、福建、浙江、西藏、广西、四川、湖南等省、区也陆续从家、野鼠及媒介恙螨分离到病原体，从而证实恙虫病疫源地在我国华南、西南一带广泛存在。

七、防治

1. 个人防护 流行季节在野外施工、生产、行军、野营、训练时，应扎紧袖口、裤管口，把衬衣扎入裤腰内；不要在草地坐卧；避免在草丛、树枝上晾晒衣服和被褥。在流行较重地区，有条件时可使用药物预防。身体外露部分，如手、颈、耳后以及小腿等处可涂擦避蚊药品；野外作业后，及时换衣、洗澡或擦澡，重点擦洗腋窝、腰部、会阴等皮肤柔软部位，可减少被恙满叮咬的机会。

2. 灭恙螨 要经常清除驻地、训练场所及道路旁的杂草，填平坑洼，增加日照，降低湿度，使环境不适于恙螨的生长繁殖。喷洒敌敌畏、杀螟松乳剂等。

3. 灭鼠 要搞好环境卫生，清除适于鼠类取食、筑巢巍繁殖的条件，并做好防鼠工作。灭家鼠主要使用缓效灭鼠药，如敌鼠钠盐或杀鼠灵、杀鼠脒、澳敌隆等；灭野鼠可用毒鼠磷、磷化锌等。药物应注意交替使用，防止鼠产生拒食性和耐药性。

（周必英）

第四节　蠕　形　螨

蠕形螨（demodicid mite）因寄生于毛囊中，故又称毛囊螨（follicle mite），分类上属真螨目、蠕形螨科（Demodicidae）、蠕形螨属（*Demodex*），到目前为止已记录有140余种（亚种），寄生于人体的主要有毛囊蠕形螨（*D. folliculorum*）和皮脂蠕形螨（*D. brevis*）。蠕形螨是一种永久寄生性小型螨类，寄生于人和哺乳动物的毛囊、皮脂腺内及与毛囊相关的皮肤附器内，也可寄生于腔道和组织内，引起蠕形螨病（demodicidosis）。

一、简史

1842年Simon将人体蠕形螨定名为*Acarus folliculorum*，随后建立蠕形螨属（*Demodex* Owen，1843），并改名为*Demodex folliculorum*（Simon，1842）。1855年Nicolet建立了蠕形螨科（Demodicidae）。至20世纪70年代美国Nutting团队对蠕形螨进行了大量的研究工作。国内，上海第一医学院、白求恩医学院、苏州医学院、青岛医学院、山东医学院和皖南医学院等院校均做了大量的调查研究。

二、形态

1. 成虫 皮脂蠕形螨和毛囊蠕形螨的形态基本相似（图20-7），螨体细长呈蠕虫状，乳白色，略透明，体长为100~400μm，雌螨比雄螨略大。颚体宽短呈梯形；螯肢呈针状，须肢1对，分3节，端节有倒生的须爪。躯体分为足体和末体两部分，足体腹面具4对粗短的足，呈芽突状；足基节与躯体愈合成基节板，其余各节均很短，呈套筒状。跗节上有1对锚叉形爪，每爪分3叉。雄螨的生殖孔位于足体背面的第2对足之间，雌螨生殖孔在腹面第4对足之间。末体细长如指状，体表有环形皮纹。毛囊蠕形螨较细长，末体占虫体全长的2/3~3/4，末端较钝圆，背面周围可见皮纹。雌螨有肛道，雄虫无。皮脂蠕形螨略短，末体约占躯体全长的1/2，末端尖细呈锥状，足体背面光滑无皮纹。雌、雄螨均无肛道。

2. 卵 卵为无色半透明，毛囊蠕形螨卵呈箭镞状，大小约104.7μm×41.8μm，皮脂蠕形螨卵呈卵圆形，大小约60μm×30μm（图19-5-1）。

3. 幼螨 幼螨体细长，大小283μm×34μm，足3对，腹面足间有基节骨突2对。

4. 前若螨 前若螨大小为365μm×36μm，足3对，腹面足间有基节骨突3对。

5. 后若螨 后若螨体细长，草杆状，颚体突出，大小为392μm×42μm，具足4对，基节骨突4对，生殖器官尚未发育成熟。

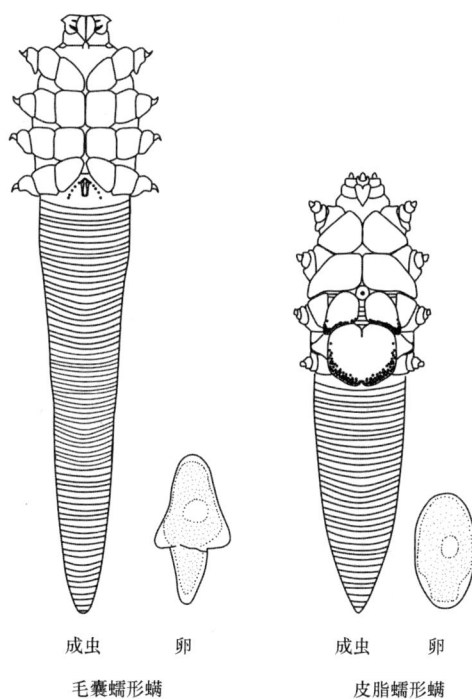

成虫　　卵　　　　　成虫　　卵

毛囊蠕形螨　　　　　　　皮脂蠕形螨

图 20-7　毛囊蠕形螨和皮脂蠕形螨

三、生活史

寄生人体的两种蠕形螨发育过程相似，包括卵、幼螨、前若螨、后若螨和成螨5期。雌雄成螨在毛囊或皮脂腺内交配并产卵，经2~3天卵孵出幼螨，幼螨经1~2天后蜕皮为前若螨。前若螨3天后蜕皮为后若螨。后若螨不食不动，经2~3天发育为成螨，经4~5天发育成熟，于毛囊口处交配后，雄螨很快死亡。完成一代生活史约需3周，雌螨寿命4个月以上。

毛囊蠕形螨寄生于面部、额部、鼻、头皮、胸背、乳晕等部位其中以皮脂腺较丰富的颜面部感染率和感染度最高。皮脂蠕形螨也以颊部感染度最高，其余部分的感染度差别不大。同一个体可有两种蠕形螨的混合寄生，一般毛囊蠕形螨的感染率和感染度都明显高于皮脂蠕形螨。毛囊蠕形螨寄生于毛囊内，刺吸组织液，以其颚体朝向毛囊底部，一个毛囊内常有多个虫体寄居，一般为3~6个。皮脂蠕形螨常单个寄生于皮脂腺内，以皮脂腺内容物为食物，其颚体朝向腺体基底（图 20-8）。

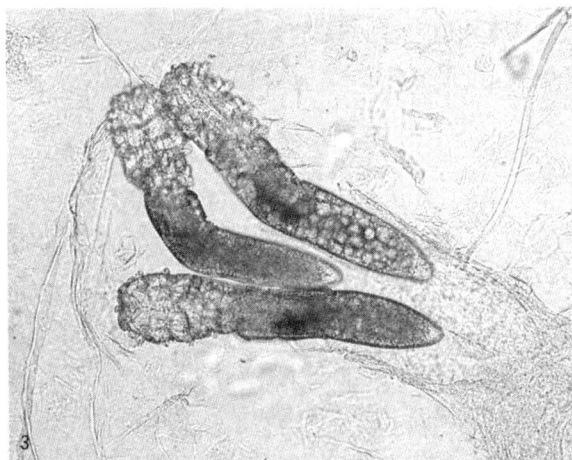

图 20-8　蠕形螨寄生在毛囊、皮脂腺中

人体蠕形螨对温度较敏感，发育的最适宜温度为37℃，其活动力可随温度上升而增强，45℃以上活动明显减弱，54℃迅速死亡。人体蠕形螨的季节消长明显，夏秋季节检出率高，冬春季节检出率低。当宿主体温升高时，毛囊及毛囊口扩张，皮脂腺内容物变稀，利于虫体爬出，在体表爬行，爬出者多为雌螨。皮脂蠕形螨的运动能力明显比毛囊蠕形螨强。蠕形螨属于负趋光性，多在夜间爬出，在皮肤表面求偶。

四、致病

人体蠕形螨刺吸毛囊上皮细胞和腺细胞的内容物，以皮脂腺分泌物、角质蛋白和细胞代谢产物等为营养来源。成螨具有坚硬的螯肢和须肢，在皮肤内活动时对上皮细胞和腺细胞造成机械性破坏，使毛囊、皮脂腺失去正常的结构和功能，引起毛囊扩张，上皮变性。当寄生螨体较多时，可引起角化过度或角化不全，皮脂腺分泌阻塞及真皮层毛细血管增生并扩张等病变；螨体的机械刺激和其分泌物、代谢物的化学刺激可引起皮肤组织的炎症反应，导致宿主局部皮肤的非细菌性炎症反应。此外，螨体代谢物可引起变态反应，螨体的进出活动携带其他病原生物进入毛囊或皮脂腺可致继发感染，引起毛囊周围细胞浸润，纤维组织增生。

人体蠕形螨具低度致病性。绝大多数人体蠕形螨感染者无自觉症状，表现为无症状的带虫者，或仅有轻微痒感或烧灼感。临床症状因患者的免疫状态、营养状况、寄生的螨种及感染度等因素有关，并发细菌感染可加重症状，重者可引起蠕形螨病。临床上常见的症状有患处皮肤轻度潮红和异常油腻，继而出现弥漫性潮红、充血，继发性红斑湿疹或散在的针尖至粟粒大小不等的红色痤疮状丘疹、脓疱、结痂及脱屑，皮脂异常渗出、毛囊口扩大，表面粗糙，皮肤有瘙痒感及烧灼感等。

此外，酒渣鼻、毛囊炎、痤疮、脂溢性皮炎和睑缘炎等皮肤病患者的蠕形螨感染率及感染度均显著高于健康人及一般皮肤病患者，表明这些现象可能与蠕形螨的感染有关。

五、诊断

目前尚没有公认的检查蠕形螨感染的方法，诊断标准不同，导致报道的蠕形螨感染率数据差距较大。

1. 病原诊断 常见的病原诊断方法有如下几种。

（1）挤压刮拭法 双手拇指相距1cm左右先压后挤，将挤出的皮脂置于载玻片上，滴加1滴甘油涂开后，覆盖玻片镜检。也可用痤疮压迫器刮取皮脂。

（2）透明胶纸法 嘱被检对象于睡前进行面部清洁后，用透明胶纸粘贴于面部的鼻、鼻沟、额、颧及颏部等处，至次晨取下，贴于载玻片上镜检。但对胶带过敏者不宜采用。

2. 免疫诊断 国内有学者采用Dot‑ELISA的方法诊断山羊蠕形螨的感染，取得了较好效果，但人体蠕形螨的免疫学检测还未见报道。

六、流行

人体蠕形螨呈世界性分布，调查采用的方法不同，人群感染率各地差异很大。国外报道人群感染率为27%～100%，国内人群感染率一般在20%以上。男性感染率高于女性。感染以毛囊蠕形螨多见，皮脂蠕形螨次之，部分患者存在双重感染。感染的年龄从4个月的婴儿至90岁老人。检查方法、检查次数、取材部位和时间，以及环境因素均对检出率有影响。

人体蠕形螨可通过直接或间接接触而传播。人体蠕形螨对外界环境抵抗力较强，对酸碱度的适应范围也较大。人体蠕形螨对温湿度、酸性环境和某些药物等均具有一定的抵抗力。在5℃时，成虫可存活约1周；在干燥空气中可存活1～2天；在23～27℃条件下，55%的虫体能存活2天以上。两种蠕形螨对碱性环境的耐受力弱于酸性环境，尤以皮脂蠕形螨为明显。3%来苏儿液和

75％乙醇溶液15分钟可杀死蠕形螨，日常生活中使用的肥皂、化妆品等均对人体蠕形螨不具杀灭作用。

七、防治

预防人体蠕形螨感染的措施包括：避免与患者接触，家庭中毛巾、枕巾、被褥、脸盆等需专用并常烫煮消毒。不用公共盥洗器具，严格消毒美容、按摩等公共场所的用品。目前尚无公认的治疗药物，可口服甲硝唑、伊维菌素及复合维生素 B，兼外用甲硝唑霜、10％硫黄软膏、苯甲酸苄酯乳剂，桉叶油以及百部、丁香和花椒煎剂等均有一定疗效。

（湛孝东）

第五节 疥 螨

疥螨（scab mite）俗称疥虫（sarcoptic mite），属真螨目、疥螨科（Sarcoptidae）、疥螨属（Sarcoptes），已记载的疥螨属有 28 种（亚种），主要寄生于人和哺乳动物的皮肤表皮角质层内，是一类永久性寄生螨。寄生于人体的为人疥螨（Sarcoptes scabiei），可引起疥疮（scabies），临床表现为皮肤剧烈瘙痒、结痂、脱毛和皮肤增厚，可通过接触传播。

一、简史

疥螨呈世界性分布，1698 年意大利的两位学者首次对疥疮进行了描述，直到 200 年后疥疮才逐渐被人们所认识，并认为该病是由一种寄生性生物（疥螨）所引起的具有传染性的疾病。国外曾报道疥疮在欧洲和北美呈周期性暴发流行，30 年为一周期，两次流行的间隔时间大约为 15 年。1910 年和 1940 年，曾因战争、经济萧条和居民流动等因素，发生过 2 次世界性大流行。第三次大流行开始于 1963 年，在法国首先出现，随后蔓延到整个欧洲和其他地区。

二、形态

1. 成虫 人疥螨成虫近圆形或卵圆形，背面隆起，乳白或浅黄色。雌螨大小为（300 ~ 500）μm ×（250 ~ 400）μm，雄螨略小。颚体短小，基部嵌入躯体内。螯肢钳状，尖端有小齿。须肢分 3 节。无眼，无气门。躯体背面有波状横纹、成列的鳞片状皮棘及成对的粗刺和刚毛等，后半部有几对杆状刚毛和长鬃。背部前端有盾板，雄螨背面后半部还有 1 对后侧盾板。腹面光滑，仅有少数刚毛。足 4 对，短粗呈圆锥形，分前后两组。足的基节与腹壁融合成基节内突。前 2 对足跗节上有爪突，末端均有具长柄的爪垫，称吸垫（ambulacra）；后 2 对足的末端雌雄不同，雌螨均为长鬃，而雄螨仅第 3 对足的末端为 1 根长鬃，第 4 对足末端为带柄的吸垫。雄螨生殖孔位于第 4 对足之间略后处，肛门位于躯体后缘正中。雌螨产卵孔呈横裂缝状，位于后 2 对足之间中央，躯体末端为一纵列的阴道，肛门位于阴道的背侧（图 20 - 9）。

2. 卵 疥螨卵呈长椭圆形，淡黄色，壳很薄，大小约 180μm × 80μm（图 20 - 9）。

3. 幼螨 大小约（120 ~ 160）μm ×（100 ~ 150）μm，形似成螨，足 3 对，具吸垫，后 1 对具长鬃。生殖器官未发育（图 20 - 9）。

4. 若螨 似成螨，雄螨只有 1 个若螨期，雌螨有 2 个若螨期，前若螨较小，约 200μm × 160μm，第 4 对足较第 3 对足短，后若螨长 220 ~ 250μm，产卵孔尚未发育完全，但交配孔已形成（图 20 - 9）。

307

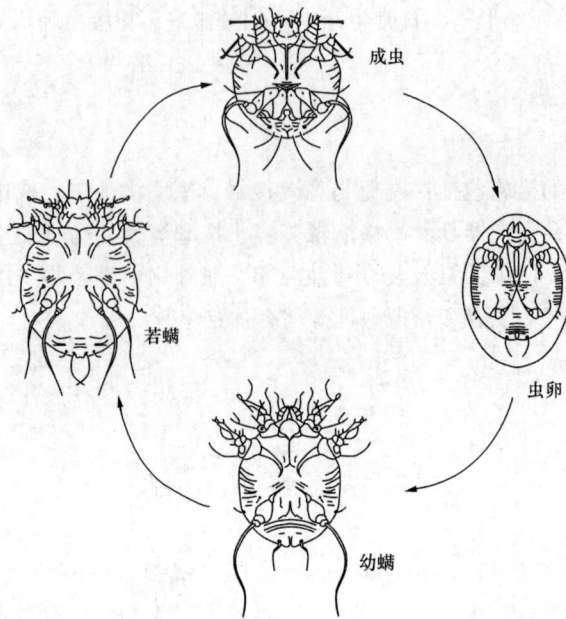

图 20 - 9　人疥螨生活史

三、生活史

疥螨发育过程包括卵、幼螨、前若螨、后若螨和成螨 5 期。从卵发育到成螨一般需 8 ~ 22 天。疥螨全部生活史在宿主皮肤角质层其自掘的"隧道"内完成,雌螨在隧道内产卵,卵 3 ~ 7 天孵化为幼虫。幼螨很活跃,在原"隧道"或新凿的"隧道"中活动。经 3 ~ 4 天,幼螨蜕皮为若螨。雄性若螨经 2 ~ 3 天蜕皮为雄螨;雌螨前若螨经 2 ~ 3 天蜕皮为后若螨。后若螨可钻挖窄而浅的"隧道",在"隧道"内经 3 ~ 4 天后蜕皮为雌螨(图 20 - 10)。雌性后若螨和雄性成螨交配,交配活动一般于夜晚在宿主皮肤表面进行。交配后不久,多数雄螨即死亡,但亦可在雌螨的"隧道"内或自行挖掘一个"隧道"而短期生活;雌性后若螨则在交配后 20 ~ 30 分钟内重新钻入宿主皮内,蜕皮变为雌性成螨。2 ~ 3 天后,雌螨即在隧道内产卵,每天可产 2 ~ 3 个。雌螨寿命即产卵期,40 ~ 60 天,产完卵后死在"隧道"末端。

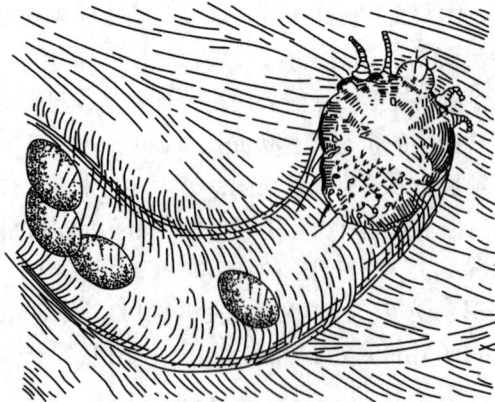

图 20 - 10　疥螨寄生在皮内隧道中

疥螨寄生部位多在指间、手背、腕屈侧、肘窝、腋窝前后、脐周、腹股沟、阴囊、阴茎和臀部等皮肤柔嫩皱褶等处,女性患者常见于乳房及乳头下方或周围,偶尔亦可在面部和头皮,尤其是耳后皱褶皮肤。儿童皮肤薄嫩,全身均可被侵犯,尤以足部最多。疥螨寄生在宿主表皮角质层深部，以角质组织和淋巴液为食，并以螯肢和前两足跗节爪突挖掘，逐渐形成一条与皮肤平行的蜿蜒"隧道"。"隧道"一般长 2～16mm，最长可达 1～2cm。"隧道"每隔一段距离有小纵向通道通至表皮。交配受精后的雌螨最为活跃，每分钟可爬行 2.5cm，此时亦是最易感染新宿主的时期。

疥螨有较强烈的热趋向性，能感受到宿主体温、气味的刺激，当脱离宿主后，在一定范围内，可再次移向宿主。雌性成虫离开宿主后的活动、寿命及感染人的能力明显受环境温度及相对湿度的影响。温度较高，湿度较低时寿命较短，而在高湿低温的环境中更易存活。

四、致病

疥螨的致病主要包括其在皮肤角质层内挖掘"隧道"和移行过程中对宿主皮肤产生机械性损伤，及其排泄物、分泌物和死亡虫体的崩解物可引起宿主产生由 T 淋巴细胞介导的迟发性超敏反应，导致寄生部位周围皮肤血管充血、炎性渗出，红斑和结痂，以及皮下组织增生，角质层增厚，棘细胞层水泡变性、坏死；同时由于真皮乳头层水肿，炎性细胞浸润进而导致过敏性炎症反应，在临床上表现为皮肤的病理性损伤和剧痒。感染者因剧烈瘙痒而搔抓，致使疥螨在皮肤内移动、破坏加重。

疥螨寄生导致疥疮。疥疮分典型和非典型两类，后者症状往往不典型，易造成误诊。典型疥疮病变多从手指间皮肤开始，随后可蔓延至手腕屈侧、腋前缘、乳晕、脐周、阴部或大腿内侧等好发部位。局部皮肤可出现丘疹、水疱、脓疱、结疖及"隧道"，病灶多呈散在分布。少数患者发生痂型疥疮，皮损表现为红斑、过度角化、结痂和角化赘疣。疥疮最突出的症状是剧烈瘙痒，白天较轻，夜晚加剧，睡后更甚，症状严重时患者往往难以入睡。由于剧痒而搔抓可产生抓痕、血痂、色素沉着等。若患处继发细菌感染，可导致毛囊炎、脓疱、疖肿或特殊型疥疮等，严重者可致湿疹样改变或苔藓化等病变。

五、诊断

根据患者接触史及疥疮的好发部位、特异损害和夜间痛痒加剧等临床症状和体征，特别是典型的皮下"隧道"，可做出初步诊断，确诊则需检获疥螨。

1. 病原诊断 检出疥螨是确诊疥疮最有力的证据。常用的检查疥螨的方法如下。

（1）针挑法 用 6 号消毒注射针头，针口向上，在隧道末端距螨约 1mm 处进针，针尖与皮肤面呈 10°～20°角，针头先垂直插至螨体下面，然后放平针杆（5°～10°），并稍加转动，疥螨即落入针口孔内，缓慢挑破皮肤或退出针头，移至滴有一滴甘油的载玻片上镜检。

（2）刮皮法 先用消毒的矿物油滴于新发的炎性丘疹上，再用刀片平刮数次，待丘疹顶端角质部分至油滴内出现细小血点为止。将 6～7 个丘疹的刮取物混合置于载玻片镜检。

（3）其他方法 此外，在诊疗实践中还有人用"隧道染色法"和解剖镜直接观察法等方法，检出效果较好。

2. 免疫诊断 有学者采用间接荧光抗体试验和 Dot－ELISA 检测抗体等免疫学方法辅助诊断疥螨感染，也取得了很好的效果。

六、流行

疥螨呈世界性分布，其流行与个人卫生情况有密切关系。疥螨感染多见于卫生条件较差的家庭及学校等集体住宿的人群中。秋冬季感染率高。患者是主要传染源，传播途径主要是人与人的密切接触，如与患者握手、同床睡眠等。夜间疥螨活动活跃，常移至患者皮肤表明爬行和交配，致使传播机会增加。雌螨离开宿主后尚能生存数天，且仍可产卵和孵化。因此，疥螨亦可经患者衣服、被褥、手套、毛巾、鞋袜等间接传播。公共浴室的更衣间和旅馆等是重要的间接传播场所。

七、防治

疥疮是全民性的公共卫生问题，必须贯彻预防为主的方针，预防措施主要包括：加强卫生宣传教育，注意个人卫生，勤洗澡，勤换衣，被褥常洗晒。避免与患者接触及使用患者的衣物和用具。加强对浴室、旅馆等服务业的管理和监督。及时治疗患者，其衣被可用沸水或蒸汽处理，居室喷洒杀螨剂。目前常用治疗药物有二氯苯醚菊酯、10%优力肤霜、苯甲酸卞酯搽剂、复方甲硝唑软膏及伊维菌素等。治疗后观察一周，如无新的皮损出现，才可认为痊愈。家中患者需同时治疗。

（湛孝东）

第六节　尘　螨

尘螨（dust mite）普遍存在于人居环境中，因此也称住家螨（domestic mites），其中很多种类的代谢产物是强烈的变应原，可引起变态反应性疾病。尘螨目前已发现约 140 余种，常见的尘螨在分类上分别属于真螨目、麦食螨科（Pyroglyphidae）、尘螨亚科（Dermatophagoidinae）、尘螨属（*Dermatophagoides*），的屋尘螨（*Dermatophagoides pteronyssinus*）和粉尘螨（*Dermatophagoides farinae*），以及麦食螨亚科（Pyroglyphinae）的梅氏嗜霉螨（*Euroglyphus maynei*）。

一、简史

尘螨呈全球性分布，与人类的活动密切相关，从 1 万多年前人类开始定居生活之时，尘螨便随着食物贮藏，动物驯化进入人们的居住环境。有记载以来，第一种尘螨 [*Dermatophagoides scheremetewskyi*（Bogdanoff，1864）] 由俄国学者在研究疥疮时发现，当时并未归入哪一科，现将其归入麦食螨亚科。早期尘螨的研究并不被重视，Kern（1921）和 Cooke（1921）提出屋尘中有特殊的抗原可引起哮喘和过敏性鼻炎，随后 Dekker（1928）发现该种物质可能与屋尘中的螨相关，但当时未被学界接受。1964 年 Voorhorst 报道了尘螨是屋尘中的主要变应原，获得了学界认可，从此，尘螨与过敏性疾病关系的研究变为热点问题。

二、形态

1. 成螨　成螨呈椭圆形，白色至淡黄色，足色深，体长 170~500μm。颚体位于躯体前端，螯肢钳状。无顶内毛和顶外毛。体表具肋状皮纹和少量刚毛。躯体由头胸部和腹部愈合而成，在背面前端有狭长盾板。腹面足基节板愈合在腹壁上。雌螨在第 2 对基节板后方到第 4 对基节板中间为生殖区，有鱼口状横裂的产卵孔，肛孔纵裂在躯体后端，并在其后侧有一通过受精囊的交合囊与交合囊孔。雄螨背面有 2 背板，除前端背板外，在后部还有后背板。生殖区有阳茎，呈弯钩状。肛区呈菱形，在其两侧有 1 对肛吸盘。足 4 对，基节形成基节内突，跗节末端具爪和钟罩形爪垫（图 20-11）。

2. 卵　卵呈椭圆形，乳白色，无卵盖。

3. 幼螨　幼螨体型小，3 对足。

4. 第一若螨　似成虫，足 4 对，生殖器官尚未发育成熟，具生殖乳突和生殖毛各 1 对。

5. 第三若螨　似成虫，足 4 对，生殖器官尚未发育成熟，具生殖乳突和生殖毛各 2 对。

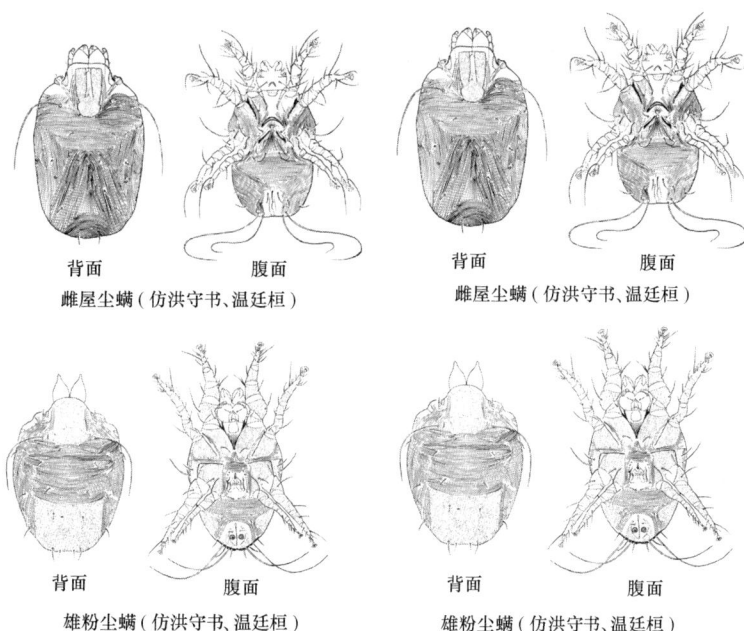

背面　　　　　腹面
雌屋尘螨（仿洪守书、温廷桓）

背面　　　　　腹面
雌屋尘螨（仿洪守书、温廷桓）

背面　　　　　腹面
雄粉尘螨（仿洪守书、温廷桓）

背面　　　　　腹面
雄粉尘螨（仿洪守书、温廷桓）

图 20 – 11　屋尘螨和粉尘螨

三、生活史

尘螨的发育过程包括卵、幼螨、第一若螨（前若螨）、第三若螨（后若螨）和成螨 5 期。尘螨在适宜的温度和湿度（25℃和相对湿度 80%）下，一般从卵发育至成螨产卵需要 20～30 天，卵期约 8 天，幼螨、第一若螨和第三若螨在发育过程中各经 5～12 天的静息期和 2～3 天的蜕皮期。蜕变的成螨经 1～3 天即可交配，雄螨可终生进行交配，雌螨仅在前半生交配 1～2 次，偶有 3 次。交配后 3～4 天开始产卵。雌螨每天产卵 1～2 枚，一生产卵 20～40 枚。产卵期为 1 个月左右。雄螨可存活 60～80 天，雌螨则可长达 100～150 天。

尘螨分布广泛，常孳生于居室中的枕头、被褥、床垫、地毯、窗帘和玩具中，亦见于面粉厂、棉纺厂、仓库等温暖潮湿的场所。尘螨是一种啮食性的自生螨，以粉末状的物质为食，如动物皮屑、面粉、真菌孢子、花粉等。生长繁殖和活动的适宜温度为 25℃，超过此温度，发育虽能加快，但是死亡率随之增高。温度低于 15℃以下，发育和活动停止，低于 10℃则不能存活。

在适宜的温度下，湿度是影响尘螨数量的决定因素。其最适相对湿度为 80%，相对湿度高于 85%，容易导致真菌的生长，不利于尘螨的孳生，相对湿度低于 33% 可导致尘螨失水死亡。但由于各地气温不同，同一地区各年的平均气温也有差异，因而尘螨的季节消长亦各不相同，一般在春秋季大量繁殖，秋后数量下降。尘螨具负趋光性，其主要通过人类的活动而携带散布。

四、致病

尘螨为非寄生螨，但是其危害却很大。尘螨的分泌物、排泄物和死亡虫体的分解产物是室内强烈的变应原，引起人体变态反应。螨性变态反应是全身性的免疫应答异常，其临床表现常突出 1～2 个效应器官，如上呼吸道、下呼吸道和皮肤等。

1. 螨性哮喘　属吸入型哮喘，幼年起病，有婴儿湿疹史，或兼有慢性支气管炎史，到 3～5 岁时，部分儿童转为哮喘，病程可迁延至 40 岁以上，但半数儿童在青春发育期可自愈。起病突然，反复发作，开始时常有干咳或连续打喷嚏等前驱症状，随后胸闷气急，咳泡沫黏痰，不能平卧，呼气性呼吸困难，发哮鸣音，严重时因缺氧而致口唇、面、指端发绀。发作时症状较重而持续时间较短，并可突然消失。发作常在睡后或晨起时。在春秋季好发，或常年发作春秋加重，发作诱因与环境中的尘螨变应原增多有关。

2. 过敏性鼻炎　具有阵发性和迅速消除的特点。表现为鼻塞、鼻内奇痒、连续喷嚏或流清涕不止，有的患者还兼有流泪、头痛。症状持续时间与接触时间和量的多少有关，经过长或短的间歇期后，又重复发作。检查时可见鼻黏膜苍白水肿，鼻涕中有大量嗜酸性粒细胞。

3. 特应性湿疹（皮炎）　多见于婴儿，表现为面部湿疹。成人表现为四肢屈面、肘窝和腘窝处湿疹或苔藓样变，是多年不愈的慢性皮炎。严重时累及颜面，甚至扩展至全身。

4. 慢性荨麻疹　主要表现为皮肤突发性瘙痒，迅速出现 1~2 个圆或椭圆形的风团，皮疹 1~2 个小时后可自行消退，1 日之内可发作数次。时发时愈。

以上变态反应性疾病在不同的患者表现可能不同，亦可在同一患者身上表现多种症状。

五、诊断

对于尘螨引起的变态反应性疾病一般采用询问病史结合免疫学诊断的方法。如询问患者是否有过敏史、发病季节、典型症状及生活在潮湿多尘的环境等。尘螨性过敏者常有家族过敏史或个人过敏史。常用的免疫诊断方法有皮内试验、皮肤挑刺试验、鼻黏膜激发试验、放射过敏原固相试验和酶联免疫吸附试验等，其中，皮肤挑刺试验易为患者所接受。诊断用变应原可用天然纯化的尘螨浸液或基因重组尘螨变应原。

六、流行

尘螨呈世界性分布，在我国分布也极为广泛。特别是近 50 年来，变态反应患病率在全球范围内急剧上升。目前全球变态反应患病率为 15%，其中 80% 患者对尘螨过敏。尘螨性过敏发病因素较多，通常与地区、职业、接触和遗传因素有关。儿童发病率高于成人，患者中半数以上在 12 岁前初发。

七、防治

尘螨引起的变态反应性疾病防治原则主要是控制尘螨孳生，减少室内尘螨密度，降低过敏原量。注意环境和个人卫生，如经常清除室内灰尘，勤洗、勤晒被褥和床垫，不用地毯、不养宠物。保持卧室和仓库通风、干燥、少尘，亦可使用杀螨剂，如林丹、尼帕净和虫螨磷等。

尘螨过敏患者的治疗主要采用少量多次注射尘螨抗原的脱敏疗法，也是目前 WHO 推荐的唯一病因疗法。此外在急性发作期还需要用抗过敏药物对症治疗。近年来，分子克隆技术表达的重组螨性变应原用于哮喘治疗具有一定疗效。

（湛孝东）

第七节　粉　　螨

粉螨（flour mite）因呈乳白色，外形如粉末而得名，又称米蛘虫，属于真螨目、粉螨亚目（Acarideda），包括粉螨科（Acaridae）、脂螨科（Lardoglyphidae）、食甜螨科（Glycyphagidae）、嗜渣螨科（Chortoglyphidae）、果螨科（Carpoglyphidae）、麦食螨科（Pyroglyphidae）和薄口螨科（Histiostomidae）等 7 科。粉螨常孳生于储藏食品和粮食中，与人接触引起螨性皮炎或变态反应性疾病，偶可侵入人体寄生。

一、简史

人类真正对粉螨开展系统研究是在 18、19 世纪。1735 年，Linnaeus 在 *Systema Nature* 中使用

了属名 *Acarus*（粉螨属）。1758 年他记述了 *Carpoglyphus lactis*（甜果螨）和 *Acarus siro*（粗脚粉螨）。在后来的 100 年中，人们日益重视粉螨分类研究，且在形态学、分类学、生态学、孳生场所和孳生习性等方面进行了大量研究工作，如 Berlese（1882）记载了当时在一些国家采集的螨类。Michael（1884）撰写了英国的粉螨科专著。Newstead（1914－1918）研究了贮藏物螨类的生物学和防治。

前苏联学者查赫凡特金（1941）在其撰写的 *Tyroglyphoidea*（粉螨总科）一书中，以跗节上刚毛的排列特征为标准，将粉螨总科（Tyroglyphoidea）分为粉螨科（Tyroglyphidae）、嗜腐螨科（Saproglyphidae）和食甜螨科（Glycyphagidae）3 个科。随后，Yunker（1955）、Baker 等（1958）、Hughes（1961）、Evans 等（1961）、Hammen（1972）、Krantz（1970，1978）和 OConnor（1982）等学者对粉螨的分类做出了卓越的贡献。Krantz 和 Walter（2009）与美国、加拿大和澳大利亚的蜱螨学家一起共同撰写了 *A manual of acarology*，是目前蜱螨学研究的重要参考书。

我国粉螨研究起始于 20 世纪 30 年代，当时主要记录了与台湾农业关系密切的种类（Kishida，1935；Takahashi，1938）。我国粉螨的调查研究始于 20 世纪 50 年代。真正的全国性研究工作是伴随着 1957 年全国性（或较大范围）的储藏物螨类调查而开始的。这一时期，在粉螨种类调查、分类学、形态学和防治等方面开展了较为广泛的研究，发表了大量的学术论文，也出版了一些专著，培养了一批杰出的螨类研究专家。

二、形态

1. 成螨　粉螨成螨呈椭圆形或卵圆形，有背沟，体壁薄，乳白色，半透明，大小多为 120～500μm，分为颚体（gnathosoma）和躯体（idiosoma）两部分。躯体可划分为足体和末体，足体又可分为前足体（足 I、II 区）和后足体（足 III、IV 区）。在前足体和后足体之间，一般有背沟为界。整个螨体也可分为前半体和后半体，前半体包括颚体和前足体，后半体包括后足体和末体（图 20－12）。

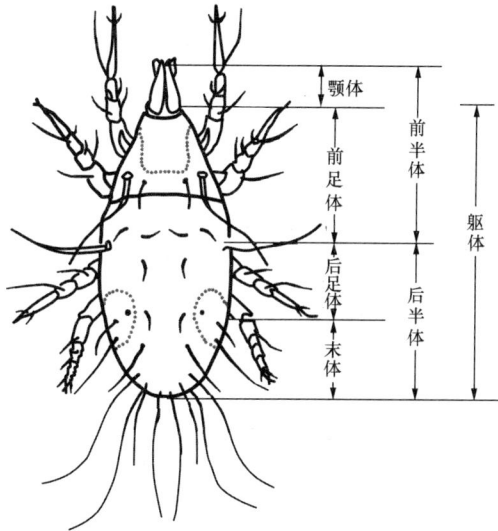

图 20－12　粉螨及其体段划分

颚体由关节膜与躯体相连，活动自如。螯肢两侧扁平，动趾与定趾呈剪刀状。须肢显著，但较小。躯体前端背面有一背沟和一块盾板，背腹面都着生各种刚毛，刚毛的长短、数量、位置、形状因种而异，腹面有足 4 对，前后半体各 2 对。足基节同腹面愈合，转节 I 背面有基节上腺，膝节、胫节和跗节 I 上有杆状感觉毛或称感棒。雌、雄虫生殖孔均位于躯体腹面，雄虫有阳茎、肛吸盘和跗节吸盘，雌虫有产卵孔，无肛吸盘和跗节吸盘，肛门为纵裂状，后缘有一陷腔为交合囊。无气门及气门沟，用皮肤呼吸，表皮柔软光滑呈膜质。

2. 卵 粉螨卵大多呈椭圆形，大小因种而异，一般为$120\mu m \times 10\mu m$，乳白色，半透明。少数种类表面花纹。

3. 幼螨 幼螨体型小，大小一般$60 \sim 80\mu m$，有足3对，足Ⅳ缺如。幼螨的生殖器官尚未发育成熟，也没有生殖吸盘和生殖刚毛。

4. 第一若螨 较幼螨稍大，足4对，其幼螨的基节杆已消失。生殖孔不发达，有生殖盘1对和1对生殖感觉器，有生殖毛和侧肛毛各1对。

5. 第三若螨 似成虫，足4对，生殖器官尚未发育成熟，有生殖盘2对，生殖刚毛3对。

三、生活史

粉螨发育过程包括卵、幼螨、第一若螨、第三若螨和成螨5期，在第一若螨和第三若螨之间亦可有第二若螨，它在某种条件下可转化为休眠体（hypopus）或完全消失。大多数粉螨营自生生活，卵生，即从卵孵化出幼螨，幼螨经过一段活动时期，便开始进入约1天的静息期，然后蜕皮为第一若螨，再经约一天的静息期蜕皮为第三若螨，第三若经约1天静息期蜕皮为成螨。

粉螨怕光、畏热，喜孳生于阴暗、温暖、潮湿有机物丰富的环境中，如谷物、干果、中药材、皮毛、棉花，以及人们的居室等均是其理想生境。粉螨在自然界适应性强，食性也广，既可自由生活，又能在动物和人体表寄生。温度和湿度是影响粉螨孳生和季节消长的主要因素。其最适生活温度为25℃左右，相对湿度为80%左右，在这样的条件下可大量孳生，故粉螨高发于每年的春秋两季。多以雌虫越冬。粉螨主要依靠仓储物品的运送、污染携带进入仓库，或进入居室环境，有些种类也可通过节肢动物播散。

四、致病

粉螨体小，种类繁多，生活力极强。在适宜的温湿度条件下，粉螨便大量孳生，导致其有较多的机会与人体接触，从而引起疾病。

1. 螨性皮炎 亦称谷痒症，由粉螨与皮肤接触所致。人被粉螨叮咬或接触粉螨的有毒排泄物，接触处出现丘疹、红斑，搔抓后变为疱疹，继发细菌感染成为脓疱。患者表现为皮肤发痒或持续性奇痒，夜间更甚。引起皮炎的常见螨种有粗脚粉螨、腐食酪螨、纳氏皱皮螨、甜果螨和家食甜螨等。

2. 螨性过敏 粉螨的分泌物、排泄物和死亡螨体的裂解物等可作为变应原使人致敏，引起过敏性哮喘、过敏性鼻炎、过敏性皮炎等。患者均能出现相应的螨抗原皮肤试验阳性，血清总IgE和螨特异性IgE水平升高，嗜酸性粒细胞增多等。

3. 组织螨病 粉螨若侵染呼吸系统，可引起肺螨病，患者表现咳嗽、咳痰、胸痛；粉螨若随食物进入消化系统，可引起肠螨病，患者表现腹痛、腹泻、脓血便、肛门烧灼感、乏力、精神不振、消瘦等；粉螨若侵染泌尿系统，可引起尿螨病，患者表现为尿频、尿急、尿痛等症状。

此外，粉螨还可传播病毒、细菌和真菌。粉螨携带的霉菌孢子是导致食物霉变的重要原因。

五、诊断

对粉螨病的诊断应从临床学、流行病学、病原学以及免疫学等方面进行综合分析。从患者的痰液、尿液和粪便中检获螨体或卵即可确诊。

六、流行

粉螨呈世界性分布，我国感染率也较高。其感染率与职业有密切关系，调查结果表明，在粮库、粮站、面粉厂、药材库、中药厂、烟厂和毛纺厂等职业人群中感染率较高。调查还发现感染率和患病率随着工龄的延长也随之增高。工作在螨类密度高的环境中的人员发病率高，反之则低。

七、防治

粉螨喜湿厌干，因此保持仓库、居室通风良好，保证粮食或食品等干燥，可减少粉螨的孳生。亦可使用低毒的杀螨剂，如倍硫磷、杀螟松、尼帕净、虫螨磷等灭螨。从事粮食、中药材加工工作或在粉尘孳生密度较高场所工作的人员，应佩戴口罩，做好自身防护。食品和药品应加强粉螨污染的检测。

人体粉螨皮炎可使用复方甲硝唑软膏或10%苯甲酸苄酯治疗。人体内螨病应对症治疗，可使用氯喹、甲硝唑等药物，对螨性过敏可用螨浸液脱敏治疗。同时注意避免误食粉螨污染的食品。

（湛孝东）

附 录

附录一 寄生虫病实验诊断技术

第一节 病原学诊断方法

病原学诊断具有确诊价值，其靶标是寄生虫生活史中寄生人体阶段的虫体。获得诊断材料依各虫种及其生活史特征而定。进行病原学诊断时，应考虑到尽可能减少患者痛苦并相对便利地获取检验标本。根据标本性质不同，寄生虫病的病原学诊断方法可分为以下若干类型。

一、粪便检查

（一）直接涂片法

直接涂片法包括生理盐水直接涂片和碘液直接涂片（iodine – stained smear）两种方法。前者适用于原虫滋养体、蠕虫卵的检查，后者适用于原虫包囊的检查。制作粪便涂片时，涂片厚度以能透过涂层看清书上字迹为宜。操作方法：取一干净载玻片，滴加 1 滴生理盐水，用牙签挑取火柴头大小的粪标本，置水滴中搅匀，挑去粪渣，加盖玻片后置显微镜下观察。检查滋养体时，为使其保持活动利于观察，天冷季节应注意保温。碘液直接涂片的操作同生理盐水直接涂片，仅将生理盐水替换成碘液。碘液配置方法：分别称取碘化钾 4g，碘 2g，溶于 100ml 蒸馏水中即可。直接涂片法操作简单，不需特殊设备，但因取材量较少，较易漏诊。

（二）浓集法

浓集法包括沉淀法和浮聚法。

1. 沉淀法 某些蠕虫虫卵的相对密度大于水，经沉淀后可达到浓集效果。常用重力沉淀法和醛醚沉淀法等。沉淀法操作应先用 16 ~ 24 目/cm² 金属筛或 2 ~ 3 层湿纱布过滤粪样悬液。重力沉淀法和离心沉淀法可取粪样 20 ~ 30g。重力沉淀法一般在 1000ml 量杯中进行，沉淀时间在 15 ~ 20 分钟，反复加水、沉淀 3 ~ 4 次至上液变清，取沉渣镜检。离心沉淀法系将自然沉淀改为 1500 ~ 2000r/分钟离心 2 ~ 5 分钟，其余同重力沉淀法。醛醚沉淀法（formalin – ether sedimentation）一般在试管中进行，取粪样 1 ~ 2g。将过滤后的粪液 2000r/mim 离心 2 分钟，弃上液保留沉渣，加水重复离心 1 次，弃上液，加入 10% 甲醛 7ml，5 分钟后加入乙醚 3ml，紧塞试管，用力摇匀，同前离心，管内液体分为 4 层。取管底沉渣镜检。醛醚沉淀法也可用于原虫包囊的检查。

2. 浮聚法 利用浮聚液的相对密度大于虫卵相对密度，使混悬其中的虫卵漂浮在液体表面而达浓集效果。常用方法有饱和盐水浮聚法、硫酸锌离心浮聚法和蔗糖离心浮聚法等。以饱和盐水浮聚法为例说明，此法尤其适用于检查钩虫卵。

（1）试剂与器材 饱和盐水、青霉素瓶、牙签、滴管、载玻片。

（2）操作方法 用牙签挑取黄豆大小粪样，置青霉素瓶中，先加入少量饱和盐水搅拌，使粪样均匀散开，再缓慢加入饱和盐水至接近瓶口并搅拌。滴加饱和盐水至瓶中液面略高于瓶口，勿使液体溢出。于瓶口平稳盖 1 载玻片，静置 15 分钟后，小心提起载玻片并翻转，勿使载玻片上的液体流出，镜检。

(三) 金胺-酚改良抗酸染色法

本法适用于隐孢子虫卵囊的检查。

1. 染色液配置

（1）金胺-酚染色液

第一液（1g/L 金胺-酚）：金胺 0.1g，苯酚 5.0g，蒸馏水 100ml。

第二液（3% 盐酸乙醇）。

第三液（5g/L 高锰酸钾）：高锰酸钾 0.5g，蒸馏水 100ml。

（2）改良抗酸染色液

第一液（苯酚复红液）：碱性复红 4g，95% 乙醇 20ml，苯酚 8ml，蒸馏水 100ml。

第二液 10% 硫酸溶液。

第三液（2g/L 孔雀绿液）：20g/L 孔雀绿原液 1ml，蒸馏水 10ml。

2. 染色方法 先进行金胺-酚染色。粪涂片晾干后，滴加第一液染色 10min，水洗；滴加第二液作用 1 分钟，水洗；滴加第三液作用 1 分钟，水洗。之后，加改良抗酸染色液复染。于粪膜上滴加第一液染色 5 分钟，水洗；滴加第二液 5~10 分钟，水洗；滴加第三液作用 1 分钟，水洗，晾干，显微镜下观察。卵囊被染成玫瑰红色，其内子孢子清晰可辨，易与粪便中其他颗粒相鉴别。

(四) 改良加藤法

该方法用于粪便中寄生虫卵的检查，适于大规模流行病学调查，并可通过虫卵计数确定感染度，是一种兼具定性和定量的方法。

1. 试剂和器材

（1）甘油-孔雀绿透明液　甘油 100ml，3% 孔雀绿溶液 1ml，蒸馏水 100ml。

（2）亲水性玻璃纸　市售亲水性玻璃纸，剪成 2/3 玻片大小，在甘油-孔雀绿透明液中浸泡 24 小时后使用。

（3）尼龙绢片　39 目/cm² 尼龙绢，剪成 5cm×5cm 大小。

（4）塑料定量板　长方形塑料板，长略短于载玻片，宽同载玻片，厚 1.37mm。于中央开一圆孔，直径 6.0mm，容积为 38.7mm³，可容纳粪量约 41.7mg。

（5）塑料刮片。

2. 操作方法 置尼龙绢片于待检粪标本上，用塑料刮片按压尼龙绢片并刮取细粪渣，填充于底衬载玻片的塑料定量板的圆孔中，填满并刮平；小心移去定量板，使粪样留在玻片上。于粪样上覆盖玻璃纸，另取一载玻片轻压其上，使粪样均匀铺开至边缘接近载玻片边，一手压住玻璃纸一端，另一手抽去压片。室温下放置 0.5~1 小时后镜检。做定量检查时，应将整片标本看完，计数虫卵总数乘以 24 即得每克粪便虫卵数（eggs per gram，EPG）。

3. 注意事项 粪膜透明的时间主要受温度决定，故冬季应将标本置 37℃ 温箱内以加速透明。本法检查多数蠕虫卵能获得较好效果，但在检查钩虫卵等薄壳虫卵时，应控制好透明温度和时间，并及时验看，避免因透明过度而失去虫卵轮廓。

(五) 血吸虫毛蚴孵化法

该法用于日本血吸虫感染的诊断。通常先进行尼龙绢集卵操作，再进行虫卵孵化。

1. 器材 锥形尼龙绢袋，用 100 目/cm² 尼龙绢裁成扇形，两边用聚氨酯黏合剂黏合，上口直径 8cm，下口直径 1.5cm，上下口间距 20cm，上口固定在铁丝圆环上。其他器材有：1000ml 三角烧杯、24 目/cm² 铜丝筛、搪瓷杯、竹筷和铁夹等。

2. 操作方法 取受检者粪样 30g，置铜网筛中，下接下口夹有铁夹的尼龙绢袋，淋水调浆至粪液全部淋洗到袋中。移去铜网筛，继续淋洗至袋内流出液变清。取下铁夹，将袋中物淋入三角烧杯，加清洁去氯水至瓶口 1cm 处。25～30℃放置 2～6 小时，肉眼或用放大镜观察水体中有无毛蚴活动。若无毛蚴，应每间隔 4 小时观察 1 次，3 次阴性可判为阴性结果。血吸虫毛蚴为白色点状物，呈直线运动，碰壁后折返，应与水中原生动物相区别。于孵化前，也可先吸取粪渣沉淀涂片镜检，若发现血吸虫卵，则不必做孵化操作。

（六）钩蚴培养法

该法用于钩虫感染的诊断。

1. 器材 1cm×10cm 试管，滤纸（剪成"T"形，纸条略窄于试管内径，横头标记受检者姓名和检查日期），棉签，冷开水等。

2. 操作方法 用棉签挑取粪样 0.4g，均匀涂抹于滤纸条上 2/3 区域，将滤纸条插进试管，用吸管沿管壁缓缓加入冷开水 2ml，勿使水面接触粪膜。将试管放置 25～30℃温度下培养。72 小时后肉眼或放大镜观察试管底部有无钩蚴活动。若未发现钩蚴，则继续培养 48 小时。本方法既可用于钩虫感染的诊断，孵出的钩蚴又可用于虫种鉴定。

（七）肛门拭子法

该法用于蛲虫卵和带绦虫卵的检查。常用棉拭子法和透明胶带法。棉拭子法系用棉签浸润生理盐水后，擦拭受检者肛周皮肤褶皱。之后，将棉签浸于盛有生理盐水的玻璃小瓶内，搅拌后提出棉签并在瓶口挤干盐水，静置 5 分钟或离心后取沉淀涂片检查虫卵。透明胶带法操作更简便，系用市售 2cm 宽透明胶带，黏沾肛周皮肤，之后贴于载玻片上，镜检。

二、体液检查

（一）新鲜血液检查

新鲜血液检查用于丝虫微丝蚴的检查。根据微丝蚴夜现周期性特征，于晚间 22 时至次日凌晨 2 时，从耳垂采血一滴，置洁净载玻片上加盖片后直接镜检，若有微丝蚴可见其做卷曲摆动。

（二）血液染色标本检查

血液染色检查是进行疟疾、淋巴丝虫病、黑热病、锥虫病和弓形虫病等病原学诊断的常规方法，通常制成血液涂片，染色后镜检。染色方法常用瑞氏染色法（Wright stain）或吉姆萨染色法（Giemsa stain），后者能长久保持血片原色。染色液配制方法如下。

瑞氏染色液：称取瑞氏染粉 0.5g 置研钵中，加入 3ml 甘油充分研磨，将研磨液移入试剂瓶，用总量 97ml 甲醇分别洗涤研钵并将洗涤液收集入试剂瓶，摇匀后室温下放置 1～2 周，经滤纸过滤后使用。

吉姆萨染色液：称取吉姆萨染粉 1g 置研钵中，先加入少量甘油充分研磨，分别加入甘油并研磨至总量 50ml 甘油用完，将研磨液移入棕色试剂瓶内，用总量 50ml 甲醇分别洗涤研钵并收集洗涤液于试剂瓶内，塞紧瓶盖并充分摇匀，至 65℃温箱内 24 小时或室温下一周，过滤后使用。

1. 检查疟原虫

（1）受检者耳垂用 75% 乙醇消毒，待干后，操作者左手拇指和示指固定并绷紧耳垂皮肤，右手持一次性刺血针快速刺破耳垂皮肤，蘸取少许血液于一洁净载玻片之 1/3 处，用推片向长端推制成薄血膜；另蘸取一滴血于同一玻片的空白部中央，用推片的一角将血滴自内向外均匀旋转展开至直径 0.8～1.0cm，为厚血膜。

（2）血涂片充分晾干后，用玻璃棒蘸取甲醇轻抹薄血膜使血细胞固定。用蜡笔分别在薄血膜染色区两端和厚血膜周边标出染色范围。向厚血膜滴加蒸馏水使其溶血、晾干。

（3）瑞氏染色时，不需先固定血膜，分别向薄血膜和厚血膜滴加瑞氏染色液并覆盖染色区，0.5～1 分钟后滴加等量蒸馏水，轻微旋转玻片使液体混匀，3～5 分钟后，倾斜玻片，流水冲洗玻片数秒，晾干后镜检。吉姆萨染色时，先将吉姆萨染色液用磷酸盐缓冲液作1:20稀释，将稀释后染色液滴加并覆盖血片染色区，室温下静置30分钟，同上流水冲洗。若染色血片用磷酸盐缓冲液冲洗，则色泽更鲜艳。

（4）晾干后油镜下检查。

2. 检查微丝蚴

（1）根据微丝蚴夜现周期征，于夜间22时至次日凌晨2时采血，取3滴耳垂血滴于洁净载玻片中央，涂制厚血膜。其溶血、固定和染色方法同上述检查疟原虫方法。

（2）晾干后镜检。先在低倍镜下找到虫体，将虫体调至视野中央，再转到高倍镜下观察，可进行虫种鉴定。

三、排泄物和分泌物检查

（一）痰液检查

痰液检查主要用于检查并殖吸虫虫卵和肺孢子虫包囊，一般采用浓集法。具体方法是：收集受检者24小时内咳出的痰液，以深咳出的为最佳。将痰液置于容器内，加入等体积的10% NaOH溶液，摇动混匀，放入37℃恒温箱数小时，期间多次用玻棒搅动液体，直至痰液完全消化。将消化的痰液经1500r/min离心5分钟，弃上清，吸取沉渣置载玻片上，涂片镜检。痰液检查肺孢子虫包囊的检出率低，采用气管肺泡灌洗液检查能提高检出率，方法是：将灌洗液用黏液溶解剂2% N-乙酰半胱氨酸于37℃搅拌消化30分钟，3000r/min离心20分钟，取沉渣涂片，晾干后用甲醇固定，吉姆萨染色，染色时间需2~3小时。油镜下观察，包囊壁不着色，囊内小体染成紫红色。

（二）尿液检查

尿液检查用于检查丝虫微丝蚴。受检者尿液一般需经离心浓缩后取沉渣镜检。若为乳糜尿，则应先加等量乙醚混合以去除脂肪，再离心浓缩。

（三）十二指肠液检查

十二指肠液检查主要用于检查蓝氏贾第鞭毛虫滋养体和华支睾吸虫虫卵。用十二指肠引流管收集引流液，经2000r/min离心10分钟，取沉渣涂片镜检；若引流液较黏稠，可经10% NaOH消化处理。由于十二指肠引流术操作较复杂，且受检者多不易接受，可选用简单的胶囊拉线法，操作方法：取70cm长细尼龙线，一端连接24cm长棉线（中间对折成一股），消毒后装入药用胶囊，尼龙线一端留在外面。于晚上睡觉前用温开水吞服胶囊，将尼龙线端用胶布固定在嘴角外；次日晨缓慢抽出棉线，刮取黏附物涂片镜检。

（四）阴道分泌物检查

阴道分泌物检查用于检查阴道毛滴虫。受检者外阴皮肤黏膜常规消毒后，扩阴器扩开阴道，用消毒棉签从阴道后穹隆、子宫颈及阴道壁等部位蘸取分泌物，将棉签置于盛有生理盐水的小玻璃瓶中搅动后取出，取生理盐水涂片，后经瑞氏或吉姆萨染色后镜检。

四、活组织检查

（一）骨髓穿刺或淋巴结穿刺活检

骨髓和淋巴结穿刺活检用于检查杜氏利什曼原虫无鞭毛体，也可用于检查弓形虫的包囊、假包囊、速殖子或缓殖子。按内科常规操作进行，骨髓穿刺取髂前上棘处，淋巴结穿刺多选择腹股沟淋巴结。仅需少许骨髓液或淋巴结组织液，将之滴于洁净载玻片上，制成涂片，干燥后经甲醇固定，染色方法同薄血膜染色法，油镜下观察。利什曼原虫骨髓穿刺检出率高于淋巴结穿刺，阳性者可见巨噬细胞内含有多个点状的无鞭毛体。

（二）肌肉组织活检

肌肉组织活检用于检查寄生在肌肉里的旋毛虫幼虫。按外科常规操作进行，手术切取患者腓肠肌或者肱二头肌处米粒样大小组织，置载玻片上，滴加50%甘油1滴，覆以载玻片并均匀用力压平，显微镜下观察。阳性者可见卵圆形的幼虫囊包。

（三）皮肤活检

皮肤活检用于检查杜氏利什曼原虫无鞭毛体。选择有明显皮肤病变处，消毒后用针或刀片刺破皮肤，吸取或刮取少量组织液，制片、染色和观察方法同上。对于皮下型囊虫结节和并殖吸虫结节，可做皮下结节活检，操作按外科操作常规进行，剖开结节后，可见相应的虫体；也可将摘除的皮下结节制成病理切片后检查。

（四）结肠和直肠的黏膜活检

肠黏膜活检用于检查日本血吸虫虫卵或溶组织内阿米巴滋养体。

1. 检查日本血吸虫虫卵　对粪便检查和免疫学检查均不能确定的血吸虫病疑似病例，可考虑进行直肠黏膜活检。活检前应询问患者有无出血史并测定出、凝血时间，嘱其排空肠道。操作时受检者取胸膝位或左侧卧位，直肠镜前端和镜筒外涂抹甘油或液状石蜡等润滑剂，经肛门缓缓插入6cm，抽出镜心，灯光直视下选择病变部位，钳取米粒大小黏膜组织，置两张载玻片间，轻压后显微镜下观察。黏膜破损处行止血处理。检获的虫卵因在组织中停留时间的不同可分为活卵、近期变性卵和远期变性卵。因此，检获虫卵的诊断意义应结合病史和临床表现等做出综合判断。

2. 检查溶组织内阿米巴滋养体　通过纤维结肠镜取肠黏膜溃疡边缘组织或刮拭物，直接涂片后染色同粪便检查的相应操作。检出率高于粪便检查。

五、培养法

（一）溶组织内阿米巴培养

以诊断为目的的溶组织内阿米巴培养采用有菌培养，常用Robinson's培养基。该培养方法不仅可以培养溶组织内阿米巴，也可用于结肠内阿米巴、哈氏内阿米巴、微小内蜒阿米巴等多种阿米巴原虫的培养。一般采用6~7ml或更小的有螺旋盖培养管。

1. 培养基配制

（1）盐水琼脂斜面　将15g琼脂粉和7~8g氯化钠溶解于1000ml蒸馏水中，分装在小试管并高压灭菌（121℃，15分钟），当琼脂冷却至75℃左右倾斜放置使其形成斜面。

（2）红霉素　将0.5g实验室用红霉素粉剂置于无菌容器中，加入20ml 70%乙醇溶解，4℃放置2小时以上，而后加灭菌水至50ml。

（3）米粉　粳米粉经高压消毒或180℃干燥灭菌。

（4）邻苯二甲酸氢钾溶液　称取邻苯二甲酸氢钾溶液10.2g，溶于1000ml蒸馏水中，即为50mmol/L；调pH为6.3，高压灭菌。

（5）血清　56℃30分钟灭活，灭活的牛或马的血清均可使用。

（6）R溶液贮存液　NaCl 50g，$(NH_4)_2SO_4$ 10g，$C_6H_8O_7 \cdot 2H_2O$ 20g，$MgSO_4 \cdot 7H_2O$ 0.5g，KH_2PO_4 5g，乳酸（90%纯度）4ml，加水至950ml，调节pH至7.0，最终调节容量至1000ml，分装高压灭菌，制备成贮存工作液。使用时将100ml贮存液加入850ml双蒸水，调节pH 7.0分装高压灭菌。

（7）BR溶液　25ml R贮存液与适量的大肠埃希菌，37℃振摇培养48小时。

（8）BRS溶液　在上述BR溶液中加入等量血清，继续培养24~48小时即可。

2. 操作步骤　在琼脂斜面的培养试管中加入10mg米粉、120μl红霉素液和足够遮盖斜面量的邻苯二甲酸氢钾和 BRS 液 4:1 混合液，加入少量（约 50mg）粪便，混匀，37℃ 培养 24 小时后，移去培养上清液，加入适量 4:1 混合液并加入 60μl 红霉素和米粉。37℃ 继续培养 48 小时后，取米粉与粪渣混合物 1 滴，以碘液染色或直接观察有无滋养体；若未发现虫体再加入米粉，再培养 24 小时观察。若虫体阳性，可将少量混合液转入新鲜培养基中继续培养，即为转种。

（二）杜氏利什曼原虫培养

杜氏利什曼原虫常用 NNN 培养基培养。

1. 培养基成分 琼脂 1.4g，氯化钠 0.6g，去纤维蛋白兔血。

2. 培养基配制 将琼脂和氯化钠置烧杯内，倒入 90ml 双蒸水，加热溶解，以 2 ~ 3ml 分装于试管中，103.4kPa 高压灭菌 15 分钟，待冷却至 45℃ 时，每管加入 15ml 去纤维蛋白无菌兔血，混合后置 4℃ 放置成斜面，备用。用前于培养基斜面上加入少许含青霉素 5000U/ml 和链霉素 1mg/ml 的双蒸水。

3. 培养方法 取受检者活检组织液，接种入培养基，置 20 ~ 25℃ 培养，隔天吸取少量培养液镜检，阳性者可见前鞭毛体。

（三）阴道毛滴虫培养

阴道毛滴虫常用肝浸液培养基培养。

1. 培养基成分 15% 肝浸液 100ml，蛋白胨 2g，葡萄糖 0.5g。

2. 15% 肝浸液制备 称取牛或兔肝 15g，洗净并剪碎，加蒸馏水 100ml 浸泡过夜后，煮沸 0.5 小时，4 层纱布过滤，补加蒸馏水至 100ml。

3. 将培养基各成分混合 加热溶解后，滤纸过滤并调 pH 至 5.5 ~ 6.0，以 5ml 量分装于试管中，55.2kPa 高压灭菌 20 分钟，冷却后置 4℃ 冰箱中备用。使用前每管加灭活无菌牛血清 0.75ml、青霉素 5 万 U/ml、链霉素 1mg/ml。

4. 培养方法 无菌条件下用棉拭子从阴道后穹窿部采样，接种于试管内培养基中，37℃ 培养 48h，取培养液涂片或涂片染色后镜检。

六、动物接种法

常规进行的寄生虫病原学诊断，有时会因感染度低或标本取材部位的差别等原因而漏检。通过体外培养或动物接种方法以增加虫体密度，有助于获得阳性结果。

（一）杜氏利什曼原虫动物接种

常用 BALB/c 鼠、田鼠、地鼠等易感动物接种。

操作方法：取受检者骨髓穿刺液少许，用生理盐水稀释至 0.5ml，注入实验动物腹腔，饲养 1 个月后，处死动物，取肝、脾等组织印片或涂片，染色后镜检。巨噬细胞内发现无鞭毛体者为阳性。

（二）刚地弓形虫动物接种

常用昆明鼠、BALB/c 鼠等易感动物接种。

操作方法：取受检者组织穿刺液少许，接种入实验动物腹腔，饲养 2 ~ 3 周后，抽取腹腔液涂片、染色镜检。阳性者可在巨噬细胞内见到弓形虫滋养体。

第二节　免疫学及分子生物学诊断技术

确诊寄生虫感染目前多以病原学诊断作为金标准（gold standard），即发现病原体。然而，病原学诊断方法因检出率较低，常有漏诊，因此对轻度感染者需反复检查；另外，对有些组织内寄生虫病（如猪囊尾蚴病、旋毛虫病等）的病原学诊断虽具有确诊价值，但属创伤性检查。随着免疫学及分子生物学理论和技术的迅猛发展，新技术和新方法不断涌现，弥补了病原学诊断的不足。免疫学及分子生物学诊断技术已广泛应用于寄生虫病的临床诊断、疗效考核和流行病学调查；对疑似寄生虫病者，免疫学及分子生物学检查常能提供有效的诊断参考。本章简要介绍与寄生虫病诊断相关的常用免疫学及分子生物学检测技术。

一、免疫学诊断技术

（一）皮内试验

皮内试验（intradermal test，IDT）的基本原理是利用宿主对再次接触的抗原能产生速发型超敏反应。将可溶性抗原注入皮内，根据皮丘的大小及红晕范围来判断有无反应发生。

皮内试验可用于多种蠕虫感染的辅助诊断和流行病学调查，如血吸虫、并殖吸虫、华支睾吸虫、囊虫、棘球蚴等感染。该法具有简便、快速和无须特殊仪器设备等优点，对临床诊断具有初筛的价值，适于现场应用；其不足之处在于假阳性率、假阴性率和交叉反应率较高。

（二）环卵沉淀试验

环卵沉淀试验（circumoval precipitin test，COPT）适用于血吸虫病的免疫诊断。其原理是受检血清中的血吸虫特异性抗体能与血吸虫卵释放出的抗原结合，在虫卵周围形成免疫复合物。该实验操作在载玻片上进行。将虫卵与待检血清混合后，蜡封并37℃孵育48h～72h，镜检观察虫卵周围有无免疫复合物沉淀。

环卵沉淀试验是血吸虫病免疫诊断的经典方法，特异性好，但敏感性相对较低。

（三）间接血凝试验

间接血凝试验（indirect haemagglutination test，IHA）的基本原理是利用人工方法将可溶性抗原（或抗体）吸附在红细胞（最常用的红细胞为正常人O型红细胞和绵羊红细胞）表面，然后与来源于宿主体内的相应抗体（或抗原）进行特异性结合反应，在适宜电解质存在的条件下，出现特异性凝集的现象。

间接血凝试验具有操作简便、快速、敏感以及无须特殊实验设备等优点，既可以检测抗原也可以检测抗体，以广泛用于多种寄生虫病（如阿米巴病、弓形虫病、疟疾、卫氏并殖吸虫病、华支睾吸虫病、血吸虫病、猪囊尾蚴病、旋毛虫病等）的辅助诊断和流行病学调查。本法的不足之处是易出现假阳性反应。

（四）间接荧光抗体试验

间接荧光抗体试验（indirect fluorescent antibody method，IFA）的基本原理是用特异性抗体（第一抗体）与标本中相应的抗原反应，再用荧光素标记的抗抗体（第二抗体）与抗原抗体复合物中的第一抗体结合，洗涤后在荧光显微镜下观察特异性荧光，以检测未知的抗原。常用的荧光素有异硫氰酸荧光素（fluorescein isothiocyanate，FITC）、藻红蛋白（phycoerythrin，PE）和罗丹明（rhodamine）等。

间接荧光抗体试验具有高度的特异性、敏感性和直观性。该法的优点是制备一种荧光标记的抗体，既可用于测定抗原，也可用来测定抗体；缺点是易产生非特异性荧光，结果判定有一定的主观性。该法曾应用于多种寄生虫病的血清学诊断、血清流行病学调查和疫情监测，如疟疾、弓形虫病、贾第虫病、黑热病、血吸虫病、卫氏并殖吸虫病、华支睾吸虫病、丝虫病等。

（五）酶联免疫吸附试验

酶联免疫吸附试验（enzyme - linked immunosorbent assay，ELISA）是一种固相酶免疫测定技术，为目前应用最广泛的免疫测定技术。它是以生物酶为标记物的一种标记免疫分析方法，将抗原、抗体反应的特异性与酶催化作用的高效性相结合，既保持了酶催化作用的敏感性，又保持了抗原、抗体反应的特异性，因而极大地提高了检测的敏感度。其基本原理是将抗原或抗体在不损坏其免疫结合活性的条件下预先结合到固相载体（常用聚苯乙烯微量反应板）表面。测定时，将样品（含待测抗体和抗原）和酶标记物（酶标记的抗体和抗原）按一定程序与结合在固相载体上的抗原或抗体反应形成复合物，待反应平衡后，洗去液相中未结合部分，加入底物显色判断结果。常用的方法有双抗体夹心法、间接法、竞争法和捕捉法等。ELISA 也可用于宿主体液、排泄物和分泌物内特异性抗体或抗原的检测。

酶联免疫吸附试验具有灵敏度和特异性高、快速，可定性、定量检测等优点。酶联免疫吸附试验已广泛应用于多种寄生虫病的诊断，如疟疾、弓形虫病、阿米巴病、黑热病、血吸虫病、卫氏并殖吸虫病、华支睾吸虫病、丝虫病、旋毛虫病等。

（六）免疫印迹试验

免疫印迹试验（immunoblotting technique，IBT）亦称酶联免疫电转移印迹法（enzyme - linked immune - electrotransfer blot，ELIB），又称 Western blot。免疫印迹试验是由十二烷基硫酸钠 - 聚丙烯酰胺凝胶电泳（sodium dodecyl sulfate polyacrylamide gel electrophoresis，SDS - PAGE）、电泳转印和免疫标记三项技术结合而成的一项检测蛋白质的技术，是用于分析蛋白质抗原和鉴别生物学活性抗原组分的有效方法。免疫印迹技术包括三个主要部分：蛋白质的分离、蛋白质的转移和免疫学检测。首先将含有目标蛋白质（抗原）的样品用 SDS - PAGE 分离后，通过转移电泳原位转印至硝酸纤维素膜或其他膜的表面，然后将膜表面的蛋白质与相应的抗体结合，通过酶显色或化学发光等反应进行特异性检测。

该法综合了 SDS - PAGE 的高分辨力和 ELISA 法的高特异性、敏感性，且方法简便，标本可长期保存，结果便于比较；不足之处在于并非所有的抗体都适合作为探针用于免疫印迹试验的检测，因为电泳后靶蛋白是变性的，而抗体有可能识别的是构象表位。免疫印迹试验已应用于疟疾、弓形虫病、阿米巴病、血吸虫病、卫氏并殖吸虫病、绦虫病等寄生虫病的诊断。

（七）免疫胶体金技术

免疫胶体金技术是以胶体金作为示踪标记物应用于抗原抗体检测系统的一种免疫标记技术，即免疫金标记技术和抗原抗体反应相结合而形成的一种应用形式。胶体金在弱碱环境下带负电荷，可与蛋白质分子或其他一些生物大分子的正电荷集团形成牢固地结合。根据胶体金的一些物理性状，如金颗粒的凝集和颜色等，用以指示抗原抗体的反应。胶体金标记技术标记物的制备简便、方法敏感、特异，不需要使用放射性核素，或有潜在致癌物质的酶显色底物，亦不必使用荧光显微镜。

医学检验中常用的试验有斑点金免疫渗滤试验（dot - immunogold filtration assy，DIGFA）、胶体金免疫层析诊断试验（gold immune - chromatographic assay，GICA）和快速试纸条法（dipstick）等。免疫胶体金技术因其快速简便（一般获得结果在 10～15 分钟）、特异敏感、稳定性好，不需特殊设备和试剂，结果判读直观等优点，已在临床试验中广泛应用，如妊娠试验、传染病病原抗体的检测等，在疟疾、弓形虫病、血吸虫病、广州管圆线虫病和旋毛虫病等寄生虫病的临床诊断中也应用较多。

二、分子生物学诊断

（一）DNA 探针技术

DNA 探针技术（DNA probe technique）又称分子杂交（molecular hybridization）技术，是一种敏感性高、特异性强、应用面广的检测手段。该技术是利用 DNA 分子的变性、复性以及碱基互补配对的高度精确性，用已知 DNA 片段作为探针进行特异性的靶序列检测。通常探针上带有某种适当的标记以便于检测，目前常用的探针标记物是放射性元素。它具有高度的特异性和敏感性，但存在不稳定、具有放射性污染和半衰期短等特点。近年来，非放射性标记探针的研究和应用发展迅速，在许多方面已代替放射性标记，而推动了分子杂交技术的广泛应用。应用较为广泛的非放射性标记探针包括光敏生物素标记探针和地高辛标记探针等。

由于 DNA 探针技术是直接检测寄生虫 DNA 片段，不会出现像检测抗体和抗原那样受宿主及寄生虫各发育阶段抗原变异的影响，因此较免疫血清学方法可靠、稳定。DNA 探针技术可应用于分类学研究，用于寄生虫虫种和虫株的鉴定；亦广泛应用于寄生虫病的诊断及流行病学的研究，如疟疾、弓形虫病、利什曼病、溶组织内阿米巴病、贾第虫病、血吸虫病、并殖吸虫病、棘球蚴病和旋毛虫病等。近年来，基于分子杂交的原理发展起来一类可支持高通量检测的基因芯片技术，已尝试用于疟原虫、血吸虫、弓形虫、绦虫和旋毛虫等重要的寄生虫感染的诊断。

（二）PCR 技术

聚合酶链反应（polymerase chain reaction, PCR）是利用 DNA 聚合酶等在体外条件下，催化一对引物间的特异 DNA 片段合成的基因体外扩增技术。其原理类似于 DNA 的天然复制过程，是以拟扩增的 DNA 分子为模板，一对分别与模板互补的寡核苷酸片段为引物，在 DNA 聚合酶的作用下，用 4 种核苷酸（dNTP）为底物，按照半保留复制的机制特异扩增位于一对引物间的特异 DNA 片段的酶促反应。其特异性取决于与靶细胞两端互补的寡核苷酸引物。PCR 由变性 – 退火 – 延伸三个基本反应步骤构成。①模板 DNA 的变性（denaturation）：模板 DNA 经加热至 94℃ 左右一定时间后，使模板 DNA 双链或经 PCR 扩增形成的双链 DNA 变成单链，以便它与引物结合，为下轮反应作准备；②模板 DNA 与引物的退火（annealing）：模板 DNA 经加热变性成单链后，温度降至 55℃ 左右，引物与模板 DNA 单链的互补序列配对结合；③引物的延伸（extension）：在适当的温度（70~75℃）下，模板 DNA – 引物结合物在耐热 DNA 聚合酶的作用下，以 4 种 dNTP 为底物，靶序列为模板，按碱基配对与半保留复制的机制，合成一条新的模板 DNA 链互补的半保留复制链。这三个过程组成一个循环周期，每个周期合成的产物又可作为下一个周期的模板，如此循环往复，20 个循环后，可使待测的模板 DNA 拷贝数增加达百万倍。

PCR 技术具有高度的特异性、敏感性及产率高、快速简便、重复性好等优点。目前在常规 PCR 的基础上又衍生出了多种 PCR 技术，如原位 PCR（in situ PCR）、逆转录 PCR（reverse transcription PCR, RT – PCR）、反向 PCR（inverse PCR）、多重 PCR（multiplex PCR）、标记 PCR（labeled PCR）、巢式 PCR（nested PCR, N – PCR）、任意引物 PCR（arbitrarily primed PCR, AP – PCR）、不对称 PCR（asymmetric PCR）、锚定 PCR（anchored PCR）、实时 – 定量荧光 PCR（real – time PCR）和 PCR – ELISA 等。这些 PCR 技术已广泛应用于寄生虫病的基因诊断、分子流行病学研究和种株鉴定、分析等。

目前在锥虫病、利什曼病、弓形虫病、疟疾、孢球虫病、血吸虫病等多种寄生虫病和一些虫媒病都有应用该技术进行诊断。

（三）LAMP 法

环介导等温扩增技术（loop mediated isothermal amplification, LAMP）是一种崭新的核酸扩增方法。它使用具有链置换活性的 BstDNA 聚合酶，针对靶基因上 6 个不同区域设计 4 条引物，在恒温条件下即可进行核酸扩增，不需要模板的热变性、长时间温度循环、烦琐的电泳以及紫外线观察等过程。LAMP 具有简便、快速、特异、敏感的特点，可用于真核生物、原核生物等多种生物的 DNA/RNA 扩增。LAMP 技术已有用于锥虫、疟原虫、巴贝虫、隐孢子虫、弓形虫、血吸虫、旋毛虫等寄生虫检测的文献报道。

（陈　佳）

附录二 常用抗寄生虫药物

本章内容仅供参考，标准剂量和疗程以《中国药典》为准，具体治疗必须在临床医生指导下用药!

第一节 抗原虫药物

(一)氯喹

氯喹(chloroquine)是20世纪40年代人工合成的重要抗疟疾药物，但60年代后恶性疟原虫对其产生耐药性，影响了该药的广泛使用，人们也努力寻找治疗耐药虫株的抗疟疾药物，并研制出甲氟喹等药物。

【化学及药代动力学】

氯喹是4-氨基喹啉类衍生物，其磷酸盐可口服，盐酸盐可用作注射给药。由胃肠道吸收迅速而完全，约3小时后血药浓度达峰值，之后迅速分布于组织中，并缓慢释放、代谢，从尿中排出，半衰期3~5天，剂量加大，半衰期随之延长至数周。该药易通过胎盘屏障。氯喹胃肠外给药应缓慢静脉注射或小剂量肌内注射(肌注)。

【抗疟作用及药理作用】

氯喹对间日疟原虫、卵形疟原虫、三日疟原虫及敏感恶性疟原虫的红细胞内期裂殖体有杀灭作用，能迅速控制疟疾症状。其特点是起效快、疗效高、作用持久。氯喹主要浓集于疟原虫感染的红细胞(RBC)，作用于红内期的各种类型疟原虫，但对红外期疟原虫无效。对间日疟原虫、卵形疟原虫及三日疟原虫的配子体有温和的杀灭作用，有助于防止疟疾的传播，但对恶性疟原虫配子体无效。因不能杀灭肝细胞内的间日疟原虫和卵形疟原虫，故不能根治其感染。

氯喹可切断哺乳动物和原虫的DNA和RNA合成过程，可与DNA形成复合物，阻止其复制和RNA的转录。在疟原虫体内，药物主要集中于空泡状细胞器中pH值升高，干扰疟原虫对血红蛋白的代谢和对血红蛋白的利用。

【耐药性】

除北美洲北部、巴拿马运河西部、北非及中东部分地区外，世界各地几乎均有恶性疟原虫虫株耐受氯喹的报道。氯喹耐药性与恶性疟原虫多种药物耐药基因的扩散或点突变密切相关，引起该基因的编码产物(一种转运ATP酶)生成或功能增强，促使药物从虫体排出，减少药物作用靶位的浓度，从而产生耐药性。研究证明，氯喹敏感株与耐药株疟原虫体内药物的积聚速度相同，但耐药株药物排泄速度是敏感株的40~50倍。

【临床应用】

用于控制疟疾的临床发作，也可用于阿米巴病的治疗，偶尔用于自身免疫性疾病的治疗。

1. 疟疾急性发作

(1)口服 成人多采用2.5g 3天疗法，即第1日，首次1g，8小时后0.5g；第2、3日各0.5g。

(2)肌注 每次2.5mg/kg，每4小时一次。

(3)静脉滴注 10mg/kg，4小时滴完，继以5mg/kg，2小时滴完，肌注和缓慢静滴每日总量不超过25mg/kg。

2. 预防疟疾 在非耐氯喹疟疾流行区，氯喹是首选的理想预防药物，可在进入疫区前到离开疫区后 4 周期间，每周服药一次，每次 300mg 即可预防疟原虫感染。

3. 自身免疫性疾病 大剂量氯喹能抑制免疫反应，偶尔用于类风湿关节炎、红斑狼疮等自身免疫性疾病的治疗。

【不良反应与注意事项】

氯喹用于治疗疟疾时，不良反应较少，可有胃肠道症状、轻微头痛、瘙痒、畏食、精神症状、视力障碍及荨麻疹等。大剂量或快速静脉给药时，可导致低血压、心功能抑制等，给药剂量大于 5g 可致死。

银屑病及卟啉症患者禁用。

（二）奎宁

奎宁（quinine）用于治疗疟疾已有 300 年的历史。尽管已经被其他抗疟药所取代，但随着恶性疟原虫对氯喹和其他抗疟药耐药虫株不断产生，奎宁又重新成为重要的抗疟药。

【化学及药代动力学】

奎宁是从金鸡纳树皮中提取的一种生物碱，名金鸡纳霜，为奎宁丁的左旋体。

奎宁口服易吸收，1~3 小时血浆浓度达到峰值，红细胞内浓度为血浆浓度的 20%，脑脊液浓度为血浆浓度的 7%。80% 的药物在肝代谢，大多数由尿液排出。正常人服用奎宁后，药物半衰期为 7~12 小时，连续用药无蓄积性。疟疾患者服用奎宁后，药物的半衰期为 8~21 小时。血浆药物浓度低于 $2\mu g/ml$ 无治疗效果，超过 $7\mu g/ml$ 会伴发严重的"金鸡纳反应"。因其治疗范围很窄，毒性较大，故奎宁主要用于耐氯喹或对多种药物耐药的恶性疟的治疗，尤其是脑型疟疾。

【抗疟作用和药理作用】

奎宁对各种疟原虫的红细胞内期裂殖体有杀灭作用，能控制症状，但疗效不及氯喹。对间日疟原虫和三日疟原虫配子体也有效，但对恶性疟原虫配子体无效。对红细胞外期疟原虫无效。

奎宁可抑制很多酶促过程，通过氢键与 DNA 双链形成复合物从而阻碍双链的展开、转录及蛋白质合成。

【临床应用】

用于控制疟疾的临床发作。

1. 口服 成人口服硫酸奎宁，每次 0.3~0.6g，每天 3 次，疗程 5~7 天。

2. 肌注 每次 0.25~0.5g。每 8 小时一次。

3. 静脉滴注 每次 10mg/kg，4 小时滴完，以后每 8~12 小时一次。

【不良反应与注意事项】

1. 金鸡纳反应 奎宁治疗量时可引起一系列不良反应，称为金鸡纳反应。表现为耳鸣、头痛、恶心、呕吐、腹痛、腹泻、视力和听力减退等，多见于重复给药时，停药可恢复。

2. 心血管反应 静脉给药会引起血栓性静脉炎。过量或静脉滴注过快可致严重低血压、心室颤动，甚至死亡。

3. 血液系统的影响 少数恶性疟患者，尤其是缺乏葡萄糖 6-磷酸脱氢酶的患者，可出现急性溶血，发生寒战、高热、血红蛋白尿和急性肾衰竭，甚至死亡。较罕见的不良反应有粒细胞减少、血小板减少性紫癜等。

4. 低血糖 奎宁能刺激胰岛 B 细胞，可引起高胰岛素血症和低血糖。

因此，孕妇（对妊娠子宫有兴奋作用）或有耳鸣、视神经炎、重症肌无力患者及缺乏葡萄糖-6-磷酸脱氢酶的患者禁用。肾功能不全者，应监测血药浓度并及时调整剂量。

（三）甲氟喹

【化学及药代动力学】

甲氟喹（mefloquine）是与奎宁化学结构相似的一种人工合成的 4-喹啉甲醇衍生物。肠外使用可发生局部严重的不良反应，故只用于口服。该药吸收良好，7～24 小时达到血浆峰浓度，药物浓集于红细胞中，广泛分布至组织，可进入中枢。甲氟喹在肝中清除，代谢产物主要随粪缓慢排出。甲氟喹为长效制剂，半衰期为 14 天。

【抗疟作用和药理作用】

甲氟喹对恶性疟原虫和间日疟原虫的裂殖体有极强的杀灭作用，但对红细胞外期疟原虫和配子体无效。主要用于耐氯喹或对多种药物耐药的恶性疟的预防和治疗，与长效磺胺和乙胺嘧啶合用可增强疗效、延缓耐药性的发生。甲氟喹的作用机制不明，许多方面与氯喹相似，但不能嵌入疟原虫 DNA 中。研究还发现，甲氟喹可升高疟原虫食物泡中的 pH 值，也能与游离的血红素结合形成有毒复合物，损伤疟原虫的膜结构。

【临床应用】

1. 耐氯喹恶性疟的预防用药　甲氟喹每次 250mg，1 次/周，进入疫区前 1 周开始给药至离开后 4 周。

2. 耐氯喹恶性疟的治疗用药　一次服用甲氟喹 750mg。儿童用药 15～20mg/kg，一次顿服。

【不良反应与注意事项】

常见恶心、呕吐、腹痛、腹泻、焦虑、眩晕等。半数患者可出现神经精神症状，如头晕、头痛、视物模糊、耳鸣、失眠、烦躁、焦虑、抑郁、惊厥及精神失常。故有精神病史者禁用。大剂量可使动物致畸、影响发育，因此孕妇及 2 岁以下幼儿禁用。

（四）青蒿素及其衍生物

青蒿素（artemisinin），即倍半萜内酯过氧化物，是中草药青蒿的活性成分。青蒿素微溶于油和水，因此合成其类似物以增加溶解性。青蒿琥酯（artesunate）是青蒿素的水溶性衍生物，可经口、静脉、肌肉、直肠等多种途径给药；蒿甲醚（artemether）是其脂溶性衍生物，可口服或肌注。青蒿素及其衍生物快速分解为活性代谢物二氢青蒿素，分布于各组织。

青蒿素及其类似物对各种疟原虫的红内期裂殖体均有效，对氯喹耐药的恶性疟原虫株也有效，但半衰期短（4 小时），不能用于预防。对肝内期无效，不能用于疟疾复发的治疗。因为有效药物浓度维持时间短，杀灭疟原虫不彻底，复发率高达 30%，如延长用药至 7 天或与伯氨喹合用，可使复发率降至 10%。作用机制不明。

青蒿素用于控制疟疾的临床发作，也可用于耐氯喹的恶性疟治疗。首次口服 1g，6～8 小时后 0.5g，第 2、3 天，各服 0.5g。

青蒿琥酯片剂用于治疗普通型疟疾，成人第 1 天 100mg，每日服 2 次，第 2～5 天 50mg/次；青蒿琥酯注射剂治疗重型疟疾，先用青蒿琥酯 60mg 加入碳酸钠 0.6ml，摇匀 2 分钟至完全溶解，再加入 5% 葡萄糖水 5.4ml，最终配成青蒿琥酯 10mg/ml。按 1.2mg/kg 体重计算每次用量，首剂注射后 4 小时、24 小时、48 小时各再注射一次；也可以此稀释液静脉注射，以每分钟 3～4ml 的速度注射给药。

蒿甲醚用途同青蒿素，可肌注给药，每天一次，首剂 300mg，第 2 天、3 天各再肌内注射 150mg。

不良反应均少见，少数患者出现轻度恶心、呕吐、腹泻等。动物实验发现有胚胎毒性，孕妇慎用。

（五）伯氨喹

伯氨喹（primaquine）又名伯喹或伯氯喹啉，口服吸收良好，1～2 小时后血浆浓度达高峰，而后几乎完全由尿中排出。在血浆中半衰期为 3~8 小时。该药可杀灭间日疟原虫和卵形疟原虫的红细胞外期迟发性子孢子及血中的配子体，故能控制疟疾复发和防止疟疾传播。对恶性疟的原发性红外期也有高度杀灭活性。对红细胞内期无效，不能控制疟疾临床症状的发作。作用机制不清楚，可能是伯氨喹损伤疟原虫线粒体以及代谢产物 6-羟衍生物促进氧自由基生成或阻碍疟原虫电子传递而发挥作用。

伯氨喹可用于根治间日疟复发和阻断疟疾的传播。成人口服磷酸伯氨喹 13.2mg，每日 3 次，连服 8 天。控制传播：成人口服磷酸伯氨喹 13.2mg，每日 3 次，连服 2~4 天。

治疗量不良反应较少，可有头晕、恶心、呕吐、腹痛等，停药后可恢复。偶见轻度贫血、发绀、白细胞增多等。缺乏葡萄糖-6-磷酸脱氢酶（G-6-PD）患者可出现急性血管内溶血，严重时可致急性肾衰竭。因此，有 G-6-PD 缺陷家族史者禁用。

（六）乙胺嘧啶

乙胺嘧啶（pyrimethamine），又名息疟定，为人工合成的非喹啉类抗疟药，是主要的病因性预防药物。

【化学及药代动力学】

乙胺嘧啶为 2,4-2-氨基嘧啶，与抑菌药甲氧苄啶（TMP）相似。胃肠道吸收缓慢而完全，4 诵小时血药浓度达峰值，主要分布于肾、肺、肝、脾等脏器，消除缓慢，半衰期为 80~95 小时，服药一次有效血药浓度可维持约 2 周。代谢物从尿中排出。

【抗疟作用和药理作用】

乙胺嘧啶为二氢叶酸还原酶抑制剂（抗叶酸药）。它对疟原虫的二氢叶酸还原酶比对人的亲和力更强，故最终选择性抑制了虫体内二氢叶酸向四氢叶酸的转化。乙胺嘧啶为慢效的杀疟原虫裂殖体药物，对四种疟原虫的敏感虫株均有效，常用于疟疾的病因性预防。但可产生抗药性，因此不使用单一药物进行恶性疟的预防给药（在疫区常与氯胍联用）。

乙胺嘧啶还有抗弓形虫的作用，可用于治疗弓形虫病。

【临床应用】

1. 预防疟疾　在耐氯喹疟疾流行区，可用乙胺嘧啶 25mg，每周 1 次，连服 4 周；或 50mg，每周 1 次，连服 2 周。在氯喹耐药不很普遍的地区，可作为甲氟喹的替代用药；在疫区居留时联用氯喹（0.5g/周）和氯胍（200mg/d）至离开后 4 周。

2. 急性弓形虫病　成人首剂为 200mg，随后 50mg/d 口服；儿童 1mg/(kg·d)，分 2 次口服。治疗弓形虫病时需与亚叶酸、磺胺嘧啶或乙酰螺旋霉素联合用药，3 周为 1 疗程，间隔 1 周再重复治疗。

【不良反应与注意事项】

治疗剂量毒性小，偶致皮疹、瘙痒等。长期或大剂量用于治疗弓形虫病时，常发生巨细胞性贫血、粒细胞减少、血小板减少、萎缩性舌炎等，及时停药或用甲酰四氢叶酸治疗可恢复，因此需要同时给予甲酰四氢叶酸防治。乙胺嘧啶过量急性中毒，表现为恶心、呕吐、发热、发绀、惊厥，甚至死亡。

肝肾功能不全患者慎用。动物实验发现乙胺嘧啶有致畸作用，故孕妇禁用。大剂量用于治疗弓形虫病时，应每周查一次血小板和白细胞计数。一旦发现皮疹、咽痛、紫癜或舌炎应立即停药。

（七）甲硝唑

甲硝唑（metronidazole）又名甲硝达唑或灭滴灵，为人工合成的 5-硝基咪唑类化合物。同类药物还有替硝唑（tinidazole）和奥硝唑（ornidazole）等，药理作用与甲硝唑相似，除可抗厌氧菌外，可用于治疗阿米巴病、滴虫病、贾第虫病和结肠小袋纤毛虫病等。

【药代动力学】

口服能完全吸收并通过简单扩散到达各组织。口服或静脉内给药，细胞内浓度均可迅速接近细胞外水平。口服甲硝唑 1～3 小时后可达到血浆峰浓度。药物及其代谢产物主要由尿中排出。

【药理作用】

甲硝唑的作用机制未明，可能是甲硝唑的甲基被还原后生成细胞毒性还原物，作用于细胞中大分子物质（DNA、蛋白质或膜结构），抑制 DNA 合成，促进 DNA 降解，从而干扰病原体的生长、繁殖，最终导致细胞死亡。

【临床应用】

1. 阿米巴病 甲硝唑对肠内、肠外阿米巴滋养体有强大的杀灭作用，是治疗的首选药物。剂量可用 400mg/次，每天 3 次，连服 10 天为一疗程。

2. 滴虫病 甲硝唑也是治疗阴道毛滴虫感染的首选药物。400mg/次，每天 3 次，连用 1 周。必要时，4～6 周后开始第二个疗程。

3. 贾第虫病 治疗贾第虫病，治愈率达 90%。成人剂量为口服 400mg/次，每天 3 次，连续使用 5 天；儿童每次 5mg/kg，每天 3 次，连续使用 5 天。

4. 结肠小袋纤毛虫病 400mg/次，每天 3 次，5～10 天为一个疗程。

【不良反应与注意事项】

常见的不良反应有头痛、恶心、呕吐、口干、金属味感等，偶有腹痛、腹泻。少数患者出现荨麻疹、红斑、瘙痒、白细胞减少等。罕见眩晕、惊厥、共济失调和肢体感觉异常等神经系统症状。服药期间饮酒可出现恶心、呕吐、腹痛、腹泻、头痛，故用药期间禁酒。

急性中枢神经系统疾病患者禁用。本药有致癌、致突变作用，妊娠早期禁用。肝、肾疾病患者酌情减量。

（八）葡萄糖酸锑钠

葡萄糖酸锑钠（natrium stibogluconate）又称斯锑黑克（stibii hexonas），是治疗黑热病的首选药物。国产制剂为水溶液，每毫升含五价锑约 100mg。一般多采用 6 天疗法，总剂量为成人 90～130mg/kg，儿童 150～170mg/kg，均分 6 次给药，每天 1 次，静脉或肌内注射，6 天为 1 疗程。一般剂量反应轻微，最常见的是胃肠道反应、发热和皮疹；溶血性贫血、肝、肾、心脏毒性较少见。大剂量、长疗程可损害心肌，出现室性期前收缩、室性心动过速、室颤，甚至猝死。

（九）喷他脒

喷他脒（pentamidine），又名戊脘脒，是一种芳香双脒类化合物，有羟乙磺酸盐和甲磺酸盐两种。临床用 β 羟乙磺酸盐，水溶性极不稳定，需在临注射前配制。该药口服不易吸收，注射后大部分分布于组织内，肝、脾、肾尤多，可保留数月，部分在体内代谢，部分原型由肾脏排出，也可通过胎盘，但不随乳汁排泌。抗黑热病原虫的机制不清，体外研究发现喷他脒可能干扰 DNA、RNA、磷脂和蛋白质的合成。该药在体内对黑热病的疗效不如葡萄糖酸锑钠，仅用于锑剂治疗无效、对锑剂过敏或在锑剂治疗中合并粒细胞缺乏症的黑热病患者。临用前配成 4% 水溶液，每次 3～5mg/kg，每日 1 次，肌内注射，10～15 天为一个疗程；静脉滴注，每次 3～5mg/kg，与 5% 葡萄糖液混合后滴注，每日一次，15～20 天为一个疗程。不良反应除在注射部位出现局部刺激反应（硬结、血肿、疼痛）外，可有头痛、心悸、胸痛、腹痛、恶心、呕吐、血压降低、脉搏加快、面部潮红和出汗等全身症状。还可诱发糖尿病，与剂量相关。因此，有高血压、低血压、糖尿病、营养不良、贫血，心、肝、肾功能不全者慎用。

第二节 抗蠕虫药物

（一）阿苯达唑

阿苯达唑（albendazole）曾用名丙硫咪唑，一种广谱口服抗蠕虫药物，用于治疗蛲虫病、蛔虫病、鞭虫病、粪类圆线虫病及钩虫病。阿苯达唑也可用于棘球蚴病和囊虫病的治疗。

【化学及药代动力学】

阿苯达唑的化学结构为氨基酸酯苯并咪唑。

口服阿苯达唑被吸收后，迅速在肝脏经过代谢，分解为阿苯达唑氧硫基（亚砜基）和少量的其他产物。大部分的氧硫基和血浆蛋白结合后分布到组织，包括胆汁和脑脊液，也可进入棘球蚴囊内。代谢产物主要从尿中排出，仅少量随粪便排出。如果将药物与脂肪膳食同服，其吸收率将比空腹服药高4倍多。

【抗蠕虫作用及药物作用】

阿苯达唑阻断对药敏感的寄生虫（幼虫及成虫）对葡萄糖的摄取，耗竭其糖原储存，减少了ATP的形成，结果导致寄生虫麻痹，直至死亡。该药治疗美洲板口线虫病时还对幼虫有杀灭作用；治疗蛔虫病、十二指肠钩虫病及鞭虫病时对其虫卵也有杀灭作用。但阿苯达唑对一些动物具有致畸及胚胎毒性作用。口服治疗量（5mg/kg）阿苯达唑对人体无毒性作用。

【临床应用】

阿苯达唑用于抗肠道内寄生虫时，最适合于空腹给药；若用于抗组织内寄生虫，最好与脂肪餐同时服用。

1. 蛔虫病、鞭虫病、钩虫及蛲虫感染 成人及2岁以上小孩的剂量都是单次口服400mg的药量。治疗蛲虫感染，该剂量须在2周内重复一次，其治愈率可达100%。对严重的蛔虫病或美洲钩虫病及鞭虫病可每天服用400mg阿苯达唑，连服2~3天。

2. 粪类圆线虫病 400mg/次，每天2次，共7~14天。

3. 棘球蚴病（包虫病） 国内采用的治疗方案多为：12mg/（kg·d）或800mg/d，分2次服用，4周为1疗程，间歇2周后再服下一个疗程，共需6~10个疗程，有效率达80%以上。阿苯达唑和吡喹酮的联合应用可提高疗效。

4. 神经囊尾蚴病（神经囊虫病） 阿苯达唑是治疗神经囊虫病的首选药物。阿苯达唑优于吡喹酮的其他特点：价廉、有较好的透入脑脊液作用；若同时给予皮质类固醇，可增加阿苯达唑的血浆浓度；而皮质类固醇与吡喹酮联用后，吡喹酮的血浆浓度却降低了。治疗方案为18~20mg/（kg·d），分2次服，10天为一个疗程，常需3~5个疗程，每个疗程间隔2周。

5. 华支睾吸虫病 使用的剂量为每次10mg/kg，每天2次，疗程7天，治愈率达90%以上。

6. 其他感染 阿苯达唑是治疗皮肤幼虫移行症和肠毛细线虫病的首选药物，所用剂量为200~400mg/次，每天2次，前者疗程为3~5天，后者10天为一个疗程。使用400mg/次的阿苯达唑，每天2次，治疗颚口线虫病（疗程为21天）和旋毛虫病（疗程为15天）是有效的。若旋毛虫病患者症状严重，通常应给予泼尼松龙40mg/d，连用3天后，症状可逐渐消退。

【不良反应与注意事项】

服用3天阿苯达唑几乎无明显不良反应。6%的患者可有轻度的、一过性上腹部疼痛、腹泻、头痛、恶心、头晕、乏力和失眠，但用双盲法进行对照研究，治疗组和对照组出现的不良反应的发生率相似。长期服用阿苯达唑治疗棘球蚴病部分患者可出现轻度的、可复性的转氨酶水平升高、胃肠道症状、脱发、皮疹或瘙痒；个别患者发生骨髓功能抑制，引起白细胞计数降低。阿苯达唑对有些动物具有致畸作用和胚胎毒性。肝硬化患者禁用。

(二) 甲苯达唑

甲苯达唑（mebendazole）又称甲苯咪唑，是一种人工合成的苯并咪唑，具有抗蠕虫谱广，不良反应发生率低的特点。

【化学及药代动力学】

口服甲苯达唑后不足 10% 被吸收。被吸收的药物与血浆蛋白结合（＞90%），并很快被代谢（主要在肝脏转化为无活性的产物），大部分在 24～48 小时内以原形或脱去羧基后的代谢产物从尿中排出，其半衰期为 2～6 小时。另外，吸收的部分药物及其代谢产物可排入胆汁。如果将药物混合于含脂食物中服用，可提高其吸收率。

【抗蠕虫作用及药理作用】

甲苯达唑能抑制线虫体内微管的合成。因此，该药不可逆地阻断了线虫对葡萄糖的摄取，致使肠道线虫麻痹，不能运动或缓慢死亡。该药还可杀死钩虫、蛔虫及蛲虫的虫卵。

甲苯达唑对人体几乎无影响，至今没有发现有致癌或致畸作用，然而该药对怀孕大鼠有胚胎毒性及致畸作用，即使单次口服 100mg/kg 的剂量也是如此。

【临床应用】

甲苯达唑用于治疗旋毛虫病、棘球蚴病及犬线虫病时，应当和含脂肪的食物一同服用，可增加药物的吸收量，提高疗效。

1. 蛲虫感染 服用 100mg 剂量 1 次，在第 2、第 4 周重复本剂量，儿童和成人所用剂量相同，其治愈率可达 90%～100%。

2. 蛔虫、鞭虫、钩虫及毛圆线虫感染 无论成人或 2 岁以上儿童都用 100mg 剂量，每天 2 次，连服 3 天，在 2～3 周内重复治疗一次。

3. 棘球蚴病 阿苯达唑是治疗棘球蚴病的首选药物；甲苯达唑是替代药物。一种治疗方案是每天按 50mg/kg 剂量，分 3 次服用，连服 3 个月为 1 个疗程。

4. 其他寄生虫感染 甲苯达唑治疗旋毛虫病时，对寄生于肠道的旋毛虫成虫、移行中的幼虫及寄生于肌肉中的幼虫都有较好的杀虫效果。推荐下面的治疗方案以杀死寄生的旋毛虫成虫和幼虫：开始每天服 600mg，3 天后增加到每天 1200～1500mg，用此最大剂量 10 天，每天的药量应当分 3 次服用。

治疗绦虫病，可使用 300mg 的剂量，每天 2 次，连用 3 天。

【不良反应与注意事项】

治疗肠道线虫病，用小剂量的甲苯达唑几乎无不良反应，即使体质较弱的患者也很少发生，偶有恶心、呕吐、腹泻及腹痛；用大剂量甲苯达唑治疗棘球蚴病，偶尔会有皮肤瘙痒、皮疹、嗜酸性粒细胞增多、可逆性中性粒细胞减少、肌肉与骨骼疼痛、发热、囊肿部位急性疼痛。这些不良反应是由于囊液漏出或囊肿破裂而释放虫体抗原引起的。

甲苯达唑在有肝实质损害的患者体内代谢很缓慢，应当慎用。孕妇在妊娠前三个月禁用甲苯达唑，可用替代药物。使用大剂量甲苯达唑治疗棘球蚴病，应当每周检查血象。

(三) 吡喹酮

吡喹酮（praziquantel），又名环吡异喹酮，是治疗许多绦虫和吸虫感染的首选药物，包括各种血吸虫感染、大多数其他吸虫感染及囊虫病。目前吡喹酮不在国内市面上出售，只由各地疾病预防控制中心（Centers for Disease Control and Prevention，CDC）、血吸虫病防治部门等有关机构供应。

【化学及药代动力学】

吡喹酮是一种人工合成的异喹啉 - 吡嗪衍生物。口服后约 80% 自消化道迅速吸收。口服治疗量吡喹酮后，1~3 小时血中原药浓度达到峰值，其中约 80% 的药物与血清蛋白结合。脑脊液中吡喹酮浓度为血药浓度的 14%~20%。吡喹酮首次经肝脏时，大部分被迅速代谢成无活性的单羟基或羧基产物。该药的半衰期是 0.8~1.5 小时，全部代谢产物在 4~6 小时被清除，主要通过肾（60%~80%）和胆汁（15%~35%）排出。

【抗蠕虫作用和药理作用】

服用吡喹酮后，未见有该药对重要脏器造成显著损害的报道。严重肝功异常的患者，其血浆药物浓度升高。大量实验研究证明，吡喹酮无诱突变、致癌、致畸及胚胎毒性作用。

吡喹酮在血浆中的浓度达到 0.3μg/ml 即具有治疗作用。尽管该药半衰期较短，吡喹酮仍是很有效的药物，但其代谢产物无活性。

吡喹酮在体外对所有蠕虫的作用是相同的，该药可提高细胞膜对 Ca^{2+} 的通透性，导致胞浆 Ca^{2+} 明显减少，接着蠕虫的肌肉系统出现麻痹。虫体胞浆空泡形成，并逐渐裂解，之后虫体死亡。

【临床应用】

如果同一天服药超过一次，两次服药间隔不应少于 4 小时，但不能长于 6 小时。

1. 血吸虫病 吡喹酮是治疗各类血吸虫病的首选药物，国外采用的治疗方案为每次服 20mg/kg，共服 3 次，每次间隔 4~6 小时。国内较多采用的治疗方案为总剂量按 60mg/kg 计算，分 2 天服用；或每次 10mg/kg，每天 3 次，连续 2 天。该药对成人和儿童均有效，同时晚期患者（出现肝脾大）对该药有较好的耐受性。

2. 肝吸虫病 治疗肝吸虫感染的剂量为每次 25mg/kg，每天 3 次，可连用 2 天，其治愈率均可达 90%~100%。

3. 肺吸虫病 每次 25mg/kg，每天 3 次，连用 2~3 天。对肺型肺吸虫病的治愈率为 89%~100%。

4. 绦虫病和裂头绦虫病 单剂吡喹酮的量为 10mg/kg，对猪带绦虫和牛带绦虫感染的治愈率为 97%~100%。顿服 25mg/kg 的吡喹酮治疗阔节裂头绦虫感染，其治愈率与绦虫病的治愈率相似。

5. 神经囊尾蚴病 应当在医院由神经科或传染科专家负责治疗。吡喹酮的每日剂量为 20mg/kg，分 3 次口服，连服 10 天为一疗程。

6. 微小膜壳绦虫（短膜壳绦虫）病 常用 25mg/kg 顿服即可，必要时可重复治疗。

7. 棘球蚴病 吡喹酮能直接杀死棘球蚴囊内的原头蚴，可用于治疗棘球蚴病，剂量为 30mg/(kg·d)，连用 5 天为一疗程。若同时与阿苯达唑联合用药，能提高阿苯达唑氧硫基（阿苯达唑的活性代谢产物）的血浆浓度，而增强疗效。吡喹酮也可作为一种辅助治疗手段与阿苯达唑同用于棘球蚴病手术前后以防止囊肿破裂及其并发症。

8. 姜片吸虫病 治疗剂量为 10~15mg/(kg·d)，分 2 次口服，连用 1~2 天。

【不良反应与注意事项】

吡喹酮的不良反应（直接由药物引起）都很轻而且持续时间短，一般出现于服药后的几小时内，可持续数小时到一天时间。最常见的不良反应有头痛、头晕、嗜睡及乏力，其他的反应包括恶心、呕吐、腹痛、稀便、瘙痒、荨麻疹、关节痛、肌痛及低热。其中低热、瘙痒及皮疹（丘疹和荨麻疹）、有时可见嗜酸性粒细胞增多，可出现于开始治疗后的几天，这些可能是由于死亡虫体释放外源性蛋白质引起，并非药物的直接反应。不良反应的强度和发生的频率与药物剂量呈正相关。

治疗神经系统囊虫病，特别是脑组织内的囊虫病由于死亡虫体周围的炎症反应，使原有症状加重外，还可出现新的神经系统症状，如患者出现头痛、假性脑膜炎、恶心、呕吐、精神失常及癫痫发作（常伴有脑脊液淋巴细胞增多）。这些症状出现于治疗期间或治疗完成后很短时间内，持续 24 ~ 48 小时，而且总是相当温和，用镇痛药、止吐药、利尿剂或抗惊厥药可缓解。然而蛛网膜炎、高热及颅内高压也可能发生，可给予地塞米松以减轻炎症反应。

吡喹酮重要禁忌证是眼囊虫病，寄生于眼部的虫体死亡崩解可引起难以恢复的损害。脊髓型囊虫病患者也慎用吡喹酮。在囊虫病流行区，用吡喹酮治疗囊虫病时，应当服药后在医院仔细观察患者的情况 48 小时。该药可用于有肝功能有损害的患者，但必须降低用药量。

（四）硫氯酚

硫氯酚（bithionol）又称双二硫氯酚，又名别丁（bitin），在 20 世纪 50 年代是治疗吸虫病的主要药物。目前是治疗胸肺型肺吸病的一种替代药物。使用该药一个疗程，肺吸虫病的治愈率超过 90%。治疗急性脑型肺吸虫病，使用几个疗程是必要的。硫氯酚抗卫氏并殖吸虫的作用机制尚不清楚。硫氯酚也可用于治疗姜片吸虫病和绦虫病。治疗肺吸虫病和肝片吸虫病，硫氯酚的剂量为 30 ~ 50mg/（kg·d），分 2 ~ 3 次饭后用服，隔天用药，一个疗程为 10 ~ 15 个治疗日。治疗姜片吸虫病的剂量为 3g，晚间顿服。治疗绦虫病的剂量为 3g，空腹顿服。

该药的不良反应发生率可高达 40%，但一般都较轻，可恢复，偶有反应严重者须中断治疗。最常见的反应是腹泻和腹部痉挛，也可出现畏食、恶心、呕吐、头晕及头痛。

8 岁以下儿童应当慎用硫氯酚。如果肝功能和血液检查表明出现中毒性肝炎或白细胞减少，应当终止治疗。用该药治疗脑型肺吸虫病，如果患者神经症状恶化，要使用类固醇治疗。

（五）三氯苯达唑

三氯苯达唑（triclabendazole）是 20 世纪 80 年代由瑞士 Ciba – Geigy 制药有限公司开发生产的一类新的苯并咪唑类衍生物。该药口服后在胃肠道吸收较差，药物吸收后在肝脏内代谢，以亚砜和砜两种代谢产物出现在血浆中，两者在血浆中的峰浓度出现时间分别为给药后 18 小时和 36 小时。三氯苯达唑的杀虫机制类似于苯并咪唑类药物，可选择性干扰并抑制虫体内微管的结构和功能，同时也发现该药及其代谢产物能抑制和破坏虫体内的蛋白质代谢和合成，其杀虫过程缓慢，可致虫体逐渐死亡。

已证明该药对牛、羊体内肝片吸虫的各期幼虫和成虫、棉鼠双侧子宫并殖吸虫、家犬体内的卫氏并殖吸虫成虫及大鼠斯氏狸殖吸虫感染均有良好的疗效，并已用于动物相关吸虫病的治疗。同时也发现三氯苯达唑对人体内的墨西哥并殖吸虫、斯氏狸殖吸虫及肝片吸虫有良好的治疗效果。但研究表明三氯苯达唑对华支睾吸虫无效。国外用于治疗并殖吸虫病时，推荐的临床使用剂量和疗程为 10mg/d 每日 2 次，一日疗法。国内胡鹏等人以三氯苯达唑 5 ~ 10mg/kg 每日 2 次 × 3 日治疗斯氏狸殖吸虫病 4 例，均获得了良好的临床疗效。三氯苯达唑毒性低，对动物无胚胎毒与致畸作用。常规治疗剂量小，疗程短，尚未发现明显的不良反应。

（六）双羟萘酸噻嘧啶与双羟萘酸羟嘧啶

双羟萘酸噻嘧啶（pyrantel pamoate）简称噻嘧啶，是一种广谱的抗蠕虫药物，对蛲虫、蛔虫、东方毛圆线虫等感染有很高的治疗效果。对两种钩虫具有中等度疗效，但抗美洲钩虫效果不如十二指肠钩虫强。对鞭虫病无效。

双羟萘酸羟嘧啶（oxantel pamoatc）简称酚嘧啶或羟嘧啶，是双羟萘酸噻嘧啶的一种衍生物，已经成功地用于鞭虫病治疗。双羟萘酸噻嘧啶与双羟萘酸羟嘧啶两种药物的联合应用，使其具有广泛的抗蠕虫作用，市场上销售的复方噻嘧啶就是双羟萘酸噻嘧啶与双羟萘酸羟嘧啶的等量混合制剂，各含 150mg，可提高对鞭虫感染的驱虫效果，尤其对蛔、钩、蛲、鞭虫的混合感染效果更好。

【化学及药代动力学】

双羟萘酸噻嘧啶是一种四氢嘧啶衍生物。该药很少从胃肠道吸收，主要作用于肠道寄生虫。服药后 1 ~ 3 小时，血药浓度达到峰值水平 50 ~ 130ng/ml。给药量的一半以上以原形方式从粪便中排出；大约70%以原形及代谢物的形式从尿中排出。

【抗蠕虫作用及药理作用】

噻嘧啶对该药敏感的肠道蠕虫，无论成虫或幼虫，均有作用，但对体内移行阶段的幼虫和虫卵无效。噻嘧啶是蠕虫去极化神经肌肉阻断剂，能引起乙酰胆碱的释放，同时该药能抑制胆碱酯酶，刺激了神经节感受器，使蠕虫产生痉挛性麻痹，而从宿主肠道排出。

【临床应用】

标准剂量是11mg/kg，最大量为1g，与食物同服或单独服用。

1. 蛲虫 噻嘧啶用单次剂量，在第2周和第4周再重复治疗，其治愈率超过95%。

2. 蛔虫 噻嘧啶用单次剂量治疗蛔虫感染，治愈率为85%～100%。如果治疗2周后，粪检虫卵仍阳性，应当重复治疗一次。

3. 钩虫和东方毛圆线虫 用单次剂量对十二指肠钩虫和毛圆线虫感染的治愈率超过90%，未治愈者，其体内虫荷也明显降低。三天疗法适用于中度或重度美洲钩虫的感染。在不知虫种时，也可用此药。

【不良反应与注意事项】

噻嘧啶的不良反应发生率低，仅4%～20%的患者可有不良反应发生，一般都轻微且呈一过性。这些反应包括恶心、呕吐、腹痛、腹泻、头晕、嗜睡、失眠、皮疹、发热及乏力。使用噻嘧啶一般无禁忌证，但对肝功异常者要慎用，因为少数患者曾出现暂时性转氨酶升高。孕妇慎用。

（七）哌嗪

哌嗪（piperazine）的盐类，在20世纪60年代曾是治疗肠道线虫感染的主要药物，现在是治疗蛔虫病的替代药物，服药2天，治愈率可超过90%。哌嗪对钩虫感染、鞭虫病或圆线虫病无治疗作用。一般不主张用该药治疗蛲虫感染，因为治疗需要7天的疗程。

【化学及药代动力学】

哌嗪性质稳定，常与6个分子水形成水合物（约含44%碱基），具有活性。常制成枸橼酸盐、磷酸盐、脂肪酸盐及酒石酸盐等制剂。

哌嗪从胃肠道可快速吸收，服药2～4小时达到最大血药浓度。在体内大部分以原形药在2～6小时从尿中排出，24小时排尽。

【抗蠕虫作用及药理作用】

口服治疗量哌嗪，几乎对宿主生理功能无影响。哌嗪在宿主体内可形成潜在的致癌物亚硝胺代谢产物，即N－亚硝基哌嗪。

哌嗪引起蛔虫麻痹，这是由于哌嗪在蛔虫神经肌肉接头处可阻断乙酰胆碱的兴奋作用所致。哌嗪对哺乳动物具有相似的阻断作用（但很微弱）。当药物用于人体时，被麻痹的虫体不能附着于宿主肠壁，肠蠕动时虫体随粪便排出体外，达到驱虫效果。

【临床应用】

治疗蛔虫病，哌嗪（作为六水化合物）的剂量是口服75mg/(kg·d)，连用2天，饭前或饭后服用。对于重度感染，应连续服药3天或一周后再重复治疗一次。由重度蛔虫感染引起的非手术性肠梗阻，在住院观察下，可试行通过一个肠导管灌服哌嗪糖浆进行驱虫治疗，解除梗阻。

【不良反应与注意事项】

哌嗪的治疗量和中毒量相距甚远。轻度的不良反应偶有出现，包括恶心、呕吐、腹泻、腹部不适、头晕、头痛。有癫痫史的患者服药后可使癫痫症加重。偶见皮疹、支气管痉挛或嗜睡。

哌嗪水合物不应用于肝、肾功能不全或有癫痫史、有慢性神经系统疾病的患者。哌嗪不能和酚噻嗪合用。有严重营养不良或贫血的患者慎用。该药在体内能转化亚硝胺，因此妊娠期妇女慎用或禁用。

（八）左旋咪唑

左旋咪唑（levaImisole）盐酸盐是一种半合成咪唑类衍生物，是左旋及右旋四咪唑的同分异构体。左旋咪唑清除蛔虫和毛圆线虫有很高的效果，对两种钩虫有中等程度的疗效。美国市场有左旋咪唑销售，但只批准该药作为辅助药物与 5 - 氟尿嘧啶用于结肠癌的治疗，这是由于左旋咪唑具有增强人体免疫功能的作用。

（九）乙胺嗪

乙胺嗪（diethylcarbamazine）又名海群生，常用其枸橼酸盐，是治疗丝虫病、罗阿丝虫病和热带嗜酸性粒细胞增多症的首选药物。

【化学及药代动力学】

乙胺嗪是一种哌嗪衍生物，市售的乙胺嗪一般是乙胺嗪的枸橼酸盐，其中含51%的活性成分。该药从胃肠吸收迅速，1~2 小时，血浆药物浓度可达峰值。尿液呈酸性时，其血浆半衰期为2~3 小时；若尿液呈碱性，其半衰期约为 10 小时。该药可迅速分布于除脂肪以外的所有组织，乙胺嗪主要以原形或 N - 氧化合物形式（代谢产物）从尿中排出。

【抗蠕虫作用及药理作用】

乙胺嗪可使微丝蚴麻痹、不能运动而且改变其表面结构，使之对宿主防御系统的破坏作用更敏感。乙胺嗪对成虫的作用机制尚不清楚。

乙胺嗪在宿主体内、体外均表现有免疫抑制作用，但确切的作用机制还不清楚。动物实验表明该药无致畸作用。

【临床作用】

1. 班氏丝虫、马来丝虫、帝汶布鲁丝虫、罗阿丝虫 乙胺嗪是治疗这些寄生虫感染者的首选药物，该药具有高效、低毒的特点。所有种类的微丝蚴都可被迅速杀死；乙胺嗪对丝虫的成虫也有较高的杀虫效果。

治疗这些寄生虫的感染，用量为每次 2mg/kg，每天 3 次，连服 2 周。治疗班氏丝虫感染，为了降低死亡的微丝蚴引起变态反应的发生率，可在治疗的第一天服用单次剂量 2mg/kg；第二天服2mg/kg 的剂量 2 次；第三天及以后每天服 3 次。治疗罗阿丝虫病（有脑病风险）或马来丝虫感染，可用相同的治疗方案，但从第一天开始服用的每次剂量应为 1mg/kg，5~6 天后逐渐增加。在乙胺嗪治疗的前4~5 天，应服用抗组胺药物，以减少过敏反应的发生率。治疗结束后的几周内，应血检微丝蚴；3~4 周后可再重复一个疗程。完全治愈常需要多个疗程，甚至超过 1~2 年。

该药可作为预防用药使用，预防罗阿丝虫感染时，可每周服用 300mg，或每月连服 3 天，每天 300mg；预防班氏及马来丝虫病可每月服 50mg 乙胺嗪。

2. 热带嗜酸性粒细胞增多症 口服乙胺嗪每次 2mg/kg，每天 3 次，连服 7 天。

3. 群体治疗 乙胺嗪用于群体治疗，以减少班氏丝虫的传播，是乙胺嗪的一个重要疗法。将小剂量的药物加入食用盐内，其性质在烹调时是稳性的，每天服用这种药盐，无不良反应发生，而且具有杀灭丝虫的强大作用。在流行区，将乙胺嗪加于食盐中供居民食用，按每人每月 500g 盐计，每人每日食药 50mg，此疗法称"海盐疗法"，连续食用半年，可获得较好的群体治疗效果。

【不良反应与注意事项】

1. 药物引起的反应 乙胺嗪本身引起的反应是轻度的和暂时的，多在用药后 2~4 小时内出现。常见的反应有头痛、身体不适、畏食及虚弱，恶心、呕吐、头昏和失眠较少发生。

2. 由死亡虫体引起的反应 由于死亡的成虫或微丝蚴释放抗原可使过敏体质的患者出现过敏反应。患者外周血中白细胞和嗜酸性粒细胞增多更加明显。

班氏丝虫的微丝蚴死亡后引起的反应发生率较高，但通常较轻，马来丝虫引起的反应较强烈，罗阿丝虫引起反应偶有严重者。不良反应包括发热、畏食、皮疹、头痛、胃肠道症状、咳嗽、胸痛及肌肉或关节疼痛。白细胞和嗜酸性粒细胞增多及蛋白尿也可发生。对班氏丝虫及马来丝虫感染，这些症状多发生于虫荷（微丝蚴）较高的患者。

使用乙胺嗪没有绝对的禁忌证，但杀虫后，特别是微丝蚴死亡后释放出大量异体蛋白而引起的过敏反应常需要同时对症治疗。

（十）伊维菌素

伊维菌素（ivermectin）是治疗个例或群体盘尾丝虫病及粪类圆线虫病的首选药物，也是治疗疥疮的替代药物。已经证明用伊维菌素治疗丝虫病的其他类型及皮肤型幼虫移行症也是有效的。

【化学及药代动力学】

伊维菌素，一种半合成的大环内酯类药物，是 avermectin B1b 和 B1b 的混合物。它来源于土壤中的放线菌（*Streptomyces avermitilis*）。

人体口服伊维菌素，机体吸收迅速，4 小时血药浓度达到峰值。该药在体内分布广泛，其分布体积可高达 50L。该药进入眼内速度明显缓慢，而且范围很小。药物的半衰期大约为 12 小时。伊维菌素及其代谢产物几乎全从粪便排出。

【抗蠕虫作用及药理作用】

伊维菌素对线虫及节肢动物（能引起它们死亡）的杀虫作用，是通过增强虫体神经突触前 γ - 氨基丁酸（GABA）的释放，并增强 GABA 与突触后的 GABA 受体结合，从而增强了 GABA 的作用，抑制了神经的信号传递，导致虫体麻痹。对盘尾丝虫病，依维菌素是杀灭微丝蚴的药物，同时影响微丝蚴的胚胎形成。伊维菌素对微丝蚴的作用机制，是通过单核 - 巨噬细胞系统清除微丝蚴，还是直接杀死微丝蚴，目前尚未确知。

【临床应用】

1. 盘尾丝虫病 按 150μg/kg 的剂量空腹用水一次口服伊维菌素，可治疗盘尾丝虫病。能有效控制症状且能防止疾病发展的最佳给药次数尚待确定。一种疗法为在 12 个月内，每隔 3 个月重复治疗 1 次；另一种疗法是每月重复治疗 1 次，共重复 3 次。此后，每隔 12 个月再重复治疗 1 次，直到成虫死亡，大约需要 10 年或 10 年以上的时间。角膜或前房有微丝蚴的患者，在第一次治疗时应配伍使用几天泼尼松，常用剂量为 1mg/(kg·d)，以避免眼部炎症反应。

世界卫生组织（WHO）已不再推荐使用乙胺嗪治疗盘尾丝虫病。伊维菌素在降低微丝蚴数量方面和乙胺嗪有着同样的效果，但乙胺嗪常引起严重的全身和眼部反应，而伊维菌素则很少出现这些反应或者反应很轻微。

2. 班氏丝虫病 伊维菌素和乙胺嗪比较，两种药物在降低微丝蚴虫荷方面都表现出相同的效果，但伊维菌素的其他不良反应更少。伊维菌素不是强的杀成虫药物，而乙胺嗪对成虫有较强的杀伤作用。应用 400μg/kg 的伊维菌素加上 6mg/kg 的乙胺嗪联合治疗班氏丝虫病进行群体治疗可明显降低微丝蚴的数量，而且不良反应更少。

3. 粪类圆线虫病 伊维菌素是治疗粪类圆线虫病的首选药物，使用 200μg/kg 的单次剂量可达到 80% 以上的治愈率，重复治疗可进一步提高治愈率。

4. 其他寄生虫病 伊维菌素能降低马来丝虫和奥扎尔德曼森线虫感染者体内的微丝蚴数量。伊维菌素对疥疮和皮肤型幼虫移行症也是有效的。该药也能清除大部分蛔虫成虫。

【不良反应与注意事项】

伊维菌素的不良反应主要表现为 Mazotti 反应，常发生于口服单次剂量后的第 1 天，在第 2 天达到高峰。这种反应是由于杀死的微丝蚴引起，并非药物的毒性作用，严重程度与微丝蚴的虫荷有关。

Mazotti 反应包括发热（偶尔呈周期性发热，间隔几天）、头痛、头晕、嗜睡、虚弱、皮疹、进行性皮肤瘙痒、腹泻、关节及肌肉疼痛、低血压、心动过速、淋巴结炎、淋巴管炎及全身浮肿。虚弱或头晕的患者平卧可预防低血压。重复治疗可减少 Mazotti 反应，使用皮质类固醇对症治疗几天是必要的。

部分患者于治疗后几天内可出现角膜点状混浊。其他不常见的眼部病变（这些可与疾病本身表现同时出现）有眼睑水肿、前葡萄膜炎、结膜炎、角膜炎、视神经炎、脉络膜视网膜炎及脉络膜炎。

因为伊维菌素增强了 GABA 的活性，最好避免同时服用有相似作用的药物，例如巴比妥酸盐、苯二氮草类药物。伊维菌素不应当用于妊娠期。5 岁以下儿童服用是否安全尚不确定。用药的母亲在服药期间及服末次药后的一周内禁止给婴儿哺乳。

伊维菌素不能通过血-脑屏障，但有血-脑屏障受损的患者不应当服用伊维菌素，例如脑膜炎和非洲睡眠病患者。对外来人员治疗时，首次服用伊维菌素后，最好在医院观察 72 小时。对于合并有盘尾丝虫感染的艾滋病（AIDS）患者，使用伊维菌素治疗，药物的作用及不良反应不受疾病影响。

（十一）三苯双脒

三苯双脒（tribendimidine）是我国自主研制的一类驱肠道寄生虫新药，已通过国家食品药品监督管理局审批，并颁发了新药证书，三苯双脒肠溶片已经面市。三苯双脒具有广谱、安全和驱虫快的特点，多种动物实验证实，本药对巴西日本圆线虫、美洲钩虫、犬钩虫、鼠蛲虫等均有较好的驱虫效果。同时也发现三苯双脒对节片戴纹绦虫和楔形变带绦虫也有一定的作用。临床实验结果表明，顿服 300mg 和 400mg 三苯双脒肠溶片治疗人体两种钩虫感染，虫卵阴转率在 85% 以上，虫卵减少率在 98% 以上；300mg 顿服治疗蛔虫感染，虫卵阴转率在 97.43% 以上；400mg 顿服，连服 3 天，虫卵阴转率在 33.33%；200mg 顿服治疗蛲虫感染，虫卵阴转率在 81.57%。服用后 8～12 小时开始排虫，24～36 小时达到高峰。本药的不良反应均较轻、短暂，可见头痛（1.70%）、头晕（2.56%）、腹痛（1.70%）、腹泻（0.94%）等。

第三节 抗寄生虫中草药

（一）青蒿

青蒿为菊科植物黄花蒿（*Artemisia annua*）的地上部分，全国各地均有分布。青蒿对鼠疟、猴疟和人疟均有显著的抗疟作用，其主要作用成分是倍半萜酯过氧化物，即青蒿素。用于控制疟疾症状，可单用（4.5～9g 研末冲服或煎服）或配桂心、黄芩、青黛等同用。

（二）常山

常山为虎耳草科植物黄常山（*Dichroa febrifuga*）的根，是抗疟中药，主要成分是常山碱乙（β-dichroine）。常山碱是喹唑啉的衍生物，其化学结构、作用与奎宁相似。常山对氯喹敏感株和抗氯喹株疟原虫的疗效相似，但对恶性疟疗效较差。常山有良好的退热效果，但有复发快与呕吐的副作用，加半夏、陈皮可减少呕吐。常用 3～10g 煎服。

（三）鸦胆子

鸦胆子为苦木科植物鸦胆子（*Brucea javanica*）的成熟种子，具有抗疟作用和抗阿米巴作用，主要活性成分是生物碱和生物苷，用于治疗间日疟和三日疟，常单用 10～15 粒捣碎的鸦胆子仁装入胶囊或以龙眼肉包裹服用；用于治疗阿米巴引起的肠阿米巴病可同法单用，用量为 10～30 粒鸦胆子仁，5～7 天为 1 疗程。不良反应以恶心、呕吐、腹痛、腹泻常见，大剂量可致血管扩张、血压下降、中枢神经抑制等。

（四）白头翁

白头翁为毛茛科植物白头翁（*Pulsatilla chinensis*）的根，含有白头翁素和三萜类皂苷等。白头翁煎剂及其皂苷有明显的抗阿米巴作用，也能杀灭阴道毛滴虫。治疗肠阿米巴病时，成人剂量为 15～30g 煎服，鲜品用 30～60g。

（五）大蒜素

大蒜素（allimin）是从大蒜中分离出的一种有效成分，即三硫二丙烯，具有抗阿米巴的作用，并可化学合成，已经证实对肠道感染的阿米巴和痢疾杆菌具有杀灭作用。合成制剂有胶丸和注射剂两种。成人每次加 3 粒（20mg/粒），每日 3 次；静脉注射 30～50ml/d。

（六）使君子

使君子为使君子科植物使君子（*Quisaqualis indica*）的种子，多用去壳后的种仁，生用或炒香用，主要活性成分为使君子酸钾。使君子具有驱除蛔虫、蛲虫的功效，治疗轻症感染，可单用本品 10～20g 炒香嚼服，重症者可与槟榔、苦楝皮配用煎服，效果较好。

（七）苦楝皮

苦楝皮（Cortex Meliae）为楝科植物楝树（*Melia azedarach*）和川楝树（*M. toosendan*）的根皮和树皮，共活性成分是川楝素、异川楝素，有驱蛔作用，常用煎剂驱虫。川楝素为驱虫的有效成分，可麻痹蛔虫成虫，使虫体不能附着肠壁而被驱出体外。一般无严重不良反应，但过量可发生周围神经炎、心律失常、血压下降，呼吸困难是严重反应。目前已少用。

（八）槟榔

槟榔（areca）为槟榔科常绿乔木槟榔树（*Areca catechu*）的成熟种子，产于我国海南省、台湾省、云南省、福建省等地。槟榔是很有效的驱绦虫中药，对猪带绦虫、牛带绦虫、微小膜壳绦虫、阔节裂头绦虫，曼氏迭宫绦虫均有效，也对姜片虫有效。槟榔驱虫的有效成分是槟榔碱，它可对猪带绦虫的整个虫体都有较强麻痹作用，而对牛带绦虫的头节和未成熟节片产生麻痹作用，对中后段的妊娠节片则影响不大。南瓜子能麻痹牛带绦虫的妊娠节片，因此与南瓜子仁同用，治愈率可高达 95%。用法为取槟榔片 350g 加水煎煮半小时，过滤后水稀释到 1000ml。成人一次用量 200～300ml。服药后用泻剂，虫体可缓慢排出。治疗剂量内不良反应少。

（九）南瓜子

南瓜子为葫芦科植物南瓜（*Cucurbita moschata*）的种子，对绦虫的中段和后段节片具有麻痹、瘫痪作用，主要作用成分是南瓜子氨酸。单独使用驱虫效果不佳，与槟榔合用可提高驱虫效果，具体疗法：新鲜南瓜子仁 60～120g，炒熟（不能炒焦）研末，空腹服下，也可用生的或炒熟的南瓜子空腹嚼碎服下，2 小时后服一剂（200～300ml）槟榔煎剂，半小时后服 30g 硫酸镁，约 3 小时可见虫体排出。

（靳　静）

附录三　中英文名词对照

A

阿米巴病	amoebiasis
阿米巴穿孔素	amoeba pore
阿米巴肝脓肿	amoebic liver abscess
阿米巴结肠炎	amoebic colitis
阿米巴型	amoeboid form
阿米巴肿	amoeboma
埃及血吸虫	*Schistosoma haematobium*
白蛉	sandfly
白蛉热	sandfly fever

B

班氏吴策线虫（班氏丝虫）	*Wuchereria bancrofti*
半胱氨酸蛋白酶	cysteine proteinases
半乳糖/乙酰氨基半乳糖可抑制性凝集素	Gal/GalNAc inhib - itable lectin
伴随免疫	concomitant immunity
包囊	cyst
包囊携带者	cast carrier/cyst passenger
包虫病	hydatid disease
孢子生殖	sporogony
胞肛	cytopyge
胞口	cytosome
胞咽	cytopharynx
胞饮	pinocytosis
胞蚴	sporocyst
保虫宿主	reservoir host
抱雌沟	gynecophoral canal
背辐肋	dorsal ray
荸荠	water chestnut
鞭虫	whip worm
鞭虫病	trichuriasis
鞭毛	flagellum
鞭毛虫	flagellate
扁卷螺	planorbid snail

变态	metamorphosis
并殖吸虫病、肺吸虫病	paragonimiasis
波动膜	undulating membrane
不完全变态	incomplete metamorphosis
布氏姜片虫（姜片虫）	*Fasciolopis buski*

C

产卵	oviposition
肠阿米巴病	intestinal amoebiasis
肠外阿米巴病	extraintestinal amoebiasis
尘螨	dust mite
沉淀孵化法	sedimentation hatching method
成虫	adult worm
成囊	encyst
迟发型子孢子	bradysporozoite
虫媒病	arbo - disease
出丝	exflagellation
初发	primary attack
储精囊	seminal vesicle
触角	antenna
触须	palp
穿刺腺	penetration gland
雌配子	female gamete
雌配子体	macrogametocyte
雌雄同体	hermaphroditism
雌雄异体的	dioecious
刺吸	piercing and sucking

D

带虫免疫	premunition
带虫者	carrier
单眼	ocellus
胆管炎	cholangitis
胆石症	cholelithiasis

蛋白质层	albuminoid layer	杆状蚴	rhabditiform larva
登革出血热	dengue haemorrhagic fever	感染期	infective stage
登革热	dengue fever	冈比亚锥虫	*Trypanosoma gambiense*
迪斯帕内阿米巴	*Entamoeba dispar*	刚地弓形虫	*Toxoplasma gondii*
地痒疹，粪毒	ground itch	高热	hyperpyrexia
碘液染色涂片	odine – stain smear	睾丸鞘膜积液	hydrocele testis
顶突	rostellum	睾丸炎	orchitis
动合子	ookinete	根丝体，鞭毛根	rhizoplast
动基体	kinetoplast	弓形虫病	toxoplasmosis
杜氏利什曼原虫	*Lesishmania donovani*	共栖	commensalism
短膜壳绦虫	*Hymenolepis nana*	共生	symbiosis
多分裂	multiple fission	钩虫	hookworm
多肌型	polymyarian type	钩虫病	hookworm disease
多寄生现象	polyparasitism	钩虫感染	hookworm infection
		钩球蚴	coracidium

E

恶性疟	malignant malaria
恶性疟	pernicious malaria
恶性疟原虫	*Plasmodium falciparum* (P. f)
二分裂	Binary fission

H

合子	zygote
河盲症	river blindness
黑热病	Kala – azar
红菱	red caltrop
红细胞期	erythrocytic stage
红细胞前期	preerythrocytic stage
红细胞外期	exoerythrocytic stage (EE)
后胸	metathorax
厚血片	thick blood film
湖北钉螺	*Oncomelania hupensis*
互利共生	mutualism
华支睾吸虫（肝吸虫）	*Clonorchis sinensis*
华支睾吸虫病（肝吸虫病）	clonorchiasis
化学预防	chemoprophylaxis
化蛹	pupation
环卵沉淀试验	circumoval precipitin test
环形体	ring – form
缓殖子	bradyzoite
黄热病	yellow fever
回归热	relapsing fever
蛔虫	round worm
蛔虫病	ascariasis
蛔甙层	ascarosidal layer
喙	proboscis

F

发病率	morbidity
发作	paroxysm
非消除性免疫	non – sterilizing immunity
蜚蠊（蟑螂）	cockroach
肺鼠疫	pneumonic plague
粪便直接涂片	direct fecal smear
呋喃嘧酮	furapyrimidone
孵化	hatch
复发	relapse
复眼	compound eye
附睾炎	epididymitis
副基纤维	parabasal fibril
腹水	ascites
腹吸盘	ventral sucker
腹吸盘	acetabulum

G

肝吸虫	liver fluke
肝硬化	cirrhosis
肝肿大	hepatomegaly
杆细胞	stichocyte

活组织检查 biopsy

J

机会致病寄生虫 opportunistic parasite
机会致病原虫 opportunistic protozoan
机械性传播 mechanical transmission
基染色杆 chromatic basal rod
基体 kinetosome
疾病负担 disease burden
棘 spine
棘阿米巴角膜炎 acanthamoeba keratitis（AK）
棘球砂 hydatid sand
棘球蚴 hydatid cyst
棘球蚴病 echinococcosis
集合管 collecting tube
几丁质层 chitinous layer
几丁质化 chitinize
寄生 parasitism
寄生虫 parasite
寄生虫感染 parasitic infection
贾第虫病 giardiasis
假体腔 pseudocoelom
假叶目 Pesudophyllidea
间日疟 tertian malaria
间日疟原虫 *Plasmodium vivax*（P. v）
兼性寄生虫 facultative parasite
茧 cocoon
剑水蚤 *Cyclops*
姜片虫病（姜片虫病） fasciolopsiasis
交合刺 copulatory spicule
交合伞 copulatory bursa
交配 copulation
茭白 water bamboo
接合生殖 conjugation
孑孓 wiggler
节片 proglottid
疥疮 Scabies
疥螨 itch mite
浸润 infiltration
精索炎 funiculitis
颈部 neck
厥冷型疟 algid malaria

K

卡拉巴丝虫性肿块 kalabar swelling
卡氏肺孢子虫 *Pneumocystis carinii*
抗凝素 anticoagulants
抗疟的 antimalarial
可溶性虫卵抗原 soluble egg antigen
咯血 hemoptysis
口囊 buccal capsule
口腔 buccal cavity
口器 mouthparts
口吸盘 oral sucker
克氏锥虫 *Trypanosomacruzi*
溃疡 ulceration
昆虫 insect
昆虫学 entomology

L

喇蛄 crayfish
腊肠期蚴 sausage – shape larvae
莱姆病 Lyme disease
蓝氏贾第鞭毛虫 *Giardia lamblia*
劳氏管 Laurer's canal
雷蚴 redia
利什曼病 leishmaniasis
链体 strobilus
两栖的 amphibious
裂体生殖 schizogony
裂头蚴 sparaganum
裂头蚴病 sparganosis
裂殖体 schizont
裂殖子 merozoite
淋巴管炎 lymphangitis
淋巴结炎 lymphadenitis
淋巴丝虫病 lymphatic filariasis
流行性斑疹伤寒 epidemic typhus
流行性乙型脑炎 epidemic encephalitis B
六钩蚴 oncosphere
六钩蚴 hexacanth larva
卵盖 operculum
卵黄管 vitelline duct
卵黄腺 vitelline gland
卵模 ootype

341

卵囊	oocyst	疟疾	malaria
卵形疟原虫	*Plasmodium ovale*（P. o）	疟色素	malarial pigment
罗阿罗阿线虫	*Loa loa*	疟原虫	plasmodium
（罗阿丝虫）			

P

罗阿丝虫	loiasis		
罗得西亚锥虫	*Trypanosoma rhodesiense*	排泄孔	excretory pore
螺	snail	排泄囊	excretory bladder
		排泄细胞	excretory cell

M

		泡状核	vesicular nucleus
马来布鲁线虫	*Brugia malayi*	胚膜	embryophore
（马来丝虫）		配子生殖	gametogony
曼氏迭宫绦虫	*Spirometra mansoni*	皮层	tegument
曼氏裂头蚴病	*sparganosis mansoni*	皮肤利什曼病	cutaneous leishmaniasis
曼氏血吸虫	*Schistosoma mansoni*	皮肤幼虫移行症	cutaneous larva migrans
毛囊蠕形螨	*Demodex folliculorum*	皮肤黏膜利什曼病	mucocutaneous leishmaniasis
毛首鞭形线虫	*Trichuris trichiura*	皮脂腺蠕形螨	*Demodex brevis*
（鞭虫）		脾肿大	splenomegaly
毛蚴	miracidium	蜱	tick
茂氏点	Maurer's dot	蜱传脑炎（森林	tick borne encephalitis
梅氏腺	Mehlis' gland	脑炎）	
美洲板口线虫	*Necator americanus*	贫血	anemia
（美洲钩虫）		平衡棒	halter
门静脉高压	portal hypertension		

Q

免疫受累宿主	immunocompromised host		
免疫逃避	immune evasion	Q 热	Q fever
母胞蚴	mother sporocyst	奇氏点	Ziemann's dot
		脐周静脉曲张	caput medusae

N

		恰加斯病	Chagas' disease
		前鞭毛体	promastigote
囊虫	bladder worm	前胃	proventriculus
囊虫病	cysticercosis	前胸	prothorax
囊蚴	metacercaria	潜伏期	incubation period
囊肿期	stage of fibrous cyst	鞘膜	sheath
蛲虫病	enterobiasis	切板	cutting plate
脑型疟	cerebral malaria		

R

内出芽	endogenous budding		
内脏利什曼病	visceral leishmaniasis	热带巨脾综合征	tropical splenomegaly syndrome
内脏幼虫移行症	visceral larva migrans		
内质	endoplasm	人疥螨	Scrcoptes scabiei
拟染色体	chromatoid body	人兽共患寄生虫病	parasitic zoonoses
尿道炎	urethritis	人体寄生虫学	human parasitology
牛囊尾蚴	*Cysticercus bovis*	日本血吸虫	*Schistosoma japonicum*
牛肉绦虫	*Taenia saginata*	日本血吸虫病	schistosomiasis japonica
脓肿期	stage of abscess		

溶酶体　　　　　　lysosome
溶组织内阿米巴　　*Entamoeba histolytica*
肉芽肿　　　　　　granuloma
肉芽肿性阿米巴性　granulomatous amoebic
　脑膜炎（GAE）　　encephalitis
蠕虫　　　　　　　helminth
蠕虫　　　　　　　worm
蠕形螨　　　　　　follicle mite
蠕形住肠线虫　　　*Enterobius vermicularis*
　（蛲虫）
乳糜尿　　　　　　chyluria
软蜱　　　　　　　soft ticks

S

三N培养基　　　　NNN medium
三日疟　　　　　　quartan malaria
三日疟原虫　　　　*Plasmodium malariae*（P. m）
伤残调整生命年　　disability – adjusted life
　　　　　　　　　years（DALYs）
少肌型　　　　　　meromyarian type
射精管　　　　　　ejaculatory duct
伸缩泡　　　　　　contractile vacuole
肾炎　　　　　　　nephritis
生发层　　　　　　germinal layer
生活史　　　　　　life cycle
生物性传播　　　　biological transmission
生殖窦　　　　　　genital sinus
生殖腔　　　　　　genital atrium
生殖营养周期　　　gonotrophic cycle
虱　　　　　　　　louse
十二指肠钩口线虫　*Ancylostoma duodenale*
　（十二指肠钩虫）
十二指肠引流　　　duodenal aspiration
实质核　　　　　　compact nucleus
食草动物　　　　　herbivore
食道静脉曲张　　　esophageal varices
食肉动物　　　　　carnivore
食物泡　　　　　　food vacuole
食物源性寄生虫病　food – borne parasitosis
世代交替　　　　　alternation of generations
似囊尾蚴　　　　　cysticercoid
似蚓蛔线虫（蛔虫）*Ascaris lumbricoides*
舐　　　　　　　　lapping

舐吸式口器　　　　lapping mouthparts
嗜酸性脓肿　　　　eosinophilic abscess
嗜酸性细胞增多症　eosinophilia
受精卵　　　　　　fertilized egg
受精囊　　　　　　seminal receptacle
输出管　　　　　　vas efferens
输精管　　　　　　vas deferens
鼠疫　　　　　　　plague
丝虫　　　　　　　filaria
丝状蚴　　　　　　filariform larva
斯氏狸殖吸虫　　　*Pagumogonius skrjabini*
死亡率　　　　　　mortality
速发型子孢子　　　tachysporozoite
速殖子　　　　　　tachyzoite

T

糖原泡　　　　　　glycogen vacuole
绦虫　　　　　　　cestode
绦虫纲　　　　　　Class Cestoda
体核　　　　　　　body nuclei
体内寄生虫　　　　endoparasite
体外寄生虫　　　　ectoparasite
童虫　　　　　　　adolescaria
头间隙　　　　　　cephalic space
头节　　　　　　　scolex
透明胶纸粘贴法　　cellophane-tape impression
蜕皮　　　　　　　ecdysis/molt
吞噬　　　　　　　phagocytosis
脱囊　　　　　　　excyst

W

外出芽　　　　　　exogenous budding
外质　　　　　　　ectoplasm
完全变态　　　　　complete metamorphosis
微丝蚴　　　　　　microfilaria
伪足　　　　　　　pseudopodium
尾刺　　　　　　　caudal spine
尾核　　　　　　　terminal nuclei
尾蚴　　　　　　　cercaria
卫氏并殖吸虫　　　*Paragonimus westermani*
　（肺吸虫）
未受精虫卵　　　　unfertilized egg
蚊　　　　　　　　mosquito

无鞭毛体	amastigote	夜现周期性	nocturnal periodicity
无性生殖	asexual reproduction	医学寄生虫学	medical parasitology
		医学节肢动物	medical arthropod
		医学节肢动物学	medicalarthropodology

X

		医学昆虫学	medical entomology
吸槽	sucking groove	医学蠕虫学	medical helminthology
吸虫纲	Class Trematoda	医学原虫学	medical protozoology
吸盘	sucker	遗尿症	enuresis
细肌型	holomyarian type	乙酰胆碱酯酶	acetylcholinesterase
细粒棘球绦虫	*Echinococcus granulosus*	异嗜症	allotriophagy
下颚须	maxillary palp	异位寄生	ectopic parasitism
夏科雷登氏结晶	Charcot – Leyden crystal	阴道毛滴虫	Trichomonas vaginalis
纤毛	cilium	阴道炎	vaginitis
纤毛虫	ciliate	阴茎	cirrus organ
纤维疤痕期	stage offibroscar	隐孢子虫	*Cryptosporidium*
纤维化	fibrosis	隐性感染	suppressive infection
腺鼠疫	bubonic plague	蝇	fly
向上性	negative geotropism	蝇蛆病	myiasis
向温性	thermotaxis	硬蜱	hard ticks
象皮肿	elephantiasis	蛹	pupa
消除性免疫	sterilizing immunity	有性生殖	sexual reproduction
泄殖腔	cloaca	幼虫移行症	larva migrans
新现寄生虫病	emerging parasitic diseases	羽化	emergence
雄配子	male gamete	育囊	brood capsule
雄配子体	microgametocyte	原虫	protozoa
休眠子	hypnozoite	原虫血症	parasitemia
宿主	host	原发性阿米巴性	primary amoebic
旋毛虫病	trichinelliasis	脑膜炎（PAM）	meningoencephalitis
旋毛形线虫	*Trichinella spiralis*	原体腔	protocoele
（旋毛虫）		原头节	protoscolex
旋盘尾线虫	*Onchocerca volvulus*	原尾蚴	procercoid
（盘尾丝虫）		原叶目	Cyclophyllidea
薛氏点	Schüffner's dot	越冬	hibernation
血淋巴	hemolymgh	孕节	gravid proglottid
血尿	hematuia		
血体腔	haemocoele		
血小板减少	thrombocytopenia		

Z

		再燃	recrudescence
		暂时性寄生虫	temporary parasite

Y

		蚤	flea
咽	pharynx	增生	hyperplasia
咽管矛	esophageal spear	战壕热	trench fever
焰细胞	flame cell	支气管扩张	bronchiectasis
恙螨	chigger mite	支气管炎	bronchitis
恙螨皮炎	trombiculosis		

中间宿主	intermediate host	孳生地	breeding place
中胸	mesothorax	滋养体	trophozoite
终宿主	definitive host	子孢子	sporozoite
轴柱	axostyle	子胞蚴	daughter sporocyst
猪囊尾蚴	*Cysticercus cellulosae*	子宫侧支	uterine branches
猪肉绦虫	Taenia solium	子囊	daughter cyst
专性寄生虫	obligatory parasite	自生生活的	free - living
转续宿主	paratenic host/transport host		

（廖　奇）

主要参考文献

[1] 汪世平. 医学寄生虫学 [M].3 版. 北京：高等教育出版社，2014.

[2] 吴观陵. 人体寄生虫学 [M].4 版. 北京：人民卫生出版社，2013.

[3] 诸欣平，苏川. 人体寄生虫学 [M].8 版. 北京：人民卫生出版社，2013.

[4] 朱荫昌，吴观陵，管晓虹. 血吸虫感染免疫学 [M]. 上海：上海科学技术文献出版社，2008.

[5] 李朝品. 医学蜱螨学 [M]. 北京：人民军医出版社，2006.

[6] 方美玉. 林立辉，刘建伟. 虫媒传染病 [M]. 北京：军事医学科学出版社，2005.

[7] 孙新，李朝品，张进顺. 实用医学寄生虫学 [M]. 北京：人民卫生出版社，2005.

[8] 唐家琪. 自然疫源性疾病 [M]. 北京：科学出版社，2005.

[9] 张兆松. 医学寄生虫学 [M]. 北京：高等教育出版社，2009.

[10] 李雍龙. 人体寄生虫学 [M].7 版. 北京：人民卫生出版社，2008.

[11] 卢思奇. 医学寄生虫学 [M].2 版. 北京：北京大学医学出版社，2009.

[12] 陈兴保. 现代寄生虫病学 [M]. 北京：人民军医出版社，2002.

[13] 雷正龙，周晓农. 消除血吸虫病——我国血吸虫病防治工作的新目标与新任务 [J]. 中国血吸虫病防治杂志，2015，27（1）：1 – 4.

[14] 雷正龙，郑浩，张利娟，等.2013 年全国血吸虫病疫情通报 [J]. 中国血吸虫病防治杂志，2014，26（6）：591 – 596.

[15] 吴忠道，汪世平. 临床寄生虫学检验 [M].3 版. 北京：中国医药科技出版社，2015.

[16] 吴忠道，诸欣平. 人体寄生虫学 [M].3 版. 北京：人民卫生出版社，2015.

[17] 殷国荣，王中全. 医学寄生虫学 [M].4 版. 北京：科学出版社，2014.

[18] 周述龙，林建银，蒋明森. 血吸虫学 [M].2 版. 北京：科学出版社，2001.

[19] 于恩庶，林继煌，陈观今. 中国人畜共患病学 [M].2 版. 福州：福建科学技术出版社，1996.

[20] 邓国藩，姜在阶. 中国经济昆虫杂志 [M]. 北京：科学出版社，1991.

[21] 李朝品. 医学蜱螨学 [M]. 北京：人民卫生出版社，2007.

[22] 汤林华，许隆祺，陈颖丹. 中国寄生虫病防治与研究 [M]. 北京：北京科学技术出版社，2012.

[23] 曹雪涛. 医学免疫学 [M].6 版. 北京：人民卫生出版社，2013.

[24] 杨宝峰. 药理学 [M].8 版. 北京：人民卫生出版社，2013.

[25] 郭晓奎，潘卫庆. 病原生物学——医学寄生虫学 [M].2 版. 北京：科学出版社，2012.

[26] 沈继龙，张进顺. 临床寄生虫学检验 [M]. 北京：人民卫生出版社，2012.

[27] 詹希美. 人体寄生虫学 [M].2 版. 北京：人民卫生出版社，2010.

[28] 陈艳. 人体寄生虫学 [M]. 北京：科学出版社，2013.

[29] 梁裕芬，汤冬生. 人体寄生虫学 [M]. 北京：科学出版社，2012.

[30] 高兴政. 医学寄生虫学 [M].2 版. 北京：北京大学医学出版社，2011.

[31] 程训佳. 人体寄生虫学 [M]. 上海：复旦大学出版社，2015

（廖 奇）

常见人体寄生虫彩色图谱

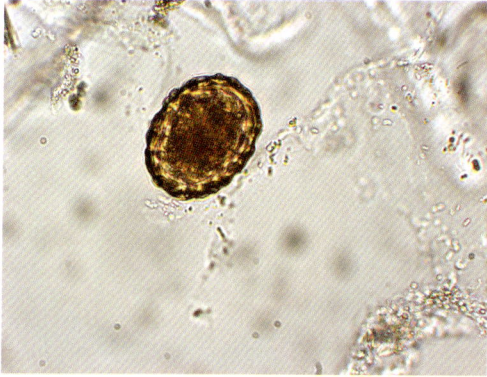

彩图 1　受精蛔虫卵（400×）

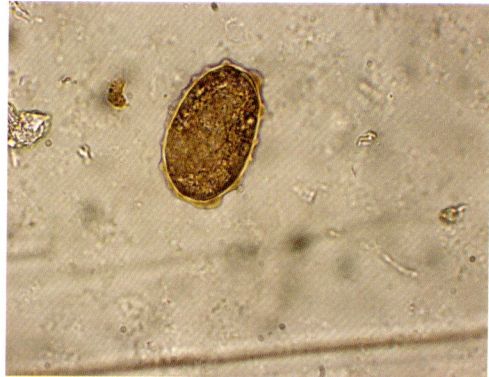

彩图 2　未受精蛔虫卵（400×）

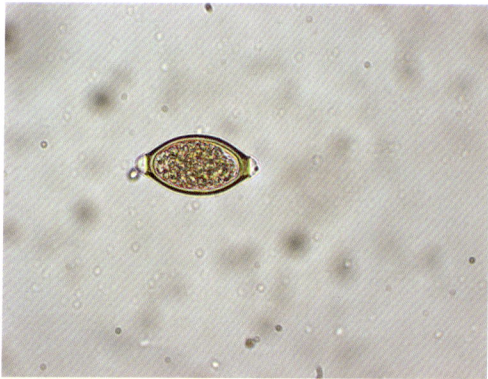

彩图 3　鞭虫卵（400×）

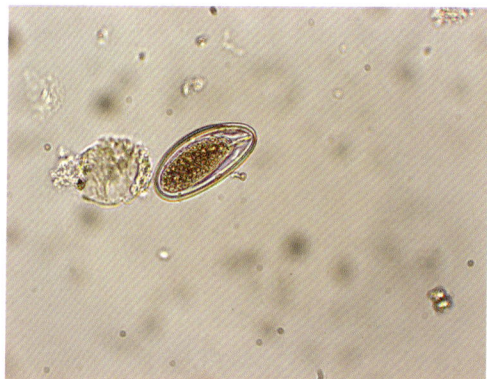

彩图 4　蛲虫卵（400×）

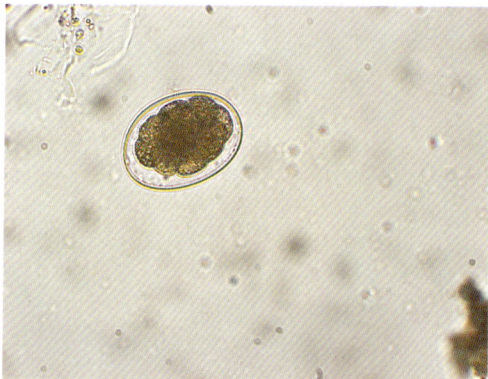

彩图 5　钩虫卵（400×）

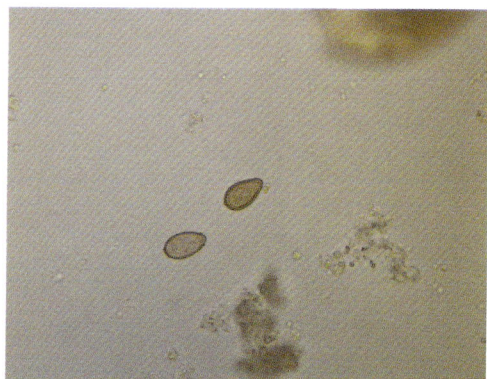

彩图 6　肝吸虫卵（400×）

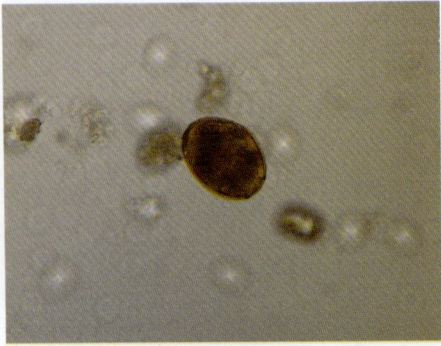

彩图 7 肺吸虫卵（400×）

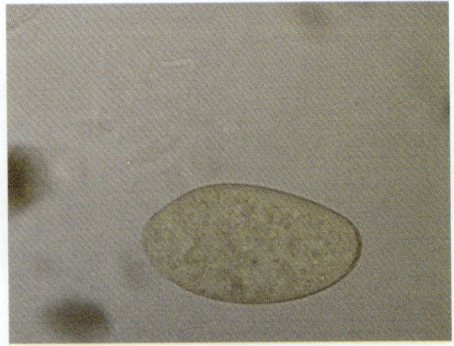

彩图 8 布氏姜片虫卵（400×）

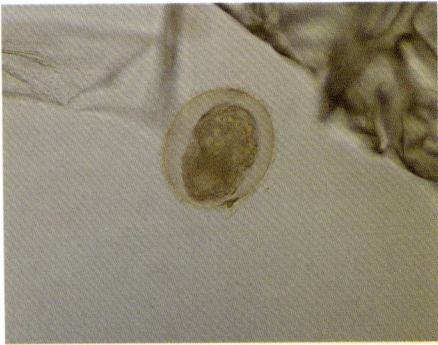

彩图 9 日本血吸虫卵（400×）

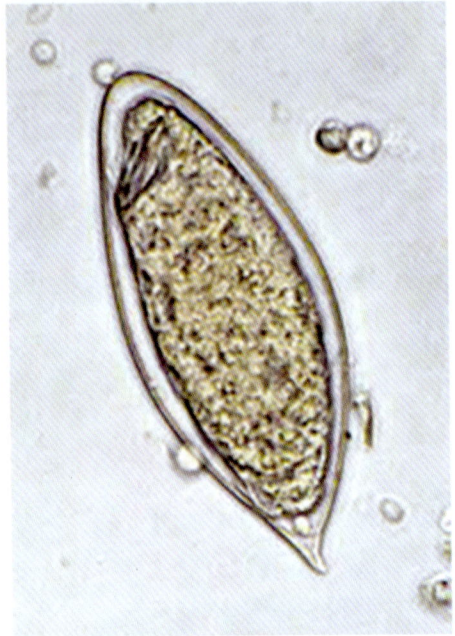

彩图 10 埃及血吸虫卵（400×）

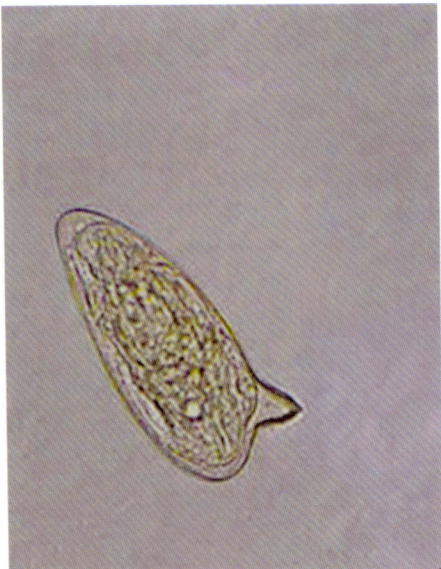

彩图 11 曼氏血吸虫卵（400×）

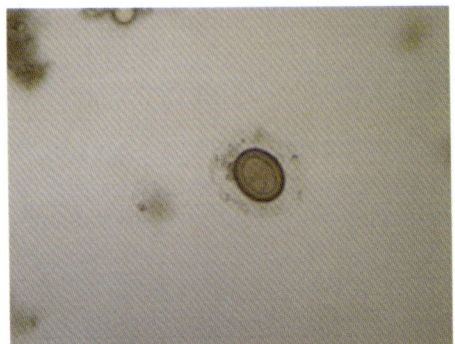

彩图 12 带绦虫卵（400×）

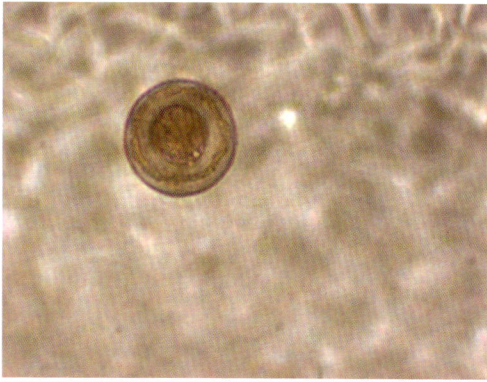

彩图 13　微小膜壳绦虫卵（400×）

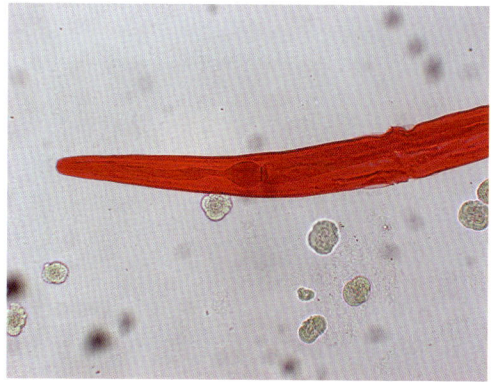

彩图 14　蛲虫成虫咽管球（100×）

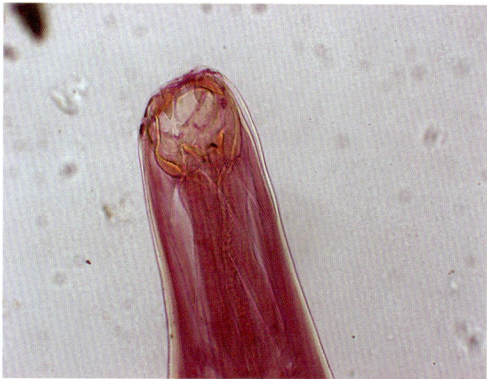

彩图 15　十二指肠钩虫口囊（100×）

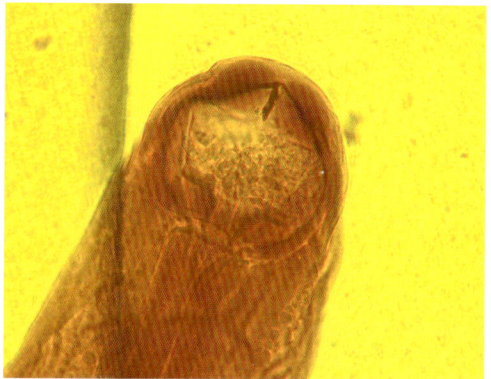

彩图 16　美洲钩虫口囊（100×）

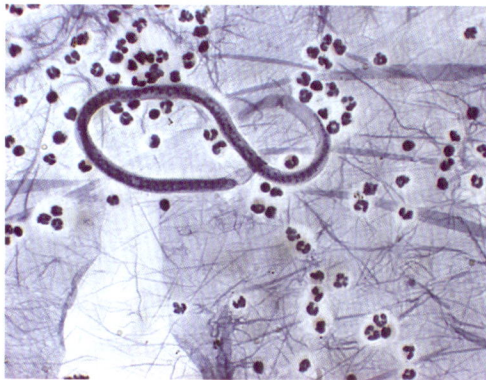

彩图 17　班氏微丝蚴（1000×）

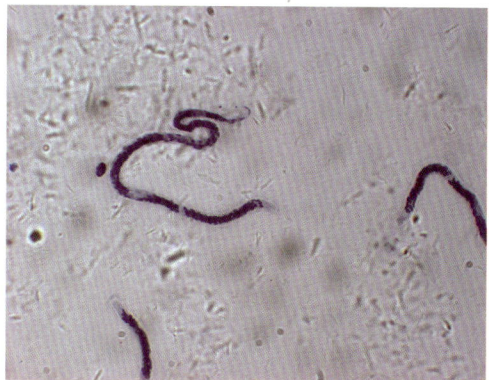

彩图 18　马来微丝蚴（1000×）

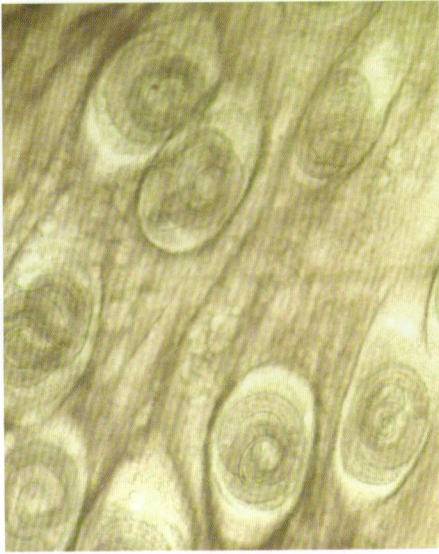

彩图 19　旋毛虫囊包幼虫（100×）

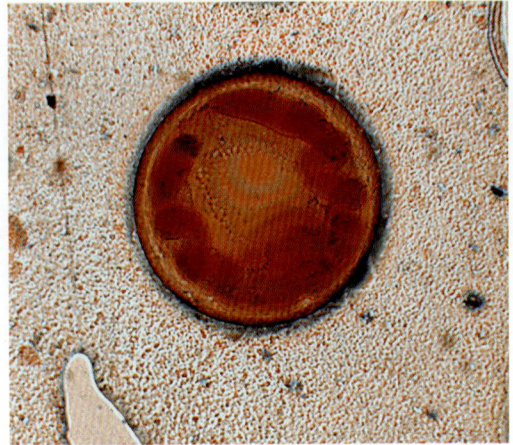

彩图 20　肺吸虫囊蚴（100×）

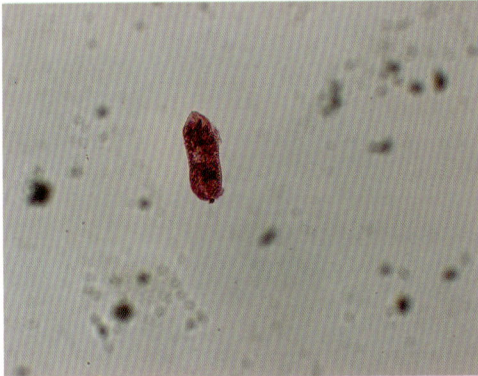

彩图 21　肺吸虫尾蚴（100×）

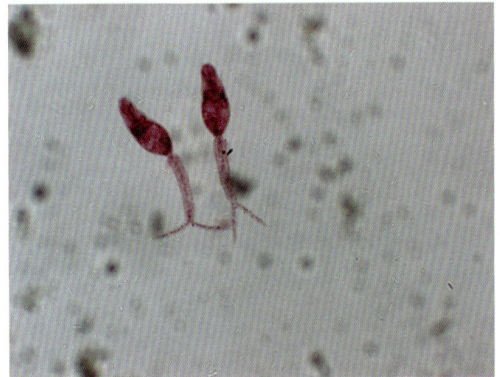

彩图 22　日本血吸虫尾蚴（100×）

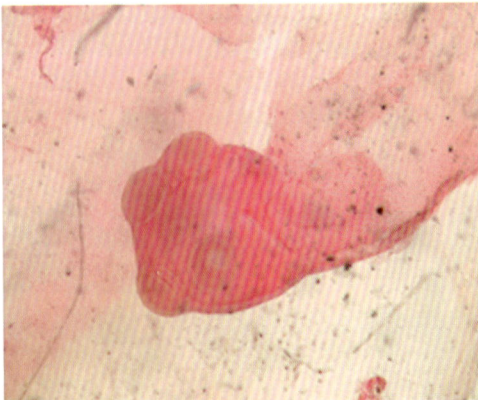

彩图 23　牛带绦虫头节（40×）

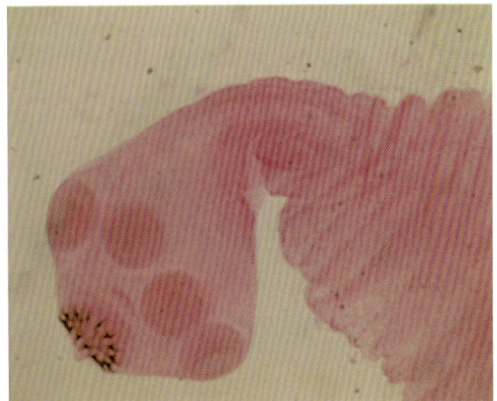

彩图 24　猪带绦虫头节（40×）

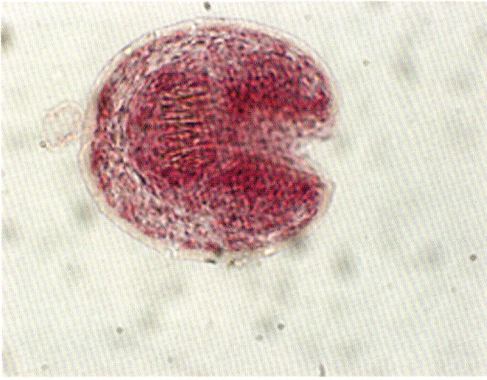

彩图 25　原头蚴（400×）

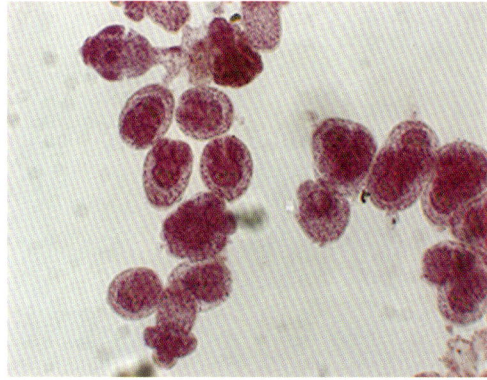

彩图 26　原头蚴（100×）

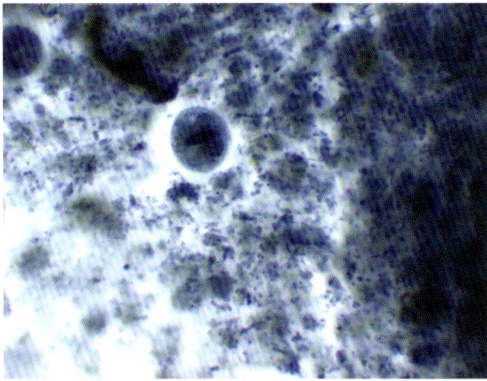

彩图 27　溶组织内阿米巴包囊（1000×）

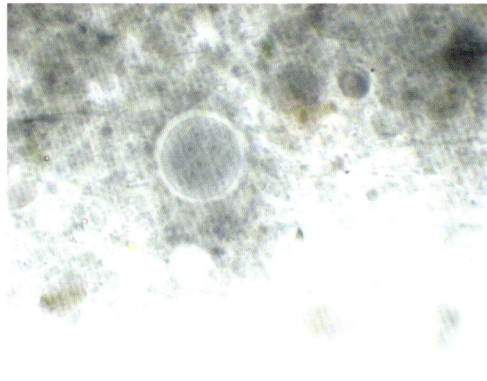

彩图 28　结肠内阿米巴包囊（1000×）

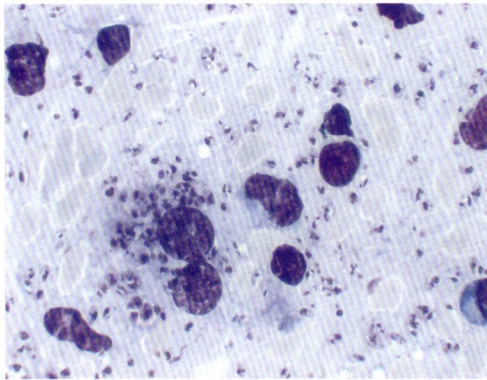

彩图 29　杜氏利什曼原虫无鞭毛体（1000×）

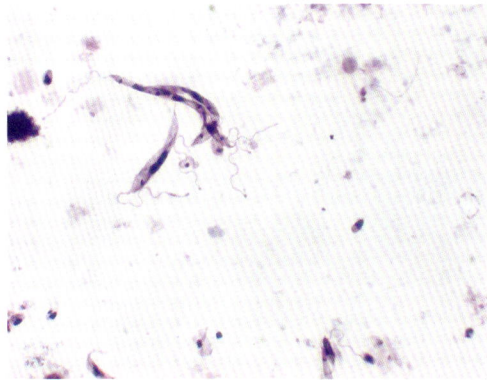

彩图 30　杜氏利什曼原虫前鞭毛体（1000×）

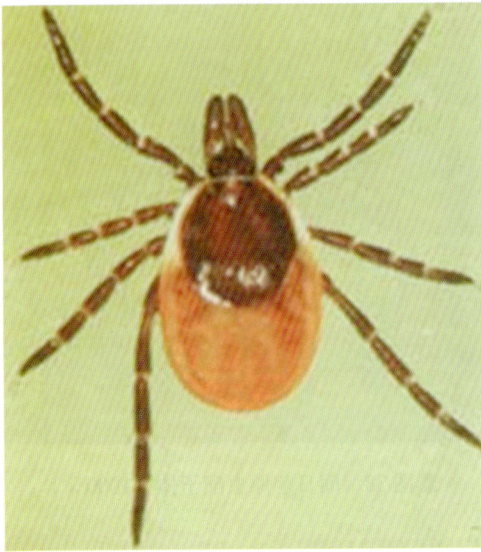

彩图 43　硬蜱

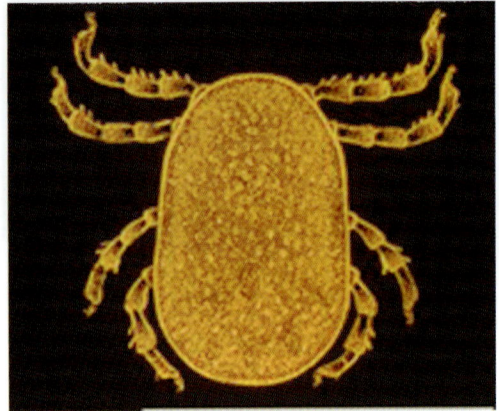

彩图 44　软蜱

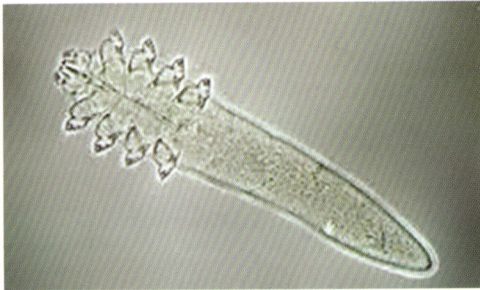

彩图 45　毛囊蠕形螨（400×）

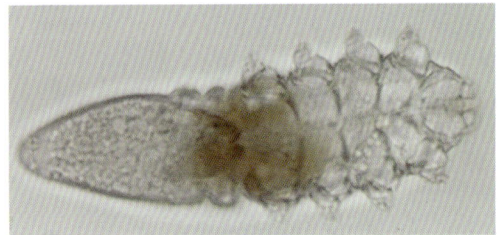

彩图 46　皮脂蠕形螨（400×）

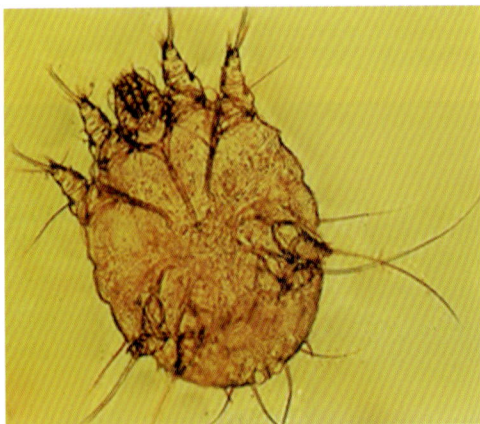

彩图 47　疥螨（400x）

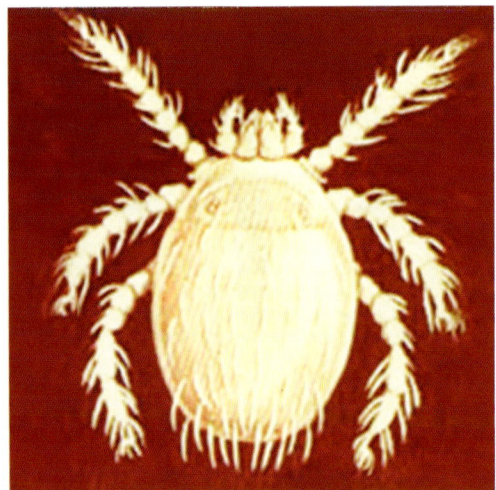

彩图 48　恙螨

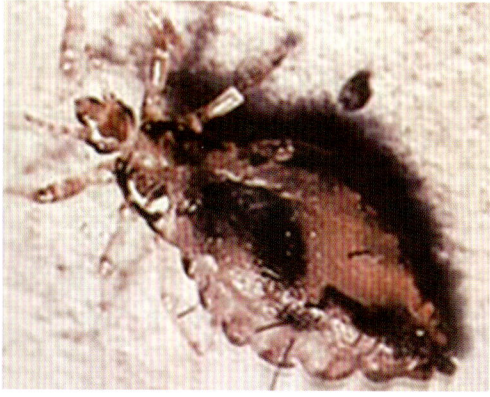

彩图49　人虱

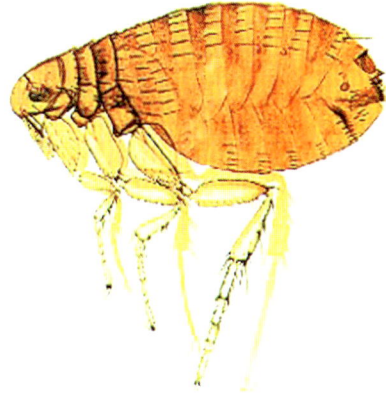

彩图50　蚤

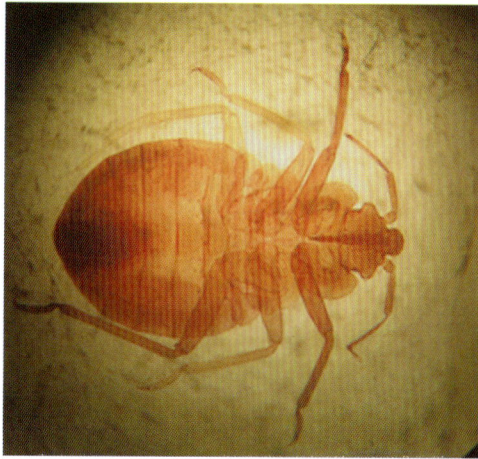

彩图51　臭虫（400×）

（吴　伟　鄢玉艳）